新世纪全国高等中医药优秀教材

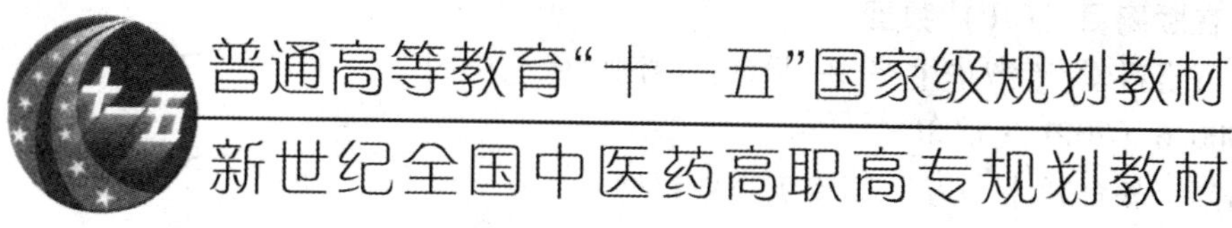

中医五官科学

（供中医学专业用）

主　编　丁淑华　（南京中医药大学）
副主编　汪　冰　（山东中医药大学）
　　　　李志英　（广州中医药大学）

中国中医药出版社
·北　京·

图书在版编目（CIP）数据

中医五官科学/丁淑华主编．—北京：中国中医药出版社，2006.6（2021.3重印）

普通高等教育"十一五"国家级规划教材

ISBN 978－7－80231－051－3

Ⅰ．中…　Ⅱ．丁…　Ⅲ．中医五官科学－高等学校：技术学校－教材　Ⅳ．R276

中国版本图书馆CIP数据核字（2006）第066811号

中国中医药出版社出版
北京经济技术开发区科创十三街31号院二区8号楼
邮政编码：100076
传真：010－64405721
三河市同力彩印有限公司印刷
各地新华书店经销

*

开本　787×1092　1/16　印张　34.25　字数　643　千字
2006年6月第1版　2021年3月第9次印刷
书号　ISBN 978－7－80231－051－3

*

定价：96.00元
网址　www.cptcm.com

如有印装质量问题请与本社出版部调换（010－64405510）
版权专有　侵权必究
社长热线　010 64405720
读者服务部电话　010 64065415　010 84042153
书店网址　csln.net/qksd/

全国高等中医药教材建设
专家指导委员会

名誉主任委员　李振吉（世界中医药学会联合会副主席）
　　　　　　　邓铁涛（广州中医药大学　教授）
主 任 委 员　于文明（国家中医药管理局副局长）
副主任委员　王永炎（中国中医科学院名誉院长　中国工程院院士）
　　　　　　　高思华（国家中医药管理局科技教育司司长）
委　　　员　（按姓氏笔画排列）
　　　　　　　马　骥（辽宁中医药大学校长　教授）
　　　　　　　王绵之（北京中医药大学　教授）
　　　　　　　王　键（安徽中医学院党委书记、副院长　教授）
　　　　　　　王　华（湖北中医学院院长　教授）
　　　　　　　王之虹（长春中医药大学校长　教授）
　　　　　　　王北婴（国家中医药管理局中医师资格认证中心主任）
　　　　　　　王乃平（广西中医学院院长　教授）
　　　　　　　王新陆（山东中医药大学校长　教授）
　　　　　　　尤昭玲（湖南中医药大学校长　教授）
　　　　　　　石学敏（天津中医药大学教授　中国工程院院士）
　　　　　　　尼玛次仁（西藏藏医学院院长　教授）
　　　　　　　龙致贤（北京中医药大学　教授）
　　　　　　　匡海学（黑龙江中医药大学校长　教授）
　　　　　　　任继学（长春中医药大学　教授）
　　　　　　　刘红宁（江西中医学院院长　教授）
　　　　　　　刘振民（北京中医药大学　教授）
　　　　　　　刘延祯（甘肃中医学院院长　教授）
　　　　　　　齐　昉（首都医科大学中医学院院长　教授）
　　　　　　　严世芸（上海中医药大学　教授）
　　　　　　　孙塑伦（国家中医药管理局医政司　司长）
　　　　　　　杜　健（福建中医学院院长　教授）

李庆生（云南中医学院院长　教授）
李连达（中国中医科学院研究员　中国工程院院士）
李佃贵（河北医科大学副校长　教授）
吴咸中（天津医科大学教授　中国工程院院士）
吴勉华（南京中医药大学校长　教授）
张伯礼（天津中医药大学校长　中国工程院院士）
肖培根（中国医学科学院教授　中国工程院院士）
肖鲁伟（浙江中医药大学校长　教授）
陈可冀（中国中医科学院研究员　中国科学院院士）
周仲瑛（南京中医药大学　教授）
周　然（山西中医学院院长　教授）
周铭心（新疆医科大学副校长　教授）
洪　净（国家中医药管理局科技教育司副司长）
郑守曾（北京中医药大学校长　教授）
范昕建（成都中医药大学党委书记、校长　教授）
胡之壁（上海中医药大学教授　中国工程院院士）
贺兴东（世界中医药学会联合会　副秘书长）
徐志伟（广州中医药大学校长　教授）
唐俊琦（陕西中医学院院长　教授）
曹洪欣（中国中医科学院院长　教授）
梁光义（贵阳中医学院院长　教授）
焦树德（中日友好医院　教授）
彭　勃（河南中医学院院长　教授）
程莘农（中国中医科学院研究员　中国工程院院士）
谢建群（上海中医药大学常务副校长　教授）
路志正（中国中医科学院　教授）
颜德馨（上海铁路医院　教授）

秘书长　王　键（安徽中医学院党委书记、副院长　教授）
洪　净（国家中医药管理局科技教育司副司长）

办公室主任　王国辰（中国中医药出版社社长）

办公室副主任　范吉平（中国中医药出版社副社长）

前　言

随着我国经济和社会的迅速发展，人民生活水平的普遍提高，对中医药的需求也不断增长，社会需要更多的实用技术型中医药人才。因此，适应社会需求的中医药高职高专教育在全国蓬勃开展，并呈不断扩大之势，专业的划分也越来越细。但到目前为止，还没有一套真正适应中医药高职高专教育的系列教材。因此，全国各开展中医药高职高专教育的院校对组织编写中医药高职高专规划教材的呼声愈来愈强烈。规划教材是推动中医药高职高专教育发展的重要因素和保证教学质量的基础已成为大家的共识。

"新世纪全国中医药高职高专规划教材"正是在上述背景下，依据国务院《关于大力推进职业教育改革与发展的决定》要求："积极推进课程和教材改革，开发和编写反映新知识、新技术、新工艺和新方法，具有职业教育特色的课程和教材"，在国家中医药管理局的规划指导下，采用了"政府指导、学会主办、院校联办、出版社协办"的运作机制，由全国中医药高等教育学会组织、全国开展中医药高职高专教育的院校联合编写、中国中医药出版社出版的中医药高职高专系列第一套国家级规划教材。

本系列教材立足改革，更新观念，以教育部《全国高职高专指导性专业目录》以及目前全国中医药高职高专教育的实际情况为依据，注重体现中医药高职高专教育的特色。

在对全国开展中医药高职高专教育的院校进行大量细致的调研工作的基础上，国家中医药管理局科教司委托全国高等中医药教材建设研究会于2004年6月在北京召开了"全国中医药高职高专教育与教材建设研讨会"，该会议确定了"新世纪全国中医药高职高专规划教材"所涉及的中医、西医两个基础以及10个专业共计100门课程的教材目录。会后全国各有关院校积极踊跃地参与了主编、副主编、编委申报、推荐工作。最后由国家中医药管理局组织全国高等中医药教材建设专家指导委员会确定了10个专业共90门课程教材的主编。并在教材的组织编写过程中引入了竞争机制，实行主编负责制，以保证教材的质量。

本系列教材编写实施“精品战略”，从教材规划到教材编写、专家审稿、编辑加工、出版，都有计划、有步骤地实施，层层把关，步步强化，使“精品意识”、“质量意识”始终贯穿全过程。每种教材的教学大纲、编写大纲、样稿、全稿都经专家指导委员会审定，都经历了编写启动会、审稿会、定稿会的反复论证，不断完善，重点提高内在质量。并根据中医药高职高专教育的特点，在理论与实践、继承与创新等方面进行了重点论证；在写作方法上，大胆创新，使教材内容更为科学化、合理化，更便于实际教学，注重学生实际工作能力的培养，充分体现职业教育的特色，为学生知识、能力、素质协调发展创造条件。

在出版方面，出版社严格树立“精品意识”、“质量意识”，从编辑加工、版面设计、装帧等各个环节都精心组织、严格把关，力争出版高水平的精品教材，使中医药高职高专教材的出版质量上一个新台阶。

在“新世纪全国中医药高职高专规划教材”的组织编写工作中，始终得到了国家中医药管理局的具体精心指导，并得到全国各开展中医药高职高专教育院校的大力支持，各门教材主编、副主编以及所有参编人员均为保证教材的质量付出了辛勤的努力，在此一并表示诚挚的谢意！同时，我们要对全国高等中医药教材建设专家指导委员会的所有专家对本套教材的关心和指导表示衷心的感谢！

由于“新世纪全国中医药高职高专规划教材”是我国第一套针对中医药高职高专教育的系统全面的规划教材，涉及面较广，是一项全新的、复杂的系统工程，有相当一部分课程是创新和探索，因此难免有不足甚至错漏之处，敬请各教学单位、各位教学人员在使用中发现问题，及时提出宝贵意见，以便重印或再版时予以修改，使教材质量不断提高，并真正地促进我国中医药高职高专教育的持续发展。

全国中医药高等教育学会

全国高等中医药教材建设研究会

2006 年 4 月

普通高等教育“十一五”国家级规划教材

新世纪全国中医药高职高专规划教材

《中医五官科学》编委会

主　编　丁淑华　（南京中医药大学）

副主编　汪　冰　（山东中医药大学）

李志英　（广州中医药大学）

编　委　（以姓氏笔画为序）

刘　岩　（张仲景国医学院）

安　扬　（新疆医科大学中医学院）

肖家翔　（贵阳中医学院）

忻耀杰　（上海中医药大学）

冷　辉　（辽宁中医药大学）

张庆莲　（长春中医药大学）

胡　淳　（湖南中医药大学）

魏　伟　（南京中医药大学）

编写说明

《中医五官科学》教材是新世纪全国中医药高职高专规划教材。本教材是遵循国家教育部提出“教材一定要保持中医药特色，体现继承性、科学性、先进性、启发性及实用性”的原则，按照国家中医药管理局、全国中医药高等教育学会、全国高等中医药教材建设研究会的意见，以及中医药高职高专的办学思路，由开办中医药高职高专教育的院校联合编写的教材。

本教材是根据教育部（关于“十五”期间普通高等教育教材建设与改革的意见）的精神，为适应我国中医药高职高专教育发展的需要，全面推进素质教育，培养21世纪高素质应用型人才而编写的。本书的编写突出高等职业技术教育的特点，坚持体现“三基”（基本理论、基本知识、基本技能）教学，注重教学内容的科学性和实用性。可供中医药院校高等职业技术教育中医学专业学生使用，也可作为临床医师及中医自学者的学习参考书。

本教材系统体现中医学理论、中医五官科学特点和最新的学术发展，同时将重要的西医学的新知识、新技术、新进展及与相关学科的联系均反映在本书中。

本教材分为中医眼科学、中医耳鼻咽喉科学和中医口腔科学三篇，每篇分总论和各论。总论为各科基础，介绍各科的解剖生理、各科与脏腑经络的生理关系、病因病机、诊断概要、治疗概要等。各论为各科疾病，分别介绍各科常见病多发病的辨证论治原则。通过本门课学习，使学生能掌握中医五官科学的基本理论、基本知识和基本技能，运用祖国医学的整体观念于临床实践，掌握常见病的治疗方法和急病重病的急救措施。全书共有88个疾病。每个疾病分别介绍病因病机、临床表现、诊断依据、鉴别诊断、治疗等内容。本书重点介绍多发病、常见病、急重症。

本教材编写过程中始终得到国家中医药管理局、南京中医药大学、长春中医药大学、贵阳中医学院附属医院各级领导的关怀支持。南京中医药大学眼科教研室郭锐助教、周欣硕士、左晶硕士、张璐璐硕士对本教材的校阅作了大量的工作，使教材得以顺利完成，在此一并表示诚挚的感谢。

由于编写时间仓促，加上编写水平有限，缺点和错误在所难免，敬请同道和读者在使用过程中提出建设性意见，以便再版时进一步完善。

《中医五官科学》编委会

2006 年 6 月

目　录

上篇　中医眼科学

总　论

各 论

中篇 中医耳鼻咽喉科学

总 论

各　论

下篇　中医口腔科学

总　论

各 论

上篇　中医眼科学

总　论

第一章　眼的解剖与生理功能

眼是视觉器官，包括眼球、视路和眼附属器三部分。

眼球接受外界信息形成神经冲动，由视路向视皮质传递而完成视觉功能。眼附属器对眼球则起到保护、协助运动等作用。

第一节　眼球的解剖与生理

眼球近似球形，由两个不同半径的球面对合而成，正常成人的眼球前后径为24mm，垂直径为23mm，横径（水平）为23.5mm。

眼球位于眼眶前部，周围有眶脂肪包裹，前面有眼睑保护。眼球向前平视时，突出于外侧眶缘12～14mm，一般两眼突出度差不超过2mm。眼球的前端暴露于外，易遭受外伤。

眼球由眼球壁和眼球内容物两部分组成。临床上习惯将眼球分为眼前段和眼后段，常以晶状体后极为切面，切面以前为眼前段，其后为眼后段。

一、眼球壁

眼球壁分三层：外层为纤维膜，中层为葡萄膜，内层为视网膜（图1－1）。

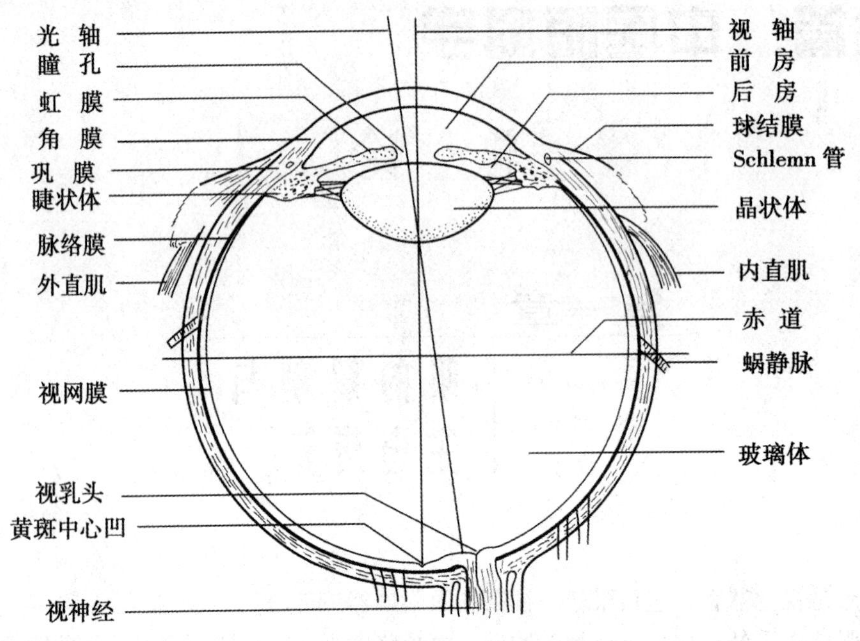

图 1－1 眼球水平切面示意图

（一）外层（纤维膜）

外层纤维膜由坚韧致密的纤维组织构成，前1/6为透明的角膜，后5/6为瓷白色的巩膜，二者移行处为角巩膜缘。主要功能为保护眼内组织和维持眼球形状。

1．角膜

中医曰黑睛，位于眼球前极的中央。角膜为稍向前突的透明组织，其形略呈横椭圆。成人角膜横径约为11.5～12mm，垂直径约为10.5～11mm。

角膜前表面的水平方向曲率半径约为7.8mm，垂直方向曲率半径约为7.7mm，后面曲率半径约为6.8mm。角膜的厚度中央为0.5～0.64mm，周边约为1mm。

角膜的组织结构从外向内分为五层（图1－2）。

（1）上皮细胞层：是结膜上皮的延续。由5～6层鳞状上皮细胞构成，排列特别整齐，表层无角化。上皮细胞再生能力极强，损伤后修复快且不遗留瘢痕。因为是结膜上皮层的延续，病变时可相互影响。

（2）前弹力层：是一无细胞成分的均质透明薄膜，终止于角膜周边部，与上皮层界限不清，前弹力层为实质层特殊分化而成，损伤后不能再生。损伤后由新生的结缔组织代替，形成较薄瘢痕组织，临床称云翳。

（3）基质层：占角膜厚度的90%，由与角膜表面平行的胶原纤维束薄板组成。纤维薄板排列规则，屈光指数相同，该层向周围延伸至巩膜组织中，病变时多相互影响。基质层无再生能力，病变或损伤后由不透明的瘢痕组织代替。

（4）后弹力层：是一层较坚韧的透明均质膜，由胶原纤维组成，在前房角处成细条并移行到小梁组织中。该膜由内皮细胞分泌而来，实为内皮细胞层的基底膜，损伤后可再生。

（5）内皮细胞层：由六角形单层扁平细胞构成。位于角膜最内面，紧贴后弹力层。角膜内皮细胞数随年龄的增长而逐渐减少，正常约为2899±410/mm^2，细胞间紧密连接，具有角膜－房水屏障功能。正常情况下房水不能透过此层渗入到角膜组织里，当其损伤后房水就可透过该层渗入到角膜组织里引起基质层水肿。内皮细胞损伤后不能再生，受损后缺损区由邻近细胞扩张和移行来覆盖。如果内皮细胞失去代偿功能，角膜会发生水肿或大泡性角膜病变。

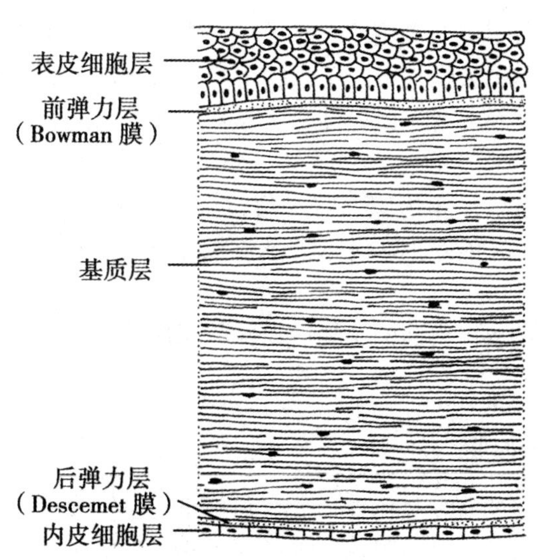

图1－2 角膜横切面示意图

角膜表面有一层泪膜，称角膜前泪膜。泪膜分为三层：表面为脂质层、中间为水液层、底部为黏蛋白层。主要具有润滑角膜、防止角膜干燥，供给角膜氧气等作用。

角膜富含三叉神经末梢，感觉极其灵敏。角膜透明、无血管，其营养代谢主要来自房水、泪膜和角膜缘血管网。角膜是眼球重要的屈光介质之一，总屈光力为+43D。

2. 巩膜

中医曰白睛，由致密的相互交错的胶原纤维组成。位于眼球的中后部分，占整个纤维膜的5/6。巩膜前接角膜缘，外由眼球筋膜及球结膜覆盖，内面紧贴睫状体、脉络膜；其后在与视神经相交处分内外两层，外2/3移行于视神经鞘膜，内1/3呈细小筛状孔，此处极薄，称为巩膜筛板，视神经纤维束由此穿出眼球。巩膜厚度差异较大，视神经周围最厚约1mm，各直肌附着处较薄约为0.3mm，巩膜筛板处最薄。因此，巩膜筛板处抵抗力弱，易受眼内压的影响，若眼压升高压迫视盘会出现生理凹陷加深、扩大的病理改变。

组织学上巩膜由表层巩膜、巩膜实质层及棕黑板层构成。

巩膜呈乳白色，不透明，质地坚韧，有弹性，且坚固。表面组织富有血管、神经，发炎时疼痛较明显；深层组织血管、神经少，代谢缓慢，病变时反应不剧烈，病程多较长。

3. 角巩膜缘

从透明角膜嵌入不透明巩膜的过渡区域，没有十分明确的界线，宽约1mm。组织学上多认为，角巩膜缘前界起于角膜前弹力层止端，后缘为角膜后弹力层止端。角膜、巩膜和结膜三者在此处结合，是临床部分内眼手术常用切口部位或重要标志。

角巩膜缘内面是前房角组织。前房角前界的标志为Schwalbe线，依次有小梁网、Schlemm管、巩膜突、睫状体带及虹膜根部。前房角是房水排出的主要通道。

角膜缘血管网主要由表面的结膜后动脉与深部的睫状前动脉的小分支联络构成，可供给角膜营养。

（二）中层葡萄膜

葡萄膜具有丰富的血管及色素，故分别称之为血管膜和色素膜。由于有丰富的血管和色素，所以具有供给眼球营养、遮光和暗室的作用。

葡萄膜从前至后分三部分：虹膜、睫状体、脉络膜，其组织相互衔接。

1. 虹膜

中医曰黄仁。位于角膜后面的圆盘状薄膜，是葡萄膜最前面部分。其周边根部与睫状体相连，直伸晶状体前面，将眼球前部腔隙隔成前房和后房两部分，虹膜悬在房水中。虹膜表面呈高低不平的辐射状隆起的条纹，形成虹膜纹理和隐窝。

虹膜内缘于中央形成圆孔，称瞳孔，其直径为2.5～4mm左右。瞳孔大小与年龄、屈光及精神状态等因素有一定的关系。瞳孔周围有呈环行排列的瞳孔括约肌，受副交感神经支配，兴奋时瞳孔缩小；还有呈放射状排列的瞳孔开大肌，受交感神经支配，兴奋时具有扩大瞳孔的作用。通过瞳孔括约肌和瞳孔开大肌的交替及相互制约作用，瞳孔可缩小、开大，调节进入眼内的光线。当光线直接照射一眼瞳孔时，引起两眼瞳孔均缩小的现象称为瞳孔对光反射。光照眼的瞳孔缩小称直接对光反射，对侧眼的瞳孔缩小称间接对光反射。眼视近时瞳孔缩小，并发生调节和集合作用，称为瞳孔近反射。此系大脑皮质的协调作用：即传入路与视路伴行到视皮质，传出路为由视皮质发出的纤维经枕叶－中脑束至中脑的E－W核和动眼神经内直肌核，随动眼神经达瞳孔括约肌、睫状肌和内直肌，以完成瞳孔缩小、调节和集合作用。

组织学上，虹膜主要由前面的基质层和后面的色素上皮层构成。基质层是由疏松的结缔组织和虹膜色素细胞组成的框架网，神经、血管行走其间。虹膜基质内有丰富的动脉、静脉和毛细血管，被丰富的色素掩盖，正常情况下看不到血管。虹膜颜色决定于基质内色素细胞的色素含量，色素致密虹膜呈棕色，色素较少虹膜呈蓝色或灰色。色素上皮层分前、后两层，两层细胞中均含丰富而致密的黑色素，故虹膜后面呈深黑颜色。后层的色素上皮在瞳孔缘向前翻转为一条细窄的黑色环形花边，称瞳孔缘。

虹膜具有丰富的血管和密布的三叉神经纤维网，感觉特别敏锐。在炎症时，虹膜肿胀，纹理消失，并有剧烈的眼痛及大量的渗出，甚至出血。

2. 睫状体

睫状体位于巩膜后，前接虹膜根部，后与脉络膜相连，是宽约6～7mm的环带组织（图1－3）。其色深褐，矢状面约呈三角形，基底朝向虹膜根部。前1/3肥厚，称睫状冠，宽约2mm，富含血管，有70～80个纵行放射状突起，称睫状突；后2/3薄而扁平，称为睫状体扁平部（图1－4）。扁平部与脉络膜相连处呈锯齿状，称锯齿缘。睫状突上皮细胞产生房水，房水可供给眼球内组织的营养，维持眼内压。

睫状体主要由睫状肌和睫状上皮细胞组成。睫状肌由外侧的纵行、中间的放射状和前内侧的环行肌纤维组成，为平滑肌，受副交感神经支配。睫状体与晶状体赤道部，有纤细的晶状体悬韧带联系。睫状肌的舒缩，使晶状体起调节作用和房水外流作用，即睫状肌之环行肌纤维收缩，晶状体悬韧带松弛，晶状体借助本身弹性变凸，屈光力增加，以达到视近的目的，这一作用称为调节；其中纵行肌纤维收缩，牵引前部脉络膜，将巩膜突向后拉，使前房角开放，有利于房水的外

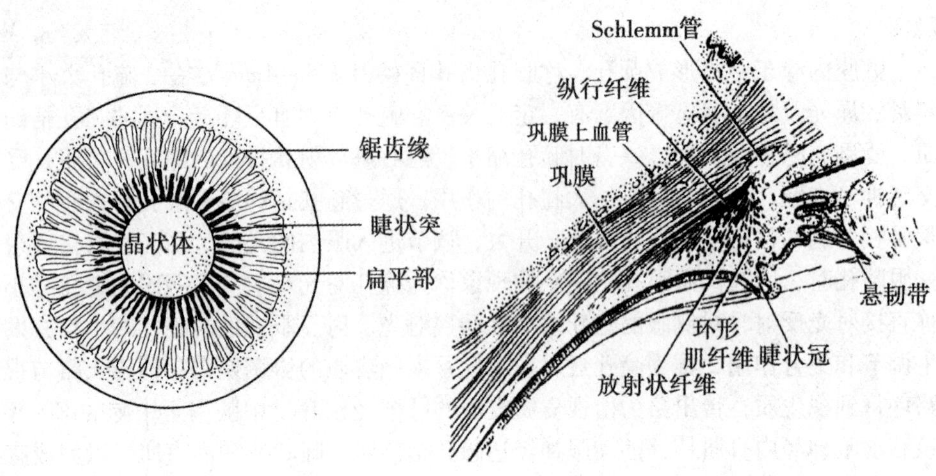

图1－3　睫状体的后面观示意图　　　图1－4　睫状体矢状面示意图

流。此外，若睫状肌长时间收缩会出现调节过度而发生近视现象；又因牵引前部脉络膜影响锯齿缘部视网膜，可造成视网膜的囊样变性，甚至发生周边视网膜裂孔。

睫状体有来自睫状长、短神经的感觉神经，并在睫状肌中形成神经丛，分布密集，又富含血管，故炎症时眼痛、渗出明显。

3. 脉络膜

前接睫状体扁平部的锯齿缘，向后止于视神经乳头周围，介于巩膜与视网膜之间。脉络膜由外向内分为：① 脉络膜上腔：为血管神经通过的要道，有睫状后长动脉、睫状后短动脉、睫状神经等从此通过。② 大血管层：血管的网状条纹特别显著，是豹纹眼底的由来。③ 中血管层。④ 脉络膜毛细血管层。⑤ 玻璃膜：无结构的透明组织，与视网膜的色素上皮层紧密相连。

脉络膜血液主要来自睫状后短动脉，血管极多，血容量也大，有眼球的血库之称，占眼球血液总量的65%左右，供给视网膜外层和玻璃体的营养。但因血流出入口均小，血流缓慢，故血中病原体易在此停留而产生病变。脉络膜毛细血管通透性高，小分子的荧光素易于渗漏，而大分子吲哚青绿不易渗漏，所以吲哚青绿能较好地显示脉络膜血管的影像。

脉络膜含有丰富的色素，有遮光作用，使眼球成暗箱，确保成像清晰。脉络膜不含感觉神经纤维，发炎时无疼痛感。

（三）内层视网膜

中医曰视衣。视网膜为透明膜。位于脉络膜与玻璃体之间，前界位于锯齿缘，后止于视盘周围。

视网膜由外向内分为 10 层（图 1－5）：① 色素上皮层：是视网膜的最外层，与脉络膜的最内层玻璃膜紧密相连。色素上皮细胞是单层六角形细胞，选择性地运送脉络膜与视网膜外层之间营养和代谢产物，能吞噬、消化光感受器外节脱落的盘膜。色素上皮细胞间有封闭小带，又称紧密连接，避免脉络膜血管正常漏出液中大分子物质进入视网膜，具有血－视网膜外屏障作用，亦称视网膜－脉络膜屏障。色素上皮细胞中含有一种色素颗粒即紫褐质，它是一种很活跃的细胞，在多种眼底病中，起着重要作用。如视网膜色素变性中，色素上皮一部分增生，一部分萎缩，增生的色素上皮进入视网膜内，沉着在视网膜血管外，形成骨细胞样的色素沉着。而老年人色素上皮细胞萎缩，色素减少，在眼底可见脉络膜的血管条纹，多呈豹纹状。② 视锥、视杆细胞层：又称光感受器细胞层。由光感受器内、外节组成。视锥细胞主要分布在黄斑及中心凹，感受明光，分辨颜色，具有明视觉和主管色觉的作用。视杆细胞分布在黄斑区以外的视网膜，越近黄斑区数量越少，至黄斑中心凹则无此种细胞。视杆细胞具有感受弱光，司暗视觉的作用。视杆细胞的感光色素为视紫红质，它需要维生素 A 才能合成，当维生素 A 缺乏，视杆细胞功能障碍，就会产生夜盲。③ 外界膜：是一网状薄膜。网眼大小不一，视锥细胞经过的网眼较视杆细胞的网眼大。④ 外核层：又称外颗粒层，由光感受器细胞核组成。此处没有血管，营养来自脉络膜。⑤ 外丛状层：为疏松的网状结构，是视锥细胞、视杆细胞和双极细胞树突、水平细胞突起

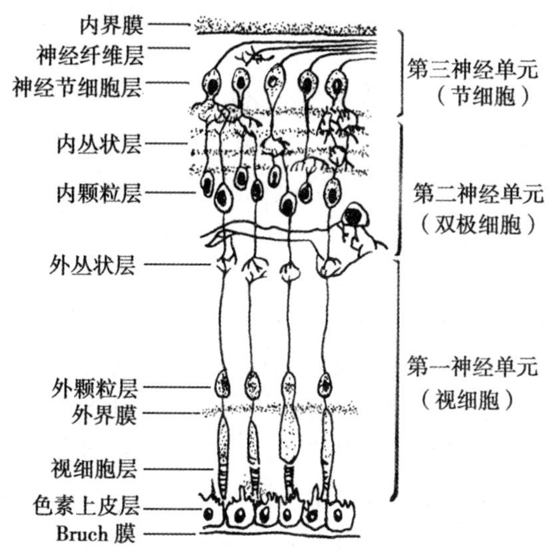

图 1－5　视网膜组织示意图

相连接的突触部位。⑥ 内核层：又称内颗粒层，主要由双极细胞、水平细胞的细胞核组成。水平细胞为神经胶质细胞，具有联络和支持作用。⑦ 内丛状层：主要由双极细胞与神经节细胞相互接触形成突触的部位。⑧ 神经节细胞层：由神经节细胞核组成。⑨ 神经纤维层：由神经纤维构成。神经纤维最后集中形成视神经盘。该层血管丰富。⑩ 内界膜：是介于视网膜和玻璃体间的一层透明薄膜。

光感受器为第一神经元。双极细胞为第二神经元，联系第一与第三神经元。神经节细胞是第三神经元。

视觉的形成是视信息在视网膜内形成视觉神经冲动，由光感受器→双极细胞→神经节细胞这三个神经元传递，沿视路将信息传递到视中枢而形成。

视网膜上重要组织有黄斑、视网膜的血管及视盘等。黄斑位于视盘颞侧约3mm处，呈横椭圆形凹陷区，正中为中心凹。中心凹为视力最敏锐的地方，中心凹处可见反光亮点，称中心凹光反射。黄斑区中央部分为无血管区，因其色素上皮细胞排列紧密，含色素较多，再加之下面脉络膜血管网特别厚，因此颜色较深。神经节细胞发出的神经纤维向视盘汇聚，黄斑区纤维分为上下两部分，约呈水平线样弧形排列，此束纤维称黄斑乳头束。此外，黄斑部外丛状层较厚，容易吸收水分而发生水肿，又因无毛细血管，水肿时难以消退。

视网膜的血管为视网膜中央动脉和中央静脉，分为颞上支、颞下支、鼻上支和鼻下支，分布在视网膜上，静脉与同名动脉伴行。

视盘位于眼底后极部，是视网膜神经节细胞发出的神经纤维汇集的部位。呈圆形或椭圆形，为不均匀的淡红色，直径约1.5mm，又称视乳头。其中央或稍偏颞侧有一凹陷，称生理凹陷，中央动、静脉由此通过。视盘仅有神经纤维而无视网膜的其他各层，因此无视觉功能，即视野检查时会出现盲点，称生理盲点。视盘血液供应：其表面的神经纤维层由视网膜中央动脉的毛细血管供给，筛板和筛板前由睫状后短动脉的分支供给。

二、眼内容物

眼内容物包括房水、晶状体、玻璃体，三者均为透明体。房水、晶状体、玻璃体连同角膜一并构成眼的屈光介质，又称屈光系统。是光线进入眼内并到达视网膜的通路。

（一）房水

中医曰神水。由睫状突的上皮细胞产生，并充满后房、前房。房水循环途径是：产生的房水首先进入后房，经过瞳孔到前房，从前房角小梁进入 Schlemm

管，通过房水静脉，最后流入巩膜表面睫状前静脉回到血液循环（图 1－6）。此外，有少部分房水由虹膜表面吸收和从脉络膜上腔排出。其主要成分为水，另含少量乳酸、维生素 C、葡萄糖、肌醇、谷胱甘肽、尿素、钠、钾、蛋白质等。主要功能是营养角膜、晶状体和玻璃体；调节眼内压。

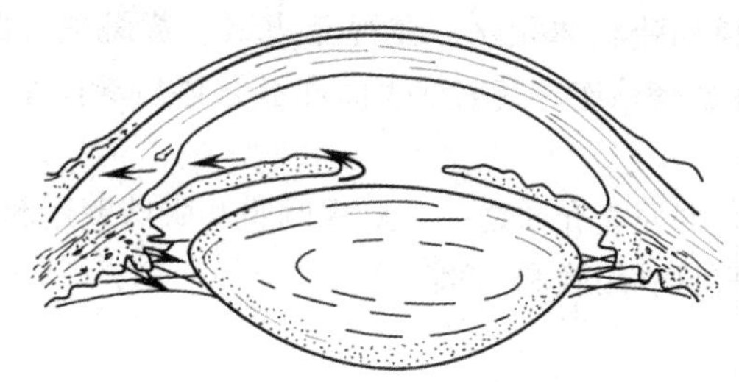

图 1－6　房水循环示意图

1. 前房

角膜后面，虹膜和瞳孔前面，周围以前房角为界的空间称前房。前房内充满房水，中央深度为 2.5～3mm，周边稍浅。

2. 后房

虹膜、瞳孔后面，睫状体前端和晶状体前面的环形腔隙称后房。其间充满房水。

（二）晶状体

中医曰晶珠，位于虹膜后面，玻璃体的前面。是富有弹性的形如双凸透镜的透明体，前面弯曲度较后面为小。前后面环行交界周称晶状体赤道部，前面的顶点为晶状体前极，后面顶点称后极，晶状体的直径约为 9mm，厚度约 4～5mm。

晶状体在临床上简略地分为晶状体囊膜、晶状体皮质、晶状体核。晶状体悬韧带是晶状体与睫状体连接的小带。

晶状体是眼屈光介质的重要组成部分，其屈光度约为 19D 的凸透镜，可滤去部分紫外线，对视网膜有一定的保护作用。通过睫状肌的舒缩，使晶状体悬韧带或松或紧，晶状体随之变凸或扁平，以完成眼的调节功能。随着年龄增长，晶状体弹性减弱，调节减退而出现老视。

晶状体无血管，营养来自房水。若晶状体受损或房水代谢发生变化，可出现混浊，临床称之为白内障。

（三）玻璃体

1. 玻璃体腔

在晶状体赤道及睫状体以后，由视网膜包绕的腔体。内由透明的胶质体填充。

2. 玻璃体

中医曰神膏，在玻璃体腔内，占眼球内容积的4/5。玻璃体为透明的胶质体，其中99%为水。玻璃体前面有一凹面，称玻璃体凹，以容纳晶状体。玻璃体其他部分与视网膜和睫状体相贴，在视盘边缘、黄斑中心凹附近及锯齿缘前2mm和后4mm区域紧密粘连。其前部表面和晶状体后囊间呈圆环形粘连，以青少年时期最为紧密。

玻璃体为眼重要的屈光介质之一，对视网膜和眼球壁还起着支撑的作用。玻璃体无血管，营养来自脉络膜和房水。

第二节 视 路

视路是视觉信息从视网膜光感受器到大脑枕叶视中枢的传导路径。即从视神经开始经过视交叉、视束、外侧膝状体、视放射至大脑枕叶的神经传导径路（图1-7）。

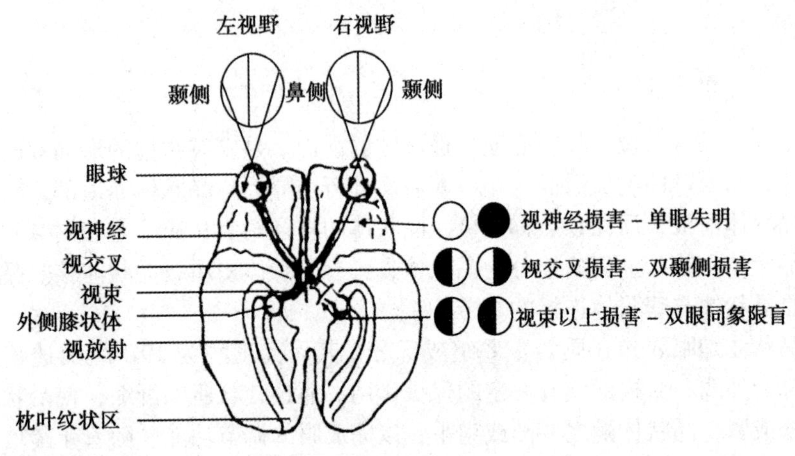

图1-7 视路及其损害示意图

一、视神经

中医曰目系。视神经是从视盘起至视交叉的这段神经。总长度为42~50mm，分为眼内段、眶内段、管内段及颅内段四部分。

1. 眼内段

眼内段是从视盘开始，视神经纤维成束穿过巩膜筛板，长约1mm的部分。此段神经纤维无髓鞘，故质地透明，以后为有髓鞘神经纤维。由视网膜动脉分支和睫状后短动脉分支供血。

2. 眶内段

从巩膜后孔到骨性神经管（孔）前端，此段长约30mm，呈S形弯曲，便于眼球转动。视神经外由神经鞘膜包裹，此鞘膜从三层脑膜延续来，鞘膜间隙与颅内同名隙相通，内充满脑脊液。血供来自眼动脉分支和视网膜中央动脉分支。在视神经孔处，视神经被眼外肌的起端包围，其中上直肌和内直肌与神经鞘膜紧密粘连，当发生球后视神经炎时，眼球转动就可产生球后牵引疼痛。

3. 管内段

是通过颅骨视神经管的部分，长约5～10mm。其鞘膜与骨膜紧密粘连，使视神经得以固定。若该管外伤，或骨折时，可导致视神经损伤。其血液供应主要来自眼动脉。

4. 颅内段

是视神经出视神经骨管进入颅内到视交叉前脚，长约10mm的部分，位于蝶鞍之上。由颈内动脉和眼动脉供血。

二、视交叉

位于颅内蝶鞍上方。为长方体，横径约12mm，前后径约8mm，厚约2～5mm的神经组织。两眼视神经纤维在该处进行部分交叉，即来自视网膜鼻侧的纤维，在此处交叉到对侧，来自两眼视网膜颞侧的纤维，在此处不交叉。若邻近组织炎症影响或肿块压迫时，可见两眼颞侧偏盲。

三、视束

在视交叉后重新排列的左右各一束神经称为视束。这段神经束由一眼颞侧神经纤维与另一眼鼻侧神经纤维组成，绕大脑脚至外侧膝状体。因此，一侧视束发生病变时，可见两眼同侧盲。

四、外侧膝状体

为视觉的皮质下中枢，位于大脑脚外侧。视网膜神经节细胞发出的神经纤维在此同外侧膝状体的神经节细胞形成突触，其中的神经节细胞是视路最后的神经元。由此神经元发出的纤维形成视放射。为视分析器的低级视中枢。

五、视放射

是外侧膝状体换神经元后发出的神经纤维，向下呈扇形展开，分成三束，到达枕叶。是联系外侧膝状体和大脑枕叶皮质的神经纤维结构。

六、视皮质

位于大脑枕叶皮质的距状裂上、下唇和枕叶纹状区，全部视觉纤维在此终止，是人类视觉的最高中枢。

视路中视觉纤维在各段排列不同，当中枢神经系统发生病变或受损时，可表现出特定的视野异常，从而对病变及损伤定位诊断具有十分重要的意义。

第三节　眼附属器的解剖与生理

眼附属器包括眼眶、眼睑、结膜、泪器、眼外肌等五部分。

一、眼眶

眼眶是略呈四边锥形的骨腔，尖端向后，底边向前，成人深度约4~5cm，由额骨、蝶骨、筛骨、腭骨、泪骨、上颌骨、颧骨共七块骨组成。眼眶内侧壁骨质很薄，外侧壁较厚，上方有颅腔和额窦，内侧有筛窦和鼻腔，下方有上颌窦。内侧壁前下方为泪囊窝，眶外上角有泪腺窝。

眼眶内容纳有：眼球、视神经、眼外肌、泪腺、血管、神经、筋膜及眶脂肪。筋膜及脂肪共同形成软垫，可减少对眼球的震动。

眼眶骨壁的主要结构为：

1. 视神经孔及视神经

视神经孔在眶尖呈圆形，直径为4~6mm。视神经孔后是与颅腔相通的视神经管，管长4~9mm，视神经、眼动脉和交感神经的一些小支从此穿过。若骨折可压迫视神经，导致视神经病变。

2. 眶上裂

在视神经孔外下方，眶上壁和眶外壁分界处，为一长形裂孔，沟通颅中窝。眼的动眼神经、滑车神经、外展神经、三叉神经的眼支、交感神经纤维丛和眼上静脉由此通过。所以此处受伤波及通过的神经和血管时，则发生眶上裂综合征。

3. 眶下裂

在眶下壁与眶外壁之间，有三叉神经的第二支、眶下动脉及眶下神经等通过。

4．眶上切迹

在眶上缘偏内侧，有眶上动静脉、三叉神经第一支和眶上神经经过，为眶上神经痛的压痛点。

5．眶下孔

在眶下缘正中下方，距眶缘约4mm处，有眶下神经通过，是泪囊手术麻醉点之一。

此外，有一肌圆锥（又称总腱环），在眶尖前10mm处，此处有睫状神经节，是内眼手术球后麻醉的部位。

眼眶的动脉来自颈内动脉。眼眶静脉最终汇于海绵窦与颅腔静脉吻合。

二、眼睑

中医曰胞睑。位于眼眶外面及眼球前面。分上睑、下睑。在上者称上睑，上以眉弓为界；在下者为下睑，下以眶骨为界。上下睑之间裂隙称睑裂。眼睑游离缘称睑缘，是皮肤和结膜联合处。睑缘有排列整齐的睫毛。上下睑缘的联合处，在外成锐角的称外眦，在内成钝角的称内眦（图1－8）。在上下睑缘近内眦处各有一个乳头状突起，中有一小孔，称泪点（泪小点），是泪液排泄路径的起点。内眦处结膜上有一肉状隆起，称为泪阜。

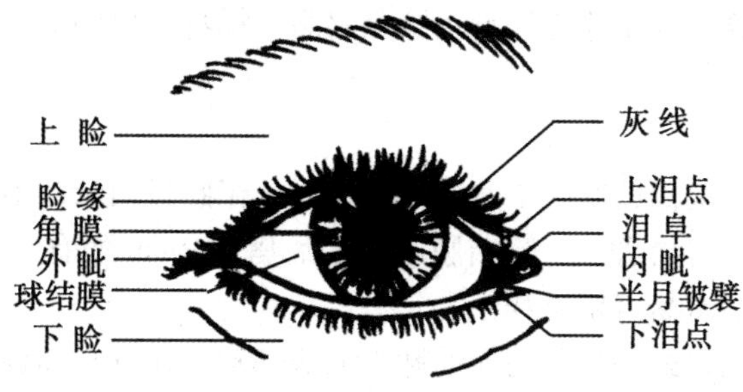

图1－8　眼睑外观示意图

组织学上眼睑从外向内分为五层：

1．眼睑皮肤

是人体最薄的皮肤之一，细嫩而富有弹性，容易成皱折，年老时尤为显著。眼睑皮肤血液供给非常丰富，因此在外伤后，伤口愈合迅速。一般平行于皮肤纹理的小伤口可不缝合而自愈。

2. 皮下组织

为疏松的呈蜂窝状的结缔组织，有少量脂肪。由于组织结构的特点，每当炎症、外伤时，眼睑易出现水肿、瘀血。如心肾疾病者，当皮下水肿时，眼睑水肿常常最先表现出来。

3. 肌肉层

（1）眼轮匝肌：属横纹肌。在眶部和睑部，环绕上下眼睑一周，肌纤维与睑裂平行，受面神经支配，收缩时眼睑闭合。面神经麻痹时，眼轮匝肌失去收缩作用，眼睑不能闭合，易发生暴露性结膜角膜炎。内眼手术时，从眼外眦处1cm地方进针行上下睑注射麻药，可使其麻醉，防止眼睑闭合。

（2）提上睑肌：起于眶尖视神经孔前的总腱环，沿眶上壁向前行，止于睑板前面。肌纤维呈扇形展开，前部薄而宽的腱膜穿过眶隔，部分纤维穿过眼轮匝肌止于上睑皮肤下，形成双重睑。提上睑肌由动眼神经支配，起开睑作用。若动眼神经麻痹则出现上睑下垂。

（3）Müller肌：分别起自提上睑肌下面和下直肌的筋膜，并附着在上、下睑板的上、下缘。此肌为平滑肌，受交感神经支配，使睑裂开大。

4. 睑板

由致密的结缔组织和丰富的弹力纤维组成的半月形软骨样板，是上下睑的支架组织。两端与内外眦韧带相连，借此固定在眼眶内外侧眶缘上。睑板上有纵行排列的睑板腺，腺口开于睑缘。睑板腺分泌脂肪样物质以润滑睑缘，减少摩擦及防止泪液外溢。

5. 睑结膜

是紧贴在睑板上面的黏膜层，起于睑缘，止于睑板内缘，不能推动，薄而透明，表面光滑，富有血管。上睑结膜距睑缘后唇约2mm处有一与睑缘平行的浅沟，称睑板下沟，常易存留异物。

眼睑的血管来自颈外动脉的面动脉支的浅部动脉血管丛和颈内动脉的眼动脉分支的深部动脉血管丛。浅部静脉回流到颈内、外静脉，深部静脉最后汇入海绵窦。

眼睑由三叉神经司感觉。

眼睑具有保护眼球的作用。眼睑通过瞬目使泪液润湿眼球表面，以保持角膜的光泽，同时还可清除眼球表面的灰尘及细菌。

三、结膜

是一层薄而光滑透明的黏膜。起于睑缘，止于角巩膜缘，覆盖在眼睑后面和眼球前面。按其解剖位置分为：睑结膜，球结膜，穹隆结膜。这三部分结膜和角膜在眼球前面形成一个以睑裂为开口的囊状间隙，称结膜囊（图 1 -9）。

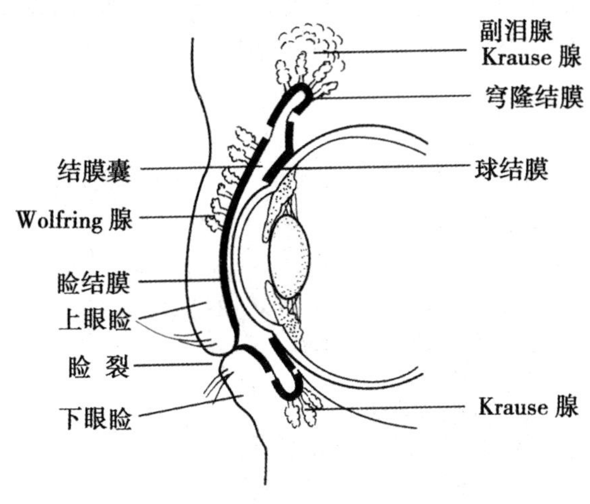

图 1 -9　结膜囊示意图

1. 睑结膜

覆盖在睑板上面的结膜。

2. 球结膜

疏松地覆盖在眼球前部的巩膜表面上，止于角巩膜缘。球结膜推之可移动，球结膜和巩膜之间为眼球筋膜。在角膜缘外宽约 3mm 范围的球结膜与其下的筋膜和巩膜组织紧密相粘。

在内眦部有一个半月形的结膜皱褶，称半月皱襞，为低等动物的第三眼睑。半月皱襞的鼻侧有泪阜，泪阜实际上是下睑皮肤的一部分。

3. 穹隆结膜

即睑结膜与球结膜之间的结膜，是结膜组织最松弛的部分，成水平皱褶，便于眼球自由运动。

结膜的分泌腺：主要有睑结膜和穹隆结膜的上皮细胞层的杯状细胞分泌黏液；穹隆结膜有副泪腺，可分泌泪液。泪液为弱碱性的透明液体，其中 98.2% 为水。含少量无机盐和蛋白，还含有溶菌酶、免疫球蛋白 A、补体系统、β 溶素和乳铁蛋白。黏液和泪液滋润结膜、角膜，减少摩擦，起一定的保护作用。此外，泪液还具有杀菌和预防感染的作用。

结膜血管系统：来自眼睑动脉弓和睫状前动脉，前者分布在睑结膜、穹隆结膜，走向角膜缘 4mm 外的球结膜，充血时以靠穹隆部更显著，称为结膜充血；后者在角巩膜缘 3 ~5mm 处分出细支，分布在角膜缘周围，组成角膜缘血管网，充血以角巩膜缘为甚，称为睫状充血；结膜充血与睫状充血同时出现时，称为结膜混合充血。不同的充血对眼部病变部位的诊断有极其重要的意义。

结膜的神经支配：其感觉由三叉神经支配。

四、泪器

包括分泌泪液的泪腺和排泄泪液的泪道。前者由泪腺和副泪腺组成，后者由泪小点、泪小管、泪囊和鼻泪管组成（图 1－10）。

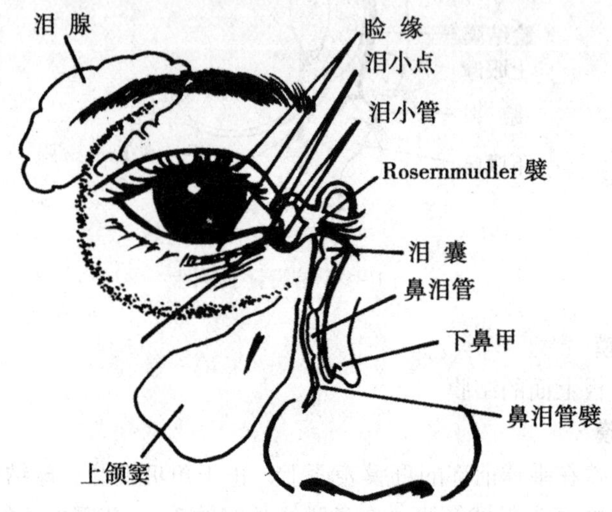

图 1－10　泪器示意图

1．泪腺

位于眼眶前外上方的泪腺窝内，由结缔组织固定在眶骨膜上。泪腺分泌泪液，排出管开口在外侧上穹隆结膜。如遇外来的物质刺激，泪腺可分泌大量泪液。大量的泪液还具有冲洗和排除微小异物的作用。

2．泪道

为泪液排出的通道，包括泪点、泪小管、泪囊及鼻泪管。

（1）泪小点：位于内眦上、下睑缘，呈乳头状隆起，中有一小孔，开口紧贴于眼球表面。是泪液排出的起点。

（2）泪小管：是连接泪小点与泪囊的小管，从泪小点开始垂直深约 1～2mm，然后转直角向鼻侧，全长约 8mm。上、下泪小管合并成泪总管，进入泪囊。

（3）泪囊：位于泪骨的泪囊窝内，在内眦韧带的后面。泪囊上方为圆形的盲端，下方与鼻泪管相连接。泪囊长约 12mm，前后宽约 4～7mm，左右宽约 2～3mm。

（4）鼻泪管：上接泪囊，向下开口于下鼻道的前部，全长约 18mm。鼻泪管下端开口处有一半月形瓣膜，系胚胎期的残留物，出生后若未能开放可发生新生儿泪囊炎。

泪液的排出：泪液从泪腺分泌后，一部分蒸发，一部分靠瞬目运动，分布在眼球的前表面，经泪道排入鼻腔。

五、眼外肌

眼球的运动，依赖六条眼外肌。每眼有四条直肌，二条斜肌。直肌是上直肌、下直肌、内直肌和外直肌；斜肌是上斜肌和下斜肌。

下斜肌起于眼眶下壁前内侧，附着于眼球赤道部后外侧的巩膜上；其余五条眼外肌，即上直肌、下直肌、内直肌、外直肌及上斜肌都起于视神经孔前的总腱环。上斜肌的上端附着在眼球外上方的巩膜上，而四条直肌止端均附着在巩膜上，按内直肌、下直肌、外直肌、上直肌为序，它们的止端附着点与角膜缘的距离分别约为 5.5mm、6.5mm、6.9mm、7.7mm。上斜肌由滑车神经支配，外直肌由外展神经支配，其余四条眼外肌均由动眼神经支配。

内、外直肌收缩使眼球转向该肌所在的方向。上、下直肌由于肌轴与视轴呈 23°角，当收缩时，主要功能是使眼球上、下转动，次要功能是使眼球内转和内、外旋转。上、下斜肌肌轴与视轴呈 51°角，当收缩时，上斜肌主要功能是内旋，下斜肌外旋，次要作用上斜肌是下转、外转，下斜肌是上转、外转。

第四节　眼球的血循环与神经分布

一、血管及血液循环

眼球的血液供应来自眼动脉。

（一）动脉

主要有眼动脉分出的视网膜中央动脉和睫状血管系统。

1．视网膜中央动脉

为眼动脉眶内段的分支。在眼球后 9～12mm 处进入视神经中央，前行至视盘穿出，在视网膜分四支，即颞上支、颞下支、鼻上支、鼻下支动脉，然后逐级分为若干小支，直达锯齿缘，以营养视网膜内五层。该动脉为终末动脉，一旦发生阻塞，可导致视网膜严重损伤而影响视力。

2．睫状动脉

营养除视网膜内五层和部分视神经以外的整个眼球。包括以下动脉：

（1）睫状后短动脉：是眼动脉的分支，分为鼻侧和颞侧两支，从视神经周围穿过巩膜进入并分布于脉络膜，在其内逐级分支，构成脉络膜各血管层。营养脉络膜和视网膜的外五层。

（2）睫状后长动脉：由眼动脉分出2支，自视神经鼻侧和颞侧穿入巩膜，经脉络膜上腔达睫状体，多数到睫状体前部及虹膜根部，与睫状前动脉吻合，组成虹膜大环，再分出小支在近瞳孔缘处形成虹膜小环。供给虹膜、前部脉络膜和睫状体营养。

（3）睫状前动脉：是从眼直肌的动脉在肌腱止端处分支，其中1支在距角膜缘3～5mm处垂直穿入巩膜到睫状体，参与虹膜动脉大环，供虹膜和睫状体营养。未穿入巩膜的分支走行于表面巩膜，向前至角膜缘，成为结膜前动脉，并与来自眼睑的结膜后动脉吻合，构成角膜缘血管网，供给角膜、结膜营养。

（二）静脉

1．视网膜中央静脉

与视网膜中央动脉伴行，在视网膜动脉进入视神经处离开视神经。它收集视网膜内五层的静脉血液回流至眼上静脉，经眶上裂入海绵窦。视网膜动脉颜色较红，管径较细，静脉颜色较暗，管径较粗，动、静脉管径之比为2∶3。

2．涡静脉

在眼球赤道以后，有4～6条，位于各条直肌间，收集部分虹膜、睫状体和全部脉络膜的血液，通过眼上、下静脉进入海绵窦。

3．睫状前静脉

收集虹膜、睫状体的血液，经眼上、下静脉大部分由眶上裂进入海绵窦。

二、神经分布

眼部的神经分布十分丰富，脑神经中有6对与眼有关。而眼球是受睫状神经支配，富含感觉、交感及副交感神经纤维。

1．睫状长神经

为第Ⅴ对颅神经第Ⅰ眼神经的鼻睫状神经的分支。在眼球后视神经周围分为2支，从两旁穿入巩膜进球内，经脉络膜上腔，交感神经纤维则分布于睫状肌和瞳孔开大肌，主肌肉的运动；其中所含的感觉神经司角膜感觉。

2．睫状短神经

共6～10支，来自睫状神经节，从视神经周围穿入巩膜，经脉络膜上腔到睫状体，组成神经丛。该神经丛所发出的分支到睫状体、虹膜、角膜、角膜缘的结膜和巩膜，司各组织的感觉。其中副交感纤维分布在瞳孔括约肌和睫状肌，主肌肉的运动；而交感神经纤维至眼内血管，司血管舒缩。

3．睫状神经节

位于眼眶后部，在视神经外侧，距视神经孔约10mm处，分为节前和节后纤维。节后纤维为睫状短神经，节前纤维由长根、短根和交感根组成。长根为感觉根，由鼻睫状神经发出，其感觉神经纤维分布在角膜、虹膜和睫状体等组织，司感觉；短根为运动根，由动眼神经发出，其副交感神经纤维分布在瞳孔括约肌及睫状肌，主肌肉的运动；交感根自颈内动脉周围的交感神经丛发出，其神经纤维主要分布于眼的血管，司血管的舒缩。行内眼手术时，多施球后麻醉阻断该神经节。

附：中西医眼部解剖名称对照

中医解剖名称	西医解剖名称
眼珠（睛珠、目珠）	眼球
白睛（白眼、白仁、白珠）	包括球结膜、球筋膜、前部巩膜
黑睛（黑眼、黑仁、黑珠、乌睛、乌珠等）	角膜
黄仁（睛帘）	虹膜
神水	房水
瞳神（瞳子、瞳人、瞳仁、金井）	瞳孔
晶珠（睛珠、黄精）	晶状体
神膏	玻璃体
视衣	包括脉络膜和视网膜
目系（眼系、目本）	包括视神经、包裹视神经的鞘膜及球后血管
胞睑（约束、眼胞、眼睑、睥）	眼睑
上胞（上睑、上睥）	上眼睑
下睑（下胞、下睥）	下眼睑
睑弦（眼弦、睥沿）	睑缘

睫毛	睫毛
睑裂	睑裂
内眦（大眦）	内眦
外眦（锐眦、小眦）	外眦
泪泉	泪腺
泪窍（泪堂、泪孔）	泪点
眼带	眼外肌
眼眶（目眶）	眼眶

第二章　眼与脏腑的生理关系

眼为五官之一，主司视觉。具有视万物、辨形状、识颜色之功。眼虽属局部器官，但与整体，特别是以五脏为中心的脏腑有着密切的内在联系。眼禀脏腑先天之精所成，受后天之精所养。故《灵枢·大惑论》说："五脏六腑之精气，皆上注于目而为之精。"说明了眼的发育、形成以及视觉的产生是五脏六腑精气作用的结果。精气是人体生命活动，包括视觉产生的物质基础。《审视瑶函·内外二障论》指出："眼乃五脏六腑之精华上注于目而为明。"

第一节　眼与五脏的关系

一、眼与心的关系

（一）心主血液养目珠

《证治准绳》说："目为血所养明矣。"《审视瑶函》进一步提出："夫目之有血，为养目之源，充和则有发生长养之功，而目不病；少有亏滞，目病生焉。"显示血液的充盈及运行的通畅，是目视睛明的重要条件。现代解剖生理学指出，眼的脉络膜血流量与肾脏相似，为脑血流量的2倍，肝血流量的3倍，在全身器官中，几占首位。循环至目的血液均始发于心，又归集于心。《素问·五脏生成》说："诸血者，皆属于心。"《景岳全书》亦指出："血……生化于脾，总统于心"；并说"凡七窍之用……无非血之用也"。血液在心的统领下，通过血脉源源不断地输送至目，以供养眼目，包括神水、神膏与瞳神。《审视瑶函》说："血养水，水养膏，膏护瞳神。"

（二）心合血脉属于目

《素问·调经论》说："五脏之道，皆出于经隧，以行气血。"血从心上达于目，须以经脉为通道。而"心主身之血脉"（《素问·痿论》），"心之合脉也"（《素问·五脏生成》），即言全身的血脉均与心相通。遍布全身各组织器官的经脉，以分布于眼的经脉最为丰富，故《素问·五脏生成》说："诸脉者，皆属于目。"《灵枢·口问》更加明确指出："目者，宗脉之所聚也，上液之道也。"经脉在目的广泛分布，保证了血液上养于目有足够的通道。

（三）心舍神明支配目

《素问·灵兰秘典论》说："心者，君主之官，神明出焉。"心主神明，指人的精神、意识、思维乃至人的整个生命活动均由心主宰。《灵枢·本神》提出："所以任物者谓之心。"表明接受外来事物或刺激并作出相应反应是由心来完成的，包括眼接受光线刺激而产生的视觉。故《灵枢·大惑论》指出："目者，心之使也；心者，神之舍也。"《外台秘要》强调，视觉产生的一个重要条件是"内因神识"。神识包括了心和脑的作用，中医学称为心神。《证治准绳》认为，心主火，并把心神作用于目的活动称为神光，谓"火在目为神光"。所谓"神光"是指受心神主导的视功能，类似于现代生理学关于视觉形成的一系列神经活动。此外，"夫心者，五脏之专精也；目者，其窍也"（《素问·解精微论》）。因此，人体脏腑精气的盛衰，以及精神活动状态均可反映于目。

二、眼与肝的关系

（一）肝开窍于目

《素问·金匮真言论》说："东方青色，入通于肝，开窍于目，藏精于肝。"其意为五脏应四时，同气相求，各有所归，目是肝与外界相通的窍道，肝所受藏的精微物质可供养于目，同时肝的功能状况，可从目窍表现出来。《灵枢·五阅五使》谓："五官者，五脏之阅也。"其中"目者，肝之官也"，即言五官为五脏的外候，而肝外候于目。《灵枢·本脏》说："视其外应，以知其内脏，则知所病矣。"所谓外应即外候，指体内脏腑生理功能及病理变化外露于体表组织器官的信息。通过对体表组织器官信息的测定，可以了解体内脏腑的状况。肝对应于目，故欲知肝脏状态，可从眼目测知。

（二）肝气通于目

五脏六腑之气血皆可上达于目，由于目为肝窍，肝气直通于目，故肝气的调和与否直接影响到眼的视觉功能。肝气的充和调达，有利于气血津液上输至目，目得所养而能辨色视物。故《灵枢·脉度》说：“肝气通于目，肝和则目能辨五色矣。”同时肝主情志，肝和疏泄有度，七情平和，气血均衡，眼即能明视不衰。故《灵枢·本神》指出：“和喜怒而安居处……如是则邪僻不至，长生久视。”这与当今心身医学强调心理调节是防治衰老的论点如出一辙。

（三）肝受血而能视

肝主藏血，肝藏之血是眼目产生视觉功能的物质基础，因而《素问·五脏生成》有“肝受血而能视”之论。肝藏之血含有眼目所需的各种精微物质，故特称之为“真血”。《审视瑶函》阐释说：“真血者，即肝中升运于目轻清之血，乃滋目经络之血也。此血非比肌肉间混浊易行之血，因其轻清上升于高而难得，故谓之真也。”肝还有根据视觉需要而调节血量和质之功。现代研究发现，肝脏能调节血浆维生素 A 的浓度，以满足视网膜杆状细胞的需要，肝病时就失去了这种调节功能，使眼的夜视力下降。虽然中医学所言之肝与现代解剖之肝有异，但现代研究提示了肝血可直接影响到眼的功能状态。

（四）肝主泪液润目珠

五脏化生五液，其中肝化液为泪。故《素问·宣明五气》说：“五脏化液……肝为泪。”《银海精微》明确指出：“泪乃肝之液。”泪液有润泽目珠的作用，《灵枢·口问》说：“液者，所以灌精濡空窍者也。”泪液的生成和排泄与肝的功能密切相关，在肝的制约作用下，泪液运行有序而不外溢。若肝的功能失调，不能收制泪液，则会出现泪下如泣，故《灵枢·九针》说：“肝主泣。”

三、眼与脾的关系

（一）脾化精气贯于目

脾主运化，化生水谷精微，为后天之本。脾运健旺，精气生化有源，目得精气之养，则目光锐敏。若脾失健运，精气化生不足，目失所养则视物不明。《兰室秘藏》指出：“夫五脏六腑之精气，皆禀受于脾，上贯于目……故脾虚则五脏六腑之精皆失所司，不能归明于目矣。”这就突出了脾化之精气对视觉功能的重要性。除此之外，脾运化水谷之精，有滋养肌肉的作用。眼睑肌肉及眼带（眼外肌）得脾之精气充养，则眼睑开合自如，眼珠转动灵活。

（二）脾升清阳至目窍

目为清阳之窍，位于人体上部，脉道细微，唯清阳之气易达之。《素问·阴阳应象大论》说："清阳出上窍"。李东垣进一步明确指出："耳、目、口、鼻，为清气所奉于天"（《脾胃论》）。说明清阳之气上达目窍是眼维持辨色视物之功不可缺少的要素。而清阳之气上行至目，凭借脾气的升运。若"清阳不升，九窍为之不利"（《脾胃论》）。

（三）脾气统血循目络

《兰室秘藏》说："脾者，诸阴之首也；目者，血脉之宗也。"血属阴，脉为血府，血液能在目络中运行而不外溢，有赖脾气的统摄。《难经·四十二难》谓：脾"主裹血"。由于目为宗脉所聚之处，若脾气虚弱，失去统摄之力，则可导致眼部，尤其是眼底发生出血病证。《景岳全书》指出："盖脾统血，脾气虚则不能收摄。"

四、眼与肺的关系

（一）肺气充和则目明

《素问·五脏生成》说："诸气者，皆属于肺。"《素问·六节脏象论》亦指出："肺者，气之本"。肺主气，司呼吸，不但与大自然之气进行交换，并与体内水谷之气相结合，与此同时，肺朝百脉，肺气充和，全身气机调畅，五脏六腑精阳之气顺达于目，目得温煦濡养则明视万物；若肺气不足，脏腑之气不充，目失所养则视物昏暗，正如《灵枢·决气》所说："气脱者，目不明。"

（二）肺气宣降通眼络

肺之宣，指肺能宣布发散气血津液至全身；肺之降，指肺能清肃下降，通调水道，维持正常的水液代谢。宣发与肃降，相互制约，互济协调，使全身血脉通利，眼络通畅。一方面使目得到气血津液的濡养；另一方面避免体液留存于目。此外，肺主表，肺宣降有序，可将卫气与津液输布到体表，使体表及眼周的太阳脉络得其温煦濡养，卫外有权，以阻止外邪对眼的伤害。

五、眼与肾的关系

（一）肾主藏精供养目

《灵枢·大惑论》说："目者，五脏六腑之精也。"寓含眼的形成与视觉的产生，有赖精的供养。而肾主藏精，"受五脏六腑之精而藏之"（《素问·上古天真论》）。肾既藏先天之精，亦藏后天之精。《审视瑶函》指出："真精者，乃先后二天元气所化之精汁，起于肾……而后及乎瞳神也。"肾藏之精的盛衰直接影响到眼的视觉功能，正如《素问·脉要精微论》所言："夫精明者，所以视万物、别白黑、审短长；以长为短、以白为黑，如是则精衰矣。"

（二）肾生脑髓连目系

肾主骨生髓，《素问·阴阳应象大论》说："肾生骨髓"。诸髓属脑，"脑为髓之海"（《灵枢·海论》）。由于脑与髓均为肾精所化生，肾精充足，髓海丰满，则目视精明；若肾精不足，髓海空虚，则头晕目眩，视物昏花。故《灵枢·海论》明言："髓海不足，则脑转耳鸣……目无所见。"而眼之目系"上属于脑，后出于项中"（《灵枢·大惑论》）。王清任进一步阐述了肾－脑－眼（目系）密切的内在联系，其在《医林改错》中指出："精汁之清者，化而为髓，由脊骨上行入脑，名曰脑髓……两目即脑汁所生，两目系如线，长于脑，所见之物归于脑。"

（三）肾主津液滋目珠

《素问·逆调论》说："肾者水脏，主津液。"明示肾脏对体内水液的代谢与分布起着重要作用。《灵枢·五癃津液别》指出："五脏六腑之津液，尽上渗于目。"津液在肾的调节下，不断输送至目，为目珠外围润泽之水及充养目珠内液提供了物质保障。目珠内充满津液，除具有滋养之功外，还可维持眼圆润如珠的形状。故《外台秘要》说："其眼根寻无他物，直是水耳。轻膜裹水，圆满精微，皎洁明净，状如宝珠。"

（四）肾寓阴阳护瞳神

肾寓真阴真阳，为水火之脏，水为真阴所化，火为真阳所生，为全身阴阳之根本。五脏之阳由此升发，五脏之阴靠此滋养。肾之精华化生以养护瞳神，《审视瑶函》说："肾之精腾，结而为水轮。"水轮属瞳神，而神光藏于瞳神。《证治准绳》认为瞳神"乃先天之气所生，后天之气所成，阴阳之妙蕴，水火之精华”。说明瞳神内含阴阳是产生视觉的基础，肾精的滋养，命门之火的温煦是视觉产生的条件。《灵枢·大惑论》谓：“阴阳合传而精明也”。张志聪在《黄帝内经灵枢集注》中阐释说：“火之精为神，水之精为精，精上传于神，共凑于目而为睛明。”说明阴阳交合，水火互济才能产生视觉。

第二节　眼与六腑的关系

眼与六腑的关系，主要表现为五脏与六腑具有相互依赖、相互协调的内在联系。六腑除三焦为孤腑外，其他的与五脏互为表里。在生理上，脏行气于腑，腑输精于脏，故眼不仅与五脏有密切关系，与六腑亦有不可分割的联系。六腑的功能是主受纳、司腐熟、分清浊、传糟粕，将消化吸收的精微物质传送到周身，以供养全身包括眼在内的组织器官。《灵枢·本脏》说：“六腑者，所以化水谷而行津液者也。”《素问·六节脏象论》明确指出：“脾、胃、大肠、小肠、三焦、膀胱者，仓廪之本，营之居也，名曰器，能化糟粕，转味而入出者也。”六腑的功能正常，目得所养，才能维持正常的视功能。眼与六腑有如下具体关系。

一、眼与胆的关系

肝与胆脏腑相合，肝之余气溢入于胆，聚而成精，乃为胆汁。《灵枢·天年》认为胆汁关系到眼的视力状况，人年老体衰，因胆汁分泌减少而视力随之减退。谓：“五十岁，肝气始衰，肝叶始薄，胆汁始灭，目始不明。”《证治准绳》在前人有关胆汁与眼关系论述的基础上指出：“神膏者，目内包涵膏液……此膏由胆中渗润精汁积而成者，能涵养瞳神，衰则有损。”提出胆汁在神膏的生成及养护瞳神方面起着重要作用，若胆中精汁衰减，可造成神膏的损伤，进而波及视力，这与现代医学中老年玻璃体液化及其他玻璃体病变而影响视力有相似之处。

二、眼与小肠的关系

《素问·灵兰秘典论》说：“小肠者，受盛之官，化物出焉。”饮食水谷由胃腐熟后，传入小肠，并经小肠进一步消化，分清别浊，其清者，包括水谷之精微和津液，由脾输布到全身，从而使目得到滋养；其浊者下注大肠，多余的津液下渗膀胱。此外，心与小肠脏腑相合，经脉相互络属，其经气相通。心为火脏，小肠为火腑，易引动火热之邪上炎于目而为病。

三、眼与胃的关系

胃为水谷之海，食物入胃而被受纳，其精微物质经过脾的运化，以供养全身。脾胃密切配合，完成气血的生化，故合称为“后天之本”。其中对眼有温煦濡养作用的清阳之气主要源于胃气。《内外伤辨惑论》说：“夫元气、谷气、荣气、清气、生发诸阳上升之气，此六者，皆饮食入胃，谷气上行，胃气之异名，其实一也。”李东垣进一步指出了胃气对眼的重要性，其在《脾胃论》中说：“九窍者，五脏主之，五脏皆得胃气乃得通利”，若“胃气一虚，耳、目、口、鼻，俱为之病”。可见胃气的正常与否直接关系到眼的功能状态。

四、眼与大肠的关系

《素问·灵兰秘典论》说：“大肠者，传导之官，变化出焉。”大肠主司传导之责，与肺脏腑相合，其上承清纯之气，下输糟粕之物。大肠传导之功是完成食物消化、吸收、排泄的最后阶段。若肺失肃降，大肠传导之令不行，热结于下，熏蒸于上而发为眼病；反之，大肠积热，腑气不通，亦可使肺气不降，气壅于上而导致眼病。

五、眼与膀胱的关系

膀胱在脏腑中，居于最下层，为水液汇聚之处，其在人体的水液代谢过程中，有贮藏津液，化气行水、排泄尿液的功能。故《素问·灵兰秘典论》说：“膀胱者，州都之官，津液藏焉，气化则能出矣。”当水液聚集膀胱之后，在肾中命门真火的蒸化作用下，将其中清澈者，气化升腾为津液，以濡润包括目窍在内的脏腑官窍；其重浊者由肾气推动，成为尿液而排出体外。膀胱的气化作用主要取决于肾气的盛衰。由于津液多上渗于目，若在水湿津液的代谢过程中，肾与膀胱的功能失常，就会在眼部出现水湿泛滥之证。同时水湿停聚可变生湿热，不仅可表现为小便淋涩，还可产生湿热蕴蒸的眼病。如李东垣在《兰室秘藏》中记载的眼生翳障，隐涩难开的眼病即为“太阳膀胱为命门相火煎熬逆行”所致。

六、眼与三焦的关系

三焦为孤腑，主通行元气、运化水谷和疏理水道。《难经·三十一难》说：“三焦者，水谷之道路，气之始终也。”《难经·八难》还指出，肾间动气是“三焦之原”。说明肾之元气须借三焦才能敷布全身，以激发、推动各脏腑器官的功能活动。脏腑的精气、津液均须通过三焦而上行灌注，使目得到滋养。此外，《证治准绳》认为，眼内所涵的房水，是由“三焦而发源”。若三焦功能失常，神水化生不足，使目失濡润与充养而导致多种眼病。

总之，眼之所能辨色视物，有赖于脏腑化生和受藏的精、气、血、津液的濡养及神的整合。《灵枢·本脏》说："人之血气精神者，所以奉生而周于性命者也。"但眼与五脏六腑的关系各有特点，如《审视瑶函》所说："大抵目窍于肝，生于肾，用于心，润于肺，藏于脾。"但人体是一个有机整体，无论脏与脏、脏与腑，还是腑与腑之间均有经络相互联系，它们在生理上相互协调，相互依存。因此，临床上诊察眼病时，应以整体观为基点，从实际出发，具体病证具体分析，制定出治疗疾病的最佳方案。

第三章　眼与经络的关系

经络是运行气血，沟通上下、内外、表里，联系脏腑器官的通路。眼与经络有密切的内在关系，《灵枢·口问》说："目者，宗脉之所聚也。"《灵枢·邪气脏腑病形》亦说："十二经脉，三百六十五络，其血气皆上于面而走空窍，其精阳气上走于目而为睛"。显示了眼与脏腑之间的联系是靠经络来实现的，眼所需要的营养物质亦是靠经络来输送的，正是有了经络的作用，眼才能得以发挥正常的视功能。

第一节　眼与十二经脉的关系

十二经脉是经的主干线，首尾相贯，旁支别络纵横交错，三阴三阳表里相合。其始于手太阴，终于足厥阴，如环无端，周而复始，运行不息。十二经脉均直接或间接地与眼发生着联系，由于"手之三阳，从手走头；足之三阳，从头走足"（《灵枢·逆顺肥瘦》）。头为诸阳之会，故直接与眼发生联系的主要是阳经，阴经中与眼密切相连的是肝经和心经，现分述于后。

一、眼与手阳明大肠经的关系

《灵枢·经脉》说："大肠手阳明之脉，起于大指次指之端……其支者从缺盆上颈贯颊，入下齿中，还出挟口，交人中，左之右，右之左，上挟鼻孔。"即手阳明大肠经的支脉，上行头面，左右相交于人中之后，上挟鼻孔，循禾髎，终于眼下鼻旁之迎香穴，与足阳明胃经相接。

二、眼与足阳明胃经的关系

《灵枢·经脉》说："胃足阳明之脉，起于鼻之交頞中，旁约太阳之脉，下循鼻外，入上齿中。"即足阳明胃经之本经起于眼下鼻旁之迎香穴，与手阳明大肠经相交，上行而左右相交于鼻根部，过内眦睛明穴，与旁侧之足太阳膀胱经交会，再循鼻外侧经眼下方正中下行，经承泣、四白、巨髎，入上齿中。同时其本经行至目眶下，又循于目内眦。

三、眼与手少阴心经的关系

《灵枢·经脉》说："心手少阴之脉，起于心中……其支者，从心系上挟咽，系目系。"即手少阴心经的支脉，系目系。其手少阴之别，属目系。同时手少阴之正合目内眦，与手太阳经的支脉会合于目内眦之睛明穴。

四、眼与手太阳小肠经的关系

《灵枢·经脉》说："小肠手太阳之脉，起于小指之端……其支者从缺盆循颈上颊，至目锐眦，却入耳中；其支者别颊上　，抵鼻，至目内眦，斜络于颧。"即手太阳小肠经的支脉，上至目外眦。另一支脉至目内眦睛明穴，与足太阳经相接。

五、眼与足太阳膀胱经的关系

《灵枢·经脉》说："膀胱足太阳之脉，起于目内眦，上额交巅……其支者从巅入于脑，还出别下项"。《灵枢·寒热病》说："足太阳有通项入于脑者，正属目本，名曰眼系。"即足太阳膀胱经之本经起于目内眦睛明穴，在此与手太阳经相交，上前额循攒竹，斜行交督脉于巅顶百会穴。其直行者，从巅入脑，连属目本（目系）。

六、眼与手少阳三焦经的关系

《灵枢·经脉》说："三焦手少阳之脉，起于小指次指之端……其支者从膻中上出缺盆，上项，挟耳后直上，出耳上角，以屈下颊至　；其支者从耳后入耳中，出走耳前，过客主人前，交颊，至目锐眦。"即手少阳三焦经有两条支脉与眼发生联系，一支脉从胸上项，沿耳后经翳风上行，出耳上角，至角孙，屈曲下行过面颊，直达眶之下。另一支脉，从耳后入耳中，经耳门出走耳前，与前一条支脉相交于颊部，至目外眦的瞳子髎与足少阳经交接。

七、眼与足少阳胆经的关系

《灵枢·经脉》说："胆足少阳之脉，起于目锐眦，上抵头角，下耳后……其支者从耳后入耳中，出走耳前，至目锐眦后。其支者，别锐眦，下大迎，合于手太阳，抵于　。"即足少阳胆经之本经起于目外眦之瞳子髎穴，在此与手少阳经交接。由听会过上关，向上抵额角之颔厌，下行耳后，经风池至颈。其耳部支脉，从耳后入耳中，出耳前，行至外眦瞳子髎。其外眦部支脉，从瞳子髎下走大迎，会合手少阳经，到达眼眶下方。此外，足少阳之正，亦上行头面，系目系，合足少阳经于外眦。

八、眼与足厥阴肝经的关系

《灵枢·经脉》说："肝足厥阴之脉……循喉咙之后，上入颃颡，连目系，上出额，与督脉会于巅。"即足厥阴肝经沿喉咙之后，上入颃颡，本经直接与目系相连，再上出前额，与督脉相会于巅顶之百会穴。

综上所述，从头走足的足三阳之本经均起于眼或眼的周围，而从手走头的手三阳经皆有1~2条支脉终止于眼或眼的附近。此外，足厥阴肝经以本经、手少阴心经以支脉连于目系。由于经脉广泛地分布环卫于眼及眼的周围，使眼与脏腑联系为一个有机的整体，脏腑的精、气、血、津液通过经络源源不断地输送至目，为眼与脏腑在物质和功能上的密切联系奠定了基础。

第二节　眼与奇经八脉的关系

奇经八脉之间无表里配合，与脏腑无直接络属关系，然而它们纵横交叉贯穿于十二经脉之间，具有加强经脉间的联系和调节正经气血的作用。在奇经八脉的作用下，使正经的气血流畅充盈，保证了眼对营养物质的需要。奇经八脉中起、止、循行路径与眼直接有关的，主要有督脉、任脉、阴跷脉、阳跷脉及阳维脉等。

1. 眼与督脉的关系

督有"总督"之意，督脉总督一身之阳经，故称"阳脉之海"。主要运行于头项背后的正中线，《素问·骨空论》说："督脉者，起于少腹以下骨中央……别绕臀，至少阴，与巨阳中络者合少阴，上股内后廉，贯脊属肾，与太阳起于目内眦，上额交巅上，入络脑……其少腹直上者，贯脐中央，上贯心，入喉，上颐还唇，上系两目之下中央。"即督脉起于少腹下骨中央，有一支别络绕臀而上，贯脊柱里，与足太阳膀胱经交于目内眦，上额交巅上，入络脑；另一支脉则从少腹直上，上系两目之下中央。

2. 眼与任脉的关系

任有"总任"之意，任脉总主一身之阴经，故称"阴脉之海"。主要运行于颈喉胸腹的正中线，《素问·骨空论》说："任脉者，起于中极之下，以上毛际，循腹里，上关元，至咽喉，上颐，循面入目。"即任脉起于中极之下，沿着腹里上行，系两目下之中央，至承泣而终。

3. 眼与阴跷脉、阳跷脉的关系

跷有“轻健跷捷”之意。阴跷、阳跷脉分别主一身左右之阴阳。阴跷脉起于足跟内侧，上目内眦而入通于太阳、阳跷。阳跷脉起于足跟外侧，上目内眦而合于太阳、阴跷。两脉均通达并相交于目内眦之睛明穴，二经之气并行回还，有濡养眼目，司眼睑开合的作用。

4. 眼与阳维脉的关系

维有“维系”之意，阳维脉维系联络诸阳经脉。《难经·二十八难》说：“阳维脉起于诸阳会也”。阳维脉起于外踝下足太阳之金门穴，经肢体外后侧，上行至头颈，到前额，经目之眉上，再由额上顶，折向项后，与督脉会合。

此外，阴维脉、冲脉、带脉虽然与眼无直接联系，但阴维脉维系诸阴经，冲脉为血海，带脉约束联系纵行躯干部的各条足经，故其均与眼有间接联系。总之，奇经八脉进一步密切了十二经脉及肝、肾、脊髓、脑等与眼的联系。

第四章　眼病的病因病机

中医学认为，破坏人体相对平衡状态而引起疾病的原因就是病因。而临床上没有无原因的证候，都是在某种原因的影响和作用下使机体产生的一种病态反应。因此，可以根据临床上的病理改变，即所产生的症状来推求病因，从而为治疗提供依据。人体是一个有机的整体，各脏腑器官之间既独立又相互联系，在此基础上眼科建立了“五轮学说”，进一步明确了眼与脏腑经络之间的密切关系，也突出了眼不同组织之间的相互生克制化的正常生理关系。在病因的影响下，眼部可产生多种病理反应的表现。推求病因，提供治疗用药的依据，这种方法就是“辨证求因”及“审因论治”。

第一节　病　因

眼病的病因十分复杂。历代医家都有详细阐述。如唐·孙思邈在《千金要方》提出“生食五辛，极目远视，数看日月，久处烟火冒涉风霜”等20种眼病的原因，宋·陈无择将眼病的病因归纳为内因、外因及不内外因三个方面。眼位于人体之上，外与外界环境直接接触，内与脏腑、经络、气血密切相关。其结构精细而脆弱。故容易遭受体内外各种致病因素的损害而发病。结合临床，眼病常见病因有外感六淫、疠气、七情、饮食不节、劳倦、眼外伤、先天与衰老及其他因素等。

一、六淫

六淫是指反常而且可以致病的风、寒、暑、湿、燥、火六种邪气的总称。《银海指南·六气总论》认为：“天有五行，以寒，暑，湿，燥，风，火，是为六气，当其位为正，过则淫。人有犯其邪者，皆能为目患。”《医宗金鉴·眼科心法要诀》进一步指出：“外障皆因六淫生，暑寒燥湿火与风，内热召邪乘隙入，随经循系上头中。”外障眼病多为六淫所致。

（一）风

1．风邪致病的特点

（1）风为阳邪，其性开泄；易于犯上，升发向外。《素问·太阴阳明论》说：“伤于风者，上先受之。”眼居高位易受风邪。

（2）风邪善行数变，有发病急，变化快的特点。

（3）风邪易与他邪相合，《素问·风论》说：“风者，百病之长也。”为六淫之首，先侵袭肌表，皮毛或流于肌肉、腠理之间，易与寒、火、湿、燥邪相合为患。

2．风邪而致眼病症状

目痒，目涩，羞明，流泪，上胞下垂，胞轮振跳，目劄，黑睛生翳，目偏视等。

（二）火

1．火邪的致病特点

（1）火为阳邪，其性升腾上炎，上冲头目，引起眼疾。《素问玄机原病式》谓：“目昧不明，目赤肿痛，翳膜眦疡皆为热。”《儒门事亲》认为：“目不因火则不病”。

（2）火热易于生眵。《景岳全书》曰：“眼眵多结者，必因有火，盖凡有火之候，目必多液，液干而凝，所以为眵。”说明眼眵这一眼病特有的症状与火热有关。

（3）火邪易伤津液，滋眼之津液有神水，神膏，真血，泪液等，故易致各种眼病疾患。

（4）火邪易灼伤脉络，迫血妄行。

2．火邪所致眼部症状

眼干，肿痛难忍，红赤焮痛，灼热刺痒，碜涩羞明。眵多黄稠，热泪频流，生疮溃脓，血脉怒张甚则紫赤出血，黄液上冲，血灌瞳神。

（三）寒

1．寒邪的致病特点

（1）寒性凝滞，常致经脉气血阻塞不通，不通则痛，引起眼痛及头痛。

（2）寒为阴邪，易伤阳气，阳气受损，目失温养。

（3）寒性收引，寒邪伤及头面，可致经脉拘急。

2. 寒邪所致眼部症状

头目疼痛，目昏冷泪，胞睑紫暗，紧涩不舒，目中脉络紫滞或淡红等。

（四）暑

1. 暑邪的致病特点

暑为阳邪，乃夏令之气，火热所化。夏季多雨，且多饮冷纳凉，湿邪内停，故暑热易兼湿邪。

2. 暑邪所致眼部症状

目赤视昏，眵多，眼睑肿胀。

（五）湿

1. 湿邪的致病特点

湿邪重浊而黏腻，湿邪犯目，阳气易受其困阻而病势缠绵。常易化热化寒。多与风邪或热邪相合侵入人体而致病。

2. 湿邪所致眼部症状

胞睑糜烂，眵多胶黏，白睛黄浊，黑睛生翳，眼底组织水肿，渗出等。

（六）燥

1. 燥邪的致病特点

燥胜则干，燥邪为患，易伤津液。

2. 燥邪所致眼部症状

眼睑皮肤干燥，目干涩不适，眵多硬结，白睛红赤等。

二、疠气

疠气是指具有强烈传染性和流行性的致病邪气，又称“疫疠”、“时气”、“天行”、“戾气”等。常与风火所致的眼症相似。一年四季都可以发病。但以夏天气候炎热时居多。如天行赤眼，天行赤眼暴翳等。

三、七情

七情是指喜、怒、忧、思、悲、恐、惊，七种情志的过度变化。情志过度刺激常影响脏腑的正常功能。如喜伤心，悲伤肺，怒伤肝，恐伤肾，忧思伤脾等。从而导致体内气机紊乱，经络阻滞，脏腑功能失调。出现怒则气上，喜则气缓，悲则气消，忧思气结，恐则气下的病变。或致气血瘀滞，清窍闭塞，目病丛生，发生绿风内障等病证；或致五脏六腑精气不能上承于目，目失所养，而发为视瞻昏渺，青盲等病证。

四、饮食不节

指过食辛辣炙煿，膏粱厚味或嗜烟酗酒致使脾胃蕴积痰湿热毒，阻塞经络，郁阻气机，升降失常，或饥饱不均，饮食偏嗜导致脾胃运化失职，水谷精微不能上输于目而引起针眼，胞生痰核，睑弦赤烂，疳积上目，云雾移睛等病证。

五、劳倦

指体力，脑力或目力的过度劳倦而引起的眼病。《千金要方》以为："夜读细书"、"博弈不休"、"雕镂细作"等可致劳倦内伤，引起阴血亏损、气血耗伤、肝肾不足、心脾不交等脏腑功能紊乱，出现不耐久视，视瞻昏渺等眼证。

六、眼外伤

指眼部由于外界物体侵害引起的损伤，常见的眼外伤的病因很多，例如：沙尘、小虫，或钝物撞击伤目，锐器、刺刀或爆炸致真睛破损，以及电击、辐射、日照、高温和化学物质伤目等。

七、先天与衰老

先天禀赋不足而与生俱来的疾病称为先天性眼病，如胎患内障、高风内障、色盲。因衰老致脏腑功能不足，气血虚衰而发生的疾病为老年性眼病，如老视、圆翳内障等。

八、其他因素

指全身疾病引起的眼病，如糖尿病、高血压、肾病、血液病、肿瘤等。或因用药不当，如过用糖皮质激素引起的白内障、继发性青光眼；过用乙胺丁醇可引起视神经萎缩。

第二节　病　机

病机是指疾病的发生、发展变化，以及转化的机理。疾病之所以能发生发展，主要取决于正邪两方面的斗争，所谓"正"是指人体的功能活动及抗病能力，至于"邪"乃指各种致病因素。《洞天奥旨》认为："天地之六气，无岁不有，人身之七情，向时不发，乃有病有不病者，何也？盖气血旺而外邪不能感，气血衰而内正不能拒。”若外邪已经入侵，其气较为充实，正气内存，即使发病，疾病的反应也比较表浅。病程短暂。若正气虚弱，抵抗力弱者，不仅邪气能引起眼病，而且病势深重容易传变，病程较长。《审视瑶函·五轮不可思论》指出：“夫目之五轮，各应于脏，脏有所应，必现于轮……轮之有证，为五脏之不平所致。”五轮与脏腑经络的关系密切，把眼与机体联系起来，通过邪正盛衰，阴阳失调，气血津液失常，脏腑经络功能紊乱对眼的影响和损害来探求眼病的病机。

一、脏腑功能失调

1. 肝和胆

肝开窍于目，肝脉连目系，肝气通于目，肝和则目能辨五色。眼与肝的关系最为密切，肝的功能失常，常可引起黑睛疾病、瞳神疾病。

（1）肝气郁结：多由情志所伤，郁怒不解。木失条达，疏泄无权，气机阻滞，故见目珠胀痛，绿风内障，青风内障等。

（2）肝火上炎：如肝郁气滞，久则化火，气火上逆，五志过极，引动肝火，暴怒伤肝，气火上冲。可致绿风内障、眼底出血，黑睛生翳和瞳神紧小等病证。

（3）肝阳上亢：多为肾阳亏虚，阴不制阳，以致亢逆于上，或暴怒伤肝，肝火上冲，伤及营血，迫血妄行而致气机阻滞，发生暴盲等病证。

（4）肝血不足：血之生化不足，或是阴血亏损，目失濡养。可致眼干涩不适，视物昏花，夜盲，疳积上目等病证。

（5）肝胆湿热：湿邪内蕴肝胆，日久化热，湿热上蒸，可致聚星障，凝脂翳，混睛障，瞳神紧小等。

2. 心与小肠

心主血脉，主神明，目得血而能视，内外眦属心。

（1）实证：心火内盛，由于恣嗜厚味炙煿之品，或七情内郁化火，皆可致心火盛，上炎于目。可表现为两眦红赤，胬肉肥厚。若生火毒，可致漏睛疮，睑弦赤烂。心火炽盛，迫血外溢，可致眼内出血，视力骤降。

（2）虚证：心阴亏虚，多由失血过多，殚视竭虑，阴血暗耗所致。阴不制阳，虚火上扰，可致两眦微痛，白睛溢血，神光自现，荧星满目等病证。若思虑劳心或久病体衰所致，致心气不足、心阳不振，可出现脉道郁阻，神光涣散，不耐久视，能近怯远等病证。

（3）小肠实火：多由心热下移小肠所致，故兼见口舌生疮、小便黄赤、尿道口灼热等症；或见目视䀮䀮以及心火内盛等见症的目病。

3. 肾和膀胱

肾藏精，精生髓，脑为髓海。肾精充沛则髓海丰满。思维灵巧，目光锐致，为五脏鲜明之本。肾与膀胱相表里，膀胱司气化，若肾与膀胱功能失常，可致眼病发生。

（1）阳虚：多由先天禀赋不足，久病不愈，房室无节，阴损及阳，而眼之神光发于命门，皆火之用事，肾阳不足，命门火衰，可致近视，高风内障。阳虚水泛可致视衣水肿、渗出，甚至视衣脱离。

（2）阴虚：多由年老体衰、劳倦内伤或热病伤阴所致，肾阴不足则目外少润泽之水，内缺充养之液。常致头晕，目眩，视瞻昏渺，高风内障，青盲，圆翳内障，清风内障，瞳神干缺，目系暴盲等。

（3）肾精不足：多由劳瞻竭视，久病伤肾，年老精亏，目失濡养可致视物昏朦，圆翳内障，高风内障，视瞻昏渺等病证。

（4）热结膀胱：湿热蕴结，膀胱气化失常，水液潴留。可致水湿上泛清窍，可致视衣水肿等目病。

4. 脾和胃

脾与胃相表里，为后天之本，气血生化之源。《兰室秘藏·眼耳鼻喉门》曰："五脏六腑之精气皆禀受于脾上贯于目"。若饮食得当，胃纳脾输，则目得所养，否则可由脾胃运化失司，五脏六腑之精气不能上注于目，目失所养而致眼病。

（1）实证：胃热炽盛，多由热邪犯胃或过食辛辣炙煿之品引起。火邪循经上犯于目，常致目赤肿痛。若火毒壅滞胞睑，气血阻滞经络不畅或致胞睑肿硬，或发疮疡，针眼，胃热炽盛复感风邪，内外合邪结于胞睑，可致赤烂刺痒。或因气候湿热或饮食不节，脾失健运所致，湿热内壅，上犯胞睑可致胞睑湿烂，痒痛，甚则生疮溃脓。湿热熏蒸，浊气上泛可致神膏混浊，视衣水肿，渗出，甚则视衣脱落。

（2）虚证：脾虚气弱多由饮食失调，忧思劳倦所致，或由其他疾病伤及脾胃引起，脾虚气弱，脏腑精气不能上养于目窍。可致上胞睑垂缓不用。目珠干涩不润，不耐久视，视物昏朦，夜盲等。脾不统血，脾气虚弱，统摄无权，可致目中血不循经而溢于络外之眼部出血，视物昏朦，云雾移睛，血灌瞳神等病证。

5. 肺和大肠

肺主气，且主宣降，肺气调和，气和目明。肺与大肠相表里。大肠通利，有助于肺肃降，肺气通利，大肠传导无碍。目中气血津液运行正常，若不能各司其职则生目病。

（1）实证：肺热壅盛，多由外感热邪和风寒之邪郁而化热所致。肺热上壅，可致白睛红赤，眵多胶黏，热入血络可致白睛溢血，血热相搏，滞结于白睛深层，呈紫红色结节隆起。肺金凌木可致黑睛生翳等，如大肠有热，肺气不宣，出现白睛红赤壅肿等症为热结肠腹。

（2）虚证：肺气虚，久病亏耗，伤及肺气，气虚不固可致视物昏花，眼前白光闪烁，甚则视衣脱落。如外邪犯肺，肺失治节，肺被邪伤，失于宣降，导致气血津液敷布失常，可致白睛溢血，浮肿，甚则红赤肿胀等。

二、气血功能失调

气和血是人体生命活动的物质基础，又是脏腑功能活动的产物，因而气血功能的正常与否也能反映脏腑功能的情况。眼部病变与气血功能失调至为密切。

1. 气

气与眼的关系甚为密切，引起眼病的病机有：

（1）气虚气陷：多因劳伤过度或久病失养而耗伤元气。以致气机衰惫。不能敷布精微，充泽五脏，上荣于目，或卫外不固。统摄，温煦失职等。导致胞睑下垂，无力抬举。黑睛翳陷，久不能平复。冷泪常流，不耐久视，眼内水肿出血，晶珠混浊，青盲等各种眼症反复不愈。

（2）气滞气逆：多为痰湿停滞，食滞不化，情志郁结或外邪侵袭而引起脏腑经络气机阻滞，运行不畅，升降失常，导致眼病发生，如外邪犯肺，肺失宣降，甚至气逆于上；或情志不舒，肝郁气滞，火热上逆，血随气逆，溢于络外。常见的病证有胞生痰核，金疳，火疳，青风内障，绿风内障，云雾移睛，暴盲等。

2. 血

《内经》曰：“肝受血而目能视”。《审视瑶函·开导之后宜补论》曰：“夫目之有血，为养目之源，充和则有发生长养之功，而目不病，少有亏滞，目病生矣。”说明了目得血的濡养才能明视万物，若血的功能失常，则可引起眼病。

（1）血热：指外感邪热或脏腑郁热侵入血分所致。血遇热则流急。眼部出现焮赤肿痛，赤脉增多，色红粗大；血热妄行，溢于络外，出现眼内出血，白睛溢血等。

（2）血虚：指失血过多或生化不足，以及久病失养，劳瞻竭视，阴血耗伤，不能上荣于目。可致头晕目昏，白睛干涩，黑睛不润，视瞻昏渺，青盲等病证。血虚生风，可见胞轮振跳，目眴不适。

（3）血瘀：凡邪毒入营或气滞不能行血，气虚无力行血，外伤以及瘀血未消等，均可引起瘀血。眼部常表现为疼痛剧烈，持续不解，痛有定处，喜冷敷，或见血脉紫赤，脉络阻滞，视力骤降，瘀于神水流出之通道，而致绿风内障等。

三、津液代谢失调

津液由水谷精微化生，经脾运化传输，肺气通调宣降，以及肾气的气化蒸腾、升清降浊，以三焦为通道，随气的升降出入和气的运行，上输于目。在目外为润泽之水，在目内，为其充养之液。用以维持眼的圆润清澈，开合圆活，明视万物。

1. 津液亏损

指燥热耗津，或失血，吐泻不止造成津液亏损，目窍失养可见泪液少，干涩羞明，白睛不润，痒涩疼痛。黑睛暗淡失泽，视物昏朦或目无所见等。

2. 水液停滞

多因肺、脾、肾三脏功能失调，三焦气化不利，膀胱开阖失司。若肺失宣降，气机升降失司，可致水液敷布失常。若脾不健运，可致水湿停聚。肾气亏损气化无力可致水液潴留。在胞为浮肿，在白睛为浮壅高起，在视衣可为水肿渗出。神水瘀滞，可致青风内障，绿风内障。

四、经络功能失调

眼之所以能视万物，辨五色，乃经络之贯通作用。但经络又是邪气内外传注的通路。若经络失调，五脏六腑之精气不能上输于目，目失濡养；或邪中经络导致经气不利，气血阻滞。可出现胞睑虚肿高起，上胞下垂，胞轮振跳，白睛干涩不爽，暗淡失泽，表面粗糙。晶珠混浊，视瞻昏渺，视正反斜。目偏视，络阻暴盲等病证。

第五章 眼病的诊断概要

第一节　眼科诊法

一、问诊

问诊就是通过询问病人或家属而获取临床资料，如病史、眼病发生发展过程、自觉症状等，是临床诊断及辨证论治的主要依据。因此，问诊在眼科诊断中居重要地位。

（一）问病史

1. 问现病史

包括发病时间及季节，发病原因及有无明显诱因，起病之缓急，病情演变经过，以往诊断及治疗情况等。

2. 问既往史

既往眼科情况，有无眼病，视力是否正常，是否戴镜以及具体屈光度数和戴镜后的反应等。既往身体状况，患过什么病，做过哪些预防接种，有无药物过敏等。

3. 问生活及家族史

包括生活起居等，及家族中遗传性疾病，传染病及眼病情况。

（二）问眼部症状

眼部自觉症状是辨证论治的重要依据，也是问诊的重点内容。应询问有无眼痛、眼痒、目涩、羞明、眼泪及视觉情况。通过眼部症状，结合眼部检查而辨证分析。

（三）问全身症状

全身症状的范围很广，应根据病情有目的地询问。如对于新起的外障眼病，应询问有无恶寒发热，及寒热轻重，有汗与无汗，借以区别风寒或风热表证。里热证中，应询问有无壮热，有无口渴，有无口苦心烦，大便是否秘结，小便是否短黄，借以判断热在何脏何腑。而对于虚证，应询问有无头昏耳鸣，有无阳痿遗精。有无体倦乏力，大便是否溏泻，小便是否清长，饮食口味如何，睡眠情况如何，借以判断虚在何脏腑。

二、视功能检查

视功能检查是眼科最基本的检查方法，它是利用仪器设备进行的定性或定量的眼功能检查。常用的有中心视力、对比敏感度、视野、暗适应、色觉及视觉电生理等检查项目。

（一）中心视力

中心视力主要反映黄斑的视功能。可分为远、近视力，后者为阅读视力。视力好坏直接影响工作及生活能力。

正常视力的标准为1.0，1.0行视标为5m处看清1′角的视标。1′角视标是指视标的笔画或笔画间的空隙为1′角。视标的形态有多种。最常见的为“E”形，还有带缺口的环形视标，字母或阿拉伯数字视标，儿童使用的简单图形视标。

查视力须两眼分别进行，一般先右后左。可用手掌或小板遮盖单眼，但不要压迫眼球。视力表须有标准亮度的光线照明。远视力检查的距离为5m，近视力检查为30cm。

1. 远视力检查法

视力表与被检查者相距5m，表上1.0视标应与被检查眼向前平视时高度大致相等，如房内距离不符合标准距离时，可在视力表对面2.5m处安置平面镜，病人坐于视力表下，从镜内进行观察。检查者用细棍指示视标，嘱被检查者辨别视标的缺口方向。自视标0.1顺序而下，至被检查者不能辨别为止，记录其能看清最下一行的视标结果，如能看清1.0全部视标，则记录为1.0。若此行有几个视标辨认不清，或再下一行能辨清几个，则用加减法表示，如1.0－2（表示1.0视标还有2个辨认不清），1.0＋2（表示1.0能全部看清外，1.2视标还可看清2个）。正常视力为1.0及其以上，不足1.0者为非正常视力。

若被检查者在5m处不能辨明0.1视标时，则嘱患者逐渐向视力表移近，至刚能辨清为止，测量其与视力表的距离，然后按下列公式计算：

$$视力 = \frac{被检查者与视力表距离（m）}{5（m）} \times 0.1$$

如被检查者在2m处看清0.1，则视力为2/5×0.1=0.04，依次类推。

若在0.5m处仍不能辨别0.1视标，则嘱被检查者背窗而坐，医生散开手指置被检眼前，由近至远嘱患者辨认手指的数目，记录其能辨认指数的最远距离，如指数/20cm。

若在近眼前仍无法辨认指数，则改为检查眼前手动，记录其可见眼前手动的最远距离。若在眼前也不能辨别手动，则在眼前以灯光照射，检查患眼有无光感，如无光感则记录视力为无光感。如有光感，且又需要作光定位时，即可在暗室用蜡烛光离眼1m处自正中、上、下、左、右、颞上、颞下、鼻上、鼻下各方向进行检查，让患者辨认光源的方位。凡能辨认的方位以“+”表示，不能辨认的方位以“-”表示，分别填在“#”字形中。如光定位准确，说明该眼视网膜功能正常，否则为不正常。

2. 近视力检查

常用的有标准近视力表或Jaeger近视力表。检查时需在自然光线充足或灯光下进行，将标准近视力表置受检眼前，距离30cm，两眼分别进行检查，由上而下，若能辨别1.0以上或J1视标缺口方向者，则该眼近视力正常。若不能辨别者，可以调整其距离，至看清为止，然后将视力与距离分别记录，如1.0/25cm，或0.5/30cm等。

3. 小儿视力检查法

幼儿时期如视功能发育障碍，可能形成弱视，终身不能提高视力，所以婴幼儿的视力检查对早期发现疾病、及时治疗有重要意义。虽然患儿难以合作，但可检查注视反射及跟随反射是否存在，大致了解其视力情况。此外，如一眼失明，在遮盖患眼时患儿安静如常，在遮盖健眼时则躁动不安，力图避开遮盖物。优先观看法可客观定量检查小儿视力。检查时，向婴幼儿同时显示一个均匀灰色图板及一个黑白相间的条纹图板，受检儿童会主动注视条纹图板，不愿看灰色图板，通过向受检儿童提供不同宽度的条纹图板，观察其注视条纹图板的反应，即可测试受检儿童的视力。略大的儿童亦可使用专用的儿童视力表检查视力。

（二）对比敏感度

对比敏感度是测定视觉系统辨认不同大小物体空间频率（周/度）时，所需的物体表面的黑白反差（对比度），而一般的视力检查仅仅反映了高对比度（黑白反差明显）时的分辨能力。测定对比敏感度是记录视觉系统感受不同空间频率正弦光栅时所需阈值的倒数，称对比敏感度函数（CSF）。对比度随实际物体的空间频率而变化，对比敏感度亦随视觉状态而变化，可以将所得的阈值以曲线图表示。调制曲线的宽度变化，反映条栅的空间函数；调制曲线的高度变化，反映条栅的明暗对比函数。某些疾病进行视力检查仍在正常范围，而对比敏感度检查的曲线可出现异常，所以检查对比敏感度有助于对病变的早期诊断和鉴别诊断。

（三）暗适应

当从强光下进入暗处时，起初一无所见，以后由于视杆细胞内视紫红质的再合成，视网膜对弱光的敏感度逐渐增强，才能看到一些东西，这个过程叫暗适应。暗适应检查可以反映光觉的敏感度是否正常。视网膜对弱光的感受性是由视杆细胞决定的，随照明的强度而变化。暗适应检查可对夜盲进行量化评价。正常人最初5分钟的光敏感度提高很快，以后渐慢，8～15分钟时提高又加快，15分钟后又减慢，直到50分钟左右达到稳定的高峰。在5～8分钟处的暗适应曲线上可见转折点，代表视锥细胞暗适应过程的终止，此后完全是视杆细胞的暗适应过程。

精确的暗适应检查，应用特制的仪器——暗适应计。简易的检查方法是让被检者与检查者一起进入暗室，在微弱的光亮下，同时观察一个视力表或一块夜光表，比较被检者与检查者（正常暗适应）能看到视力表上字标或夜光表上钟点的时间，以推断被检者的暗适应是否正常。

（四）色觉

色觉是视觉系统的基本机能，对于图像和物体的检测具有重要意义，它是不同波长的光线作用于视网膜而在人脑引起的感觉。人眼可见光线的波长是390～780nm，一般可辨出包括紫、蓝、青、绿、黄、橙、红7种主要颜色在内的120～180种不同的颜色。辨色主要是视锥细胞的功能。

常见的色觉障碍是一种性连锁遗传的先天异常，也可发生于某些视神经、视网膜疾病，后者称为获得性色盲。色盲有红色盲、绿色盲、全色盲等，最常见者为红绿色盲。

色觉检查方法较多，现多采用假同色表（色盲本）检查法。常用的国外有石原忍、司狄林及拉布金等表，国内亦有俞自萍等检查表，通常采用其中一种检查，遇有疑问时，可用其他表来对照。检查时，将色盲本置于明亮的自然光线下（但阳光不得直接照射在色盲本上），距离被检者70cm，让被检者迅速读出色盲本上的数字或图形，每图不得超过10秒。按色盲本所附的说明，判定是否正确，是哪一种色盲或色弱。

色觉检查的其他方法，有彩色绒线团挑选法、FM－100色彩试验、D－15色盘试验以及色觉镜等。

（五）视野

视野也叫周边视力，它表示视网膜黄斑中心凹以外的视觉细胞功能。视野检查就是检查黄斑部中心凹以外的视网膜功能。它分为周边视野及中心视野（中央30°以内的视野）两种，视野检查对诊断某些内障眼病有重要意义。正常单眼视野的范围：颞侧约90°以上，下方约70°，鼻侧约65°，上方约55°。各种颜色视野范围并不一致，白色最大，蓝色次之，红色又次之，绿色最小，两眼同时注视时，大部分视野是互相重叠的。

1．对比法

简单易行，但准确性较差。检查者与被检者相对而坐，相距约50cm，两眼分别检查。检查右眼时，让被检查者用眼罩遮盖左眼，检查者闭合右眼，两人相互注视，眼球不能转动。然后检者伸出不断摆动的食、中二指，在被检者与检者的中间同等距离处，分别由各个方向，由周边向中心缓慢移动，如果两人同时见到手指，说明被检者的视野是正常的；如果被检者比检查者晚发现手指，则说明被检者视野小于正常。

2．弧形视野计

主要用于检查周边视野，属动态检查。方法是：在自然光线或人工照明下进行，被检者坐于视野计前，下颏固定于颏架上，受检眼正对视野计中心，注视视野计弧上零度处的白色固定目标，另一眼用眼罩遮盖。视野计为180°的弧形，半径为330mm，选用适宜的视标（常用的直径为3mm或5mm），从圆弧周边向中心缓慢移动。嘱被检者刚一发现视标或辨出颜色时，立即告知。将此时视标在弧上的位置记录在周边视野表上。将圆弧转动30°后再查，如此每隔30°检查一次，直到圆弧转动一圈，最后把各点连接起来，就是该眼的视野范围。一般常检查白色及红色视野。

3．平面视野计

用来检查30°以内视野有无异常，主要检查有无病理性暗点。用适宜的视标（常用直径为2mm），先查出生理盲点的位置和大小，然后在各子午线上由中心到周边，或由周边向中心缓慢移动视标，并在移动中均匀地与进行方向做垂直的轻微摆动，让受检者说出何处看到视标变形、变色或消失，用黑色大头针在视野屏上作出记号。发现暗点后，要围绕此处反复检查，标出其界限，最后把结果描记于平面视野表上。

4．Amsler 方格表

由一块 10cm 正方形黑色纸板制作，用白色线条划成 400 个正方形小格，每格宽 5mm，表中央设一白色小圆作为固视目标用。检查时询问患者所见白色线条的清晰度及线条有无变曲、中断等情况。以判断黄斑部有否病变及其大致范围。

（六）视觉电生理

视觉过程也是生物电活动过程，由光刺激引起视网膜的化学反应，最后转化为电能，经视神经向大脑视皮质发射。视觉电生理检查，是应用现代的电生理记录技术，测定视网膜受光照射或图像刺激时发生的生物电活动以及视觉中枢的电位变化。常用的有以下几种：

1．眼电图（electrooculogram，EOG）

是测量在视网膜色素上皮和光感受器细胞之间存在的视网膜静电位。根据在明、暗适应条件下视网膜静止电位的变化，可反映光感受器细胞的光化学反应和视网膜外层的功能状况，也可用于测定眼球位置及眼球运动的生理变化。

2．视网膜电图（electroretinogram，ERG）

视网膜受到迅速改变的光刺激后，从感光上皮到双极细胞及无足细胞等能产生一系列的电反应。视网膜电图就是这些不同电位的复合波。正常视网膜电图有赖于视网膜色素上皮、光感受器、外网状层、双极细胞、水平细胞、无足细胞、Müller 细胞及视网膜脉络膜血循环等的正常功能。这些因素中的一种或多种受累都可导致 ERG 异常，所以视网膜电图主要是反映视网膜外层的情况。

3．视诱发电位（visual evoked potential，VEP）

VEP 代表第三神经元即神经节细胞以上视信息的传递状况。其检查的目的是用以推测自视网膜到大脑皮质之间传导纤维的健康状况以及视皮质功能活动状况。当视力丧失患者的 EOG 和 ERG 检查都正常时，则病变在神经节细胞以上到大脑皮质之间。在此段落的病变除视野检查外，VEP 是非常有效的检查方法。

三、眼科影像学检查

（一）眼底荧光素血管造影

眼底荧光素血管造影（fundus fluorescence angiography，FFA）用于观察视网膜脉络膜的血管及血循环状态。

1．正常眼底荧光素血管造影表现

（1）臂－视网膜循环的时间（A－RCT）：是指荧光素从肘前静脉注射后到

达视网膜循环的时间，通常为10～15秒。

（2）分期：按循环过程可分为：视网膜的动脉前期（视乳头早期荧光→动脉层流）；动脉期（动脉层流→动脉充盈）；动静脉期（动脉充盈→静脉层流）；静脉期（静脉层流→静脉充盈）。

（3）黄斑暗区：黄斑区背景荧光淡弱，愈近中央愈暗。

（4）视乳头荧光：在动脉前期出现深层朦胧荧光和浅层葡萄状荧光。在动脉出现表层放射状荧光。晚期沿视乳头边缘呈环形晕状着色。

（5）脉络膜荧光：构成背景荧光，在造影动脉前期脉络膜毛细血管很快充盈并融合形成的弥漫性荧光。

2. 异常眼底荧光素血管造影表现

（1）高荧光：表现有：①透见荧光：又称窗样缺损。②荧光素渗漏：包括组织着染或染料积存。③异常血管结构。④视乳头及背景荧光增强。

（2）低荧光：表现有：①遮挡荧光。②视网膜脉络膜无灌注区。③背景荧光减弱。

（3）循环动态的异常：①充盈迟缓。②充盈缺损。③充盈倒置。④逆行充盈等。

（二）吲哚青绿脉络膜血管造影

吲哚青绿血管造影（ICGA）是以吲哚青绿为造影剂，使用红外线作为激发光，可穿透视网膜色素上皮、较厚的出血和渗出物，清晰地显示脉络膜的血液循环状况，对于发现脉络膜或视网膜新生血管膜有其独特之处。临床主要用于老年性黄斑变性、中心性渗出性脉络膜视网膜病变、脉络膜肿瘤、多种脉络膜炎等病变的检查与诊断。

四、眼部检查

（一）眼附属器检查

1. 眼睑

观察有无红肿、瘀血、气肿、疤痕或肿物；有无内翻或外翻；两侧睑裂是否对称，眼睑开合是否正常，有无上睑下垂。睫毛是否整齐，方向是否正常；根部有无充血、鳞屑、脓痂或溃疡。

2. 泪器

注意泪点有无外翻或闭塞，泪囊区有无红肿，有否压痛。挤压泪囊区有无分泌物自泪小点溢出。对于泪溢症，可用荧光素试验、泪道冲洗、X线碘油造影等方法检查泪道有无阻塞。对于干眼症，可进行 Schirmer 试验、泪膜破裂时间（BUT）检测等检查。

3. 结膜

将眼睑向上下翻转，检查睑结膜及穹隆部结膜，注意颜色、是否透明光滑、有无充血、水肿、乳头肥大、滤泡增生、疤痕、溃疡、睑球粘连，有无异物或分泌物等。检查球结膜时，特别注意区分睫状充血与结膜充血，观察有无疤痕、出血、异物、色素沉着及新生物。

4. 眼球位置及运动

注意两眼直视时，角膜位置是否居中，两眼是否对称，有无眼球震颤和斜视。眼球大小有无异常、有无突出或内陷。国人眼球突出度正常平均值为 12～14mm，两眼差不超过 2mm。检查眼球运动时，瞩患者向左右上下及右上、右下、左上、左下八个方向注视，观察了解眼球转动有无障碍。

5. 眼眶

观察两眼眼眶是否对称，眶缘触诊有无缺损、压痛或肿物。

（二）眼前节检查

眼前节包括角膜、巩膜、前房、虹膜、瞳孔及晶状体。常用的检查方法有二，一是斜照法，即一手持带有聚光灯泡的手电筒，从眼的侧方距眼约 2cm 处，聚焦照明检查部位，另一手持一放大镜进行检查。二是利用裂隙灯显微镜进行眼前节检查。

裂隙灯显微镜由光源投影系统和光学放大系统组成，不仅能清楚地观察眼的浅表细微组织、病变，而且可以调节焦点和光带宽窄，形成“光学切面”，使深部组织的病变也能清楚地显示出来，并且层次分明。必要时附加前置镜、接触镜、前房角镜及三面镜以检查前房角、后部玻璃体、视网膜周边部等，在眼科临床上应用甚为广泛。裂隙灯显微镜检查在暗室内进行。

1. 角膜

注意角膜是否透明，有无白色混浊，如有应注意鉴别是新翳还是宿翳。可用 1% 荧光素钠液滴眼，1～2 分钟后用无菌生理盐水冲洗，如有炎症或上皮缺损即染成绿色，否则不着色。角膜有无膜状物，是白膜还是赤膜。角膜有无新生血管，血管来自的方向及数量的多少，是在浅层还是深层。如有外伤，注意角膜有无异物及异物的性质和深浅，有无穿通伤等。角膜知觉检查，可用消毒棉签抽出一条纤维，将其尖端从颞侧触及角膜各部位，如立即出现瞬目反射，则知觉正常。树枝状角膜炎、带状疱疹性角膜炎常出现知觉减迟或消失。注意角膜的大小，可直接用透明米尺测量，主要观察角膜的横径。大于 12mm 为大角膜。小于

10mm 为小角膜。角膜弯曲面是否规则，可用角膜曲率计或角膜地形图检查。

2. 巩膜

注意巩膜的颜色，有无黄染、充血。有无结节及压痛。如有外伤史，观察有无穿通伤，异物嵌顿。

3. 前房

主要检查前房的深浅度、内容物及前房角等情况。正常前房自角膜中央至虹膜瞳孔缘部约 3mm，婴幼儿、老年人及远视者稍浅，青壮年及近视者稍深。浅前房见于扁平角膜、闭角型青光眼、虹膜前黏连、虹膜膨隆等情况；深前房多见于于圆锥角膜、晶状体脱位及晶状体缺如等情况。前房的内容物为房水。正常房水清澈透明，若虹膜、睫状体及脉络膜炎症可致房水混浊。房水混浊可利用丁道（Tyndall）征，在裂隙灯下可见。也可通过角膜后壁沉着物（简称为 KP）间接证实。对于外伤者，注意有否前房积血、是否有异物存留等。

前房角镜检查：前房角镜是专门检查前房角的一种接触镜。一般需借助裂隙灯显微镜照明并放大，使房角结构清晰可见。检查时被检眼结膜囊表面麻醉后安置前房角镜，先作静态观察，即令患者向正前方注视，房角镜位于角膜中央，镜子不偏斜，也不施加压力，以区分房角的宽窄。窄角者再进行动态观察，即通过患眼的转动或房角镜的倾斜和加压，以便能观察到更广的房角，并区分有无周边前粘连。前房角的检查对于青光眼的诊断、分类、指导治疗及判断预后有重要意义。

眼压检查：眼压测量是诊断和治疗青光眼不可缺少的检查手段。检查方法有两种，一种是指测法，一种是眼压计测量法。指测法在检查时令患者双眼自然向下注视，检查者双手食指尖置于一眼上睑睑板上缘的皮肤面。中指和无名指固定于前额作支撑，两指尖交替轻压眼球，借指尖的感觉以大致估计眼压的高低。记录时用“Tn”表示眼压正常，“T+1”表示眼压轻度升高，“T+2”表示眼压中度升高，“T+3”表示眼压极高，眼球坚硬加石。“T-1”表示眼压稍低，“T-2”为中等度减低，“T-3”为眼压极低。眼压计测量法有压陷式、压平式及自动眼压计等，其中压平式最为准确，自动眼压计最为方便。

4. 虹膜

注意虹膜的颜色，局限性虹膜萎缩，则色呈灰白。异色虹膜发炎时色调可变浅淡，与健侧对比时则更为明显。注意虹膜纹理是否清晰，如有发炎则虹膜肿胀、纹理不清，隐窝消失。表面是否光泽，有无结节、肿物。虹膜是否膨隆。虹膜表面有无新生血管，如有多是视网膜中央静脉阻塞及糖尿病视网膜病变患者的晚期表现。如有外伤，见 D 形瞳孔，虹膜震颤，一般是虹膜根部断离。

5. 瞳孔

正常瞳孔双侧等大等圆，阳看能小，阴看能大。检查时应注意瞳孔大小是否正常，两侧是否对称，边缘是否整齐。若瞳孔散大，应分辨是单侧还是双侧，瞳孔气色有无淡绿、淡青或淡黄。若边缘不整齐，注意有无前、后粘连，瞳孔区有无机化膜遮盖等。

6. 晶状体

一般以0.5%托吡卡胺液滴眼散瞳后检查，注意检查晶状体是否存在，有无脱位，是半脱位还是全脱位，是脱在前房还是在玻璃体内。前囊是否有色素沉着，有无混浊。若有混浊应注意其程度、位置及形态。若为人工晶体植入者，应检查其位置、形态，后囊混浊程度。

（三）眼后节检查

眼后节指晶状体以后，包括了玻璃体、视网膜、脉络膜及视神经。检查需在暗室内进行，必要时应散大瞳孔后检查。主要观察晶状体是否混浊，位置是否正常；玻璃体有否混浊、积血；视网膜、脉络膜有否出血、渗出、变性、裂孔；视神经颜色是否正常、边缘是否清晰等。眼底检查所使用的仪器有直接检眼镜和间接检眼镜及裂隙灯显微镜下联合各种前置镜或三面镜检查。

1. 直接检眼镜检查

直接检眼镜的构造包括照明系统和观察系统两部分。照明系统由光源、集光镜、光栏圈、投射镜与反射镜组成。观察系统有观察孔和透镜转盘组成。透镜转盘上嵌有+20～-25屈光度的镜片，转动转盘，可调节屈光度，以适应检查者与被检查的屈光情况。检查病人右眼时，检查者站在被检查右侧，用右手持检眼镜，用右眼检查。检查左眼时正好相反。检查时，照明系统的光线射向被检眼内，由被检眼底反射回来，通过观察孔检查者可看到被检者眼底。直接检眼镜所看到的眼底像，是放大16倍的正像。检查眼底时，首先检查视盘，令患者向正前方平视，光线自颞额侧约15°处射入。然后沿视网膜动静脉分支，检查视网膜血管及后极部各象限视网膜。检查黄斑部时，让患者注视检眼镜光源，或将检眼镜光源向颞侧移动。最后让患者向上、下、左、右各方注视，并改变检眼镜的投照角度，检查视网膜周边部。

2. 间接检眼镜检查

常用头戴式双目间接检眼镜进行，双目间接检眼镜的构造包括照明部分、目镜物镜及巩膜压迫器等。被检眼必须充分散大瞳孔。采用坐位或卧位。检查者如有屈光不正，先戴合适眼镜，再戴上间接检眼镜，调好瞳距，站在被检者头侧，相距约0.5m。将集光镜对准被检眼瞳孔，先用弱光观察瞳孔区红光背景下的角膜、晶状体、玻璃体有无混浊。然后检查者用左手拇指与食指持物镜，以无名指牵开眼睑并固定于眶缘。物镜常用+20D。

通过间接检眼镜所看到的眼底像为放大3～4倍的倒像。虽然眼底像为倒像，放大倍数较小，但可见范围大，配合巩膜压迫器的使用，易于发现视网膜周边部病变。

3. 正常眼底

视盘略呈椭圆形，淡红色，边界清楚。中央有凹陷，色泽略淡，称为生理凹陷，亦称视杯。视杯的直径与视盘直径的比，称杯/盘比（C/D），正常C/D一般≤0.3，若C/D>0.5，则可能为青光眼杯。视网膜中央动脉色鲜红，静脉色暗红，动静脉管径之比为2∶3。黄斑部位于视盘颞侧2个视盘直径稍偏下处，呈暗红色、无血管，其中心有一针尖样反光点，称为中心凹反射，青少年黄斑周围可见一反光晕。

正常玻璃体在检眼镜下是透明的，在裂隙灯显微镜下呈不均匀板层状光学切面。

第二节 眼科常用辨证法

辨证是中医诊治眼病的重要环节，在中医眼科学的发展进程中，经过历代医家的不断探索和总结，建立了一些具有中医眼科特色的辨证方法。随着现代医学检测手段在中医眼科的应用，丰富和充实了辨证内容，兹就临床较为常用的几种辨证方法介绍如下。

一、辨外障与内障

“障”，遮蔽也。内障是从内而蔽，外障是从外而遮。内障泛指内眼疾病，外障则泛指外眼疾病。内障、外障是眼科疾病的总称。因此辨内、外障是眼科各种辨证的前提。

（一）辨外障

1. 病位

发生在胞睑、两眦、白睛、黑睛的病变。

2. 病因

多为六淫之邪外袭或外伤所致，亦可因食滞、痰火、湿毒等引起。

3. 特点

自觉症状多较突出，如眼痛焮热、痒涩羞明、胞睑重垂难睁等；外部症状亦较明显，如胞肿湿烂，生眵流泪，白睛红赤，翳膜遮睛等。

（二）内障

1．病位

狭义专指瞳神中生翳障者，病变在晶珠；广义泛指水轮疾病，包括发生在瞳神及其内眼组织，如神水、神膏、视衣、目系等的病变。

2．病因

多因内伤七情、劳倦过度、衰老退化所致。亦可因毒邪入里，外伤等引起。

3．特点

眼外观端好，间或有瞳神扩大或缩小、形态色泽的改变；内眼可有出血、渗出、水肿等。并常有视觉方面的变化，如视物昏朦、眼前黑花飞舞、视物变形变色、视灯光周围有如彩虹等。

二、五轮辨证

（一）五轮学说

五轮学说源于《内经》，《灵枢·大惑论》说“五脏六腑之精气，皆上注于目而为之精，精之窠为眼，骨之精为瞳子，筋之精为黑眼，血之精为络，其窠气之精为白眼，肌肉之精为约束，裹撷筋骨血气之精而与脉并为系，上属于脑，后出于项中。”大体指出了眼的各部分与脏腑的关系。后世医家在上述理论指导下，经过长期的临床实践，提出了五轮学说。将眼局部由外至内分为眼睑、两眦、白睛、黑睛和瞳神五个部分，分别命名为肉轮、血轮、气轮、风轮、水轮，总称五轮，五轮内应于五脏。之所以称之为轮，是取眼珠形圆而转动灵活如车轮之意。正如《审视瑶函》说：“五轮者，皆五脏之精华所发，名之曰轮，其像如车轮，运动之意也。”

（二）五轮的解剖部位及五脏分属

1．肉轮

指胞睑，现代解剖内容包括眼睑皮肤、皮下组织、肌肉、睑板和睑结膜。以及睑缘、睑裂、睫毛等。胞睑在脏属脾，脾与胃相表里，所以胞睑疾病多责之于脾胃。

2．血轮

指两眦，现代解剖内容包括上下眼睑鼻侧联合处的内眦与颞侧联合处的外眦；以及内外眦部的皮肤、结膜、血管及内眦的泪阜、半月皱襞和上下泪点。两眦在脏属心，心与小肠相表里，所以两眦疾病多责之于心和小肠。

3．气轮

指白睛，现代解剖内容包括球结膜和前部巩膜。球结膜薄而透明，称白睛外膜；巩膜色白而坚韧，位于白睛里层。白睛在脏属肺，肺与大肠相表里，所以白睛疾病常多责之于肺和大肠。

4．风轮

指黑睛，现代解剖内容主要指角膜。位于眼珠前部中央，质地坚韧而透明，是光线进入眼内的第一道窗口。黑睛在脏属肝，肝与胆相表里，所以风轮疾病多责之于肝胆。

5．水轮

指瞳神，现代解剖内容除瞳孔外还包括葡萄膜、视网膜、视神经以及房水、晶状体、玻璃体等。水轮在脏属肾，肾与膀胱相表里，所以水轮疾病多责之于肾与膀胱。水轮是视觉产生的主要部分，其包括多种不同组织，且结构复杂，故除与肾和膀胱有关外，与其他脏腑也密切相关。

此外，眼外肌相当于约束，为肉轮所属；黄仁位居黑睛之后，合之而构成黑睛，故在生理上常把黄仁划归风轮；但瞳神又位于黄仁中央，瞳神的功能直接与黄仁有关，因此黄仁与风轮、水轮皆有关系。

（三）五轮辨证法

眼之有轮，各应于脏。轮与脏为标本关系，轮为标，脏为本。《太平圣惠方》说："眼通五脏，气贯五轮。"《审视瑶函》进一步指出"脏之有病，必现于轮，势必然也。"在临床上，应用五轮理论，通过观察各轮外显症状，去推断相应脏腑内蕴病变的方法，即是眼科独特的五轮辨证法。由于五轮本身在辨证中主要起确定病位的作用，故临证时必须结合八纲、病因、脏腑等辨证方法，才能得出全面正确的治疗方案。

1．肉轮辨证

（1）辨胞睑形色：胞睑红肿多脾胃积热或热毒壅盛；胞睑青紫肿胀，有外伤史，多瘀血内停；胞睑虚肿，多脾虚湿泛或脾肾阳虚；胞睑皮下硬结，不红不痛，多痰湿结聚；睑弦赤烂而痒，多脾经湿热或外感风热邪毒。

（2）辨睑位异常：上睑下垂多脾虚气弱或风邪阻络；胞睑内翻，多为椒疮后遗，内急外弛所致；胞睑外翻，多为瘢痕牵拉或风邪入络引起。

（3）辨胞睑异动：胞睑频频振跳，多为血虚生风；上下胞睑频频眨动，多为阴津亏损，小儿则为脾虚肝旺。

（4）辨睑内颗粒：睑内颗粒累累，多湿热蕴结，形小色红而坚为热重于湿，形大色黄而软为湿重于热；睑内红色颗粒排列如铺卵石样，奇痒难忍，为风湿热互结。

2．血轮辨证

（1）辨内眦病证：内眦红肿，疼痛拒按，多为心火上炎或热毒壅滞；内眦不红不肿，按压泪窍溢脓，多为心脾积热。

（2）辨两眦病证：两眦血脉粗大且刺痛，多心经实火；血脉淡红，干涩不舒，多心经虚火或相火上炎；眦角红赤糜烂，多为心火夹湿；眦角干裂出血，多为心阴不足；眦部胬肉红赤壅肿，多为心肺风热；胬肉淡红菲薄，多为心经虚火。

3．气轮辨证

（1）辨白睛颜色：白睛表层红赤，颜色鲜红，多为肺经风热；环绕黑睛红赤，颜色暗红，多为肝火上乘；表层下色红似胭脂，多为肺经郁热或肝肾阴虚，或外伤所致；白睛青蓝，多为肺肝热毒。

（2）辨白睛肿胀：白睛红赤浮肿，多为外感风热；白睛水肿，多肺气不宣或脾肾阳虚；白睛红赤胀肿，多为热毒壅盛。

（3）辨白睛结节：白睛表层泡性结节，多为肺经燥热或肺阴不足；白睛里层紫红色结节隆起，多为肺热炽盛或热毒郁结。

4．风轮辨证

（1）辨黑睛翳障：黑睛初起星翳，多为外感风邪；黑睛翳大浮嫩或有溃陷，多肝火炽盛；黑睛翳久不敛或时隐时现，多为肝阴不足或气血不足。

（2）辨黑睛赤脉：黑睛浅层赤脉，多为肺肝热盛，热郁脉络，瘀热互结；黑睛深层出现赤脉，多为肝胆热毒蕴结，气血瘀滞。

5．水轮辨证

（1）辨瞳神形态：瞳神散大，多为肝胆风火，或阴虚阳亢，或肝郁气滞；瞳神散大不收，或歪斜不正，又有外伤史，多为虹膜受伤所致。瞳神紧小，多为肝经风热或肝胆实火；瞳神干缺不圆，多为肾阴不足或阴虚火旺。

（2）辨瞳神气色：瞳神内色呈淡黄，瞳神散大，不辨明暗，多为绿风内障后期；瞳神紧缩不开，内结黄白色翳障，多为瞳神干缺后遗；瞳神展缩自如，内结白色圆翳，多为年老肝肾不足或脾虚气弱。

三、辨眼科常见症状与体征

（一）辨视觉

1．视力下降而伴目赤肿痛者，多为外感风热或肝胆火炽，或头风痰火。

2. 视力渐降而外眼端好者，多为气血不足或肝肾亏损，或肝郁气滞。

3. 视力骤降而目无赤痛者，多为肝气上逆或血热妄行，或气滞血瘀。

4. 视野缩小而伴入夜目盲不见者，多为肝肾精亏或脾肾阳虚。

5. 能近怯远者，多为阳气虚衰或久视伤睛。

6. 能远怯近者，多为阴精亏损。

7. 眼前黑影飞舞，云雾移睛者，多为浊气上泛或阴虚火动，或肝肾不足。

8. 眼前出现固定黑影，可见于圆翳内障早期，多为肝肾亏虚或脾虚气弱。

9. 视物变形或变色者，多为肝郁血滞或脾虚湿聚。

10. 视一为二者，多为风邪入络，或精血亏耗。

（二）辨目痛

1. 外障眼病引起的目痛常为涩痛、碜痛、灼痛、磨痛、刺痛，多属阳；内障眼病引起的目痛常为胀痛、牵拽痛、眼珠深部隐痛，多属阴。

2. 目暴痛、持续疼痛、肿痛、痛而拒按属实；久痛、时发时止、不肿微痛、痛而喜按属虚。

3. 目赤痛难忍为火邪实，隐隐作痛为精气虚；痛而喜冷属热，痛而喜温属寒。

4. 目痛连巅顶后项，属太阳经受邪；痛连颞颥，为少阳经受邪；痛连前额鼻齿，为阳明经受邪。

（三）辨目痒

1. 目痒难忍，迎风加重者，多为外感风邪；痒涩不舒，时作时止者，多为血虚生风。

2. 目痒而睑肤湿烂者，多为湿热兼夹风邪；痒痛并作，红赤肿甚者，多为风热邪毒炽盛。

（四）辨目涩

1. 目干涩泪少者，多为津液耗损或水亏血少。

2. 沙涩伴目赤肿痛者，多为外感风热或肝火上炎。

（五）辨羞明

1. 羞明而伴赤肿痒痛流泪者，多为风热上犯或肝经郁火。

2. 羞明而伴干涩不适、无红肿者，多为阴亏血少。

（六）辨眵泪

1. 眵多硬结为肺经实热；眵稀不结为肺经虚热；眵多黄稠似脓为热毒炽盛；目眵胶黏多为湿热蕴结。

2. 热泪如汤多外感风热；冷泪长流或目昏流泪，多肝肾不足不能敛泪，或排泪窍道阻塞所致。

（七）辨翳与膜

1. 辨翳

翳狭义指黑睛混浊，广义包括晶珠的混浊。本节翳专论黑睛病变，有新翳、宿翳之别。

（1）新翳：病属初起，黑睛混浊，色多灰白，表面粗糙，边缘模糊，具有向周围与纵深发展的趋势，荧光素染色阳性，并伴有不同程度的目赤疼痛，畏光流泪等症。黑睛属肝，故新翳多从肝经辨证，并须注意风热之邪。新翳亦可由它轮病变发展而来，病变亦可波及黄仁及瞳神。症轻者经治疗可以消散，重者留下瘢痕而成宿翳。

（2）宿翳：指黑睛混浊，表面光滑，边缘清晰，无发展趋势，荧光素染色阴性，不伴有赤痛流泪等症状者。根据宿翳厚薄浓淡的不同程度等可将宿翳分为四类：翳菲薄，如冰上之瑕，须在强光下方能查见者，为冰瑕翳，西医学称云翳；翳稍厚，如蝉翅，似浮云，自然光线下可见者，为云翳，西医学称斑翳；翳厚且色白如瓷，一望可知者，为厚翳，西医学称角膜白斑；翳与黄仁黏着，瞳神倚侧不圆者，称为斑脂翳，西医学称粘连性角膜白斑。宿翳多为黑睛疾患痊愈后遗留下的瘢痕，故及时治疗新翳，可减轻瘢痕的形成。宿翳对视力的影响程度，主要看翳的部位，大小厚薄次之。

2. 辨膜

膜指自白睛或黑白之际起障一片，或白或赤，渐渐向黑睛中央蔓延者。若膜上有赤丝密布者，称为赤膜，多为肺肝风热，脉络瘀滞；膜上赤丝细疏，红赤不显者，称为白膜，多为肺阴不足，虚火上炎。凡膜薄色淡，尚未掩及瞳神者为轻症；膜厚色赤，掩及瞳神者，病情较重。

（八）辨眼位异常

1. 眼珠突出

单侧眼珠突出，转动受限，白睛浅层红赤浮肿，多为风热火毒结聚；双侧眼珠突出，红赤如鹘眼，多为肝郁化火，目络涩滞；眼珠突出，胞睑青紫肿胀，有明显外伤史，多为眶内血络受损，血溢脉外。

2. 眼珠低陷

眼珠向后缩陷，多为肾精亏耗或眶内瘀血机化；眼珠萎缩塌陷，多为眼珠穿破或瞳神紧小失治所致。

3. 眼珠偏斜

眼珠骤然向一侧偏斜，转动受限，视一为二，多为风痰阻络或目络瘀阻；双眼交替性偏视，自幼得之，多为先天禀赋不足。

（九）辨眼内病变

随着现代眼科检查器械的发展和引进，中医眼科已能窥见眼内病变，因而扩大了望诊范围，使传统的眼部体表望诊发展到眼内深部望诊。辨眼内病变，就是应用检眼镜等检查仪器，窥视眼内玻璃体、视乳头、视网膜、黄斑等病变的形态、色泽，结合中医理论进行辨证的一种方法。

1. 辨玻璃体病变

（1）玻璃体出现尘埃样混浊，常见眼内有炎性病变或病史，多为肝胆热毒煎灼，或湿热熏蒸。

（2）玻璃体出现片状、块状混浊，常见眼内有出血病变或病史，或外伤史，多为火热上攻或气不摄血致脉络出血，或气滞血瘀。

（3）玻璃体出现丝状、絮状混浊，常见眼内有高度近视等退行性病变，多为肝肾不足，或气血虚弱。

2. 辨视乳头病变

（1）视乳头充血，多为肝胆实火，或肝气郁结，郁久化火，或心肝火旺，或风热毒邪侵扰，或兼气滞血瘀，脉络阻滞。

（2）视乳头水肿，若色暗红者，多为气血瘀滞，血瘀水停；若色淡红者，多属肾阳不足，水湿蕴积。

（3）视乳头色淡或苍白，生理凹陷扩深，多为肾精不足，或气血俱虚；若乳头色淡而边界不清，多虚实兼杂。

3. 辨视网膜病变

（1）视网膜出血，若色泽鲜红，多为心火亢盛，或肝胆火旺，灼伤血络，迫血妄行，或为脾虚气弱，气不摄血；若出血暗红，多为肝郁气结，气滞血瘀，脉道失和，血溢络外；若反复出血，多为瘀血阻滞脉道，或虚火上炎，煎灼脉络。

（2）视网膜渗出，若新鲜渗出物，多为肝胆湿热，或热郁血分；若为陈旧性渗出物，多为痰湿郁积，肝肾不足兼有气滞血瘀；若渗出兼有机化物，多为痰瘀互结。

（3）视网膜色素沉着，若色素色黑，多属肾阴虚损或命门火衰；若黄黑相兼，状如椒盐，多为脾肾阳虚，痰湿上泛。

（4）视网膜萎缩，多为肝肾不足，或气血虚弱。

4．辨视网膜血管病变

（1）视网膜血管怒张、迂曲，多为肝郁气滞，气血瘀阻；或肝胆火旺或心火偏亢，灼津成瘀，脉络阻滞。

（2）视网膜血管变细，伴有眼底退变，多为气血不足，或虚中夹瘀。

（3）视网膜出现新生血管，多为肝肾阴亏，虚火上炎。

5．辨黄斑病变

（1）黄斑水肿和渗出，多为肝气犯脾，水湿停聚，或脾肾阳虚，痰湿上犯；若伴有充血，多为肝胆郁热，或肝郁化火。

（2）黄斑出血，多为劳伤心脾，气不摄血，或瘀热灼伤脉络，或外伤引起。

（3）黄斑色素沉着，或囊样变性，多为肝肾不足，或脾肾阳虚。

第六章 眼病的治疗概要

眼科治疗分内治、外治两大类。此外，如针灸、推拿及按摩等方法，眼科亦常应用，故眼病的治疗方法是多种多样的。

第一节　眼科常用内治法

眼与脏腑经络有着密切关系，不论外感眼病或内伤眼病，皆可根据眼部表现，结合全身症状进行辨证。内治法用来调整脏腑功能或攻逐病邪，从而达到治疗效果。本法广泛用于内外障眼病。

一、祛风清热法

是由辛散轻扬与寒凉清热的药物为主组成，以祛风清热为主要作用的治疗方法，是外障眼病最常用的治法之一。

主要适用于外感风热眼病。如病起突然，胞睑红肿，痒痛畏光，眵泪交加，白睛红赤，黑睛浅层生翳，瞳神缩小，目珠偏斜，眉骨疼痛。或伴恶风发热，头痛流涕，苔薄黄，脉浮数等风热表证。如炎症性眼病的初期，或外伤、过敏性眼病等。风邪易上犯清窍及体表，火性炎上且目病多火热，以外感风热最为常见，故眼科祛风清热法应用范围甚广。

常用方剂有银翘散、驱风散热饮子、羌活胜风汤、新制柴连汤等。

临床应用时，要区分是风邪偏胜或热邪偏胜，风重于热，以祛风为主；热重于风，以清热为主。一般风重于热者，表现为流泪症状明显，或星翳初起，须配合辛温解表药。若风热由表入里，兼阳明里热者，表现有口干、便干、舌红，须表里双解，既要祛风热，又要清里热。风药性燥，易伤津液，不宜久用，阴虚者更要慎用。风热眼病中尤以风邪为主者，常为病毒感染，可选抗病毒药物，如柴胡、薄荷、大青叶、板蓝根、紫草等。

二、泻火解毒法

是由寒凉降火、清热解毒的药物为主组成，以清除火热毒邪为主要作用的治疗方法。火性炎上，眼病因火热者居多，本法在眼科比较常用。

适用于眼病实热毒证。症见胞睑红肿疮疡，白睛混赤，头目痛剧，畏光怕热，泪热眵稠，猝然失明，目珠高突，转动受限。黑睛溃陷，黄液上冲，瞳神缩小，瞳神散大，眼内出血、渗出等。多伴有口干欲饮，溲黄便结，舌红苔黄，脉数实等实热者。

常用方剂有龙胆泻肝汤、内疏黄连汤、导赤散、泻肺饮、金银花解毒汤、犀角地黄汤等。

火热之证，有肝火、胃火、肺火、心火、火毒之分，及外障眼病与内障眼病等不同，选方用药时，应区别对待。若胞睑红肿，黄液上冲，多为脾胃之火，可选知母、石膏、大黄、黄芩、黄连、山栀等；若白睛红赤，多为肺热，可选用黄芩、桑白皮、地骨皮等；若黑睛溃陷，多为肝火，可选用龙胆草、夏枯草、青葙子、草决明等；若两眦红赤明显，多为心火，可选用黄连、淡竹叶、木通、生地黄等；运用本法时，勿使寒凉过早、过多，中病即止，以免损伤脾胃；对于外障眼病，运用清热泻火之时，宜少佐辛散祛风药，以发散火邪；亦当配伍凉血活血之品，以退赤止痛；便结或体壮实者，常用大黄以泻火通腑，上病下取，釜底抽薪。

三、利水祛湿法

是由祛湿化浊利水的药物为主组成，以祛除湿邪为主要作用的治疗方法。用于湿浊上泛所致的眼病。因目为多水的器官，且湿邪所致的眼病病程长，缠绵难愈，故本法亦较常用。

适用于湿邪外侵或湿浊内生所引起的眼病，症见胞睑浮肿，痒痛湿烂，眵泪胶黏，白睛污黄，黑睛雾浊，翳如虫蚀，神水混浊，瞳神缩小或边缘如锯齿，视物模糊，视物变形，眼前黑影，视网膜渗出、水肿等。多伴有体倦身重，胸胁痞满，纳呆便溏，苔或厚腻，脉濡或滑等症。

常用方剂有除湿汤、猪苓散、三仁汤、五苓散、抑阳酒连散等。

运用利水祛湿法应注意湿邪多有兼夹，湿久化热或湿邪夹热，常配清热药；外眼炎症，多有痒痛眵泪，需配伍祛风清热之品；湿久气滞，由气而血，常配伍理气活血药；湿盛常与脾失健运有关，又当健脾运湿；燥湿药多伤阴，养阴药多留湿，阴虚兼湿者，当正确处理养阴与祛湿的关系。

四、理血法

是由理血的药物为主组成，具有活血化瘀或止血作用的治疗方法。用于瘀血和出血性眼病。

（一）止血法

是用具有止血作用的方药，以中止眼部出血的治法。适用于出血性眼病的早期，如白睛溢血、血灌瞳神、视网膜或脉络膜出血等。

常用方剂有宁血汤、生蒲黄汤、十灰散等。

根据不同的出血原因，止血的具体治法也有不同。如血热妄行者，宜清热凉血止血；虚火伤络者，宜滋阴凉血止血；气不摄血者，宜益气摄血；眼外伤者，宜祛瘀止血。

本法仅用于眼病的出血阶段，若出血已止，而无再出血的趋势，当逐渐转向活血化瘀治法，以促进瘀血的吸收。在处理眼内出血时，需结合眼部出血的特点，眼内出血无窍道直接排出，吸收消散难而易留瘀，瘀留则变证丛生；眼部组织脆弱而脉络丰富，因而易于再出血。在止血法组方遣药时，必须注意止血而勿忘留瘀之弊，化瘀而勿忘再出血之嫌，止血与化瘀的关系需要处理恰当，不可偏执。

（二）活血化瘀法

是由行气活血、化瘀通脉的药物为主组成，用以流畅血行、消散瘀滞，改善血行的治疗方法，适用于眼部瘀血证。如眼部胀痛刺痛，红肿青紫，肿块结节，组织增生，眼内渗出、水肿、出血、缺血、血管痉挛或扩张或阻塞，眼底视网膜增殖性改变、变性、新生血管，视神经萎缩、眼外肌麻痹、眼外伤、眼部手术后、眼部痛有定处及舌有瘀斑等。

常用方剂有桃红四物汤、血府逐瘀汤、补阳还五汤等。

眼病有瘀者，病因各异，症情不同，缓急轻重有别，活血药亦作用有异，故宜区别不同病情，选用不同方药，进行恰当配伍。① 若为瘀血阻塞血络而致的眼部出血，常用药有丹参、川芎、牛膝、五脂灵、蒲黄、三七、花蕊石等。可配伍少量止血药，以防活血太过，引起出血。代表方是失笑散。② 血瘀、痰湿阻络所致的胞睑硬结，白睛深层隆起紫红色结节，神膏混浊，眼底视网膜渗出、色素斑块、机化物等，常配伍祛痰软坚药。常用药有丹参、牛膝、桃仁、红花、三棱、莪术、昆布、海藻等。代表方是防风散结汤。③ 水湿停滞，血脉瘀阻所致的胞睑水肿，白睛水肿，黑睛深层混浊、水肿增厚及眼底水肿等。常配伍利水祛湿药。常用药有茺蔚子、泽兰、当归、丹参、赤芍药、茯苓、泽泻等。眼部痛有定处且拒按，常用药有乳香、没药、五灵脂、郁金、延胡索、三棱、莪术等。代表方是七厘散。④ 外伤引起的黑睛混浊或其他原因引起黑睛生翳兼有瘀滞者，常配伍退翳明目药。常用药物有赤芍药、丹参、红花、茺蔚子、蝉蜕、木贼草、夜明砂等。⑤ 气滞血瘀所致的眼底出血、目系病变等，常配伍理气药，常用药物有当归、赤芍药、川芎、郁金、香附、枳壳等。代表方是逍遥散。⑥ 热盛致瘀或血瘀有热的眼病，见胞生疮疡，白睛红赤、血脉粗大色暗，黑睛生翳、状如凝脂，神水混浊，瞳神紧小，眼底渗出、视盘边界不清等，配伍清热药。常用药有赤芍药、牡丹皮、丹参、蒲黄、茜草、黄芩、山栀子等。代表方是归芍红花散。⑦ 血虚血瘀所致的眼病，见病之后期，白睛红赤隐痛等，配伍养血药。常用药有当归、红花、川芎、益母草、鸡血藤等。代表方为四物补肝散。⑧ 气虚血瘀所致的眼底出血、目系病变等，配伍补气药。常用药有当归、赤芍药、桃仁、红花、黄芪等。代表方为补阳还五汤。⑨ 寒凝血瘀所致的胞睑青紫、肿胀、疼痛等，常用药有当归、赤芍药、川芎、桂枝等。配伍温经散寒药，代表方为当归四逆汤。⑩ 血管阻塞或眼外肌麻痹，常配伍祛风通络药。常用药有桃仁、红花、川芎、丹参、苏木、当归、防风、全蝎等。

本法不宜久用，尤其是破血药，祛瘀力量峻猛，气血虚弱者及孕妇忌用。

五、疏肝理气法

是由解肝郁、畅气机、调脏腑的药物为主组成。用以改善或消除肝郁气滞证候，从而达到治疗眼病目的。广泛应用于肝气郁结而致气机不调的内、外障眼病。

凡目病肝郁气滞证，无论因郁而病或因病而郁，均适宜本法。症见眼目胀痛，视物昏朦，或突然失明，视物变形，视物变色。多兼精神抑郁，或情绪紧张，或情志急躁，或忧愁善虑，或胸胁胀闷，乳房胀痛，不思饮食，月经不调等。如目系、视衣及其血管疾病、瞳神干缺、绿风内障、青风内障、视力疲劳、内障疾病恢复期及久病不愈等。

常用方剂有柴胡疏肝散、逍遥散、舒肝解郁益阴汤等。

临床上根据是否有兼证而灵活运用，如久病多兼瘀，久病多虚，内障多虚，故解郁药常配伍补益药和活血祛瘀药；气郁化火，目病多火，故常伍以清火，如丹栀逍遥散。若视衣水肿、渗出者，则应配伍利水祛湿化痰药。若兼有出血者，还应配伍凉血止血药。

理气药物多辛温，气血亏损者须慎用。

六、补益法

凡由补益的药物为主组成，具有补养人体气、血、阴、阳等作用，主治各种虚证眼病的方法，统称补益法。

（一）补益气血法

是用具有补气养血作用的方药，以消除气血虚弱的证候，而达到明目作用的治法。适用于气血亏虚的眼病。症见眼睑乏力而常欲垂闭，上胞下垂，胞虚如球，视物昏朦，不耐久视，黑睛翳障的翳面洁净而溃陷难敛者，视衣变性或出血量少而反复者。如视力疲劳、上胞下垂、圆翳内障、青盲、视衣脱离、视瞻昏渺、视瞻有色、青风内障等。多为慢性病或急性病恢复期，常伴有神倦乏力，少气懒言，动则汗出，面色少华，心慌心悸，爪甲淡白，舌淡脉虚等气血亏虚的全身症状。

目得血而能视，气脱者目不明，神光赖其真气真血真精的滋养，方能明视万物，气血对于眼目至关重要，补益气血是中医眼科重要治法，可增强机体抗病修复能力，消除或减轻某些眼病发生发展的内在因素，达到治愈眼病和减少复发的效果。

常用方剂有芎归补血汤、当归养荣汤、益气聪明汤、参苓白术散等。

邪气亢盛而无虚候者，忌用本法。

（二）补益肝肾法

是用具有补养肝肾作用的方药，以消除肝肾亏虚证候而达到明目作用的治法。因肝血为养目之源，肾精为司明之本，故肝肾不足引起的眼病较为多见，在眼科应用较为广泛。尤其多用于内障眼病的恢复期。

适用于肝肾不足的眼病，症见视物昏花，眼前黑影，神光自现，冷泪常流，黑睛翳障恢复期，眼内干涩，瞳色淡白，瞳神散大或干缺，视衣退行性变化等。多伴头昏耳鸣，腰膝酸软，梦遗滑精，失眠健忘，舌淡少苔等。

常用方剂有杞菊地黄丸、三仁五子丸、驻景丸加减等。

临床应用本法时需分辨肝肾不足、肝肾阴亏、肾阳不足之不同。肝肾不足所致的眼病，症见视物模糊、变形，视物易疲劳，夜不见物，冷泪长流，晶珠混浊，神膏混浊，及内障眼病恢复期。伴头晕耳鸣，腰膝酸软等。需平补肝肾，常用药有潼蒺藜、菟丝子、楮实子、覆盆子、肉苁蓉、杜仲、动物肝脏、动物肾脏等。代表方为加减驻景丸。肝肾阴亏所致的眼病，症见眼干涩不舒，哭而无泪，视物昏花，不耐久视，能远怯近，夜不见物。病久白睛微赤，星翳时隐时现，翳陷难敛，瞳神干缺，晶珠混浊，及内障眼病后期。伴头晕耳鸣，口咽干燥等。需滋补肝肾，常用药有熟地黄、枸杞子、首乌、桑椹子、桑寄生、女贞子、旱莲草、龟板等。代表方为杞菊地黄丸、左归丸、二圣丸。肾阳不足所致的眼病，症见视物模糊，能近怯远，夜盲，上胞下垂，及先天性内障眼病。伴有腰膝酸冷，夜间多尿等。需温补肾阳，常用药有仙茅、仙灵脾、锁阳、续断、补骨脂、桑螵蛸等。代表方为右归丸、金匮肾气丸。

凡实热证，忌用本法。湿邪未尽者慎用。

七、退翳明目法

是用具有消障退翳的方药，以促进黑睛翳障的消散，减少瘢痕形成，恢复黑睛晶莹之性，达到明目作用的内治法。适用于黑睛生翳者。

退翳之法，须有层次，如黑睛病初起，星翳点点，红赤流泪，风热正盛，当以疏风清热为主，配伍少量退翳药；若风热渐减，则应逐渐过渡到退翳明目为主。病至后期，邪气已退，遗留翳障而正气已虚者，则须兼顾扶正，结合全身症情，酌加益气养血或补养肝肾之品。

黑睛属肝，故凡清肝、平肝、疏肝药物，多有退翳作用，可配伍应用。尤其是因肝郁化火，肝火上攻，目生翳障者，用之更为恰当。

代表方为拨云退翳丸、石决明散、菊花决明散、滋阴退翳汤。

黑睛生翳后期，以退翳为主，用药不可过于寒凉，以免邪气冰伏，气血凝滞，翳不易退。若白翳光滑如瓷，为气血已定，故退翳必须及时。

第二节　眼科常用外治法

外治法是运用具有祛风、清热、除湿、活血通络、祛瘀散结及退翳明目等各种不同作用的药物和手段，对眼病从外部进行治疗的方法。在临床应用甚为广泛，常与内治法密切配合，尤其是外障眼病，更是如此。

眼科常用外治法种类很多，除用药物点滴、熏洗、敷、熨外，也重视钩、割、烙、针等治疗方法。现代中医眼科不仅继承了传统的外治法，而且积极改进，有所发展。

现将常用的外治法介绍如下。

一、传统外治法

（一）钩割法

是以钩针挽起病变组织，用刀或铍针割除的治法。亦可用镊子夹起或穿线牵起，然后用剪刀剪除之。主要用于切除胬肉、息肉及其他眼部赘生物。如以钩割胬肉攀睛为例，据《太平圣惠方》及《审视瑶函》所载：手术时，首先用锋利之针穿入肉中，将胬肉挽起，方用锄刀逐步向黑睛和白睛分离，动作要轻，分离要干净，然后用刀割除，割毕以火烙，预防复发。就其主要操作方法，与近代手术大体相似。

（二）劆洗法

是以锋针或表面粗糙之器物轻刺或轻刮患眼病灶处的手术方法。因劆后常应洗去邪毒瘀血，故称劆洗法。本法具有直接对病灶施术而祛瘀泄毒的作用，还可以在劆洗后形成新鲜创面使局部用药更易吸收发挥作用等优点。本法适应于胞睑内面有瘀滞或粗糙颗粒的眼病，如沙眼、结膜炎等。

方法：用1%丁卡因表面麻醉后，翻转胞睑，通常用消毒的针头或海螵蛸棒，轻刺或轻刮睑内粗大颗粒或瘀积处，以渗出血为度，劆毕用生理盐水或抗生素眼药水点眼，冲出瘀血。或针刺两眦微有出血，不予冲洗，起放血疗法的作用。每周1~2次。

（三）熨烙法

是药物加热，掌心擦热，或用汤器放置患部熨敷，或在患处来回移动的治疗方法。此法具有热敷与按摩的双重作用，如为药物熨目，还兼有药物的治疗作用。常于钩割后继用火烙，其目的是预防病变复发，具有止血作用。此外，睑缘炎，日久不愈者亦可用熨法。

熨烙胞睑病变时要注意应用隔热的消毒器物保护健康组织及眼珠，尤应防止灼伤黑睛。熨烙温度不宜过高，以防灼伤深部组织。

（四）针法

1. 三棱针法

本法是用三棱针刺破皮肤使其出血的治疗方法。又可分为开导法与挑刺法两种。

（1）开导法：是用三棱针刺穴位部位皮肤，放出少量血液的方法，故又可称放血法。此法有通经活络，泄热消肿的作用，适用于实证、热证。如治疗眼部红肿热痛，或黑睛新翳者，常在太阳穴或耳尖、指尖等部位放血。

（2）挑刺法：是用三棱针将一定部位反应点，皮肤红点，或穴位部位的皮肤挑破，挤出黏液或血水，或针刺稍深，挑出白色坚韧的细筋，使断之即可。如治疗针眼，有找出脊背部皮肤的红点而挑破之的挑刺疗法。

2. 铍针法

铍针尖如剑锋，两面有刃，既可刺又可切割。适用于切除胬肉及眼部其他赘生物，还可以用于穿刺或切开痰核与眼部疮疡，拔除嵌在白睛或黑睛上的异物。

3. 金针拨内障法

本法是用针自瞳孔部位拨去圆翳内障的治法。适用于圆翳内障，翳定障老时。此为中医眼科治疗圆翳内障的手术方法。现代医家在它的基础上，吸收西医手术的优点，创造了中西医结合的“白内障针拨套出术”。

二、临床常用外治法

（一）点眼药法

是将药物直接点入眼部，以取得消红肿、去眵泪、止痛痒、除翳障、放大或缩小瞳孔的目的。适用于胞睑、白睛、两眦、黑睛等外障眼病，亦用于瞳神紧小、圆翳内障、绿风内障等内障眼病。点眼药时，必须严格掌握药物的适应证、用法、用量。常用剂型有滴眼液、眼药粉与眼药膏三种。

1. 滴滴眼液

是将药物制成水剂或混悬剂，直接滴于眼睛局部的治疗方法。是眼科外治法中最常用的给药途径和剂型。具有简便易行、节省药物、易吸收、作用快及患者易接受等优点。适用于外眼炎症性疾病、瞳神紧小、绿风内障、圆翳内障、眼外伤等。多由清热解毒、祛风活血、明目退翳的药物制成，常用复方，亦有用单味药者。

滴药时病人取卧位或坐位，头略后仰，眼向上看，操作者用左手手指或用棉签拉开病人下睑暴露下结膜囊，右手持滴管或眼药瓶滴入结膜囊内，将上睑稍提起使整个结膜囊内充盈药水。滴眼药每次 1 滴即可。滴药后嘱病人轻闭眼2～3分钟。

注意勿将滴眼液直接滴在角膜上，因角膜感觉敏感易引起反射性闭眼，将眼药挤出，滴阿托品等有毒性眼药液时，滴药后用棉球压迫泪囊区 3～5 分钟，以免药物经泪道流入泪囊和鼻腔被吸收引起中毒反应。同时用两种以上眼药水者，滴药后须间隔 10 分钟，再滴另一种滴眼液。滴药时其滴管勿接触病人眼部及睫毛等。同时药物要定期更换、消毒，以免眼药水污染。

2．点眼药粉

是将眼药制成粉剂，直接点于眼部或病灶处的方法。是古代眼科外治法的常用剂型和给药方法。具有作用时间长，给药次数少，能直接置于病灶处，便于保管和携带等优点。适用于胞睑红肿、胬肉攀睛、火疳、黑睛翳障、瞳神紧小、圆翳内障等。多由祛风解毒、收湿敛疮、活血化瘀、退翳明目等药物组方制成。

方法：以消毒过的眼玻璃棒头部以生理盐水沾湿，挑蘸适量药粉，约半粒到一粒芝麻大小，医生用手指轻轻撑开上、下眼睑，将药物置于大眦处，嘱患者闭目片刻。若用于胬肉翳膜者，亦可将药物置于病变处。眼用药粉，要求无菌制备，其细腻程度，必须过 9 号 200 目筛，以置舌上毫无渣涩感，点入眼内清爽舒适为宜，常以小瓶分装备用。

注意一次用药不可太多，否则易引起刺激而带来不适，甚至发生红肿、刺痛、流泪等反应。同时注意玻璃棒头部要光滑，点时不能触及黑睛，尤其是黑睛有新翳者，更要慎重。如有眼药水同用者，则可将眼药粉掺入眼药水中（10ml 眼药水中掺入约 0.15g 眼药粉），制成混悬液状，点眼时先将药物摇匀后再点眼。用法如滴眼药水法。这样比较容易掌握用量，不致一次点药太多。

3．涂眼膏

是将眼药制成膏剂，直接涂于眼的下穹隆处或眼睑局部，是眼科临床上较为常用的给药方法和剂型。常与水剂相互配合使用，互为补充，各有所长。膏剂具有作用时间长而宜于夜晚睡前使用，性能较稳定而保存时间长，便于携带和保管等优点。还有润滑和保护眼球的作用。其适应证与滴眼法基本相同，其药物组成亦基本同水剂。

方法：用玻璃小棒挑适量眼膏涂于下穹隆部或眼睑患处，若是管装眼药膏，可直接将眼膏涂于眼部，轻提上睑然后闭合，使眼药膏在结膜囊内均匀分布。每日 3 次或临睡前用 1 次。

涂眼药膏时注意勿使眼膏污染。如用于散瞳验光，则验光当日勿用眼膏。

（二）熏洗眼法

1．熏眼

熏眼法是用药物煎剂的热气蒸腾上熏眼部的治疗方法。具有物理湿热敷及药物治疗的双重作用，能发散外邪，畅行气血。临床上可视情况，或单用熏法，或熏洗结合，先熏后洗。适用于聚星障、火疳、瞳神紧小等。但眼部肿瘤、出血性眼病、天行赤眼等不宜用本法。

方法：将煎药罐连药带液离开火炉，立即用一厚纸筒或有孔厚纸盖罩住药罐，热气蒸腾上熏眼部。其温度以能忍受而不烫伤为佳，温度过低则不起作用，而应重新加温，或置于文火炉上亦可，一边加温一边熏眼。每次用15分钟左右，每日酌情用1~3次。

2．洗眼

洗眼法是将药物煎液淋洗患眼或用生理盐水清洁眼部的一种比较常用的治疗方法。具有祛除病邪、洁净眼部、流畅气血等作用。适宜于外眼炎症性疾病、痒痛红赤，眵泪俱多者，以及眼外伤的局部清洁。洁净眼部以生理盐水即可。祛除病邪、流畅气血，则需选用祛风解毒、止痒止痛、清热活血等药物煎液，常可根据病情需要，配合使用熏眼、浸泡等法，使之直接作用于眼部，达到疏邪导滞、退赤消肿、收泪止痒的目的。

洗眼时可用消毒纱布或棉球渍水，不断淋洗眼部。常用于清洁被污染的眼睑、黑睛、创面等，还可清除存留的异物及将残留在结膜囊内的化学物质或荧光素冲洗干净，此外洗眼还是内外眼手术前的皮肤及结膜囊清洁消毒的必用方法。

注意洗剂必须过滤，以免药渣进入眼部，引起不适，甚至刺伤。一切器皿、纱布、棉球及镊子或手指必须消毒。尤其是黑睛有翳者，淋洗时更须慎重。眼部有新鲜出血或患有恶疮者，忌用本法。

3．浴眼

用消毒眼浴杯盛适宜温度的浴眼液，将杯口扣住眼眶，胞睑不停地眨动，以增加药液在角膜结膜囊内的有效浓度，增强药物治疗作用的时间。使用时可根据病情选用不同的浴眼液。

（三）敷眼法

敷法是用物理的方法（冷、热敷）或将药物直接置于眼的外部，用以治疗眼病的方法。具有消肿止痛、活血散结、清凉止血等效用。临床上根据病情需要，分别采用不同的敷法，其中以湿热敷较为常见。

1．湿热敷

是用药液或热水浸湿纱布趁热敷眼，还可用湿毛巾包热水袋外敷，热敷时注意温度适宜。用于眼睑疖肿、黑睛生翳、火疳、瞳神紧小、眼外伤48小时后的胞睑及白睛瘀血等。干热敷与熨法类似，古代眼科较为常用。以热水袋裹干毛巾外敷熨亦可，但常是用生盐、葱白、生姜、艾叶、吴茱萸等温寒散邪之药炒热，布包趁热敷熨患眼或太阳穴、百会穴、涌泉穴等，能散寒温通气血，用于阴寒内盛的头眼疼痛，外伤瘀滞不散、目系暴盲、瞳神紧小等。

2．冷敷法

即在眼睛局部人为置冷降温，有清热凉血、止血止痛效用。因有凝滞气血之弊，只可暂用，不宜久施。一般用于挫伤性眼部出血之早期止血，天行赤眼（急性结膜炎）局部灼热涩痛者。常以冷水浸湿纱布或毛巾外敷。

3. 药物敷

是用新鲜药物捣烂外敷患眼以止血止痛、消肿散瘀，如鲜地黄、白萝卜、芙蓉花或叶或根皮均可，常用于眼部挫伤的青紫肿胀疼痛者。也可用清热解毒、消痈散结、活血止痛等药物，研细末后加入赋形剂，如凡士林、蜂蜜、香油、醋、冷开水等调成糊状，先涂眼药膏于眼内，然后将外敷药置于消毒纱布上敷眼。多用于外眼炎症，尤其是化脓性炎症。

注意如用干药粉调成糊状敷眼时，则干了就要再涂，以保持局部湿润为度。如为新鲜药物，必须做到清洁无变质，无刺激性，无毒性为妥。同时注意不要使药物进入眼内，以免损伤眼珠。

（四）冲洗法

1. 结膜囊冲洗法

是将生理盐水或药液直接冲洗眼部的方法。亦是“洗眼法”经过改良的另一种形式。目的是冲洗干净结膜囊内的分泌物、异物和化学性物质等。适用于眵泪较多的白睛疾患，结膜囊异物，手术前准备，及作为眼化学伤的急救措施。

方法：一般是利用盛以生理盐水或药液的洗眼壶或吊瓶的胶管来冲洗。冲洗时，如患者取坐位，则令头稍后仰，将受水器紧贴颊部，如患者取卧位，则令头稍偏向患眼侧，将受水器紧贴耳前皮肤。然后轻轻拉开眼睑，冲洗液渐渐由下睑皮肤移到眼内，并令患者睁眼及转动眼珠，以扩大冲洗范围。眼分泌物较多或结膜囊异物多者，应翻转上下眼睑，暴露睑内面及穹隆部结膜，彻底冲洗。冲洗毕，用消毒纱布擦干眼外部，然后除去受水器。

注意如为卧位冲洗时，受水器一定要贴紧耳前皮肤，以免水液流入耳内，或预先于耳内塞一个小棉球亦可。如一眼为传染性眼病，应先冲洗健眼，后冲洗患眼。冲洗时，注意防止污染，及冲洗液溅入健眼。

2. 泪道冲洗法

是用生理盐水或药液冲洗泪道的方法。它多用来探测泪道是否通畅及清除泪囊中积存的分泌物。适用于有冷泪症及漏睛症患者，或作为眼内手术前的常规准备。

冲洗泪道时，病人取仰卧位或坐位，用消毒小棉签蘸0.5%丁卡因溶液，放在上下泪点之间，令患者闭眼夹住3~5分钟，作泪点黏膜麻醉。患者自持受水器，紧贴洗侧的颊部，操作者右手持吸有冲洗液的注射器，左手拉开下睑，把针头垂直插入下泪点，约深1.5~2mm，然后向内转90°成水平位，沿泪小管缓慢向鼻侧推进，待进针 3 ~5mm 时缓慢注入冲洗液。冲洗液常用黄连水、生理盐水或抗生素眼药水。

如泪道通畅者，冲洗液可从泪道流入鼻内；如鼻泪管狭窄，大部分冲洗液从上、下泪点反流，仅少量洗液通过；如鼻泪管阻塞，冲洗液全部从上、下泪点反流；若从泪点反流出黏液脓性分泌物，则为窍漏；如冲洗液自原泪点溢出或针头缓进时，觉有坚韧的抵抗感，则可能为下泪小管阻塞。

（五）眼部及眼周围穴位注射法

是将药物制成注射剂，注射于眼睛局部的一种常用给药途径。既常用于治疗眼病，亦用于眼科手术的麻醉。较滴眼法有局部吸收充分而浓度提高，延长药物作用时间而减少给药次数等优点；较肌肉注射和静脉注射给药，亦有局部浓度高，节省药量并能充分发挥药效等优点。眼球前节病变，则采用球结膜下注射法，眼球后节及视神经病变，采用球后注射。多选用清热解毒、活血利水、益气养血、软坚散结等药物，按要求制成注射剂。临床上多用于炎症、退变及出血性眼病。

1. 球结膜下注射

是将水剂药物注入结膜下的方法。适用于黑睛深层病变和内眼病变及手术局部麻醉。

方法：注射前冲洗结膜囊，用0.5%丁卡因溶液作表面麻醉。注射时，患者的头部固定不动，注射者用一手的拇指或食指牵开下睑，另一手持盛有药液的注射器，嘱患者向上注视，暴露下方球结膜，以注射器带 4 号针头，将药液 0.5ml 左右注射于靠近下穹隆部的结膜下，进针方向应与角膜缘平行，避开血管，针尖斜面朝上，呈 45°角刺入球结膜下，注意勿刺伤角膜及巩膜。注射后闭目 2 ~3 分钟，再涂入消炎眼膏，加眼垫包眼。一般隔天 1 次或数天 1 次。

球结膜下注射可反复进行，但注射部位要经常更换，以免造成粘连。若患者眼分泌物较多，不可用此法。

2. 球后注射

是将药液注入眼球后部的方法。多用来治疗眼底病变，或用于内眼手术的麻醉。

方法：病人仰卧位，常规消毒患眼下睑及近下睑的眶缘皮肤，嘱病人向鼻上方注视，在眶下缘中外 1/3 与内 2/3 交界处将装有药液的注射器，用球后注射针头垂直刺入皮肤，约 1 ~2cm 深，随后沿眶壁走行向内上方倾斜 30°，再进针到 3 ~3.5cm 回抽针管如无回血可缓缓注入药液，注射完毕，轻轻拔出针头，嘱病人闭眼，压迫针孔，同时轻轻按摩眼球使注入药液迅速扩散。针刺部位亦有不从皮肤面，而从外下方穹隆部进针者，注射方法同上。

注射后如出现眼球运动受限，眼球突出，则为球后出血现象，应加压包扎止血。

3. 太阳穴注射

是用药液作太阳穴注射以治疗多种眼病的方法。用于治疗高风内障、青盲等病证。

方法：常规消毒太阳穴皮肤，医者手持盛有药液（常用清热解毒或活血化瘀的药物）的注射器，用6号注射针头从太阳穴皮肤斜刺而入，于皮下注入约0.5ml左右的药液，使局部皮肤稍有隆起即可。一般可2~3天注射一次。

第三节　眼科常用方药

一、眼科常用中药

（一）祛风药

祛风药具有祛风解表，消肿止痛，制痒收泪及退翳作用。适用于因风邪所致的内外障眼病，尤其是外障眼病初期。常用祛风药有祛风散寒、祛风清热两类。

1. 祛风散寒药

本类药性味辛温，能发散风寒。常用的药物有荆芥、防风、羌活、白芷等。

（1）荆芥

功效与应用：① 祛风止痛：用于风寒眼病伴有目痛者，常与羌活、防风、柴胡、川芎配伍。亦可与清热药配伍治疗风热眼病。② 祛风止痒：常与川乌、川芎、羌活等配伍，用于目赤不显之目痒。③ 祛风退翳：荆芥发散力强，对黑睛生翳早期有促进星翳消退的作用，常配羌活、防风等同用。④ 理血散瘀：荆芥入血分，并能通血中滞气。常与四物汤同用，治眼外伤引起的眼痛或瘀滞证。亦可与清热药同用，治胞睑疮疖。

现代药理研究：荆芥有抗菌、解热、镇痛、抗炎作用，炒炭后有止血作用。

（2）防风

功效与应用：① 祛风止痛：通过配伍可广泛用于风寒、风热或风湿眼痛，眉棱骨痛，偏头痛。② 祛风通络：常与炙全蝎、天麻等配伍，治风邪入络所致上胞下垂、目偏视等。防风还有通络解痉作用，可治动脉痉挛等。③ 祛风退翳：与蝉蜕、木贼草同用，治风寒或风热所致黑睛生翳。④ 散结祛瘀：与祛痰软坚药同用，治眼部硬结肿胀。与活血化瘀药同用，治眼部瘀滞证。

现代药理研究：防风有解热、镇痛、抗炎、抗菌，增强免疫功能等作用。

（3）羌活

功效与应用：① 祛风退翳：与防风、荆芥、蝉蜕等配伍，用于风寒或风湿所致的黑睛生翳。② 祛风止痛：羌活祛风止痛作用强，用于风寒或风湿眼痛、头痛，尤宜太阳经头痛。③ 祛风止泪：与白芷配伍，用于风寒阻络所致的流泪。

现代药理研究：羌活挥发油有显著的解热、镇痛作用，及一定抗炎、抗过敏、抗菌作用。

（4）白芷

功效与应用：① 祛风止痛：对眼病兼有前额痛、眉棱骨痛、眼眶痛者，常配川芎、防风、蔓荆子等同用。② 消肿排脓：眼睑疮疖，早期用之能消散，溃后用之能排脓，常与蒲公英、紫花地丁等同用。③ 通窍止泪：用于风寒流泪。肝虚冷泪，亦可配伍补肝药用之。

现代药理研究：白芷有抗菌、镇痛、抗炎、解热作用。

2. 祛风清热药

本类药性味以辛凉为主，能发散风热。常用的药物有菊花、薄荷、柴胡、葛根等。

（1）菊花

功效与应用：① 疏散风热：用于风热眼病。由于菊花疏风力弱，清热力强，故常与桑叶、薄荷等祛风药同用。② 清肝明目：对肝火上炎所致的目赤肿痛、黑睛生翳等，常与青葙子、决明子等配伍同用；对肝阳上亢所致的头晕、目眩、眼胀，常配珍珠母、钩藤等；对肝肾不足所致的冷泪长流、眼目昏暗，常配枸杞子、熟地黄等。③ 清热解毒：与金银花、蒲公英等配伍，用于一切疮疖及目赤肿痛，尤以野菊花为佳。

现代药理研究：菊花有抗菌、抗病毒作用，同时能抑制毛细血管通透性而有抗炎作用。

（2）薄荷

功效与应用：① 疏散风热：用于风热所致目赤肿痛等外障眼病，常与荆芥、防风、金银花等同用。② 祛风退翳：用于风热所致的黑睛生翳，尤宜病毒所致者，常与柴胡、大青叶等同用。③ 疏肝解郁：与柴胡、白芍药等配伍，用于肝气郁滞而致眼胀目痛、视物昏朦等证。

现代药理研究：薄荷煎剂对单纯疱疹病毒等多种病毒及对金黄色葡萄球菌、绿脓杆菌等均有抑制作用。

（3）柴胡

功效与应用：① 疏解风热：常与黄芩配伍，用于风热或郁热所致的眼病，伴有少阳头痛者用之更佳。② 退翳明目：用于黑睛生翳，早期常配其他祛风清热药物，后期常配其他退翳药，以促进翳障的消退。③ 疏肝解郁：与白芍药、薄荷等配伍，用于肝气郁滞引起的眼病。④ 升提阳气：与升麻、黄芪等同用，治中气不足所致的上胞下垂、视疲劳、圆翳内障等眼病。

现代药理研究：柴胡有解热、镇痛、抗炎、增强机体免疫功能、抗菌、抗病毒等作用。

（4）葛根

功效与应用：① 疏散风热：与柴胡、菊花等配伍，用于风热眼病。因葛根入阳明经，故眼病兼有前额头痛、眉棱骨痛者，用之更佳。若与麻黄、桂枝、芍药同用，亦适宜风寒眼病。② 祛风解痉：与地龙、全蝎等配伍，用于视网膜动脉痉挛、动脉硬化而致眼底出血。若见血管阻塞者，还需配伍其他活血药同用。③ 生津止渴，升阳止泻：眼病兼有口渴、泄泻者，用之更佳。

现代药理研究：葛根有一定降血压、降血糖与解热作用。葛根和葛根素肌注治疗视网膜动脉阻塞，能改善视网膜血管末梢的阻滞状态，从而提高视功能；还能抑制血小板聚集。

（二）清热药

清热药药性寒凉，具有清热解毒，退红消肿作用。适用于热毒火邪引起的各种热证眼病。清热药分清热泻火、清热解毒、清热凉血药等类。

1. 清热泻火药

本类药多性寒味苦。寒能清热，用于火热攻目的眼病。常用药有石膏、知母、大黄、栀子、夏枯草、黄连、黄芩、黄柏、龙胆草等。

（1）石膏

功效与应用：① 清阳明热邪：常与知母、炒山栀子等配伍，用于胞睑疮疖、白睛红赤、黑睛下部生翳、瞳神紧小、黄液上冲，伴有口渴欲饮、舌苔黄燥等实热证候。② 清泻肺热：常与桑白皮、黄芩配伍，用于白睛深层红赤紫胀，结节隆起或白睛有小泡样隆起等症。

现代药理研究：石膏有解热、扩张血管、缩短血凝时间、降低血管通透性等作用。

（2）知母

功效与应用：① 清阳明热邪：常与石膏、黄芩配伍，用于肺胃热盛所致的火疳、瞳神紧小症及小儿热病后暴盲等眼病。② 滋阴降火：常与黄柏、生地黄配伍，用于阴虚火旺所致的内外障眼病。

现代药理研究：知母对葡萄球菌、肺炎双球菌等均有不同程度抑制作用。对常见多种致病性皮肤癣菌亦有抑制作用。

(3) 大黄

功效与应用：① 泄热通腑：常与芒硝配伍，用于眼部红肿热痛而伴有大便燥结的火毒炽盛证候。② 凉血祛瘀：大黄既可泻血分实热，又能祛瘀，促进眼内瘀血的吸收，用于热入血分引起的眼内出血。③ 清肝化湿：用于肝经湿热所致的黑睛深层混浊、神水混浊，伴大便干结等。

现代药理研究：大黄有泻下、抗菌、止血、活血、降血脂、解热、抗炎等作用。大黄蒽醌衍生物对机体免疫功能呈现明显抑制作用。

(4) 山栀

功效与应用：① 清热泻火：山栀清三焦火邪，治一切热毒、实火所致的目赤肿痛，常与黄连、蒲公英等同用，以增强功效。② 清热利湿：常与黄连、黄芩、黄柏同用，治湿热眼病，症见目赤痒、眵黏结、黑睛生翳、神水混浊或视网膜水肿渗出等。③ 凉血止血：常与生地黄、牡丹皮、赤芍药配伍，用于血热妄行所致的眼部出血。

现代药理研究：栀子有抗菌、抗炎、降血压，防治动脉粥样硬化等作用。

(5) 黄连

功效与应用：① 泻心火：常与连翘、淡竹叶、山栀、木通同用，治疗两眦红赤肿痛或两眦赤脉。若配伍黄芩、黄柏、连翘等泻火解毒药，可用于一切热毒上攻所致的内外障眼病。② 清热解毒燥湿：常与黄芩、山栀配伍，应用于火毒及湿热引起的各种眼病。

现代药理研究：黄连有明显抗菌作用，且抗菌范围广。并有抗病毒、抗毒、抗炎、增强免疫机能、降血压、降血糖、抑制血小板聚集等作用。

(6) 黄芩

功效与应用：① 清热燥湿：与龙胆草、炒山栀子等配伍，用于湿热所致的睑缘赤烂、黑睛生翳、神水混浊等。② 清热解毒：与金银花、连翘等相配，用于热毒所致的胞睑红肿生疮、眦部流脓等。③ 清肺火：与桑白皮、知母等配伍，治肺热亢盛所致的白睛红赤的急、慢性白睛疾病。可单用本品制成滴眼液点眼。④ 泻火止血：黄芩炒炭止血。常与生地黄、牡丹皮等配伍，用于热毒炽盛、迫血妄行所致的眼部出血。

现代药理研究：黄芩抗菌谱较广，对多种革兰氏阳性、阴性菌均有抑制作用，其中对金黄色葡萄球菌、绿脓杆菌抑制作用最强；对多种致病性真菌亦有一定的抑制作用；对甲型流感病毒体外有抑制作用。此外，还有抗炎、抗过敏、解热、解痉、抗血栓形成、镇静、降压、降脂等作用。

（7）黄柏

功效与应用：① 清热解毒燥湿：与栀子、黄芩等配伍，用于一切因湿热或实火所致的内外障眼病。② 清虚热、泻肾火：与知母、地黄等配伍，用于肾阴不足、虚火上炎而致的眼病。

功效与应用：黄柏有抗菌、降压、祛痰等作用。

（8）龙胆草

功效与应用：① 泻肝火：与栀子、黄芩、木通等配伍，用于肝胆火盛所致的黑睛生翳、瞳神紧小、眼珠胀硬等。② 清湿热：与黄连、茵陈等同用，治湿热所致的目赤肿烂，白睛黄浊等。

现代药理研究：龙胆草有抗炎等作用。

2. 清热解毒药

本类药适用于热毒炽盛的眼病。常用药有金银花、连翘、大青叶、板蓝根、蒲公英等。

（1）金银花

功效与应用：① 清热解毒：常与蒲公英、紫花地丁等配伍，用于热毒燥盛所致的眼部红肿热痛，生疮溃脓等。② 疏风清热：常配桑叶、菊花等，用于风热所致的外障眼病。

现代药理研究：金银花的抗菌范围较广，对各种致病菌均有抑制作用；对流感病毒、疱疹病毒等亦有抑制作用；与青霉素合用能加强青霉素对耐药金黄色葡萄球菌的抗菌作用。此外，金银花有增强免疫功能、抗炎、解热等作用。

（2）连翘

功效与应用：清热解毒，散结消肿：用于热毒所致的胞睑疮肿，对位于眦部者尤宜。亦可与牡丹皮、赤芍药等配伍，用于热伤血络而致的视网膜出血、眼底陈旧性病变。

现代药理研究：连翘抗菌谱广，对多种致病性细菌、病毒、真菌等均有抑制作用，还具有抗炎、解热、扩张血管、改善微循环等作用。

（3）大青叶

功效与应用：① 清热解毒：与金银花、蒲公英等配伍，用于热毒所致的目赤肿痛、黑睛生翳等。② 凉血止血：与生地黄、牡丹皮等配伍，用于热入血分所致的胞睑丹毒、疖痈，及热伤血络所致的眼部出血。

现代药理研究：大青叶对多种革兰阳性菌、革兰阴性菌及病毒均有抑制作用。并有解热、抗炎、增强免疫功能等作用。

（4）板蓝根

其功用见大青叶。

(5) 蒲公英

功效与应用：清热解毒、消痈散结：用于热毒上攻所致的目赤肿痛。由于蒲公英入胃经，故对胞睑痈肿者用之更佳，若配鱼腥草、天花粉则可增其消痈排脓作用。

现代药理研究：蒲公英对金黄色葡萄球菌耐药菌株、溶血性链球菌有较强的杀菌作用；对绿脓杆菌等亦有一定的杀菌作用；对某些真菌亦有抑制作用。

3. 清热凉血药

本类药用于热入血分所致的胞肿如桃，白睛红赤，白睛溢血，瞳神紧小，血灌瞳神，及某些眼底病。常用的药物有生地黄、牡丹皮、赤芍药、紫草等。

(1) 生地黄

功效与应用：① 清热凉血：与牡丹皮、赤芍药等配伍，用于血热妄行所致的各种出血证的早期。② 养阴生津：与麦冬、玄参等同用，治阴虚有热之眼病。

现代药理研究：生地黄有止血、抗炎、镇静、利尿等作用。

(2) 牡丹皮

功效与应用：① 清热凉血：与生地黄、玄参等相配，用于血热妄行或阴虚血热所致的眼部出血；配伍板蓝根、紫草等，可用于眼部热毒痈疮；配伍青蒿、地骨皮等，可治阴虚眼病，兼有骨蒸无汗者。② 和血行瘀：常配伍当归、赤芍药，治血热致瘀的眼病，症见胞睑红肿、硬结暗紫，白睛红赤、血管粗大等；亦可用于外伤眼内瘀血停留者。

现代药理研究：牡丹皮有抗菌、抗炎、抗变态反应、解热、镇痛、抗血小板聚集、降压等作用。

(3) 赤芍药

功效与应用：① 清热凉血：与炒山栀、生地黄等配伍，用于血热所致的眼病。② 活血止痛：常配桃仁、红花等，用于热结瘀滞所致的胞睑痈疮或眼内瘀血停留者。

现代药理研究：赤芍药有抗凝、抗炎、增强免疫功能、解热、解痉、镇痛、镇静、抗菌、抗病毒等作用。

(4) 紫草

功效与应用：① 凉血活血：常配生地黄、牡丹皮等，用于血热所致眼部出血、瞳神紧小等。② 清热解毒：与蒲公英、金银花等配伍，用于热毒所致胞睑痈疮、白睛红赤、黑睛生翳等。

现代药理研究：紫草有抗菌、抗病毒、抗炎、解热、拮抗凝血因子、降血糖等作用。

4. 清热明目药

（1）夏枯草

功效与应用：① 清肝火：与石决明、菊花等配伍，用于肝火所致的目赤肿痛、黑睛生翳、眼底出血等，伴头痛目眩者尤宜。② 散痰结：与昆布、半夏、陈皮等配伍，用于眼底硬性渗出与机化物形成等。治目珠夜痛，与香附配伍，以解肝经郁热；治肝虚流泪，与枸杞子、菊花、白芷配伍。

现代药理研究：夏枯草有降压作用。对绿脓杆菌、葡萄球菌等有抑制作用。

（2）决明子、青葙子

功效与应用：两药皆有泻肝明目，祛风热与退翳作用。故常配伍应用于肝火上炎或肝经风热引起的有目赤肿痛，羞明多泪，黑睛生翳，视物昏花等症之内外障眼病。两药还有降血压作用，故肝阳上亢引起的眼疾兼有高血压病者用之更为适宜。决明子有轻度泻下作用，眼病兼大便干结者用之好。青葙子有轻度散瞳作用，因此，绿风内障、青风内障忌用。

现代药理研究：决明子可明显降低血压，能抑制金黄色葡萄球菌、白色葡萄球菌等，还能增强吞噬细胞功能，促进胃液分泌，泻下等作用。青葙子具降压及扩瞳作用。

（3）密蒙花

功效与应用：① 清肝明目：常配伍菊花、木贼草、白蒺藜等，用于肝热所致的目赤肿痛，翳膜遮睛。② 润肝明目：常配伍枸杞子、当归等，用于肝虚有热所致目赤目昏。

现代药理研究：密蒙花有抗炎作用。

（4）木贼草

功效与应用：疏风散热，升散郁火，退翳明目：常配伍蝉蜕、谷精草、黄芩等，用于肝经风热或郁火所致的目赤多泪，黑睛翳膜等。

现代药理研究：木贼草有明显而持久的扩张血管及降压作用，其降压作用是外周性的。

（5）夜明砂

功效与应用：① 清热明目：常与苍术、猪肝配伍，用于肝虚雀目。② 散血消疳：常与胡黄连、使君子、苦楝根皮、槟榔、木香陈皮等配伍，用于疳积腹胀下虫等。

（三）祛湿药

适用于湿邪所致的一切眼病。利水祛湿药分芳香化湿、利水渗湿药两类等。

1．芳香化湿药

芳香化湿药多属辛温香燥之品，有化湿醒脾、行气和胃作用。常用的药物有藿香、苍术、石菖蒲等。

（1）藿香

功效与应用：化湿和中、解暑发表：常配佩兰等，用于暑湿时令，外感湿邪或湿困脾胃所致的眼病。

现代药理研究：藿香对多种致病性真菌有抑制作用，并有抗病毒等作用。

（2）苍术

功效与应用：健脾燥湿：用于湿困脾胃所致的眼病，因苍术温燥而辛烈，主要用于寒湿较重的眼病，舌苔白腻厚浊者。对湿热眼病，亦可配石膏、知母、黄柏用之。用于夜盲，眼目昏涩之症，常配羊肝、石决明等同用。

现代药理研究：苍术有降血糖、利尿、抗菌等作用。

（3）石菖蒲

功效与应用：① 化湿辟秽，豁痰开窍：常与远志、半夏配伍，用于湿浊上泛，蒙蔽清窍，目窍闭塞，视物昏朦的各种内障眼病。② 宁神益智：常与人参配伍，治疗有心神不安，健忘症状的能近怯远证。

现代药理研究：石菖蒲具有镇静和对皮肤真菌的抑制作用。

2．利水渗湿药

具有淡渗利湿作用。常用的药物有茯苓、猪苓、车前子、泽泻、木通、地肤子等。

（1）茯苓

功效与应用：① 利水渗湿：常配车前子、猪苓、木通等，用于水湿停滞，或湿热引起组织水肿的各种眼病。② 健脾补中：常配补脾气药，治脾虚有湿之眼病。③ 养心安神：与朱砂、远志等配伍，用于眼病兼有失眠、心悸者。

现代药理研究：茯苓有利尿、增强免疫功能、镇静、抗菌等作用。

（2）猪苓

功效与应用：淡渗利湿：与车前子、泽泻等配伍，用于水湿停滞所致的目疾。因本药无补脾作用，若见脾虚水肿，配白术、茯苓同用。

现代药理研究：猪苓有利尿、抗肿瘤、抗菌、增强网状内皮系统吞噬功能等作用。

（3）车前子

功效与应用：① 利水渗湿：用于水湿、痰湿滞目所致的黑睛混浊，胞睑水肿，眼珠胀硬，云雾移睛，眼底水肿、渗出等。不论虚实所致，皆可配伍应用。② 清肝明目：与决明子、青葙子等同用，治肝热所致的赤痛翳膜。

现代药理研究：车前子有利尿、降压、抗炎、降血脂等作用。

（4）泽泻

功效与应用：① 利水渗湿：用于水湿滞留或湿热所致的眼病。② 清泻肾火：与熟地黄、牡丹皮等配伍，用于肾阴不足，虚火亢盛之眼病。

现代药理研究：泽泻有利尿、降血脂、降血糖、轻度降血压、降低细胞免疫功能、抗炎等作用。

（5）木通

功效与应用：① 清热利湿：常与生地黄、竹叶、黄连等配伍，用于湿热眼病，尤宜睑裂或眦部目赤肿痛、口舌生疮者。② 通利血脉：与清热药同用，治眼部疮疖；与利水药同用，治眼部组织水肿。

现代药理研究：木通有利尿作用，对多种致病真菌有不同程度的抑制作用。

（6）地肤子

功效与应用：清热利湿：与木通、滑石等配伍，用于湿热眼病，尤宜眼部有痒感的外眼病。内眼病兼有水肿、尿赤痛者，亦可用之。

现代药理研究：地肤子对多种皮肤真菌有抑制作用。

（四）化痰药

化痰药具有祛痰、消痰、软坚、散结、止咳平喘作用。祛痰药根据性能不同，分温化寒痰、清化热痰药。

1. 温化寒痰药

本类药多为温性。常用的药物有半夏、天南星等。

（1）半夏

功效与应用：① 化痰散结：常与陈皮、茯苓相配，用于寒湿、痰湿所致的胞生肿核、黑睛生翳反复不愈、瞳神紧小等。对眼底渗出、机化物等，常配海藻、昆布等同用。② 和胃降逆：常用于眼病有泛恶症状者，对绿风内障，有恶心呕吐者尤宜。

现代药理研究：动物实验证实半夏可使家兔眼压有轻度下降，在服药后30～60分钟眼内压降低5～6mmHg。半夏还有镇咳、催吐、镇吐、调节胃功能等作用。

（2）天南星

功效与应用：① 燥湿化痰，熄风解痉：与地龙、僵蚕等配伍，用于风痰阻络所致的目偏视，上胞下垂，及视网膜血管痉挛、动脉硬化等。② 消肿散结：配少许冰片外涂，以消较小胞睑肿核。

现代药理研究：天南星有镇静、镇痛、祛痰等作用。

2. 清化热痰药

本类药多属寒性。某些药物不仅化痰，还有软坚散结之功。常用的药物有贝母、瓜蒌、昆布、海藻等。

(1) 浙贝母

功效与应用：① 清热化痰：浙贝母苦寒较重，清火散结作用较强，用于痰热所致的白睛紫红结节，黄液上冲，眼底渗出及机化物等。② 解毒散结：与蒲公英、天花粉等配伍，治热毒聚集所致的眼部疮疖。

现代药理研究：浙贝母有止咳平喘，扩瞳等作用。

(2) 瓜蒌

功效与应用：① 清热化痰，润肠通便：用于痰热所致的目疾，兼有大便干结者。其中瓜蒌皮专主清肺化痰，宽中理气；瓜蒌仁偏主润燥滑肠；全瓜蒌两者兼有，选择用之。② 理气宽胸，散结消肿：用于眼部疮肿初起，白睛隆起结节等。

现代药理研究：瓜蒌有抗菌、祛痰、泻下等作用。

(3) 昆布

功效与应用：清热化痰，软坚散结：与海藻、牡蛎等配伍，用于眼部肿块、结节，神膏混浊，眼底渗出、机化等。

现代药理研究：昆布含碘，碘化物进入组织及血后，尚能促进病理产物如炎性渗出物的吸收，并能使病态的组织崩溃和溶解。此外，还有降压、清除血脂作用，可用于动脉粥样硬化病人。

(4) 海藻

其功用见昆布。

(五) 平肝药

适用于肝阳上亢、肝风内动所致的眼病。平肝药分平肝熄风、平肝潜阳药等。

1. 平肝熄风药

本类药熄风力强。常用的药物有钩藤、天麻、全蝎、地龙、僵蚕等。

(1) 钩藤

功效与应用：熄风镇惊、清热平肝：与天麻、白蒺藜等配伍，用于肝热上扰或肝阳上亢之眼病，并有头晕目眩者。对阴虚生风者，常配首乌、生地黄、熟地黄同用。兼有高血压者用之更佳。

现代药理研究：钩藤有降压、镇静、解痉作用。

(2) 天麻

功效与应用：① 熄风定惊：用于肝阳上亢、肝热上扰，或肝虚生风之眼病，兼头痛、头晕、失眠者。② 消风化痰：与僵蚕、地龙、半夏等同用，治风痰阻络之眼病。③ 祛风止痒：与乌梢蛇、防风、川芎等配伍，用于眼痒不休者。

现代药理研究：天麻有镇静、镇痛、降血压、抗炎、增强免疫功能等作用。

（3）全蝎

功效与应用：① 祛风止痉：全蝎祛风力强，有较强解痉作用，适用于风阻经络之眼病。对肝风内扰所致的视网膜血管痉挛、阻塞，常与地龙、荆芥等同用。血虚生风者忌服。② 通络止痛：用于风湿所致的目痛。对痰火动风上攻于目而致的目胀痛，可在辨证基础上加本药。③ 解毒散结：常配清热解毒药，治胞睑疮肿、漏睛疮等。

现代药理研究：全蝎有镇痛、降压、延长凝血时间等作用。

（4）地龙

功效与应用：① 祛风通络：用于风邪阻络之眼病，及经络不舒而致的视网膜血管痉挛、硬化等。② 清热平肝：与石决明等配伍，用于肝热之眼病，兼有瘀肿者。

现代药理研究：地龙有解热、镇静、抗血栓形成、降压等作用。

（5）僵蚕

功效与应用：① 祛风散热：配荆芥、桑叶等，用于风热所致的目赤、目痒。② 祛风化痰：与全蝎、白附子等同用，治风痰阻络之眼病，如口眼歪斜等。③ 化痰散结：配制南星、半夏等，用于胞生痰核初起者。

2. 平肝潜阳药

常用的药物有石决明、白蒺藜、龙骨、牡蛎等。

（1）石决明

功效与应用：① 平肝潜阳，清热明目：用于肝阳上亢、肝肾阴虚所致的眼病。② 退翳明目：与青葙子、白蒺藜等配伍，用于黑睛生翳、血翳包睛、圆翳内障等。

（2）白蒺藜

功效与应用：① 平肝疏肝：用于肝阳上亢、肝郁气滞所致的头目胀痛，视物模糊等。若配熟地黄、白芍药等，可用于肝肾阴虚之眼病。② 平肝退翳：配青葙子、密蒙花等，治黑睛生翳。③ 祛风明目：与菊花、蔓荆子等同用，治风热所致的目赤多泪。

现代药理研究：白蒺藜有降血压、利尿、抗菌等作用。

（3）龙骨

功效与应用：潜阳安神：用于肝阳上亢，肝肾阴虚之眼病，伴有头痛、盗汗、失眠者，常配牡蛎同用。

(4) 牡蛎

功效与应用：① 益阴潜阳：用于肝阳上亢之眼病，伴有头痛、眼胀、盗汗、失眠、口渴者。② 化痰软坚：与夏枯草、昆布等配伍，用于眼底陈旧性渗出、机化物等。

(六) 理血药

理血药分止血药和活血化瘀药两类。

1. 止血药

本类药适用于出血眼病。眼科常用的止血药，其作用分凉血止血、收敛止血、化瘀止血药等。

凉血止血药用于血热妄行的出血证，常用的药物有白茅根、槐花、侧柏叶、大蓟、小蓟等。收敛止血药用于各种新出血阶段，常用的药物有仙鹤草、白及等。化瘀止血药适用于瘀血阻滞而致的眼部出血，常用的药物有蒲黄、茜草、三七等。

(1) 白茅根

功效与应用：① 凉血止血：与大小蓟、山栀炭等同用，治各种血热妄行之眼部出血。② 清热生津：白茅根能清肺胃伏热，又能生津，可治肺胃之火攻目所致的眼病，兼口渴、咽痛者。③ 利尿消肿：配车前子、木通等，治因热而致的目肿。

现代药理研究：白茅根有利尿、抑菌作用。

(2) 槐花

功效与应用：清热凉血止血：槐花能泻心肝之火，用于热伤血络之眼内出血，对高血压、血管炎引起的眼内出血用之更佳。

现代药理研究：槐花能增强毛细血管抵抗力，减少血管通透性，可使因脆性增加而出血的毛细血管恢复正常的弹性。此外，有抗炎、解痉、降压、降胆固醇作用。对实验性动脉硬化症有预防及治疗作用。

(3) 侧柏叶

功效与应用；凉血止血：用于血热妄行所致的眼部出血。本品还有祛风行气散瘀作用，故止血不易留瘀。

现代药理研究：侧柏叶有扩张血管、降低血压、抗菌、抗病毒等作用。

(4) 大蓟

功效与应用：凉血止血：常与小蓟同用，治血热妄行所致的眼部出血。

现代药理研究：大蓟有降血压作用。

（5）小蓟

其功用见大蓟。

（6）仙鹤草

功效与应用：收敛止血：用于各种眼部出血。对虚证出血用之更佳。血热妄行之出血，须配凉血止血药同用。

现代药理研究：仙鹤草有止血、抗炎、镇痛、抗菌、抗病毒等作用。

（7）白及

功效与应用：① 收敛止血：与旱莲草、仙鹤草等配伍，用于阴虚有热，或气不摄血之眼部出血，尤宜眼病后期，反复出血者。② 消肿生肌：与芙蓉叶、黄柏等配伍，用于眼部疮疖或溃口不收者。

现代药理研究：白及有促凝血、抗纤溶等作用。

（8）蒲黄

功效与应用：凉血止血，活血消瘀：用于眼内外出血，止血不留瘀。若出血严重者，须用炒蒲黄，配三七、大小蓟等。用于瘀滞证，常与桃仁、红花配伍。

现代药理研究：蒲黄有止血、抗血小板聚集、降低血清胆固醇、扩张血管、降低血压、抗炎、镇痛等作用。

（9）茜草

功效与应用：凉血止血，行血祛瘀：与大小蓟、侧柏叶等相配，用于血热妄行之眼部出血，止血而不留瘀。与桃仁、红花、当归等同用，治眼部瘀滞之证。

现代药理研究：茜草有轻度止血作用。

（10）三七

功效与应用：① 止血散瘀，消肿止痛：用于眼部各种出血。对外伤所致眼部瘀肿、胀痛尤宜，常配蒲黄、茜草等，亦可单独应用。② 退红消翳：用于眼赤呈紫暗色，黑睛严重混浊水肿者。

现代药理研究：三七能促进凝血过程，使止血时间明显缩短，有较强的止血作用。还能抑制血小板聚集，使血液黏度降低，有活血功效。此外，有扩血管、降压、抗炎、镇痛等作用。

2. 活血化瘀药

活血化瘀药具有行血、祛瘀、消肿、定痛等作用。适用于血滞或血瘀所致的眼部出血久不吸收，胞睑肿块、结节，眼底渗出、变性，眼部固定性疼痛等。常用的药物有川芎、丹参、红花、桃仁、苏木、泽兰、牛膝、茺蔚子、郁金等。

（1）川芎

功效与应用：① 活血行气：川芎为血中气药，用于眼内各种血证。若血虚者，配熟地黄、当归、白芍药等；血瘀者，配桃仁、红花等；出血者，配茜草、蒲黄等。② 祛风止痛：用于一切因风、因气、因血瘀、因血虚所致的目痛、头痛。气痛配香附；风痛配防风；血虚配当归、鸡血藤；血瘀或外伤配桃仁、红花。川芎亦治目痒，常配川乌、荆芥等同用。临床使用祛风清热除湿方药中，常见本品，以祛风散邪、活血通窍。

现代药理研究：川芎有抗血栓形成、镇静、抗菌、抗病毒等作用。

(2) 丹参

功效与应用：① 活血祛瘀：用于一切眼病兼有气血瘀滞者，尤其是眼内瘀血、陈旧性渗出等，用之更佳。对眼底脉络阻塞，可用丹参注射液静滴，或穴位注射。② 养血安神：用于血热瘀滞之眼病，兼心神不宁者。③ 凉血消痈：与蒲公英、连翘等配伍，用于眼睑痈疮。

现代药理研究：丹参有改善微循环、改善血液流变性、抑制血小板聚集、抗血栓、抗炎、镇静、提高耐缺氧能力、促进组织的修复与再生、抗动脉粥样硬化、促进免疫功能、抑菌等作用。

(3) 桃仁

功效与应用：① 活血化瘀：与红花、当归、川芎等配伍，用于眼外伤等一切瘀滞证。② 润燥滑肠：用于瘀滞之眼病，兼有肠燥便秘者尤宜。

现代药理研究：桃仁有抗凝及抑制血栓形成，润肠缓泻、抗炎、抗过敏、镇痛等作用。对体外成纤维细胞增生亦有抑制作用，可用于青光眼术后，减少疤痕形成。

(4) 红花

功效与应用：活血祛瘀：红花少用养血，多用破血通经，常与桃仁配伍，用于眼部一切瘀滞证。

现代药理研究：红花有抗血栓形成、降血脂等作用。

(5) 苏木

功效与应用：活血祛瘀：苏木少用和血，多用则破血，用于眼外伤出血及瘀肿胀痛。

现代药理研究：苏木对金黄色葡萄球菌、溶血性链球菌等有抑制作用。

(6) 泽兰

功效与应用：① 活血祛瘀：与丹参、川芎配伍，用于眼部一切血瘀证。② 行水消肿：与泽泻、马鞭草同用，治眼部肿块、水肿等。

(7) 牛膝

功效与应用：① 活血祛瘀：用于眼部各种瘀血证，因性善下行，对气火上逆所致的出血尤宜。② 补益肝肾：与熟地黄、枸杞子等配伍，用于肝肾亏虚之眼病。眼病有各种瘀滞而兼有腰膝酸软者用之更佳。

现代药理研究：牛膝有抗炎、镇痛、轻度利尿作用。怀牛膝具有降低大鼠全血黏度、红细胞压积、红细胞聚集指数的作用，并能延长大鼠凝血酶原时间和血浆复钙时间。

（8）茺蔚子

功效与应用：① 活血祛瘀：与泽兰、马鞭草等配伍，用于瘀血内阻所致的眼病，兼有水肿者，用之更佳。② 凉肝明目：与青葙子、石决明等同用，治肝经热盛所致的目赤肿痛、黑睛生翳等。

现代药理研究：茺蔚子有抗血栓形成、改善微循环、利尿等作用。

（9）郁金

功效与应用：① 凉血祛瘀：与牡丹皮、丹参配伍，用于血热瘀滞之眼病。② 行气止痛：用于肝气郁滞、肝气上逆所致的一切眼病，兼有头痛、胸胁满痛、食少嗳气者。③ 祛痰开窍：与石菖蒲、远志等配伍，用于痰阻经络所致的急性眼病或一些比较顽固的眼病，视力难以上升者。

现代药理研究：郁金有扩张血管、降血脂等作用。

（10）穿山甲

功效与应用：① 消肿排脓：用于眼部疮疖初期，脓未成者可配伍皂角刺及清热解毒药，使之消散；脓已成而未溃者亦可用之，以使速溃排脓。② 搜风活络：用于风邪入络，风湿阻络或气血瘀滞所致的胞轮振跳、风牵偏视、视网膜血管阻塞，以及眼部的有形之物，皆可配伍其他宣通气血药物同用。

现代药理研究：穿山甲水煎液能明显延长小鼠和大鼠凝血时间，降低血液黏度。本品还能升高白细胞、抗炎、提高缺氧耐受力的作用。

（七）补益药

补益药有补气、补血、补阴、补阳作用。适用于气、血、阴、阳不足之眼病。

1．补气药

本类药用于气虚之眼病。常用的药物有党参、黄芪、白术等。

（1）党参

功效与应用：① 补中益气：与茯苓、白术等配伍，用于中气不足之眼病。② 补气：常与熟地黄、当归配伍，用于因气血不足所引起的一切内外障眼病。

现代药理研究：党参有增强免疫功能、提高机体应激能力等作用。对预防血栓形成可因剂量不同而呈双向调节作用。

（2）黄芪

功效与应用：① 益气升阳：与党参、升麻配伍，用于气虚之上胞下垂、胞举乏力，视力疲劳，黑睛翳陷、久不收敛等。② 益气摄血：与党参、旱莲草等同用，治气不摄血之眼部反复出血。③ 健脾利水：与茯苓、泽泻相配，用于脾虚气弱所致的胞睑浮肿、黄斑水肿等。④ 托毒排脓：常配人参、川芎、皂角刺等，用于眼部痈疮溃口难收，或脓成久不溃破者。

现代药理研究：黄芪有增强非特异性、特异性免疫功能，抗血小板聚集和对血小板聚集具有明显解聚作用。并可促进血细胞的生成、发育和成熟过程。对人与动物均有明显利尿作用。此外，还有抗病毒、抗菌、抗炎、降压等作用。

(3) 白术

功效与应用：① 补脾益气：与党参、茯苓等配伍，用于脾虚气弱之眼病。② 燥湿利水：与茯苓、猪苓配伍，用于脾虚气弱、水湿停留所致的眼部水肿。

现代药理研究：白术有利尿、降压、降血糖、抗凝血、增强免疫功能、抗菌等作用。

2. 补血药

本类药用于血虚之眼病。常用的药物有熟地黄、当归、何首乌、白芍药等。

(1) 熟地黄

功效与应用：① 补血活血：常配当归、川芎等，用于血虚或血滞之眼病。② 滋阴明目：与枸杞子、女贞子等配伍，用于肝肾不足之眼病。与知母、黄柏等配伍，用于阴虚火旺之眼病。亦可作为热性眼病恢复期的主要调理药。

现代药理研究：熟地黄有降血糖、利尿、抗真菌等作用。

(2) 当归

功效与应用：① 补血和血：与熟地黄、白芍药等配伍，用于血虚之眼病。与赤芍药、川芎等配伍，用于血滞之眼病。② 润燥通便：用于血虚眼病，兼有便秘者。大便溏泻者慎服。

现代药理研究：当归有抗血小板聚集、抗血栓形成、促进血红蛋白及红细胞的生成、扩张血管、降低血脂、增强非特异性和特异性免疫功能、镇痛、镇静、抗炎、抗缺氧、体外抗菌等作用。

(3) 何首乌

功效与应用：① 补肝益肾：与熟地黄、枸杞子等配伍，用于肝肾亏虚、精血不足之眼病，兼有腰膝酸软、须发早白者。② 养血祛风：配天麻、钩藤等，用于血虚生风或肝风上扰之眼病。

现代药理研究：首乌有增强免疫功能、降血脂、抗动脉粥样硬化、抗菌等作用。

(4) 白芍药

功效与应用：① 养血敛阴：与熟地黄、当归等配伍，用于阴血不足之眼病。② 柔肝止痛：配当归、柴胡等，用于血虚肝旺、肝气不和所致的胞轮振跳、频频眨目、眼珠胀痛、眉棱骨痛等。

现代药理研究：白芍药有镇静、镇痛、解热、抗炎、增强免疫功能、抗菌、抗病毒等作用。

3. 补阴药

本类药用于阴分不足之眼病。常见肺阴虚、肺胃阴虚、肝肾阴虚、肾阴虚之证。常用的药物有沙参、麦冬、石斛、枸杞子、女贞子、楮实子、山茱萸等。

(1) 沙参

功效与应用：养阴清肺：与麦冬、石斛等配伍，用于肺热阴伤所致的眼部干涩、白睛红赤色淡、泪液减少，及热病后期肺胃阴伤之眼病。

现代药理研究：沙参有增强免疫功能、解热、镇痛、抗真菌等作用。

(2) 麦门冬

功效与应用：① 养阴润肺：与沙参、天花粉同用，治阴虚肺燥所致的白睛溢血、白睛有泡隆起、眵干而硬等。亦治肺肾阴虚所致的眼部反复少量出血。② 益胃生津，清心除烦：用于阴虚眼病，兼有心烦不眠、口渴欲饮者。

现代药理研究：麦冬有升高外周白细胞、增加网状内皮系统吞噬功能、抗炎等作用。

(3) 石斛

功效与应用：养胃阴，生津，清热明目：与生地黄、麦冬等配伍，用于热病伤阴，久病阴虚内热所致的眼病。

现代药理研究：石斛有一定的止痛退热作用。

(4) 枸杞子

功效与应用：补益肝肾，明目止泪：枸杞子平补阴阳，亦能补血，常配菊花、熟地黄等，用于肝肾不足所致的内外障眼病。

现代药理研究：枸杞子有增强免疫功能、促进造血功能、降血糖、降血压等作用。

(5) 女贞子

功效与应用：补肾滋阴：与枸杞子、楮实子等同用，治肝肾不足之眼病。本品善治阴虚内热证，常配旱莲草，用于阴虚内热所致的眼内出血、视物不清等。

现代药理研究：女贞子有增强免疫功能、降血脂、利尿、抗菌等作用。

(6) 楮实子

功效与应用：① 滋补肝肾：与菟丝子、茺蔚子等配伍，用于肝肾不足之眼病。② 清肝退翳：与决明子、青葙子等同用，治肝热生翳，亦治小儿翳眼。兼有眼部水肿、小便不利者尤宜。

(7) 山萸肉

功效与应用：补益肝肾：与熟地黄、枸杞子等配伍，治肝肾不足之眼病，兼有腰膝酸软、遗精盗汗者。

现代药理研究：山萸肉有抑制血小板聚集、降血糖、增强免疫功能、抗菌等作用。

4. 补阳药

本类药适用于阳气不足之眼病。常见肾阳不足、脾肾阳虚之证。常用的药物有补骨脂、菟丝子、潼蒺藜等。

(1) 补骨脂

功效与应用：温肾助阳：与菟丝子、覆盆子等同用，治肾阳不足之眼病。

现代药理研究：补骨脂有抗菌、升高白细胞、抗衰老、止血等作用。

(2) 菟丝子

功效与应用：补肾益精、养肝明目：常与楮实子、覆盆子等配伍，用于肝肾不足所致的慢性眼病。

现代药理研究：菟丝子有增强免疫功能、降压等作用。

(3) 潼蒺藜

功效与应用：补益肝肾，益精明目：与菟丝子、枸杞子等配伍，用于肝肾不足之眼病。

(八) 退翳明目药

退翳明目药具有祛风退翳、清肝明目、退障等作用。常用的药物有蝉蜕、木贼草、谷精草、秦皮、决明子、青葙子、密蒙花、夜明砂等。

1. 蝉蜕

功效与应用：① 疏风散热：与菊花、黄芩等配伍，用于外感风热，目赤肿痛，畏光流泪。② 祛风退翳：与蒺藜、菊花等配伍，用于黑睛翳膜，新老翳障。③ 祛风止痒：与荆芥、防风、菊花等配伍，用于眼部过敏，痒极难忍，或痒如虫行。④ 祛风止痉：与防风、僵蚕等同用，治风热所致小儿频频眨目、胞轮振跳、目偏视等。或胞睑肌肉抽搐跳动。

现代药理研究：蝉蜕有镇静作用，能降低横纹肌紧张度，又能降低放射反应，并具有神经节阻断作用。

2. 木贼草

功效与应用：① 祛风退翳：与蝉蜕、黄芩配伍，用于肝经风热，目赤翳膜，羞明流泪。② 祛风止泪：与防风、蒺藜等配伍，用于迎风流泪。

现代药理研究：木贼草有降压、预防实验性家兔动脉粥样硬化斑块形成的作用。

3. 谷精草

功效与应用：① 散风热，退翳膜：常与木贼草、蝉蜕等相配，用于风热所致目生翳膜、目赤肿痛等。② 养肝明目：用于肝虚小儿夜盲，常与动物肝脏同食；或与夜明砂、蛤粉等药配伍。

现代药理研究：谷精草对绿脓杆菌有抑制作用，对金黄色葡萄球菌、大肠杆菌等亦有抑制作用。

4. 秦皮

功效与应用：① 清肝明目：配青葙子、密蒙花等，用于肝热或风热所致的目赤肿痛、黑睛生翳、迎风流泪等。亦可单用秦皮煎汁洗眼、熏眼。② 清热燥湿：配黄芩、黄连等，用于湿热之眼病。

现代药理研究：秦皮有抗菌、抗炎、抑制血小板凝集等作用。

5. 决明子

功效与应用：① 清肝明目，疏散风热：与青葙子、木贼草等配伍，用于肝火上炎或肝经风热所致的目赤肿痛、黑睛生翳。与枸杞子、女贞子等同用，治肝肾不足之眼病。② 润肠通便：用于目赤肿痛，黑睛生翳，兼有大便干结者。

现代药理研究：决明子有降压、降血脂、泻下、抗菌等作用。

6. 青葙子

功效与应用：清肝火、祛风热、退翳膜：与决明子、石决明等配伍，用于肝火上炎或肝经风热所致的目赤肿痛、黑睛生翳等。

现代药理研究：本品具有降压及扩瞳作用。

7. 密蒙花

功效与应用：清热润肝，退翳明目：与石决明、青葙子同用，治肝热所致的黑睛生翳、晶珠混浊、目赤肿痛等。与枸杞子、菟丝子等相配，治肝虚所致的视物昏花、目暗不明等。

现代药理研究：密蒙花能降低毛细血管的通透性与脆性，并有抗炎作用。

8. 夜明砂

功效与应用：清热活血明目：与茺蔚子、赤芍药等配伍，用于肝热血滞所致的血翳包睛、黑睛生翳、小儿疳眼等。与石决明、羯羊肝等配伍，用于夜盲。

二、眼科常用方剂

中医眼科方剂有着丰富的内容。为了避免与其他科的重复，这里只重点介绍中医眼科常用的和有代表性的方剂。

（一）散热消毒饮子

【组成】牛蒡子、羌活、黄连、黄芩、苏薄荷、防风、连翘。

【用法】水煎服。

【功效】祛风、清热、解毒。

【应用】

1. 用于风热上攻所致的目赤疼痛，眼胞肿胀如桃，全身兼见头痛身热，恶风鼻塞，苔薄，脉浮数者。

2. 用于疠气时邪，风热毒邪外袭所致的天行赤眼，白睛红赤，目热灼痛，泪热如汤者。

（二）驱风散热饮子

【组成】连翘、牛蒡子、羌活、苏薄荷、大黄、赤芍药、防风、当归尾、甘草、山栀仁、川芎。

【用法】水煎服。

【功效】祛风清热，退赤止痛。

【应用】

1. 用于风热攻目或外感疫毒邪气所致胞睑、白睛赤热肿痛。若大便通畅，可去大黄。

2. 用于风热上攻，客于泪窍所引起的漏睛疮。证见大眦红肿疼痛，泪多头痛，恶寒发热，舌苔薄黄，脉浮数者。

3. 用于风热引起的胞轮振跳，可兼有头痛眼胀，鼻塞涕多，苔白，脉浮。若胞轮振跳频频，可选加僵蚕、木瓜等通络止痛。

4. 用于电光性眼炎。疼痛剧烈者，可加细辛、白芷疏风止痛。

（三）新制柴连汤

【组成】柴胡、黄连、黄芩、赤芍药、蔓荆子、山栀、龙胆草、木通、甘草、荆芥、防风。

【用法】水煎，食后服。

【功效】祛风清热。

【应用】

1. 用于风热壅盛，黑睛起翳如星、边缘不清、表面污浊、如覆薄脂，抱轮红赤，头目疼痛，舌红苔薄黄，脉浮数者。可加草决明、木贼草、菊花等清肝明目退翳；热毒盛者，可加金银花、连翘以清热解毒。

2. 用于肝经风热所致的瞳神紧小或瞳神干缺，可酌加牡丹皮、生地黄、丹参、茺蔚子凉血活血，增强退赤止痛的作用。

（四）正容汤

【组成】羌活、白附子、防风、秦艽、胆南星、白僵蚕、半夏、木瓜、甘草、黄松节、生姜。

【用法】水煎服。

【功效】祛风通络，化痰解痉。

【应用】用于风邪痰湿阻滞经络引起的眼皮麻木，上胞下垂，风牵偏视，口眼歪斜，视正反斜，视定为动，瞳神散大，神珠将反，瞳神反背，小儿通睛，坠睛等。若病程较长者，可选加活血行气之品，如郁金、川芎、赤芍、丹参之类；若挟肝风，可选加平肝熄风药，如天麻、钩藤、石决明之属。

（五）泻肺饮

【组成】石膏、赤芍药、黄芩、桑白皮、枳壳、木通、连翘、荆芥、防风、栀子、白芷、羌活、甘草。

【用法】水煎服。

【功效】清肺泻热，祛风散邪。

【应用】用于风热所致的暴风客热、天行赤眼及天行赤眼暴翳热重于风者。

（六）泻肺汤

【组成】桑白皮、黄芩、地骨皮、知母、麦门冬、桔梗。

【用法】水煎，食后服。

【功效】清肺泻热。

【应用】

1. 用于肺经燥热所致的金疳。可加连翘、夏枯草、浙贝清热散结。

2. 用于白膜侵睛，可加白蒺藜、甘草清肝明目退翳。

（七）眼珠灌脓方

【组成】生大黄、瓜蒌仁、生石膏、玄明粉、枳实、栀子、夏枯草、金银花、黄芩、天花粉、竹叶。

【用法】水煎服。

【功效】清热泻火，解毒排脓。

【应用】用于热毒炽盛所致的凝脂翳，黄液上冲等。热毒盛者，可加蒲公英、紫花地丁以加强清热解毒之力；若热入血分，可加入犀角、牡丹皮以清热凉血；热盛伤阴，则加入麦冬、玄参清热养阴。

（八）竹叶泻经汤

【组成】柴胡、栀子、羌活、升麻、炙甘草、黄连、大黄、赤芍药、草决明、茯苓、泽泻、车前子、黄芩、苦竹叶。

【用法】水煎，食后稍热服之。

【功效】清心利湿。

【应用】用于心脾湿热所致漏睛。如脓多稠黏，则可去羌活，加天花粉、白芷、漏芦、没药等清热排脓，祛瘀消滞。

（九）滋阴降火汤

【组成】当归、川芎、生地黄、熟地黄、黄柏、知母、麦冬、白芍药、薄荷、黄芩、柴胡、甘草。

【用法】水煎服。

【功效】滋阴降火。

【应用】

1. 用于阴虚火旺所致的萤星满目、视瞻昏渺、瞳仁干缺。

2. 用于阴虚火旺所致的聚星障。可加石决明、草决明、谷精草之类以清肝明目退翳。

（十）石决明散

【组成】石决明、草决明、赤芍药、青葙子、麦冬、羌活、山栀子、木贼草、大黄、荆芥。

【用法】

1. 水煎服。

2. 为末，每次6g，日三次。

【功效】清热平肝，退翳明目，祛风散邪。

【应用】

1. 用于黑睛新翳。

（1）翳膜初起，翳薄白轻浅，全身兼有头痛恶风，发热鼻塞咽痛，苔白脉浮等风热证候者，去大黄，选加金银花、连翘、牛蒡子、白蒺藜以助疏风清热。

（2）黑睛生翳，抱轮红赤甚者，去羌活，加龙胆草、黄芩、黄连之类以助清肝泻火。

（3）黑睛新翳形若树枝、地图等状者，去羌活，加柴胡、板蓝根、黄芩之类清肝解毒；加贯众、芦荟、芜荑、鹤虱之属以清肝杀虫。

（4）黑睛溃陷，污秽湿烂，或混睛障，可加土茯苓、蒲公英等除湿清热解毒。

2. 撞刺生翳。

（1）用于黑睛宿翳：去大黄，选加乌贼骨、谷精草、密蒙花等明目退翳。

（2）用于血灌瞳神前部：可去羌活，加牡丹皮、赤芍药、丹参之类凉血化瘀。

（3）用于圆翳内障：去羌活、大黄，加生地黄、玄参、荸荠等养阴清热之品。

（4）用于惊振内障：加三七、桃仁、红花等活血散瘀。

（十一）除湿汤

【组成】连翘、滑石、车前子、枳壳、黄芩、川连、木通、甘草、陈皮、白茯苓、防风、荆芥。

【用法】水煎服。

【功效】清热除湿。

【应用】

1. 用于脾胃湿热，外受风邪，风、湿、热邪相搏，上攻睑弦所引起的睑弦赤烂，眵泪胶黏，痛痒并作者。

2. 用于风热湿毒壅盛所引起的风赤疮痍，胞睑红赤肿痛，水疱簇出，甚至溃破糜烂，渗出黏液者，可加土茯苓、金银花、蒲公英以助清热解毒。

3. 用于湿热兼风邪所致的目痒若虫行症。若风邪重者，可加乌梢蛇、蝉蜕之类祛风止痒。

（十二）抑阳酒连散

【组成】蔓荆子、前胡、羌活、白芷、甘草、黄芩、山栀、寒水石、黄连、防己、生地黄、独活、黄柏、防风、知母。

【用法】水煎服。

【功效】祛风除湿清热。

【应用】用于风湿相搏所致的瞳神紧小或瞳神干缺，神水混浊，黄仁纹理不清，肢节酸痛，舌苔黄腻等。若热偏重，赤痛较甚者，宜酌减独活、羌活、白芷等辛温发散之品，加茺蔚子、赤芍药清肝凉血，活血止痛；若湿偏盛，热不重者，宜去知母、栀子、寒水石等寒凉泻火药物，酌加厚朴、薏苡仁、白蔻仁宽中利湿。

（十三）除风清脾饮

【组成】广陈皮、连翘、防风、知母、玄明粉、黄芩、元参、黄连、荆芥穗、大黄、桔梗、生地黄。

【用法】水煎服。

【功效】清脾泻胃，祛风散邪。

【应用】

1. 用于脾胃热盛所引起的粟疮。若兼湿邪者，加苦参、地肤子、苍术等清热燥湿。

2. 用于脾胃积热所致的椒疮。

3. 用于脾经蕴热，外感风邪，上攻胞睑所致的风赤疮痍。若无便秘，可去大黄、玄明粉，加赤芍药以凉血散瘀。

（十四）宁血汤

【组成】仙鹤草、旱莲草、生地黄、栀子炭、白芍药、白蔹、侧柏叶、阿胶、白茅根、白及。

【用法】水煎服。

【功效】滋阴清热，凉血止血。

【应用】用于阴虚火旺或血热妄行所致的眼底出血及血灌瞳神等，为避免寒凉太过，止血留瘀，可在方中酌加生蒲黄、三七化瘀止血。

（十五）生蒲黄汤

【组成】生蒲黄、旱莲草、丹参、荆芥炭、郁金、生地黄、川芎、牡丹皮。

【用法】水煎服。

【功效】凉血止血，活血化瘀。

【应用】用于眼底出血，血灌瞳神，白睛溢血，外伤出血等。

1. 心脾两虚，气不摄血所致出血者，加人参、黄芪、白术、山药之类补脾益气。

2. 阴虚火旺，目络受损，加知母、黄柏、阿胶、白芍药等滋阴降火。

3．肝阳上亢，血壅络破者，加石决明、龙骨、钩藤等平肝潜阳。

4．血热旺盛，迫血妄行者，加白茅根、仙鹤草、茜草等凉血止血。

（十六）除风益损汤

【组成】熟地黄、当归、白芍药、川芎、藁本、前胡、防风。

【用法】酌情加量，水煎服。

【功效】养血活血，除风益损。

【应用】用于外物伤目，眼珠破损，风邪乘袭者，临证可酌加桃仁、红花等活血化瘀，黄芩、黄连等清热解毒。

（十七）养阴清肺汤

【组成】大生地黄、麦冬、生甘草、玄参、贝母、牡丹皮、薄荷、炒白芍药。

【用法】水煎服。

【功效】养阴清肺热。

【应用】用于热伤肺阴引起的暴风客热，金疳，火疳等。白睛红赤较甚者，可选加金银花、连翘、黄芩、桑白皮以清热；如目中津亏干燥者，可选加石斛、天花粉、玉竹等养阴清热，生津润燥；黑睛有翳者，可选加木贼草、草决明等明目消翳。

（十八）当归养荣汤

【组成】防风、白芷、白芍药、熟地黄、当归、川芎、羌活。

【用法】水煎，食后服。

【功效】养血祛风止痛。

【应用】

1．用于血虚所致目珠疼痛，眼睫无力，常欲闭垂，久视酸痛者。

2．用于血气不足，邪气内伏所致的陷翳，可加谷精草、木贼草发散风热，退翳明目。

（十九）驻景丸加减方

【组成】菟丝子、楮实子、茺蔚子、枸杞子、车前子、木瓜、寒水石、紫河车、生三七、五味子。

【用法】

1．研为细末，为蜜丸，每日空腹20g。

2. 水煎服，三七研末，紫河车研末，药汁冲服。

【功效】补养肝肾，益精明目。

【应用】凡因肝肾不足所引起的内外障眼病，均可使用本方，根据眼部不同的证候灵活加减。

1. 用于白涩症，可去紫河车、寒水石加生地黄、麦门冬滋养阴液。

2. 用于眼底出血，日久不消者，可去紫河车、寒水石，加桃仁、红花、丹参、郁金等活血行气。

3. 眼底有水肿者，去紫河车、寒水石，加薏苡仁、茯苓、豆卷、木通之类利水渗湿，健脾消肿。

4. 眼底有渗出者，去紫河车、寒水石，加山楂、鸡内金、谷芽等以消积滞；加郁金、丹参、红花等以消瘀滞。

5. 眼底有退变者，去车前子，加当归、桑椹、白芍药、熟地黄之类养血明目；加猪脊髓或猪脑髓填精补髓。

6. 眼底有增生及瘢痕改变者，可加海藻、昆布、海蛤壳等软坚散结；加三棱、莪术、刘寄奴等破血散结。

7. 视网膜脱离者，可与生脉散合用，以益气固脱。

8. 玻璃体液化或有混浊者，加郁金、丹参、红花、赤芍药之类行气活血。

9. 高风雀目去车前子加鲜猪肝、夜明砂养肝明目。

10. 用于能近怯远时，去车前子，加青皮、秦皮疏理肝气；加伸筋草、松节疏筋活络。

第四节　眼科常用针灸穴位

针灸治疗眼病多从局部及局部与整体的症状进行分析、辨证，以明其寒热虚实，选配穴位，应用针刺和艾灸等方法，以调和阴阳、扶正祛邪、疏通经络，从而达到治疗眼病的目的。

治疗眼病的穴位，历代针灸及眼科医籍中屡有记载，穴位多、效果甚好。采用针灸治疗眼病又经后世不断发掘及发扬，更广泛地使用于临床。此外，针刺时应注意眼及眼周的组织特性和与其他组织的联系，针刺的深浅、手法等，一般眼周的穴位多不用灸法。

针灸的方法和治疗原则与其他各科基本相同，在此仅将常用穴位及功能主治介绍于下。

一、眼周围穴位及经外奇穴

1. 眼周围穴位

（1）睛明：可治迎风流泪、针眼、上胞下垂、风牵偏视、风热眼，火疳、黑睛翳障、圆翳内障及多种瞳神疾患。

（2）攒竹：治同睛明穴。

（3）丝竹空：可治针眼、胞轮振跳、上胞下垂、风牵偏视、风热眼、聚星障、火疳、瞳神紧小等。

（4）瞳子髎：可治针眼、上胞下垂、风牵偏视，青风内障、绿风内障，瞳神紧小等。

（5）阳白：可治针眼、风牵偏视、黑睛翳障、圆翳内障、青风内障、绿风内障等。

（6）四白：可治针眼、胞轮振跳、风牵偏视、近视、远视、聚星障、青风内障、绿风内障。

（7）承泣：可治针眼、流泪症、胞轮振跳、风牵偏视、黑睛翳障、近视、远视。

（8）眉冲：可治头目疼痛、绿风内障等。

（9）角孙：可治目赤肿痛、黑睛翳障等。

（10）头临泣：可治流泪、黑睛翳障、圆翳内障、视瞻昏渺等。

（11）目窗：可治暴风客热、睑弦赤烂、黑睛翳障、青盲等。

2. 经外奇穴

（1）神聪：可治头目疼痛、眩晕等。

（2）印堂：可治胞睑肿痛及生疮、白睛红赤、黑睛生星翳等。

（3）上明：位于眉弓中点，可治目眶疼痛、目赤生翳、青盲等。

（4）太阳：可治目涩、针眼、上胞下垂、黑睛翳障、圆翳内障、青风内障、绿风内障等。

（5）球后：可治圆翳内障、视瞻昏渺、视瞻有色、青盲、近视、远视。

（6）鼻通：可治暴风客热、迎风流泪等。

（7）翳明：可治目赤肿痛、黑睛翳障、圆翳内障、视瞻昏渺、夜盲等。

（8）耳尖：可治暴风客热、天行赤眼、天行赤眼暴翳等。

（9）四缝：可治小儿疳积上目等。

（10）大骨空、小骨空：可治目疼痛、流冷泪、睑弦赤烂等。

（11）鱼腰：可治针眼、上胞下垂、目眶痛、胞睑掣动等。

二、躯干四肢部穴位

（1）尺泽：可用于治疗暴风客热、天行赤眼等。

（2）太渊：可用于治疗睑弦赤烂、黑睛星翳、视瞻昏渺等。

（3）合谷：可用于治疗睑弦赤烂、胬肉攀睛、白睛及黑睛干燥失润、瞳神紧小、绿风内障等。

（4）曲池：可用于治疗视物模糊、眼珠突出、风赤疮痍等。

（5）臂臑：可治胞轮振跳、视物昏朦等。

（6）承泣：可用于治疗胞睑掣动、睑弦赤烂、黑睛星翳、迎风流泪等。

（7）巨髎：可用于治疗胞睑掣动、眼外肌麻痹、夜盲等。

（8）头维：可治疗胞睑掣动、绿风内障、目痛如脱等。

（9）足三里：可治上胞下垂、黑睛星翳、视瞻昏渺、疳积上目等。

（10）神门：可治绿风内障、视疲劳等。

（11）后溪：可治睑弦赤烂、流泪症等。

（12）天柱：可治目痛、流泪、瞳神紧小等。

（13）心俞：可治流泪、目赤痛等。

（14）肝俞：可治流泪、白睛及黑睛干燥失润、瞳神紧小、绿风内障、视瞻昏渺、疳积上目、青盲、夜盲等。

（15）脾俞：可治青盲、夜盲等。

（16）肾俞：同肝俞。

（17）外关：可治胞睑肿痛化脓、胬肉攀睛、流泪等。

（18）风池：可治上胞下垂、黑睛星翳、睑弦赤烂、流泪症、暴风客热、天行赤眼等。

（19）行间：可治流泪症、胬肉攀睛、黑睛星翳、青盲等。

（20）大椎：可治暴风客热、天行赤眼、天行赤眼暴翳等。

（21）关元：可治视瞻昏渺、疳积上目、夜盲等。

三、头针

（一）常用部位

视区：在枕外粗隆水平线上，旁开枕外粗隆1cm，向上引平行于前后正中线之4cm长直线即是此区。

（二）适应证

皮质性视力障碍。

（三）方法

用2.5～3寸的26～28号针，取坐位，平卧位或侧卧位均可。选好刺激区，常规消毒。针沿头皮捻转进针，斜刺入头皮下，勿刺在皮内或骨膜，达到该区深度后，加快捻转，捻转频率为每分钟240次左右。不能提插。达到麻胀针感后，留针5～6分钟，再行针两次，留针两次即可起针。起针后应以棉球稍加揉压针眼，以防出血。

四、耳针

耳针疗法是用毫针或环针在耳穴或耳部压痛点进行针刺，以治疗疾病的方法。

（一）眼科耳穴常用穴位

耳尖、肝、肾、心、肾上腺、眼、目1、目2、眼穴。

（二）适应证

针眼、天行赤眼、暴风客热、迎风流泪、瞳神紧小、绿风内障、青风内障、视瞻昏渺、高风内障、近视等。

（三）注意事项

耳廓有炎症或有皮损时，禁用此法；有习惯性流产的孕妇，不宜用耳针；年老体弱的高血压、心脏病患者，针刺前后应适当休息，针时手法要轻巧，留针时间不可太长。

五、三棱针

（一）方法

三棱针是点刺放血治疗的工具，用之刺破一定穴位或浅表血络，放出少量血液以达到治病祛邪目的的为三棱针疗法。眼科主要用于治疗外障眼病属实证者。有的眼病在背部找细红点，挑破挤出黏液或血水，眼病而愈。

（二）注意事项

注意无菌操作。手法宜轻、浅、快，使出血少许为佳。一般3天1次。

六、梅花针

（一）方法

梅花针又名皮肤针，用梅花针扣打眼眶周围的穴位，以潮红为度，用力均匀。

（二）眼科梅花针常用穴位

睛明、攒竹、鱼腰、四白、丝竹空、太阳穴等。

（三）适应证

近视、胞轮振跳。

（四）注意事项

局部皮肤有溃疡及创伤者，不宜使用；叩打力度可以有轻重之别，针尖接触皮肤的时间有长短之分，但须注意以下几点：一要弹刺，二要平刺，三要匀刺，四要稳刺。

各　论

第七章　胞睑疾病

胞睑又称眼睑、眼胞和睥。分上睑和下睑两部分。胞睑覆盖于眼珠前部，司眼之开合，具有保护眼珠、滋润黑睛、清除眼珠表面的灰尘和毒邪等功能。胞睑的边缘称睑弦，睑弦有排列整齐的睫毛，可以遮挡灰尘和减弱强光对黑睛的刺激。胞睑相当于西医学的眼睑。

胞睑属五轮学说中之肉轮，内应于脾，脾与胃相表里，故当胞睑有病时，多责之于脾和胃。由于胞睑位于眼珠前部，易受六淫之邪侵袭，内可因脾胃功能失调而发生胞睑病证，内外合邪则更易发病。此外，胞睑还易受物理及化学性损伤。胞睑疾病属临床常见病、多发病。

胞睑疾病的主要临床表现为：胞睑红热肿痛，生疮溃脓；睑弦红赤、烂、痒，倒睫；睑内血脉红赤模糊，条缕不清，颗粒丛生，或肿核如豆等症。

治疗时，内治风热毒邪直袭胞睑者，治宜祛风清热解毒为主；属脾胃火热上攻胞睑者，治宜清脾泻火解毒；属脾胃湿热上注胞睑者，治宜清热燥湿，或利湿；属风湿热合而为病者；治宜疏风清热除湿为主；属脾胃虚弱者，治宜补中益气。多配合外治，必要时还可采用手术治疗及中西医结合治疗。

对某些有传染性的胞睑疾病，如椒疮等，除积极治疗外，还应重视预防，以免传播。

第一节　针　眼

针眼是指胞睑边缘生疖，形如麦粒，红肿痒痛，易成脓溃破的外障眼病。又名土疳、土疡、偷针。病名首见于《诸病源候论·目病诸候·针眼候》。本病为常见多发病。以青少年多见。素体虚弱，或有近视、远视及不良卫生习惯者，常易罹患。

针眼相当于西医学的睑腺炎，是化脓性细菌侵入眼睑腺体而引起的一种急性炎症。

【病因病机】

1. 风热外袭，客于胞睑，风热煎灼津液，变生疮疖，发为本病。

2. 过食辛辣炙煿，脾胃积热，火热毒邪循经上攻胞睑，致胞睑局部酿脓溃破。

3. 余邪未清或脾气虚弱，卫外不固，复感风热之邪，则引起本病反复发作。

【临床表现】

1. 症状

患眼胞睑局部肿胀、疼痛、痒。一般初发多肿痒明显，中期以肿痛为主，脓成溃破后诸症减轻，红肿渐消。症情严重时可伴发热、恶寒、头痛等症。

2. 专科检查

初起胞睑局部肿胀、微红，形似麦粒。甚者红肿焮热，胞睑扪及硬结，压痛拒按，继之红肿局限，硬结软化成脓，外针眼脓成于睑皮肤面，内针眼脓成于睑内面，可见脓点溃破。若病变靠近小眦部，则疼痛明显，可见患侧白睛红赤，甚至白睛红赤肿胀嵌于睑裂。同侧耳前可扪及肿核。

3. 实验室及特殊检查

血常规检查可见白细胞总数及中性粒细胞增高。

【诊断依据】

1. 胞睑局部痒肿疼痛。

2. 胞睑可触及硬结，压痛拒按。

【鉴别诊断】

本病应与胞生痰核、漏睛疮相鉴别。

【治疗】

未成脓者，应退赤消肿，促其消散；已成脓者，当促其溃脓或切开排脓。

1. 辨证论治

(1) 风热客睑

症状　病初起，胞睑局限微红肿痒痛，可扪及硬结，压痛；全身可伴有头痛、发热等症；舌苔薄黄，脉浮数。

辨证要点　风热之邪初犯胞睑，风邪为甚，故辨证以胞睑肿胀、痒甚，及风热证之舌脉为要点。

治法　疏风清热，消肿散结。

方药　银翘散加减。可去方中豆豉，加赤芍药、牡丹皮、当归以凉血活血、消肿散结。若痒甚者，加桑叶、菊花以助祛风止痒。

（2）热毒壅盛

症状　胞睑局部红肿灼热，硬核渐大，疼痛拒按，或白睛红赤肿胀嵌于睑裂；伴有口渴喜饮，便秘溲赤；舌红苔黄，脉数。

辨证要点　热毒上攻胞睑，故辨证以其局部红、肿、热、痛及脾胃积热的全身症状为要点。

治法　清热解毒，消肿止痛。

方药　仙方活命饮加减。常去方中攻破药物穿山甲、皂角刺。若胞睑红、肿、热、痛甚者，可配五味消毒饮以增强清热解毒之功；大便秘结者，可加大黄以泻火通腑。

（3）脾虚夹实

症状　针眼反复发作，诸症不重；或见面色无华，神倦乏力；舌淡，苔薄白，脉细数。

辨证要点　脾胃虚弱，正气不固，时感外邪，辨证以针眼反复发作及脾胃虚弱之全身症状为要点。

治法　健脾益气，扶正祛邪。

方药　四君子汤加减。可酌加当归、赤芍药、山楂、神曲、白芷、防风等以助健脾益气，和血消滞，祛邪固表的作用；若肿核小且将溃者，加薏苡仁、桔梗、漏芦、紫花地丁以清热排脓。

2. 外治

（1）滴滴眼液：0.5%熊胆滴眼液或抗生素滴眼液滴眼，每日4～6次。

（2）涂眼药膏：晚上可涂抗生素眼膏。

（3）湿热敷：适用于本病初期，局部湿热敷，可促进血液循环，以助炎症消散。

（4）手术：脓已成者，当切开排脓。若脓头在胞睑皮肤面者，切口应与睑缘平行，脓腔大者，放置引流条，每日换药至愈；脓头位于睑内面者，切口应与睑缘垂直。

3. 其他治法

（1）中成药：① 银翘解毒片：每次 4 片，每日 3 次。用于风热客睑证。② 牛黄解毒片：每次 2 片，每日 3 次。用于热毒壅盛证。③ 黄连上清丸：每次 6g，每日 2 次。用于风热火毒壅滞证。

（2）针刺法：针用泻法为主。选取太阳、风池、合谷、丝竹空，以疏风清热、消肿止痛；选取睛明、攒竹、血海、太冲，以清热解毒、消肿散结。

（3）针挑法：在肺俞、膏肓俞以及肩胛区皮肤找出粟粒大小之红色或淡红色红点一个或数个，经消毒，用三棱针或注射针头挑破，挤出血水或黏液。右眼患痛挑左侧，左眼患痛挑右侧。

（4）放血疗法：用三棱针点刺耳垂或耳尖放血，用于本病初期。

【预防和调护】

1. 注意眼睑局部卫生，不用脏手或不洁手帕揉眼。
2. 不要偏嗜辛辣、焦燥、肥甘之品，注意调节饮食。
3. 切忌挤压排脓，否则造成脓毒扩散，导致疔疮走黄等危重症。

第二节 胞生痰核

胞生痰核是指胞睑内生核状硬结，但又不红不痛的眼病。又名疣病、脾生痰核、胞睑肿核。病名首见于《眼科易知》，但详尽记载其证的当是《目经大成·痰核》，书中说："艮廓内生一核，大如芡实，按之坚而痛，只外观不雅，间亦有生于下睑者……翻转眼胞，必有形迹，一圆一点，色紫或黄。"本病为眼科常见病，上胞下睑均可发生，其病程长、发展缓慢，多见于青少年及中年人，可能与该年龄阶段睑板腺分泌功能旺盛有关。

本病相当于西医学的睑板腺囊肿，也称霰粒肿。

【病因病机】

1. 脾失健运，湿痰内聚，上阻胞睑脉络，与气血混结而成本病。

2. 恣食炙煿厚味，脾胃蕴结湿热，灼湿成痰，痰热相结，阻滞脉络，以致气血与痰热混结于睑内，隐隐起核，发为本病。

【临床表现】

1．症状

肿核小者，自觉症状不明显；肿核较大者，胞睑可有重坠感；如肿核从睑内面溃破，睑内生肉芽，可有磨擦感。

2．专科检查

胞睑肤色正常，可见肿核隆起，触之有如米粒或小豆的核状硬结，按之不痛，与皮肤无粘连。睑内面呈局限性紫红或灰蓝色隆起；硬结自行溃破，可见睑内肉芽。若复感外邪，硬结亦可化脓。

【诊断依据】

1．胞睑皮内可触及圆形核状硬结，压之不痛，与皮肤无粘连。

2．睑内呈紫红色或灰蓝色局限性隆起。

【鉴别诊断】

本病应与针眼相鉴别。其内容详见表7－1

表7－1　胞生痰核与针眼的鉴别

病名	胞生痰核	针眼
发病部位	胞睑深部	靠近睑弦皮肤面或睑内面
主症	胞睑皮肤正常，可扪到核状硬结，压之不痛，与皮肤不粘连，睑内面呈局限性紫红色或灰蓝色隆起，溃后生肉芽	胞睑红肿焮痛，疖肿有压痛，与睑皮肤粘连，化脓后见小脓头，溃后可自愈
病势	缓	急
病程	长，数周或数月	短，一般3～5日
对白睛影响	无影响	病变近外眦部者可致白睛赤肿

【治疗】

肿核小者，一般不做治疗，或可自行消散；较大或有溃破趋势者，宜用药物促其消散，或手术治疗；如已溃破生肉芽肿则应手术切除。

1．辨证论治

（1）痰湿阻结

症状　胞睑内生硬结，皮色如常，按之不痛，与睑皮肤无粘连，若大者硬结隆起，胞睑有重坠感，睑内呈灰蓝色隆起；舌苔薄白，脉缓。

辨证要点　痰湿阻滞胞睑脉络，气血混结，辨证以胞睑内呈灰蓝色隆起为要点。

治法　化痰散结。

方药　化坚二陈汤加减。常于方中加炒白术、焦山楂、鸡内金健脾消食，化痰散结。

(2) 痰热蕴结

症状　胞睑生硬结同上证，睑内面呈紫红色隆起；舌苔黄，脉滑数。

辨证要点　痰热相结，阻滞胞睑脉络，辨证以睑内呈紫红色隆起为要点。

治法　清热散结。

方药　清胃汤加减。常于方中加玄参、半夏、浙贝母、夏枯草以助清热化痰散结。

2. 外治

(1) 滴滴眼液：若睑内紫红或有肉芽时，可用抗生素滴眼液滴眼，每日4～6次。

(2) 初期可局部按摩或湿热敷，促其消散。

(3) 手术：肿核大或已溃破形成肉芽肿者，宜在局部麻醉下行霰粒肿刮除术。

方法：用霰粒肿夹夹住肿核部位，翻转眼睑，在睑内面作与睑缘相垂直的切口，切开睑结膜及囊肿内壁，刮出囊肿内容物，并向两侧分离囊肿壁，将囊壁摘出。若已在睑内面自溃生肉芽者，先剪除肉芽肿后，再摘出囊壁。

【预防和调护】

若系老年人，术后复发且迅速增大者，须作病理检查以排除肿瘤。

第三节　风赤疮痍

风赤疮痍是指胞睑皮肤红赤如朱，灼热疼痛，起水疱或脓疱，甚至溃烂的眼病。病名首见于《秘传眼科龙木论·风赤疮痍外障》，书中说："疮生面睑似朱砂。"《世医得效方·眼科》还认为"若经久不治，则生翳膜"。多见于成年人，以春秋季节发病居多。

本病类似于西医学的病毒性睑皮炎。常见的有单纯疱疹病毒和带状疱疹病毒两种睑皮炎。

【病因病机】

《世医得效方·眼科》认为本病“因风热生于脾脏”，《眼科纂要·眼皮腐烂》则认为是“湿热停滞脾胃所致”。

1. 脾经蕴热，外感风邪，风热之邪循经上攻胞睑。
2. 外感风热邪毒引动内火，风火之邪上攻胞睑，以致胞睑溃烂。
3. 脾胃湿热，复感风邪，风湿热邪循经上犯胞睑而发。

【临床表现】

1. 症状

发病前数日患者可有额、颞、腮等部灼痛感，继之眼睑皮肤瘙痒、灼热、肿痛。

2. 专科检查

单纯疱疹病毒性睑皮炎：眼睑皮肤红赤如涂朱砂、微肿，并见水泡及黏液渗出，结痂，一般不化脓，不留痕迹。个别病例可由睑缘向眼球蔓延，累及角膜。严重者有耳前淋巴结肿大。

带状疱疹睑皮炎：患侧眼睑、额部皮肤及头皮出现成簇的水泡，病变区域不超过鼻中线。数日后水泡破溃化脓，此时同侧耳前扪及肿核，压痛，或有发热等全身不适症状。1～2周后水泡干枯结痂，愈后留有瘢痕。病变还可累及黑睛、黄仁，形成翳障或瞳神紧小。

【诊断依据】

1. 患眼胞睑皮肤刺痒、灼痛。
2. 胞睑皮肤红赤如朱、生水泡、溃破糜烂。

【治疗】

1. 辨证论治

（1）脾经风热

症状　胞睑皮肤红赤、痒痛，灼热，起水泡；或伴发热恶寒；舌苔薄黄，脉浮数。

辨证要点　脾经风热上攻胞睑，故辨证以胞睑红赤、痒痛及风热所致全身症状为要点。

治法　除风清脾。

方药　除风清脾饮加减。若无便秘，则去方中大黄、元明粉，加赤芍药、牡丹皮以清热凉血退赤，散瘀止痛。皮肤痒甚者，加薄荷、蝉蜕、木贼以疏风散邪止痒。

(2) 风火上攻

症状　胞睑红赤如朱，焮热疼痛难忍，水泡簇生，甚而溃烂；或伴发热寒战；舌质红，苔黄燥，脉数有力。

辨证要点　风热引动内火，火热灼伤肌肤，故辨证以胞睑红赤如朱、痛甚，水泡簇生等眼症及风火炽盛的全身症状为要点。

治法　清热解毒，疏风散邪。

方药　普济消毒饮加减。可于方中加赤芍药、生地黄、牡丹皮等以加强清热凉血，散瘀止痛作用。

(3) 风湿热毒

症状　胞睑红赤疼痛，水泡、脓疱簇生，极痒，甚或破溃流水，糜烂；或伴胸闷纳呆，口中黏腻，饮不解渴等症；舌质红，苔腻，脉滑数。

辨证要点　风湿热邪壅盛，蒸灼胞睑，故辨证以胞睑生水泡、脓疱，破溃黏液渗出及湿热内蕴之症为要点。

治法　祛风除湿，泻火解毒。

方药　除湿汤加减。常于方中加土茯苓、薏苡仁、金银花、蒲公英等以助除湿清热解毒之功。若胞睑皮肤水泡、脓疱、破溃糜烂、极痒者，可加地肤子、白鲜皮以清利湿热止痒。

2. 外治

(1) 滴滴眼液：滴0.1%无环鸟苷滴眼液，每日4~6次，以防黑睛生翳。

(2) 涂眼药膏：患部可涂3%无环鸟苷眼膏，或睡前涂于眼内。

(3) 药物敷：取六神丸和云南白药等份，调成糊状涂于患处；或用青黛膏外涂。若有溃烂者，可用0.5%新霉素溶液湿敷，每日3~4次。

(4) 外洗：可用地肤子、苦参、蛇床子、蒲公英各30g煎水滤去药渣，取液待凉外洗，每日2~3次。

3. 其他治法

病情重者，全身应用抗生素、无环鸟苷及皮质类固醇。

【预防和调护】

1. 平素注意增强体质，精神舒畅，避免过劳及感冒。
2. 饮食宜清淡，忌食辛辣肥甘厚味。
3. 尽量保持患睑皮肤清洁干燥，切忌搔抓揉搓，以免继发感染。

第四节　睑弦赤烂

睑弦赤烂是以睑弦红赤、溃烂、刺痒为特征的外障眼病。又名风弦赤眼、眼弦赤烂、风沿烂眼、迎风赤烂等。病变发生在眦部者，称眦睢赤烂，又名眦赤烂；婴幼儿患此病者，称胎风赤烂。该病名最早见于《银海精微·胎风赤烂》。本病常为双眼发病，病程长，病情顽固，时轻时重，缠绵难愈。

素有近视、远视或营养不良，睡眠不足，以及卫生习惯不良者，易罹患本病。

本病相当于西医学睑缘炎。临床上将其分为鳞屑性、溃疡性和眦部睑缘炎三种。

【病因病机】

《诸病源候论·目病诸候·目赤烂眦候》曰："此由冒触风日，风热之气伤于目。"结合临床归纳如下：

1. 脾胃蕴热，复受风邪，风热合邪触染睑缘，伤津化燥。
2. 脾胃湿热，外感风邪，风、湿、热三邪相搏，循经攻于睑缘而发病。
3. 心火内盛，风邪犯眦，引动心火，风火上炎，灼伤睑眦。

【临床表现】

1. 症状

患眼睑弦或眦部灼热疼痛，刺痒难忍，可伴干涩羞明。

2. 专科检查

鳞屑性睑缘炎：睑缘潮红，睫毛根部及睫毛间附有细小糠皮样鳞屑，除去鳞屑后可见睑缘红赤，无溃疡，睫毛易脱落，但可再生。

溃疡性睑缘炎：睑缘红赤糜烂，结痂，除去痂皮可见睫毛根部出脓、出血，睫毛胶黏成束，乱生或脱落，睫毛脱落后不能再生，日久则睫毛稀疏或成秃睫。

眦部睑缘炎：外眦部睑缘或外眦部红赤、肿胀、糜烂和脱鳞屑等。

【诊断依据】

1. 患眼刺痒灼痛。
2. 眦部、睑弦红赤、睫毛根部有鳞屑，或溃疡。

【鉴别诊断】

本病应与风赤疮痍相鉴别。二者均属胞睑疾病，皆有红赤湿烂等症，就其具体病位却有差别，睑弦赤烂病变部位仅限于睑缘或眦部睑缘，一般不波及眼睑皮肤，而风赤疮痍病变部位则以眼睑及颜面部皮肤为主，多不累及睑弦。

【治疗】

1．辨证论治

（1）风热偏盛

症状　睑弦赤痒，灼热疼痛，睫毛根部有糠皮样鳞屑；舌红苔薄，脉浮数。

辨证要点　风盛则痒，风热客于睑弦，眼症皆具，但辨证以睫毛根部有糠皮样鳞屑为其要点。

治法　祛风止痒，清热凉血。

方药　银翘散加减。可于方中加赤芍药以增清热凉血之功；加蝉蜕、乌梢蛇以祛风止痒；加天花粉以生津润燥。

（2）湿热偏盛

症状　患眼痒痛并作，睑弦红赤溃烂，出脓出血，秽浊结痂，眵泪胶黏，睫毛稀疏，或倒睫，或秃睫；舌质红，苔黄腻，脉濡数。

辨证要点　风湿热邪上攻睑弦，又因湿热偏盛，故辨证以睑弦赤痒溃烂为要点。

治法　清热除湿，祛风止痒。

方药　除湿汤加减。可于方中加金银花、蒲公英、黄柏、栀子以助清热除湿之力。

（3）心火上炎

症状　眦部睑弦红赤，灼热刺痒，甚或睑弦赤烂、出脓出血；舌尖红，苔薄，脉数。

辨证要点　心火素盛，复受风邪引动，心火上炎，灼伤睑眦，故辨证以病证在眦部，睑弦或赤或烂为要点。

治法　清心泻火。

方药　导赤散合黄连解毒汤加减。若患处红赤较甚者，可加赤芍药、牡丹皮以凉血退赤；痒极难忍者、加地肤子、白鲜皮、菊花、防风、川芎以祛风止痒。

2．外治

（1）熏洗法：① 可用内服药渣煎液，或选用千里光、白鲜皮、苦参、野菊花、蒲公英、蛇床子等药煎水熏洗，每日 2～3 次。② 用 0.9% 生理盐水或 3%

硼酸溶液清洗睑缘，每日 2 ~ 3 次。③ 二圣散（胆矾 10g，明矾 10g，大枣 10g）煎水外洗。

（2）滴滴眼液：选用 0.5% 熊胆滴眼液、0.5% 硫酸锌滴眼液、0.5% 新霉素滴眼液、10% 磺胺醋酰钠滴眼液滴眼。

（3）涂眼药膏：涂抗生素眼膏，如红霉素眼膏。

（4）可用鸡蛋黄油膏或铜绿膏外擦。

【预防和调护】

1. 保持眼部清洁，避免风沙烟尘刺激。
2. 注意饮食调节，勿过食辛辣炙煿之品。
3. 凡屈光不正、视疲劳者，应及时矫治和注意眼的劳逸结合。
4. 炎症完全消退后，应持续治疗 2 ~ 3 周，以防复发。

第五节　上胞下垂

上胞下垂是指上胞睑垂下，提举乏力，甚至不能升提，以致睑裂变窄，瞳神被上胞睑部分或全部遮掩而影响外观和视力的外障眼病。又名胞垂、眼睑垂缓等。《诸病源候论·目病诸候》最早描述本病证候，称为“睢目”及“睑废”。本病有先天性和后天性之别。可单眼或双眼发病。

本病相当于西医学的上睑下垂。先天性上睑下垂与提上睑肌发育不良等有关；后天性上睑下垂多为重症肌无力、交感神经疾病等所致。

【病因病机】

1. 先天禀赋不足，命门火衰，脾阳不足，以致眼带发育不良，上胞无力提举。
2. 脾虚中气不足，阳气下陷，眼带失养而致上胞无力升提。
3. 脾失健运，湿聚成痰，加之风邪乘虚而入，风痰互结，眼带受阻，胞睑迟缓不用而致下垂。

【临床表现】

1. 症状

上胞下垂。先天者自幼罹患，视瞻时需昂首皱额，重则用手提起上胞方能视物；后天者晨起或休息后减轻，午后及劳累时症状加重，或视一为二，或伴有神疲乏力，吞咽困难，眩晕、恶心、呕吐等。

2．专科检查

双眼平视时，上胞遮盖黑睛上缘超过2cm，或上胞遮盖部分瞳神；或视物时扬眉张口，久之额皮皱起；用指紧压眉弓部，让患者向上注视，上胞提举困难。先天性者常伴有眼珠上转运动障碍；后天者多伴有相关病史和伴随症状。

3．实验室及特殊检查

重症肌无力眼型所致的上睑下垂，用甲基硫酸新斯的明0.5mg，皮下或肌肉注射，30分钟后，上睑下垂的体征减轻或消失。

【诊断依据】

1．双眼自然平视时，上胞遮盖黑睛上缘超过2mm。

2．睑裂变窄。

3．上胞睑提举困难。

【鉴别诊断】

本病首先要鉴别是先天性上胞下垂还是重症肌无力眼睑型之上胞下垂，并与胞肿如桃相鉴别。

【治疗】

先天性者以手术治疗为主，以药物治疗为辅。后天性者用药物和针灸治疗，无效时可考虑手术治疗。

1．辨证论治

(1) 先天不足

症状　自幼上胞下垂，无力抬举，睑裂窄小，视瞻时昂首举额，扬眉张口，或用手提起上胞方可视物；常伴神疲乏力，面色无华，畏寒肢冷；舌质暗，舌苔薄，脉沉细。

辨证要点　先天禀赋不足，与生俱来，故以与生俱来，双眼上胞下垂为辨证要点。

治法　温肾健脾。

方药　右归饮加减。若神疲乏力重者，可加黄芪、菟丝子等以增益气升阳，补精益髓之力。

(2) 脾虚气弱

症状　上胞提举无力，遮掩瞳神，晨轻夜重；常伴食欲不振，神疲倦怠，严重者吞咽困难；舌质淡，苔薄白，脉细弱。

辨证要点 脾虚气弱，阳气下陷，故辨证以上胞垂下，晨轻夜重为要点。

治法 益气升阳。

方药 补中益气汤加减。方中加山药、莲子以增益气健脾之效；重用黄芪，加葛根以增强升提之力。

（3）风痰阻络

症状 单侧上胞骤然垂下，无力上提，眼珠转动不灵，目偏视，视一为二；头晕，恶心，泛吐痰涎；舌质红，苔白厚腻，脉弦滑。

辨证要点 脾虚失运，湿聚成痰，风邪乘之而入，风痰阻络，眼带弛缓不用，故辨证以单侧上胞骤然垂下，眼珠转动不灵、目偏视等及全身症状为其要点。

治法 祛风化痰通络。

方药 正容汤加减。可加络石藤、海风藤、石菖蒲以疏风通络。兼血瘀者，选加川芎、当归、丹参、路路通以祛瘀通络。

2. 其他治法

（1）中成药：① 补中益气丸，每次6g，每日3次。用于脾虚气弱证。② 黄芪注射液，每次20ml，加入0.9%氯化钠注射液250ml，静脉滴注，每日1次。用于脾虚气弱证。

（2）针灸治疗：脾虚气弱证，选足三里、三阴交、阳白；灸合谷、气海、百会等穴；风痰阻络证，针风池、丰隆、太冲、申脉；先天不足证，取攒竹、涌泉、行间、太溪等穴。针用补法，每日1次。

（3）若属重症肌无力眼型者，用溴吡斯的明片，每次60mg，每日3次，口服。

（4）先天性上胞下垂，可手术治疗。可选择提上睑肌缩短术或额肌悬吊术。

【预防和调护】

1. 优生优育，做好母体孕期保健，减少或避免引起遗传性疾病的因素。
2. 后天性者须避风邪，调脾胃。

第六节 椒 疮

椒疮是指胞睑内生细小颗粒，色红而坚，状若花椒，具有传染性的慢性外障眼病。病名首见《证治准绳·杂病·七窍门》。《审视瑶函·椒疮》描述了其病症和病位："此症生于睥内，红而坚者是。有则沙擦难开，多泪而痛。"本病的发生与环境卫生、个人卫生、生活条件等有关。多双眼发病，病程长，可迁延数年甚至十数年，若失治误治容易产生种种并发症和后遗症而导致失明。椒疮曾在我国广泛流行，成为致盲性眼病的第一位，经过近几十年大规模的沙眼防治工作，目前其发病率已明显下降，并发症和后遗症也显著减少，但部分卫生医疗条件差的边远山区，发病率并不低。

本病相当于西医学的沙眼，是由沙眼衣原体引起的一种慢性传染性结膜角膜炎。

【病因病机】

多因内有脾胃积热，外感风热毒邪，内外合邪，壅结于胞睑，邪毒瘀积，气血失和而发为本病。

【临床表现】

1. 症状

眼部干涩微痒，时有眵泪，或无明显症状；病情重者，睑内赤痒灼热，畏光流泪，眵多黏稠，胞睑肿硬，沙涩难睁，视物模糊。

2. 专科检查

（1）椒疮初起，上睑内面两眦处红赤，脉络模糊，有少量细小色红而坚的颗粒，颗粒大小不等，融合成片，污浊不清，或间有色黄而软如粟米样颗粒；重者上胞睑内脉络红赤，颗粒累累，白睛混赤，赤脉下垂，黑睛星点翳膜，日久颗粒破溃，形成灰白色线状、星状、网状瘢痕，或完全形成灰白瘢痕。

（2）椒疮病变过程常出现各种并发症与后遗症：① 睑弦内翻及倒睫拳毛：胞睑内颗粒破溃后在睑内结疤，瘢痕收缩致皮松肉紧，内急外弛，睑弦内翻，睫毛触刺眼珠。② 垂帘障与血翳包睛：病证轻者，白睛赤脉从上方下垂至黑睛，呈垂帘状；严重者，白睛赤脉从黑睛四周侵入，包裹黑睛，称为血翳包睛。③ 黑睛星翳：多在赤脉末端出现星点云翳。④ 睥肉粘轮：胞睑内面与白睛表层黏着，严重者眼珠转动不灵。⑤ 流泪症与窍漏：常见无时泪下，迎风尤甚；或见大眦头有黏液或脓汁自泪窍外溢。⑥ 眼珠干燥：目珠干涩不舒。相当于西医学结、角膜干燥症。⑦ 上胞下垂：胞睑肿硬变厚而致上胞重坠下垂，遮掩黑睛瞳神。

3. 实验室及特殊检查

（1）眼部分泌物涂片或结膜刮片染色检查：可有沙眼包涵体。

（2）荧光抗体染色、酶联免疫测定：可检测到沙眼衣原体抗原。

【诊断依据】

1. 上睑内面红赤，脉络模糊，兼有细小颗粒，色红而坚，或色黄而软的颗粒。

2. 黑睛上方赤膜下垂，赤脉末端生星点翳膜。

3. 睑内面瘢痕形成。

【治疗】

症轻者以局部滴滴眼液为主；症重者可配合内治，或辅以手术治疗。对证治疗并发症和后遗症。

1. 辨证论治

（1）风热客睑

症状　眼微痒不适，干涩有眵，胞睑内面脉络模糊，眦部红赤，少量颗粒，色红而坚，状如花椒，或有赤脉下垂；舌尖红，苔薄黄，脉浮数。

辨证要点　风热之邪初犯睑内，邪毒在表，眼症尚轻，辨证上以上睑内面眦部仅有红赤及有少量颗粒形成等症状为要点。

治法　疏风清热。

方药　银翘散加减。睑内面脉络红赤者，可加泽兰、赤芍药、茺蔚子以祛瘀退赤。

（2）热毒壅盛

症状　眼珠灼热痒痛，羞明流泪，沙涩难睁，眼眵较多，睑内脉络模糊，红赤明显，颗粒丛生，并见色黄而软的颗粒，赤脉下垂；舌红苔黄，脉数。

辨证要点　热毒触染睑内，又复感风邪，故辨证以胞睑灼热痒痛、红赤、颗粒丛生等明显为依据。

治法　清热解毒，祛风散邪。

方药　除风清脾饮加减。可加金银花、蒲公英、泽兰以加强清热解毒退赤之功。痒甚者加地肤子、乌梢蛇、白鲜皮等以散邪止痒。

（3）脉络瘀滞

症状　睑内涩痛灼热，羞明流泪，胞睑厚硬，重坠难开，睑内红赤，颗粒累累成片或有白色条纹，赤膜下垂或血翳包睛，视物模糊不清；舌质暗红，苔黄或厚，脉数。

辨证要点　邪毒壅滞胞睑脉络，故辨证以胞睑厚硬，睑内红赤，颗粒累累成片，赤膜下垂或血翳包睛等症状为要点。

治法　化瘀通络。

方药　归芍红花散加减。颗粒累累，赤膜下垂显著者属兼血瘀，选加三七、茺蔚子、泽兰以祛瘀退赤。

2. 外治

（1）滴滴眼液：选用0.5%熊胆滴眼液、0.1%利福平滴眼液、磺胺类滴眼液滴眼，每日4~6次。一般要连续滴滴眼液3~6个月。

（2）涂眼药膏：晚上睡前涂抗生素类或磺胺类眼药膏。

（3）手术：椒疮颗粒累累者，可用海螵蛸棒磨擦术或沙眼滤泡压榨术。

3. 其他治法

（1）中成药：① 银翘解毒片，每次4片，每日3次，口服。用于风热客睑证。② 新癀片，每次6片，每日3次，口服。用于热毒壅盛证。

（2）并发症治疗：① 眼珠干燥者，用泪然滴眼液、润舒滴眼液滴眼，每日4次。② 睑弦内翻或倒睫拳毛，可行眼睑内翻矫正术。

【预防和调护】

1. 椒疮属接触传染性眼病，应大力开展健康教育，改善环境卫生，向群众宣传椒疮的危害性、传染途径、诊断和治疗方法。进行群众性的普查和防治工作。

2. 注重个人卫生，提倡一人一巾，提倡流水洗脸。患者的洗涤用具要与健康人分开使用，服务行业的洗涤用具必须严格消毒，避免交叉感染。重症椒疮患者不宜到公共浴池沐浴或游泳场馆游泳。

3. 预防医院内感染，医护人员检查治疗患者后的双手和治疗用具要及时消毒。

4. 饮食宜清淡，忌辛辣刺激之品。

附：沙眼的病因、诊断要点与分期

1. 病因

由沙眼衣原体感染所致。

2. 诊断依据

（1）上睑结膜及上穹隆部有滤泡、乳头增生与血管模糊。

（2）在放大镜或裂隙灯下可检查到早期角膜血管翳，特别在角膜缘上同时见有因一度滤泡生长而遗留下来的瘢痕小凹。

（3）上穹隆部和上睑结膜出现条状或网状瘢痕。

（4）结膜刮片发现包涵体，或荧光抗体染色、酶联免疫测定等方法检测发现沙眼衣原体抗原。

凡在上述第一项的基础上，兼有其他三项中之任何一项者，均可诊断为沙眼。

3. 沙眼的临床分期

有国际与国内两种分期法，我国 1979 年制定的沙眼分期法，详见表 7－2。

表 7－2　沙眼分期

分期	依据	分级	活动性病变占上睑结膜面积
I 期（进行期）	上穹隆部和上睑结膜有活动性病变（血管模糊、乳头增生、滤泡形成）	轻（＋）	＜1/3
		中（＋＋）	1/3～2/3
		重（＋＋＋）	＞2/3
II 期（退行期）	有活动性病变，同时出现瘢痕	轻（＋）	＜1/3
		中（＋＋）	1/3～2/3
		重（＋＋＋）	＞2/3
III 期（完全结瘢期）	仅有瘢痕而无活动性病变		

第八章 两眦疾病

两眦包括内外眦，上下胞睑鼻侧联合处称内眦或大眦；颞侧联合处称外眦、锐眦或小眦。上下睑缘紧靠内眦部各有一小孔窍，为泪液排出之起点，名曰泪窍；外眦外上方有泪泉，是泪液分泌之所。泪液自泪泉分泌后以润泽目珠，并经泪窍排出眼部。

两眦属五轮中的血轮，为心所主，由于心与小肠相表里，故两眦疾病常责之心与小肠。心主火，亦主血脉，心气平和，血脉调畅，眦部不易患病。若心火偏胜，火炎血沸，脉络壅塞，郁于两眦，眦部可出现红赤肿痛，眵黏干结，甚者成疮成漏；若心阴不足，虚火上炎，眦部表现为微赤微肿，痒涩不舒。因泪为肝之液，肝肾同源，故冷泪常流多与肝血不足或肝肾亏虚有关。两眦近邻白睛与胞睑，发病后可相互影响，心脾同病常表现为睑眦肿起；心肺同病则发生胬肉侵睛。此外，两眦暴露于外，易受外邪侵袭，尤其是风热火毒之邪，常引起眦部痒痛赤烂，生眵流泪等。若引动心火，症情更重。

在治疗方面，若为风热火毒侵袭者，宜疏风清热，辛凉透解，使邪毒消散；若为心火内炽，宜泻火清心，以平熄内火；若为心经虚火，宜滋阴降火，阴液足则虚火降；若为心脾、心肺、肝肾同病，则当兼顾，灵活施用补泻之法。此外，两眦疾病除药物内治外，应结合外敷、点眼、熏洗等外治法，内外合治，更易奏效。同时若眦部疮肿脓成，或泪窍阻闭者，则需配合手术。

第一节 流泪症

流泪症指以泪液溢出睑外为主要特征的眼病。流泪有热泪与冷泪之分，若因外伤，异物入目，白睛、黑睛疾病及瞳神紧小症等引起者，称为热泪；若眼无红肿翳障，泪下清冷稀薄，迎风更甚，称为冷泪，本节主要讨论后者。流泪症的名称很多，最早《诸病源候论》有“目风泪出”及“目泪出不止”的记载，《银海精微》有“迎风洒泪”及“充风泪出”的论述，并提出了冷泪与热泪的概念。

《证治准绳》将冷泪又分为“迎风冷泪”与“无时冷泪”。本病多见于冬季或春季，单眼或双眼患病，常见于老年人。

冷泪症相当于西医学的泪溢症。多由眼睑位置异常，泪道系统狭窄、阻塞或排泄功能不全引起。

【病因病机】

1. 肝血不足，泪窍不密，风邪外引泪出。

2. 气血虚弱或肝肾亏损，不能约束其液而流泪。

此外，椒疮邪毒侵及泪窍，或外伤等导致泪窍狭窄或闭塞，亦可引起泪液下渗而外流。

【临床表现】

1. 症状

眼遇风泪出，无风则止，或仅在冬季或初春遇冷风刺激时流泪，或不分季节，有风无风，不时流泪，迎风更重，泪液清稀无热感。

2. 专科检查

按压睛明穴下方，泪窍无黏液溢出；冲洗泪道时，泪道通畅或狭窄，或不通，或有泪窍外翻现象。

【诊断依据】

1. 泪液清稀，轻者时作时止，重者时时频流，入冬或遇风加重。

2. 泪窍无异常或有外翻，按压睛明穴下方，无黏液溢出。

3. 冲洗泪道通畅，或狭窄，或不通。

【治疗】

冷泪症多为虚证，故宜以补虚为主，可酌加祛风止泪药，并可配合针灸。若为泪道阻塞不通，则可采用手术治疗。

1. 辨证论治

（1）肝血不足，复感风邪

症状　目无赤痛，常感干涩，流泪绵绵，迎风泪出增多；可兼有面色少华，见风头痛；舌淡苔薄，脉细。

辨证要点　肝开窍于目，肝血不足，泪窍虚损，复感风邪而失其固密，故辨证以迎风流泪加剧及全身脉症为要点。

治法　补养肝血，祛风散邪。

方药　止泪补肝散加减。眼干涩明显者，可加鸡血藤、麦冬补血养阴润燥；迎风流泪显著者，可加白薇、石榴皮祛风收泪。

(2) 气血虚弱，收摄失司

症状　泪下无时，泪液清冷，不耐久视；可兼有神疲体倦，心悸健忘；舌淡苔薄，脉细弱。

辨证要点　津液上注于目而为泪，脏腑虚弱，气血不足，不能收摄其液，故辨证以冷泪频下、不耐久视及全身脉症为要点。

治法　益气养血，收摄止泪。

方药　八珍汤加减。若迎风泪多者，加荆芥、白蒺藜、蔓荆子以祛风止泪；如遇寒泪多，畏寒肢冷者，酌加巴戟天、益智仁等温阳散寒摄泪。

(3) 肝肾亏损，约束无权

症状　冷泪常流，清而不稠，拭之又生；可兼有头晕耳鸣，腰膝酸软；脉细弱。

辨证要点　泪为肝液，肾主五液，肝肾不足，泪失约束，故辨证以冷泪常流及全身脉症为要点。

治法　养肝益肾，固摄敛泪。

方药　左归饮加减。若泪液清冷明显者，可加锁阳、肉苁蓉以加强温阳祛寒的作用；流泪较著者，可加桑螵蛸、五味子以收敛止泪。

2. 外治

(1) 滴滴眼液：可应用含有硫酸锌的滴眼液滴眼。

(2) 手术：泪道高度狭窄或阻塞者，可行泪道探通术，或挂线插管术；亦可试行激光治疗。

3. 其他治法

(1) 中成药：杞菊地黄丸，每次8粒，每日2次，用于肝肾亏损者。

(2) 针刺疗法　泪窍未受阻而流冷泪者，可取同侧睛明穴，进针5～8分深，留针10～15分钟，每日或隔日1次。若流泪清冷者，可将针用火烧热，待温后再针；亦可加用灸法。

【预防和调护】

1. 按摩眼部，以改善流泪症状。
2. 野外工作者，应佩戴防护眼镜，减少风沙对眼的刺激。

第二节　漏　睛

漏睛是指以内眦部常有黏液或脓液自泪窍外漏为临床特征的眼病。又称目脓漏、漏睛脓出外障、热积必溃之病等。漏睛之名最早见于《太平圣惠方》。本病可单眼或双眼先后发病，女性发病率高于男性，多见于成人及老年人，新生儿亦可发生。

本病相当于西医学之慢性泪囊炎，多由沙眼或慢性鼻腔疾病，使鼻泪管阻塞，细菌在泪囊生长繁殖所致。

【病因病机】

1. 外感风热，客滞泪窍，泪道不畅，泪液受染，腐而成脓。
2. 心有伏火，脾蕴湿热，交结上攻睑眦，热伏泪道，积聚成脓。

此外，本病亦可由椒疮、鼻窒、鼻痔等引起。

【临床表现】

1. 症状

患眼隐涩不舒，但无痛感，不时流泪，拭之又生；内眦部常有黏液或脓汁自泪窍沁出。

2. 专科检查

内眦部皮色如常，或微显红赤，或内眦部白睛微赤；或可见睛明穴下方微微隆起，触之绵软，指压该处，则有黏液或脓液自泪窍沁沁而出。

3. 实验室及特殊检查

冲洗泪道不通，并有黏液或脓液自泪窍反流。

【诊断依据】

1. 流泪，内眦部常有黏液或脓液附着。
2. 按压睛明穴下方，可有黏液或脓液自泪窍溢出。
3. 冲洗泪道不通，有黏液或脓液反流。

【鉴别诊断】

本病应与流泪症相鉴别，二者皆有流泪，但后者按压内眦部或冲洗泪道时无黏液或脓液流出，而本病在按压内眦部或冲洗泪道时有黏液或脓液自泪窍流出。

【治疗】

本病为邪深久伏所致，病性多实。辨证主要以局部症状为主，结合参考全身情况。在内治的同时应重视外治，尤其是泪道冲洗。日久不愈，为防止脓液对黑睛，甚至眼珠的危害，可考虑手术治疗。

1．辨证论治

（1）风热停留

症状　患眼隐涩不舒，不时流泪，或觉涎水黏睛，内眦部皮色如常，或睛明穴下方略微隆起，按之不痛，但见有黏浊泪液自泪窍溢出；可兼有头身疼痛，发热恶寒；舌红苔白，脉浮数。

辨证要点　风热客滞泪窍，泪液受染，渐变稠浊，故辨证以流泪黏稠，按压睛明穴下方有黏液自泪窍溢出及全身脉症为要点。

治法　疏风清热，解毒消滞。

方药　白薇丸加减。可加桑叶、牛蒡子、蔓荆子增强辛凉散热之力；泪液黏稠显著者，加银花、连翘、蒲公英以清热解毒。

（2）心脾湿热

症状　内眦部微红潮湿，脓液浸渍，拭之又生，按压睛明穴下方有黏稠脓液自泪窍溢出；可兼有小便黄赤；舌苔黄腻，脉濡数。

辨证要点　心之伏火，脾之湿热，相互交结上攻睑眦，闭塞泪窍，腐泪成脓。故辨证以内眦微红潮湿，有黏稠脓液及全身脉症为要点。

治法　清心利湿，解毒排脓。

方药　竹叶泻经汤加减。若脓多黄稠者，可去羌活，加天花粉、漏芦、蒲公英、败酱草以加强清热解毒排脓之力。

2．外治

（1）滴滴眼液：以抗生素眼药水滴眼，如0.3%氧氟沙星或0.3%妥布霉素眼药水，每日3~5次。

（2）泪道冲洗：可用清热解毒的中药制剂或西药抗生素药液作泪道冲洗，每日1次。

（3）泪道探通：冲洗泪道不通者可作泪道探通，探通后应作泪道冲洗；另可同时作泪道挂线或插管。

（4）手术治疗：经药物及泪道冲洗或泪道探通治疗不愈者，可行泪囊鼻腔吻合术或泪囊摘出术；亦可应用激光泪道成形术。

【预防和调护】

1. 积极治疗沙眼、鼻部疾病，以免引起鼻泪管阻塞，发生本病。

2. 为控制感染，需常滴用抗生素眼药水，嘱患者在滴眼前应挤压排出泪道中积存的脓液。

3. 忌食辛辣炙煿等有刺激性的食物，以防引发漏睛疮。

第三节　漏睛疮

漏睛疮是指内眦部睛明穴下方突发红肿焮痛，继而溃破出脓的一种眼病。病名最早见于《圣济总录》，《医宗金鉴》对本病有较为全面的认识，记载了本病症状及预后等。它可由漏睛演变而来，亦可突然发生。多见于中年女性，常单眼发病。

本病相当于西医学的急性泪囊炎，为细菌穿过泪囊壁，引起泪囊及其周围组织的急性化脓性炎症。

【病因病机】

1. 心经蕴热，或素有漏睛，复感风邪，内外合邪，风热相搏，毒邪上攻，客于泪窍，酿脓成疮。

2. 嗜食辛辣炙煿，心脾热毒壅盛，上攻泪窍，气血瘀滞，结聚成疮，热胜肉腐，为脓成漏。

3. 素体虚弱，气血不足，营卫失调，生疮成漏，日久不愈。

【临床表现】

1. 症状

内眦睛明穴下方突发红肿焮痛，泪热频流。重者可兼有头痛、恶寒发热。

2. 专科检查

内眦睛明穴下方红肿拒按，肿核渐大甚者可波及鼻部及颜面，甚至胞睑红肿难开，白睛红赤肿胀。数日后红肿局限而成脓，破溃排脓后，红肿减轻。间有溃后疮口难收，脓液常流而形成瘘管者。部分患者耳前或颌下可触及肿核，并有压痛。

【诊断依据】

1. 发病较急，常有漏睛病史。

2. 睛明穴下方突发红肿高起，疼痛拒按；数日后红肿局限，逐渐成脓；溃破排脓后，证情缓解；亦可形成瘘管，久不收口。

【鉴别诊断】

本病应与生长在内眦部位的针眼相鉴别。

【治疗】

本病起病急骤，来势较猛，必须及时治疗。未成脓以前，以药物消散为主；如已成脓者，则应切开排脓。

1. 辨证论治

(1) 风热毒攻

症状　患眼流泪，内眦部红肿焮痛，其下方隆起，触之有肿核而拒按；可兼有头痛，或发热恶寒；舌红苔薄黄，脉浮数。

辨证要点　风热相搏，毒邪上攻，客于泪窍，故辨证以内眦红肿焮痛、触之有肿核等及全身症状为要点。

治法　疏风清热，解毒散结。

方药　驱风散热饮子加减。大便通畅者可去大黄、黄连；可加夏枯草、浙贝母、天花粉增强消肿散结之力。

(2) 热毒炽盛

症状　患眼热泪频流，内眦下方红肿高起，疼痛拒按，红肿可蔓延至面颊及眼睑，耳前或颌下有肿核及压痛；可兼有身热口渴，大便秘结，小便赤涩；舌红苔黄燥，脉洪数。

辨证要点　心脾热毒上攻内眦泪窍，气血凝滞，故辨证以患处红肿疼痛拒按、红肿蔓延至面颊眼睑及全身症状为要点。

治法　清热解毒，消瘀散结。

方药　黄连解毒汤加减。可加银花、连翘、蒲公英清热解毒；加大黄通腑泻热；加乳香、皂角刺祛瘀散结，消肿止痛。

(3) 正虚邪留

症状　患处微红微肿，微有压痛，但不破溃，或溃后漏口难敛，脓液稀少而不绝；可兼有面色㿠白，神疲食少；舌淡苔薄，脉细弱。

辨证要点　气血不足，正不胜邪，邪气留恋，故辨证以患处微红微肿，或溃后漏口难敛及全身症状为要点。

治法　补气养血，托里排脓。

方药　托里消毒散加减。若有肿核而痛者，可加连翘、蒲公英、赤芍清热消肿止痛；疮口难敛，而非不溃所致，去皂角刺之攻坚；出脓日久，热盛伤阴，加玄参、天花粉以生肌排脓，养阴生津。

2．外治

（1）滴滴眼液：可用氯霉素、氧氟沙星等抗生素滴眼液滴眼，每日 3～4 次。

（2）药物敷：未化脓者，可用如意金黄散或紫金锭外敷；亦可用新鲜芙蓉叶、千里光、紫花地丁等捣烂外敷。

（3）手术治疗：已化脓者，应切开排脓，并放置引流条，每日换药，待伤口愈合。形成瘘管时，可行泪囊摘除并切除瘘管术。

3．其他治法

（1）中成药：① 黄连上清丸，每次 5g，每日 2 次，用于风热毒攻证。② 牛黄解毒丸，每次 10 粒，每日 3 次，适用于热毒炽盛证。

（2）全身应用抗生素或磺胺类药：根据病情选择口服或肌肉注射，或静脉给药。

【预防和调护】

1．素有漏睛者，应经常滴用抗生素眼药水，并应彻底治疗。

2．本病急性发作时切忌挤压，以免脓毒扩散。

3．食辛辣香燥等刺激性食物，以防加重病情。

第九章 白睛疾病

白睛又称白仁、白眼。其表层薄而透明，相当于西医学之球结膜和穹隆部结膜；其里层色白而坚韧，相当于西医学之前部巩膜。白睛疾病包括了西医学部分结膜疾病和巩膜疾病。

白睛属五轮中的气轮，内应于肺，肺与大肠相表里，故白睛疾病多与肺和大肠有关。白睛暴露于外，容易受外邪以及疫疠之气侵袭而发病。病证有虚实之别，实证多见于风寒燥热之邪气侵袭；虚证则多因肺阴虚、肺气不足，目失温煦濡养而致。此外，大肠积热，肺失宣降，也可致白睛疾病。

白睛疾病是常见的外眼疾病，大多起病急，发展迅速。其中脓漏眼、天行赤眼、天行赤眼暴翳等具有流行性、传染性，应及时预防治疗。白睛疾病主要临床表现为：患眼痒痛，沙涩不舒，流泪生眵。检查可见白睛红赤肿胀，可长有小泡样物、结节样或膜状物等。

白睛疾病的治疗原则是局部与全身治疗相结合。局部治疗以滴滴眼液为主。实证多用疏风清热、清热解毒、泻火通腑、除湿止痒、凉血退赤等治法；虚证多用养阴润燥，益气生津等治法。

第一节 暴风客热

暴风客热是指外感风热，猝然发病，以白睛红赤、眵多黏稠、痒痛交作为主要特征的传染性外障眼病。病名首见于《银海精微·卷之上》。又名暴风客热外障、暴疾风热外障，俗称暴发火眼。本病常见于夏、秋季，双眼先后或同时突然发病，可相互传染。发病后 3 ~ 4 天达到高潮，约 1 ~ 2 周痊愈，预后良好。

本病类似于西医学的由细菌感染引起的急性卡他性结膜炎。

【病因病机】

多因风热邪毒骤然直犯白睛，或素有肺经蕴热，风热之邪外袭，内外合邪，上犯白睛而发。

【临床表现】

1．症状

患眼沙涩痒痛，灼热流泪，眵多黏稠。或伴恶寒发热，鼻塞头痛。

2．专科检查

胞睑肿胀，白睛红赤，严重者白睛溢血，或胞睑内面有灰白色膜样物覆盖，易于拭去，但容易复生。

3．实验室及特殊检查

眼分泌物涂片及细菌分离培养可发现病原菌；结膜上皮刮片可见多形核白细胞增多。

【诊断依据】

1．双眼先后或同时突然发病。

2．患眼灼热刺痛，羞明流泪，眵多黏稠。

3．白睛及胞睑内面红赤。

【治疗】

以祛风清热为治法，内外兼治。局部滴清热解毒滴眼液或抗生素滴眼液。

1．辨证论治

（1）风重于热

症状 痒涩刺痛，羞明流泪，眵多胶黏，胞睑肿胀，白睛红赤；兼见头痛，鼻塞、恶风；舌质红，苔薄白，脉浮数。

辨证要点 风热之邪侵袭白睛，风重于热，故辨证以白睛红赤，痒涩多眵等眼症及舌脉为要点。

治法 疏风清热。

方药 银翘散加减。若白睛红赤明显，可加野菊花、蒲公英、赤芍、茺蔚子以清热解毒，退赤明目。

（2）热重于风

症状 目痛较甚，怕热畏光，眵多黄稠，热泪如汤，胞睑红肿，白睛红赤肿胀；兼见口渴，尿黄，便秘；舌红，苔黄，脉数。

辨证要点 风热之邪袭肺，热邪炽盛，故辨证以白睛红赤肿胀、眵多黄稠等眼症及舌脉为要点。

治法 清热祛风。

方药 泻肺饮加减。白睛赤肿浮壅者，重用桑白皮，酌加桔梗、葶苈子以泻肺、利水消肿；可加生地黄、牡丹皮以清热解毒、凉血退赤；便秘者，可加生大黄以通腑泻热。

（3）风热并重

症状 患眼焮热疼痛，怕热畏光，泪热眵结，白睛赤肿；兼见头痛鼻塞，恶寒发热，口渴思饮，便秘溲赤；舌红，苔黄，脉数。

辨证要点 患者平素内热较重，复感风热之邪，内外合邪，故辨证以患眼焮热疼痛，刺痒交作，白睛赤肿等眼症与全身脉症为要点。

治法 疏风清热，表里双解。

方药 防风通圣散加减。若热毒偏盛，去麻黄、川芎、当归等辛温之品，加野菊花、蒲公英、金银花以清热解毒，若怕光刺痒较重者，加蔓荆子、蝉蜕以祛风止痒。

2．外治

（1）滴滴眼液：选用10%千里光滴眼液、0.5%熊胆滴眼液或抗生素滴眼液滴眼，每小时2～3次。

（2）洗眼法：选用1%双黄连液、0.9%生理盐水，或3%硼酸液冲洗眼部。每日1～2次。

3．其他治法

（1）中成药：新癀片，每次4片，每日3次。用于热重于风证。

（2）放血疗法：点刺眉弓、眉尖、太阳穴、耳尖，放血2～3滴，以清热解毒。

【预防和调护】

1．注重个人卫生，不用脏手或不洁手帕揉擦眼部。

2．急性期患者，其手帕、毛巾、脸盆及其他生活用品要及时消毒，防止交叉感染。如一眼患病，应注意保护未发病眼，可用清热解毒滴眼液滴眼预防。

3．患眼严禁用眼垫包封及涂眼药膏，由于患眼包封及涂眼药膏后，分泌物不易排出，且眼局部温度升高，使细菌容易繁殖而加重病情。

4．医护人员为患者诊病或治疗后，要洗手消毒，防止医院内感染。

第二节　天行赤眼

天行赤眼是指外感疫疠邪毒，白睛暴发红赤，点片状溢血，能迅速传染并引起广泛流行的外障眼病。又名天行赤热、天行赤目等。本病名见于《银海精微·卷之上》，该书强调其传染性，指出："谓天地流行毒气，能传于人，一人害眼传于一家，不论大小皆传一遍。"多见于夏秋季，可相互传染，造成暴发流行，常双眼同时或先后发病，一般约1～2周痊愈。

本病类似于西医学由病毒引起的流行性出血性结膜炎。

【病因病机】

疫疠邪毒突然外袭，客于肺经，或兼肺胃积热，内外合邪上攻于白睛而发。

【临床表现】

1. 症状

目痛羞明，沙涩灼热，泪多眵稀。可伴有头痛发热，四肢酸痛等症。

2. 专科检查

初起胞睑红肿，白睛红赤，甚至红赤壅肿，睑内粟粒丛生，或有假膜形成；或白睛出现点片状或弥漫状溢血，黑睛生星翳。耳前或颌下可扪及肿核。

3. 实验室及特殊检查

眼分泌物涂片或结膜刮片镜检见单核白细胞增多。

【诊断依据】

1. 正处本病流行季节。
2. 羞明流泪，目痛灼热。
3. 白睛红赤肿胀，白睛溢血。
4. 耳前或颌下可扪及肿核。

【治疗】

以祛风清热为基本治法，内外兼治。严重者局部兼用抗病毒滴眼液滴眼。

1. 辨证论治

（1）肺经风热

症状　患眼沙涩灼热，羞明流泪，眼眵稀薄，胞睑微红，白睛红赤，点片状溢血；发热头痛，鼻塞，流清涕，耳前颌下可扪及肿核；舌质红，苔薄黄，脉浮数。

辨证要点　初感疫疠之气，上犯白睛，热伤脉络，故辨证以白睛红赤，点片状溢血及舌脉为要点。

治法　疏风清热。

方药　泻肺饮加减。可于方中加夏枯草、蒲公英、大青叶等以增强清热解毒之力；若白睛红赤甚、溢血广泛者，宜选加白茅根、牡丹皮、生蒲黄、茜草、紫草以清热、凉血、退赤；耳前颌下肿核显著者，酌加浙贝母、夏枯草、瓜蒌子以清热化痰散结。

（2）热毒炽盛

症状　患眼灼热疼痛，热泪如汤，胞睑红赤壅肿，白睛溢血，黑睛星翳；口渴心烦，便秘溲赤；舌红，苔黄，脉数。

辨证要点　肺胃积热，复感疫疠邪毒，内外合邪，上攻于目，故辨证以白睛红赤，肿胀溢血，黑睛星翳之眼症及全身症状为要点。

治法　泻火解毒。

方药　普济消毒饮加减。白睛溢血显著者，酌加紫草、生蒲黄、生地黄以凉血止血；黑睛生翳者，酌加白蒺藜、木贼草、谷精草等以清热退翳；若便秘溲赤显著者，酌加泽泻、瞿麦、生大黄以利水渗湿，清热通腑。

2. 外治

（1）滴滴眼液：0.2%鱼腥草滴眼液滴眼，每小时2～3次。或选用抗病毒滴眼液，配合抗生素滴眼液滴眼。

（2）洗眼法：选用大青叶20g，金银花15g，蒲公英30g，菊花15g等清热解毒之品，煎水熏洗患眼，每日1～2次。或用双黄连注射液冲洗眼部，每日1～2次。

3. 其他治法

（1）中成药：①银翘解毒片，每次4片，每日3次。用于初感疠气证。②牛黄解毒片，每次4片，每日3次。用于热毒炽盛证。

（2）针刺法：同暴风客热。

（3）中药超声雾化熏眼法：选用野菊花50g，防风25g。每次20分钟，每日2次。

【预防和调护】

同暴风客热。

第三节 天行赤眼暴翳

天行赤眼暴翳是指因感受疫疠之气，急发白睛红赤，继之黑睛生翳的眼病。又名暴赤生翳、大患后生翳。病名首见于《古今医统大全·眼科》，该书对本病的症状作了详细描述："患眼赤肿，泪出而痛，或致头额俱痛，渐生翳障，遮蔽瞳仁，红紫不散。"常双眼先后或同时发病，易传染流行，夏季更容易引起广泛流行。成人发病较儿童多见，且病程较长，严重者可迁延数月甚至数年之久。痊愈后多无遗留宿翳。

本病类似于西医学的流行性角结膜炎。本病多由腺病毒 8、19 和 37 血清型感染所致。

【病因病机】

素有肺经肝经郁热，疠气邪毒外袭，内外合邪，致肺火肝火俱盛，上攻于白睛黑睛而发病。

【临床表现】

1. 症状

目珠灼热，碜涩刺痛，羞明流泪多，视物模糊。

2. 专科检查

初起胞睑微肿，泪多眵稀，白睛红赤胀肿，耳前或颌下扪及肿核并有压痛；发病 1～2 周后，白睛肿胀渐退，但见抱轮红赤或白睛混赤，黑睛出现散在性针尖状星翳，相互无融合，用荧光素染色后在裂隙灯显微镜下可见黑睛星点翳障的形态和范围；2～3 周后星点翳障逐渐消退；部分患者遗留黑睛点状混浊，持续数月或更长时间方完全消退。

3. 实验室及特殊检查

眼分泌物涂片见单核细胞增多。

【诊断依据】

1. 双眼同时或先后发病。有与相关病人接触史。
2. 沙涩刺痛，羞明流泪，耳前多伴有肿核。
3. 白睛红赤肿胀，黑睛出现星点翳障。

【鉴别诊断】

本病应与暴风客热、天行赤眼相鉴别。其内容详见表9－1。

表9－1　暴风客热、天行赤眼及天行赤眼暴翳的鉴别

	暴风客热	天行赤眼	天行赤眼暴翳
病　因	感受风热之邪	猝感疫疠之气	猝感疫疠之气，内兼肺火亢盛，内外合邪，肝肺同病
眵　泪	眵多黏稠	泪多眵稀	泪多眵稀
白睛红赤	白睛红赤浮肿	白睛红赤浮肿，点状或片状白睛溢血	白睛红赤浮肿，或抱轮红赤
黑睛星翳	多无黑睛生翳	少有，在发病初出现，其星翳易消退	多有，以发病后1～2周更多见，其星翳多位于中央，日久难消
分泌物涂片	多形核白细胞增多	单核细胞增多	同天行赤眼
预　后	一般较好	一般较好	重者，黑睛可留点状翳障，渐可消退
传染性	有传染性，但不引起流行	传染性强，易引起广泛流行	同天行赤眼

【治疗】

外治局部滴清热解毒滴眼液或抗病毒滴眼液；内治早期以疏风清热为主要治法，中后期以清肝明目退翳为治法。

1．辨证论治

（1）肺经风热

症状　目痒碜痛，羞明流泪，眼眵清稀，胞睑微肿，白睛红赤浮肿；兼见头痛发热，鼻塞流涕；舌红，苔薄白，脉浮数。

辨证要点　初感疠气，直犯白睛，故以白睛红赤肿胀，羞明流泪之眼症及全身症状为辨证要点。

治法　疏风清热。

方药　泻肺饮加减。黑睛出现星点翳障，常加蝉蜕、白蒺藜、木贼草以祛风退翳。

（2）肝火偏盛

症状　患眼沙涩刺痛，畏光流泪，视物模糊，黑睛星翳簇生，抱轮红赤；兼见口苦咽干，便秘溲赤；舌红，苔黄，脉弦数。

辨证要点　素体内热较盛，疠气引动肝火，内外合邪，上犯于目，故以抱轮红赤，黑睛星翳簇生，口苦咽干及舌脉为辨证要点。

治法　清肝泻火，退翳明目。

方药　龙胆泻肝汤加减。常于方中加桑白皮、蝉蜕、密蒙花、谷精草以增疏风清热退翳之功。

（3）阴虚邪留

症状　目珠干涩刺痛，白睛混赤或抱轮红赤渐退，但黑睛星点翳障未退；舌红少津，脉细数。

辨证要点　热邪伤津，余邪未尽，故以目珠干涩刺痛，尚有黑睛星点翳障及舌脉为辨证要点。

治法　养阴祛邪，退翳明目。

方药　消翳汤加减。可酌加石决明、谷精草、乌贼骨以清肝明目退翳。

2. 外治

（1）滴滴眼液：0.2%鱼腥草滴眼液滴眼，每小时2～3次。或选用抗病毒滴眼液，如0.1%无环鸟苷滴眼液、4%吗啉胍滴眼液，配合氧氟沙星滴眼液等抗生素滴眼液滴眼，每小时1～2次。

（2）洗眼法：选用大青叶20g，金银花15g，黄芩15g，板蓝根30g，野菊花15g等清热解毒之品，煎水熏洗患眼，每日1～2次。

3. 其他治法

（1）中药注射液：①鱼腥草注射液30ml，加入5%葡萄糖注射液250ml，静脉滴注，每日1次。用于初感疠气证。②清开灵注射液30ml，加入5%葡萄糖注射液250ml，静脉滴注，每日1次。用于肝火偏盛证。

（2）中成药：①双黄连口服液，每次20ml，每日3次。用于肺经风热证。②清开灵口服液，每次20ml，每日3次。用于肝火偏盛证。

（3）中药超声雾化熏眼法：选用大青叶50g，防风25g。每次20分钟，每日2次。

【预防和调护】

同暴风客热。

第四节　脓漏眼

脓漏眼是指发病急剧，胞睑及白睛高度红赤壅肿，眵多如脓，容易引起黑睛生翳溃损为临床特征的外障眼病。中医学古典医著中无本病的相关记载，根据其病证特点，近代中医命名为脓漏眼。本病传染性极强，起病急骤，病情进展快。多见于新生儿，常双眼受累，易合并黑睛损害而毁坏眼珠，严重危害视力，预后不良。

本病相当于西医学的淋球菌性结膜炎。

【病因病机】

外感淋球菌疫毒，致肺胃火毒炽盛，夹肝火升腾，浸淫于目而成。

【临床表现】

1. 症状

眼内灼热疼痛，眵多如脓，沙涩羞明，热泪如涌。成人潜伏期为10小时至2~3天，常伴有排尿困难、尿痛、尿急、尿血等症状。新生儿大多在出生后2~3天发病，其症状与成年患者相似，但可无全身发热等表现。

2. 专科检查

初期，胞睑及白睛高度红赤壅肿，或伴有白睛溢血或假膜形成，有黏稠或血性分泌物；约3~5天后，可见大量脓性眼眵自睑裂外溢，部分患者合并黑睛溃烂，严重者黑睛穿孔，形成蟹睛，甚至珠内灌脓；2~3周后，脓性眼眵减少，胞睑内红赤肥厚、粟粒丛生，表面粗糙。白睛轻度红赤等，可持续数月。

全身检查可在耳前扪及肿核，可有淋菌性尿道炎或阴道炎。

3. 实验室及特殊检查

（1）眼分泌物或结膜上皮细胞刮片：可找到淋球菌。

（2）尿道或阴道分泌物涂片：急性期镜检见革兰阴性双球菌。

（3）血常规：急性期白细胞数可升高。

【诊断依据】

1. 有淋菌病病史或接触史；新生儿患者其母亲有淋病性阴道炎。
2. 胞睑及白睛高度红赤壅肿，大量黄绿色黏稠眼眵。
3. 眼分泌物或结膜上皮细胞刮片发现淋球菌。

【鉴别诊断】

本病应与暴风客热相鉴别。二者均具有：发病急，有传染性，可见白睛红赤、眵多的特点；不同之处是暴风客热无淋病史或相关接触史，胞睑及白睛红赤肿痛、眼眵诸症相对较轻，一般不发生黑睛溃烂，分泌物或结膜上皮细胞刮片找不到淋球菌。

【治疗】

本病病情凶险，发展迅速，后果严重，应及时采取有效措施进行治疗，全身用药可迅速、有效地控制病原菌。

1．辨证论治

（1）火毒炽盛

症状　灼热羞明，疼痛难睁，眵泪带血，睑内红赤，白睛红肿，甚至白睛浮肿高出黑睛，黑睛星翳，或见睑内有点状出血和假膜形成；兼见恶寒发热，便秘溲赤；舌质红，苔薄黄，脉浮数。

辨证要点　火毒上壅，气郁水停血滞，辨证以白睛浮肿高出黑睛，眵泪带血等眼症为要点。

治法　泻火解毒，下气行水。

方药　普济消毒饮加减。

（2）气血两燔

症状　白睛赤脉深红粗大，眵多成脓，常不断从睑内溢出，可有胞睑或白睛浮肿，黑睛溃烂，甚则穿孔；兼见头痛身热，口渴咽痛，小便短赤剧痛，便秘；舌绛，苔黄，脉数。

辨证要点　热毒充斥，气血两燔，热深毒重，辨证以白睛赤脉深红粗大，眵多成脓，不断从睑内溢出等眼症及舌脉为要点。

治法　泻火解毒，气血两清。

方药　清瘟败毒饮加减。

（3）余邪未尽

症状　病后数日，脓性眼眵减少，疼痛减轻，干涩不舒，睑内红赤粟粒丛生，白睛微红，黑睛翳障未消；舌质红，苔薄黄，脉细数。

辨证要点　火毒虽衰，但未除尽，辨证以脓性眼眵减少，黑睛翳障已轻为要点。

治法　清热消瘀，退翳明目。

方药　石决明散加减。

2．外治

（1）洗眼法：① 金银花 15g，野菊花 15g，紫花地丁 30g，败酱草 30g，蒲公英 30g，煎水外洗。② 用 3% 硼酸液或 1∶10000 高锰酸钾溶液冲洗眼部，开始每 5～10 分钟 1 次，根据病情逐渐减为每 15 分钟、30 分钟 1 次，数日后每 2 小时 1 次，必须夜以继日，不可间断，直至脓性分泌物减少或消失。冲洗时，头偏向鼻侧，以免流入对侧眼。

（2）滴滴眼液：选用清热解毒滴眼液，或用抗生素滴眼液，如氧氟沙星滴眼液等频频滴眼。若发生黑睛溃烂者，用1%阿托品滴眼液或眼药膏扩瞳。

3. 其他治法

本病必须同时全身应用抗生素治疗。首选青霉素静脉滴注，或选用头孢曲松钠（菌必治），有青霉素过敏者可用大观霉素（淋必治）或喹诺酮类药物。

【预防和调护】

1. 宣传性传播疾病的防治知识。严格控制性传播疾病传播。严禁淋菌性尿道炎、阴道炎患者患病期间去公共游泳池游泳或浴池洗澡，饭前便后要洗手。

2. 患者须隔离治疗。若单眼发病，应用透明眼罩保护健眼。

3. 医护人员检查治疗时要戴防护眼镜，并在检查治疗后消毒双手。与患者接触过的器具须严格消毒。

4. 对新生儿淋球菌性结膜炎的预防，主要是做好产前检查，对患有淋病的孕妇，必须积极治疗，新生儿出生后应立刻清洁眼睑上的污物，迅速用0.5%～1%硝酸银滴眼液滴眼（随后用0.9%生理盐水冲洗干净），或用氧氟沙星滴眼液等抗生素滴眼液滴眼。

第五节　时复目痒

时复目痒是指以发病时目痒难忍，白睛红赤，每年及期而发，期过而愈，呈周期性反复作为临床特征的外障眼病。又名时复症。其发病特点与《眼科箐华录·时复之病》中所描述证候相似："类似赤热，不治自愈，及期而发，过期又愈，如花如潮，久而不治，遂成其害。"多见于少儿年男性，常双眼发病，一般春、夏发病，秋、冬缓解，其病程可长达数年或十数年之久，随年龄增长逐渐减轻或痊愈，有自限倾向。

本病类似于西医学的春季结膜炎，属变态反应性结膜炎。

【病因病机】

1. 肺卫不固，风热外侵，上犯胞睑、白睛而发。

2. 脾胃湿热内蕴，复感风邪，风湿热邪相搏，留滞于胞睑、白睛所致。

3. 肝血不足，血虚生风，虚风内动，上犯于目而致。

【临床表现】

1. 症状

双眼奇痒难忍，灼热微痛，沙涩不适，甚则羞明流泪，有白色黏丝样眼眵。

2. 专科检查

胞睑内面有状如铺路卵石样的扁平颗粒，表面似覆一层奶酪，白睛暗红且无光泽；或见黑睛边缘出现黄白色胶状隆起结节，重者结节互相融合，包绕黑睛边缘，白睛色黄晦浊。上述两种情况可以单独出现，也可同时存在。

3. 实验室及特殊检查

结膜刮片可见嗜酸性粒细胞或嗜酸性颗粒。

【诊断依据】

1. 双眼奇痒难忍，周期性反复发作，胞睑局部痒肿疼痛。
2. 睑内面有扁平颗粒，状如铺路卵石样排列；或见黑睛边缘出现黄白色胶状隆起结节，白睛呈暗红或色黄晦浊；或两种情况同时存在。
3. 结膜刮片可见嗜酸性粒细胞或嗜酸性颗粒。

【鉴别诊断】

本病应与椒疮相鉴别。

两者相同之处是均在胞睑内面有颗粒丛生。不同之处是椒疮之颗粒较小，目无奇痒，无定期发病的特点；而本病之颗粒较大，硬而扁平，排列如铺路之卵石样，双眼奇痒，发病有季节性。

【治疗】

1. 辨证论治

（1）外感风热

症状　眼痒难忍，灼热微痛，有白色黏丝样眼眵，眼睑内面遍生状如小卵石样颗粒，白睛暗红；舌淡，苔薄白，脉浮数。

辨证要点　外感风热，滞留于胞睑腠理，故以胞睑内面遍生卵石状颗粒或白睛污浊；眼奇痒难忍为辨证要点。

治法　祛风止痒。

方药　消风散加减。痒甚者，酌加乌梢蛇、防风、刺蒺藜以增祛风止痒之功；如白睛红赤显著者，可加三七、赤芍、茺蔚子以活血退赤。

（2）湿热夹风

症状　患眼奇痒难忍，揉拭眼部后加剧，泪多眵稠呈黏丝状，睑内面遍生颗粒，状如铺路之卵石排列，白睛黄浊暗晦，黑白睛交界处呈胶状结节隆起；舌质红，苔黄腻，脉数。

辨证要点　湿热郁遏，气血瘀阻，兼受风邪，故以眼奇痒难忍，眼眵黏稠呈丝状，白睛黄浊暗晦等眼症及舌脉为辨证要点。

治法　清热除湿，祛风止痒。

方药　除湿汤加减。可选加乌梢蛇、蛇床子、白鲜皮、秦皮、地肤子、厚朴、土茯苓、苦参等以增强除湿止痒之功。

（3）血虚生风

症状　眼痒干涩，时作时止，白睛污浊微赤；面色少华或萎黄；舌淡脉细。

辨证要点　肝虚血少，虚风内动，上扰于目，故以眼痒干涩，时作时止等眼症及舌脉为辨证要点。

治法　养血熄风。

方药　四物汤加减。可选加益母草、首乌、白蒺藜、荆芥等以增祛风止痒之功；加炒白术、茯苓、党参、黄芪等以健脾益气，使气血生化有源。

2. 外治

（1）滴滴眼液：选用清热解毒滴眼液，如0.5%熊胆滴眼液；或2%色苷酸钠滴眼液，或选用0.5%醋酸可的松滴眼液滴眼，每日4～6次。

（2）冷敷：眼局部用冷敷可减轻症状。

3. 其他治法

（1）针刺：选取承泣、光明、外关、合谷等穴，每日1次，10次为1疗程。

（2）病情严重者，可口服阿司匹林，每次0.25g，每日3次，2～4周为1疗程；或口服消炎痛，每次25mg，每日3次，2周为1疗程。

【预防和调护】

1. 病发期间避免强光刺激，宜戴有色眼镜防护。眼奇痒难忍时，切忌用力揉擦眼部。

2. 忌食辛辣炙煿等聚湿生痰之品，以免加重病情。

3. 缓解期可用健脾益气之中药制剂或药膳以固其本，以防止或减少病证复发。

第六节　金　疳

金疳是指以白睛表层隆起玉粒样泡性结节，周围绕以赤脉，容易反复发作为临床特征的外障眼病。又名金疡。病名最早见于《证治准绳·杂病·七窍门》。该书认为金疳："初起与玉粒相似，至大变出祸患……生于气轮者，则有珠痛泪流之苦"。常单眼发病，好发于春夏季，儿童及青少年多见，预后良好。

本病类似于西医学的泡性结膜炎，属迟发型变态反应性疾病。

【病因病机】

1. 肺经燥热，宣发失职，气机不畅，气血壅滞白睛，郁久成疳。
2. 肺阴不足，虚热内生，虚火上犯，白睛脉络壅阻，瘀滞不行，蕴结为疳。
3. 脾虚气弱，肺经失养，气机不利，血脉郁结于白睛而致。

【临床表现】

1. 症状

患眼沙涩不适。

2. 专科检查

白睛表层见淡红色的疱性结节，周围赤脉环绕，压之不痛，数目不定，大小不一。疱性结节破溃后可以自愈，愈后不留痕迹。

3. 实验室及特殊检查

部分患者结核菌素试验阳性。

【诊断依据】

1. 患眼磣涩不适。
2. 白睛表层见疱性结节，周围赤脉环绕。

【治疗】

1. 辨证论治

（1）肺经燥热

症状　目涩疼痛，泪热眵结；白睛表层生疱性结节，周围绕以粗大赤脉；可有口渴鼻干，便秘溲赤；舌质红，苔薄黄，脉数。

辨证要点　肺经燥热属实，故以白睛生疱性结节，周围绕以赤脉为辨证要点。

治法　疏风清热，消肿散结。

方药　泻肺汤加减。可酌加三七、丹参、茺蔚子以祛瘀散结。

(2) 肺阴不足

症状　隐涩微痛，眼眵干结，白睛生疱性结节，周围赤脉隐隐，反复发作；可有干咳咽干；舌质红，少苔或无苔，脉细数。

辨证要点　肺阴不足，虚火上炎，故以沙涩疼痛不甚，疱性结节周围赤脉色淡及舌脉为辨证要点。

治法　滋阴润肺。

方药　养阴清肺汤加减。酌加桔梗、夏枯草以增清热散结之功。

(3) 肺脾两虚

症状　白睛疱性结节周围赤脉隐隐，日久难愈，或反复发作；神疲乏力，食欲不振，腹胀不舒；舌质淡，苔薄白，脉细无力。

辨证要点　肺脾两虚，邪气不盛，故以眼症日久未消，反复发作及全身症状为辨证要点。

治法　健脾益气。

方药　参苓白术散加减。可加茺蔚子、丹参以助赤脉消退。

2. 外治

滴滴眼液：选用0.5%熊胆滴眼液，鱼腥草滴眼液，或0.1%地塞米松滴眼液，抗生素类滴眼液滴眼，每日4~6次。应用糖皮质激素类时要注意药物的不良反应，不可长期应用。

【预防和调护】

1. 加强锻炼，增强体质；适当补充营养，减少复发。

2. 忌食肥甘厚味，辛辣炙煿之品，以防助热伤阴。

3. 不宜长时间使用糖皮质激素类滴眼液滴眼，以防并发绿风内障或青风内障。

第七节　白涩症

白涩症是指以自觉眼内干涩不舒，但无显著外眼证候为临床特征的外障眼病。病名首见于《审视瑶函·卷三》，该书对其典型证候进行了生动描述：“不肿不赤，爽快不得，沙涩昏朦，名曰白涩”。多为双眼发病，与年龄、季节无关，病情缓慢而迁延，治疗难以取得速效。

本病类似于西医学的干眼症、慢性结膜炎、浅层点状角膜炎。

【病因病机】

1．暴风客热、天行赤眼或天行赤眼暴翳等失于调治，余邪未清，隐伏肺脾之络所致。

2．津液暗耗，肺阴不足，无以润泽睛珠而致。

3．饮食不节，嗜烟好酒，或过食辛辣炙煿之品，以致脾胃蕴积湿热，清阳不升，浊阴不降，目失涵养发为本症。

4．肾阴不足，水不涵木，虚火上炎，灼烁目珠，目失濡养所致。

【临床表现】

1．症状

患眼干涩不爽，频频眨目，或畏光刺痛，灼热微痒，不耐久视，眵少色白。

2．专科检查

白睛赤脉隐隐，或黑睛有星点状翳障。

【诊断依据】

1．患眼干涩不爽，频频眨目，或畏光刺痛。

2．可有白睛赤脉隐隐。

【治疗】

1．辨证论治

（1）邪热滞留

症状　常见于暴风客热、天行赤眼或天行赤眼暴翳失于调治，患眼时有畏光刺痛，干涩不爽，少许眼眵，白睛见赤丝细脉，若隐若现，或睑内血络红赤；舌质红，苔薄黄，脉数。

辨证要点　因余邪未尽，隐伏于肺脾两经，故以暴风客热或天行赤眼后出现上述眼症为辨证要点。

治法　养阴清热。

方药　桑白皮汤加减。若阴伤而无湿，可去方中茯苓、泽泻。

（2）肺阴不足

症状　眼部干涩不爽，不耐久视，白睛如常或赤脉隐隐，黑睛可有星点翳障，反复难愈；可伴干咳少痰，咽干便结；苔薄少津，脉细无力。

辨证要点　肺阴不足，目乏津液濡润，故以眼部干涩不爽，不耐久视，黑睛可有星点翳障及全身症状为辨证要点。

治法　养阴清肺。

方药　养阴清肺汤加减。可于方中加太子参，五味子以益气养阴；黑睛有星点翳障者，可选加白蒺藜、谷精草、木贼草、蝉蜕、菊花、密蒙花以明目退翳。

（3）脾胃湿热

症状　眼内干涩隐痛，眦部常有白色泡沫样眼眵，白睛赤脉隐现，缠绵难退；可伴有口黏或口臭，溲赤便结；舌苔厚腻，脉濡数。

辨证要点　脾胃湿热，气机不利，湿热熏蒸，故以白色泡沫样眼眵、白睛赤脉隐现，缠绵难退及全身症状为辨证要点。

治法　清热化湿，宣畅气机。

方药　三仁汤加减。若白睛赤脉显著者，可加茺蔚子、桑白皮、地骨皮、牡丹皮以清热泻肺，凉血退赤；白睛赤脉缠绵难退者选加土茯苓、厚朴、琥珀等，以增强化湿退赤之效。

（4）肝肾阴虚

症状　眼内干涩不爽，羞明畏光，频频眨眼，白睛赤脉隐隐，久视则诸症加重，黑睛可有细点星翳；多伴有头昏耳鸣，夜寐多梦，口干少津，腰膝酸软；舌边红，苔薄，脉细或细数。

辨证要点　肾阴不足，水不涵木，虚火上炎，灼烁目珠，目失濡养。以久视眼症加重及全身症状为辨证要点。

治法　滋阴降火。

方药　知柏地黄汤加减。可选加五味子，玄参、沙参、麦门冬、天花粉等养阴生津；白睛赤脉隐隐者，可加茺蔚子、地骨皮、桑白皮等以清热退赤。

2. 外治

滴滴眼液　选用珍珠明目滴眼液，或泪然滴眼液滴眼，每天4～6次。

【预防和调护】

1. 积极治疗暴风客热、天行赤眼或天行赤眼暴翳。
2. 避免熬夜或过用目力。
3. 少食辛辣炙煿之品，以免化热伤阴。
4. 局部用药不宜种类过多及时间过长。
5. 注意眼局部卫生，避免风沙烟尘犯目。

第八节 胬肉攀睛

胬肉攀睛是指眼以眦部长赤膜如肉，其状如昆虫之翼，横贯白睛，攀侵黑睛，甚至遮盖瞳神为临床特征的外障眼病。本病名最早见于《银海精微·卷之上》。又名目肤翳、胬肉侵睛外障、蚂蝗积症、肺瘀证等。《张氏医通·七窍门》扼要地阐明了其症状及治法："胬肉攀睛症，多起于大眦，如膜如肉，渐侵风轮，甚则掩过瞳神，初起可点而退，久则坚韧难消，必用钩割"。胬肉多起于大眦，也有起于小眦或两眦同时发生者；常见于中老年人及户外工作者，男性多于女性，病程进展缓慢，有的静止不发展，有的数月或数年内逐渐向黑睛攀侵，甚至越过瞳神而影响视物。

本病相当于西医学的翼状胬肉。

【病因病机】

1. 心肺蕴热，风邪外袭，内外合邪，热郁眦部白睛，脉络瘀滞，渐生胬肉。
2. 嗜食肥甘厚味，辛辣炙煿，脾胃蕴积湿热，壅滞目眦。
3. 忧思恼怒，五志过极，久郁化火，火性上炎，克伐肺金，致目眦生胬肉。
4. 劳欲过度，心阴渐耗，肾精亏虚，水不制火，虚火上炎，脉络瘀滞，胬肉渐长。

【临床表现】

1. 症状

初起无明显症状，或眼部干涩；进展期痒涩加重，流泪生眵；静止期痒涩不显。严重者可伴视力下降，或眼珠转动受限。

2. 专科检查

眦部白睛起膜，逐渐变厚，赤丝相伴，胬起如肉，呈三角形。其横贯白睛的宽大部分称体部；攀向黑睛的尖端称头部；横跨黑睛边缘的部分称颈部。若头尖高起赤瘀，发展迅速，常侵及黑睛中央，遮掩瞳神，则属进展期；若胬肉头钝圆而薄，体部菲薄如蝇翼，脉络色白或淡红，多发展缓慢，或始终静止在黑睛边缘，则属静止期。

【诊断依据】

1. 眦部白睛生赤膜如肉，横贯白睛，逐渐攀侵黑睛。

2．赤膜常有赤丝脉络相伴。

【治疗】

若胬肉淡红菲薄，头平体小者，以滴滴眼液为主；胬肉头尖高起，体厚而宽大，脉络红赤粗大者，应内外合治。若药物治疗无效，发展较速者，宜手术治疗。

1．辨证论治

（1）心肺风热

症状　患眼眵泪较多，涩痒羞明，胬肉初生，渐渐长出，攀向黑睛，赤脉密布；舌苔薄黄，脉浮数。

辨证要点　心肺蕴热，风邪外袭，内外合邪，脉络瘀滞，故以涩痒，羞明多泪，胬肉赤脉密布等眼症为辨证要点。

治法　祛风清热。

方药　栀子胜奇散加减。若赤脉密布甚者，可加茺蔚子、泽兰以祛瘀退赤；大便秘结者，去方中羌活、荆芥穗，酌加大黄以通腑泄热。

（2）脾胃实热

症状　患眼痒涩不舒，眵多黏结，胬肉头尖高起，体厚宽大，赤瘀如肉，生长迅速；可伴口渴欲饮，溲赤便结；舌质红，舌苔黄，脉数。

辨证要点　脾胃积热，上蒸于目，热壅血滞，故以胬肉头尖高起，体厚宽大，赤瘀如肉等眼症为辨证要点。

治法　泻热清胃。

方药　清胃汤加减。胬肉赤脉甚者，加赤芍药、三七、丹参以祛瘀退赤。

（3）心火上炎

症状　患眼痒涩刺痛，胬肉高厚红赤，眦头尤甚；心烦多梦，或口舌生疮，小便赤热；舌尖红，脉数。

辨证要点　忧思恼怒，五志过极，久郁化火，故以胬肉高厚，眦头赤肿尤甚之眼症及全身症状为辨证要点。

治法　清心泻火。

方药　泻心汤合导赤散加减。若目眦疼痛，胬肉红赤甚者，酌加川芎、茺蔚子以清热凉血通络；小便短赤灼痛者，加淡竹叶、金钱草、车前草、泽泻以利尿清热。

（4）阴虚火旺

症状　患眼涩痒隐隐，胬肉淡红菲薄，时轻时重；心中烦热，口舌干燥；舌红，少苔，脉细。

辨证要点　虚火上炎，灼烁眼目，故以胬肉淡红菲薄，眼隐隐涩痒之眼症及全身症状为辨证要点。

治法　滋阴降火。

方药　知柏地黄丸加减。若心烦失眠重者，可选加浮小麦、柏子仁、麦门冬、夜交藤、酸枣仁以养心安神。

2. 外治

（1）滴滴眼液：选用清热解毒类、抗生素类滴眼液或珍珠明目滴眼液滴眼，每日 4 ~6 次。

（2）手术：胬肉发展迅速，侵入黑睛，有遮掩瞳神趋势者，需进行手术治疗。手术方式包括单纯胬肉切除术、胬肉切除联合结膜瓣移位术、胬肉切除联合羊膜移植术等。手术以角膜创面干净光滑，减少和遏止复发为原则。

3. 其他治法

针刺法：胬肉红赤有发展趋势者可选太阳、睛明、光明、丝竹空、攒竹，配足三里、合谷、风池、少商等穴，每次选用 1 对穴，每日 1 次。

【预防和调护】

1. 重视眼部卫生，户外活动可戴有色眼镜，避免风沙与强光刺激。
2. 忌食辛辣炙煿之品；劳逸结合，避免熬夜。
3. 复发性胬肉攀睛若再次手术，宜在其静止 6 个月后进行。

第九节　火　疳

火疳是以白睛里层呈紫红色结节隆起，触之疼痛为临床特征的外障眼病，病名最早见于《证治准绳·杂病·七窍门》。又名火疡。好发于成年女性，多为单眼发病，也可双眼先后或同时发病，病程长，易反复。其病位在白睛里层之表浅者，预后较好；若火疳位于白睛里层之深部者则危害较大，容易变生他症，甚至可造成失明。

本病类似于西医学的表层巩膜炎、前巩膜炎。血管炎性免疫病是引发严重巩膜炎的常见病因，也可因细菌、病毒、真菌等致病菌通过结膜、眼部创口等外源性感染，或结核、麻风及梅毒等全身脓性转移灶或非化脓性肉芽肿之内源性感染而引发本病。

【病因病机】

1. 肺热亢盛，气机不利，以致气滞血瘀，滞结为疳，病从白睛而发。

2. 平素嗜食生冷，或辛辣炙煿之品，湿热内蕴，炼液成痰，痰停肺经，气机不畅，脉络瘀阻，痰瘀搏结于白睛而发。

3. 素有痹证，风湿久郁经络，郁久化热，风湿热邪循经上犯白睛而发病。

4. 肺经郁热，日久伤阴，虚火上炎，上攻白睛。

【临床表现】

1. 症状

轻者，患眼涩痛，羞明流泪；重者，目珠疼痛剧烈，痛连目眶四周，或眼珠转动时疼痛加剧。羞明流泪，视物模糊不清等。

2. 专科检查

轻者，呈小扁圆形隆起，暗紫红色，推之不移，压痛拒按，隆起之结节可由小渐渐增大，周围布有紫赤血脉；重者，白睛混赤浮肿。

3. 实验室及特殊检查

血沉、血清尿酸、类风湿因子、免疫因子、免疫复合物、结核菌试验、梅毒确证试验等检查有助于查找病因。

【诊断依据】

1. 患眼疼痛，畏光流泪。

2. 白睛里层暗红或起结节样隆起，暗紫红色，推之不移，压痛拒按。

【鉴别诊断】

本病应与金疳相鉴别。其内容详见表9-2。

表9-2　火疳与金疳的鉴别

	金疳	火疳
病　位	小泡位于白睛表层	结节位于白睛里层
病　状	小泡呈灰白色小泡样，界限明显，可以溃破；推之可移，按之不痛	结节较大，呈圆形或椭圆形隆起，界限不清，很少溃破；推之不移，按之痛甚
赤　脉	小泡四周的赤脉多鲜红	结节四周的赤脉多紫红
病　程	较短	较长
预　后	较好，一般不波及瞳神，愈后多不留痕迹	较差，常波及瞳神，愈后多留痕迹

【治疗】

1. 辨证论治

(1) 肺经郁火

症状 发病缓慢，患眼疼痛，怕光流泪，白睛局部紫红色，有结节隆起，触之痛甚；可伴口干咽痛，咳嗽便秘；舌质红，苔薄黄，脉数。

辨证要点 肺经郁火，气机不利，气滞血瘀，滞留白睛，故以疼痛羞明，白睛局部紫红色结节，触则疼痛及全身症状为辨证要点。

治法 清肺泻火。

方药 泻白散加减。可加葶苈子、杏仁以增强泻肺之力；加牛蒡子、连翘、浙贝母以清热散结；加红花、郁金以活血化瘀，散结消滞。

(2) 痰瘀互结

症状 患眼疼痛，羞明流泪，目痛拒按，视物模糊不清，白睛结节大而隆起，或连穿成环，周围血脉紫赤怒张；伴见口苦咽干，气粗烦躁，便秘溲赤；舌质暗红，边有瘀点，舌苔黄厚或腻，脉滑或弦。

辨证要点 痰瘀结聚，壅阻肺络，故以患眼疼痛，白睛结节大且高隆，脉络紫赤怒张之眼症及全身症状为辨证要点。

治法 活血祛瘀，化痰散结。

方药 温胆汤合桃红四物汤加减。舌苔厚腻者，选加瓜蒌仁、桔梗、前胡、厚朴、佩兰以增祛湿化痰之效；白睛脉络显露，结节紫暗疼痛者，选加丹参、柴胡、延胡索，三七等以行气祛瘀散结。

(3) 风湿热邪攻目

症状 发病较急，眼珠胀闷而痛，且有压痛感，羞明流泪，视物不清，白睛有紫红色结节样隆起，周围有赤丝牵绊；常伴有骨节酸痛，肢节肿胀，身重酸楚，胸闷纳减，病程缠绵难愈；舌苔白腻，脉滑或濡。

辨证要点 风湿之邪客于肌肉筋骨脉络，阻碍气机，郁久化火，上攻白睛，故辨证以眼珠胀闷而疼之眼症及身重酸楚、肢节肿胀等症状为要点。

治法 祛风化湿，清热散结。

方药 散风除湿活血汤加减。

(4) 肺阴不足

症状 病至后期，或反复发作，眼干羞明，隐隐涩痛，视物模糊不清，白睛结节隐现，色紫暗，无明显压痛；口咽干燥，或潮热颧红，便秘不爽；舌红少津，脉细数。

辨证要点　病久邪热伤阴，阴虚火旺，虚火上炎，故以病变反复，眼干涩痛，白睛结节隐现之眼症及全身症状为辨证要点。

治法　养阴清肺。

方药　养阴清肺汤加减。若口咽干燥显著者，可选加地骨皮、知母、花粉以增养阴降火之效；白睛结节日久不消，可选加丹参、昆布、海藻、鳖甲、玄参等滋阴祛瘀散结。

2. 外治

（1）滴滴眼液：选用清热解毒滴眼液，或糖皮质激素类及非甾体类滴眼液滴眼，每日4~6次。

（2）并发瞳神紧小者，应用1%阿托品滴眼液或复方托吡卡胺滴眼液，每日2~3次；1%阿托品眼药膏每晚睡前1次。防止黄仁后粘连。

（3）局部热敷：用内服中药药渣再煎水作眼部湿热敷，每日2~3次。

（4）眼部电控药物离子导入：选用地塞米松液、红花液、丹参液等导入，每次20分钟，每日1次。

3. 其他治法

（1）针刺法：选取睛明、攒竹、丝竹空、承泣、太阳、合谷、列缺、肺俞、太冲，每次局部选2穴，远端选2穴，每日1次，10次为1疗程。

（2）病因治疗：积极寻找病因，病因明确针对病因进行治疗。

（3）西药：反复发作者，兼服消炎痛、保泰松等非皮质激素类药，或强的松等糖皮质激素类药。

【预防和调护】

1. 宜少食辛辣炙煿之品；保持七情和畅；注意寒暖适中，避免潮湿。

2. 长期大剂量使用糖皮质激素类药者，应注意观察有无全身或眼局部并发症。

3. 应用阿托品类药物滴眼者，滴眼后应用手指压迫泪囊区，注意观察是否出现不良反应。

第十章　黑睛疾病

黑睛又名黑珠、黑仁、乌睛、乌珠等。位于眼珠前部中央，与白睛相连，其质清澈晶莹，具有保护眼珠的作用，也是保证神光发越的组织之一。

黑睛暴露于外，易受外伤及风热邪毒侵袭，因其无血络，抵抗力较低，一旦发生病变，容易遗留翳膜。

黑睛疾病的局部表现主要是翳障，分新翳和宿翳。本章重点讲述新翳，其病变的特点：有明显的畏光、流泪、疼痛和视力下降等症状，常伴抱轮红赤或白睛混赤。若治疗不及时，可引起黑睛溃烂，黄液上冲，甚至黑睛溃破变生蟹睛等恶候。愈后多遗留瘢痕翳障而影响视力。

黑睛为五轮中的肉轮，内应于肝，肝与胆相表里，故黑睛疾病常与肝胆有关，翳障时隐时现。如翳障浮嫩，病情轻者，多为肝经风热；翳障色黄，溃陷深大者，多为肝胆实火；翳障时隐时现，反复发作者，多为肝阴不足等。但也有兼其他脏腑病机者，故要全面辨证，而不能专责之于肝胆。治疗原则是祛除邪气，消退翳障，控制发展，防止传变他症，促使早期愈合，消除或缩小瘢痕组织，常用的内治法包括祛风清热、泻火解毒、清肝泻火、退翳明目等。同时需配合点眼药、熏洗、热敷等外治法治疗。此外，黑睛疾病易向纵深发展，应重视散瞳治疗。

第一节　聚星障

聚星障是指黑睛骤生多个细小星翳的眼病。病名首见于《症治准绳·杂病·七窍门》。常发生在热病后，多单眼为患，也可双眼同时或先后发病。病程较长，易反复发作。治不及时可变生花翳白陷、凝脂翳等症，愈后遗留瘢痕翳障而影响视力。

本病类似于西医学之单纯疱疹病毒性角膜炎。

【病因病机】

1. 外感风热伤及黑睛，致生翳障。

2. 外邪入里化热，或因肝经伏火，复受风邪，风火相搏，上攻黑睛。

3. 过食煎炒五辛，致脾胃蕴积湿热，熏蒸黑睛。

4. 素体阴虚，正气不足，或患热病后，津液耗伤，以致阴津亏乏，复感风邪所致。

【临床表现】

1. 症状

视力不同程度下降，轻者眼内沙涩不适，伴轻微疼痛及畏光流泪等症，重者碜涩疼痛，灼热畏光，热泪频流，多无眵。

2. 专科检查

胞睑微红肿，抱轮红赤或白睛混赤，角膜知觉减退。初期黑睛生翳，状如针尖或秤星大小，色灰白，少则数颗，多则数十颗，或同时而起，或先后逐渐而生，继则相互融合成树枝状；若病情继续发展，病灶扩大加深，则呈边缘不齐且表面凸凹的地图样。2%荧光素染色检查呈阳性，有的病变位于黑睛深层，肿胀混浊，其形如圆盘状，黑睛后壁有皱褶，表面光滑，2%荧光素染色呈阴性。

本病严重者多波及黄仁，引起黄仁肿胀，瞳神紧小，神水混浊，甚则黄仁与晶珠粘连，可发生绿风内障等病。如病位深者，愈后黑睛遗留瘢痕翳障，而影响视力，甚或失明。

【诊断依据】

1. 常有感冒史。

2. 不同程度视力下降，沙涩疼痛，畏光流泪。

3. 抱轮红赤，黑睛可见星点状或树枝状或地图状混浊，荧光素染色检查阳性；或黑睛深层混浊状如圆盘。病变区知觉减退。

【治疗】

1. 辨证论治

(1) 风热客目

症状　患眼碜痛，羞明流泪，抱轮红赤，黑睛浅层点状混浊，或多或少，或疏散或密聚；伴恶风发热、鼻塞、口干咽痛；苔薄黄，脉浮数。

辨证要点　风热之邪初犯于目，病情轻浅，故辨证以黑睛骤生细小星翳，抱轮红赤的眼症及全身症状为要点。

治法　疏风清热。

方药　银翘散加减。方中加柴胡、黄芩以增祛肝经风热之功；抱轮红赤，热邪较重者酌加板蓝根、大青叶、紫草、赤芍、丹皮、菊花以助清热散邪，凉血退赤之功；胞睑微红肿，羞明多眵者，可加防风、桑叶、蔓荆子以清肝明目。

（2）肝胆火炽

症状　患眼涩痛，灼热畏光，热泪频流，白睛混赤，黑睛生翳，扩大加深，呈树枝状或地图状；或兼胁痛，口苦咽干与舌红，苔黄，脉弦数。

辨证要点　肝胆火毒炽盛，邪毒深重，黑睛受灼，故辨证以黑睛生翳，扩大加深，呈树枝或地图状等眼症及口苦咽干与舌脉为要点。

治法　清肝泻火。

方药　泻青丸加减。方中加蝉蜕、木贼以退翳明目，小便黄赤者可加车前草、瞿麦、萹蓄以清利小便。

（3）湿热犯目

症状　患眼热泪胶黏，抱轮红赤，黑睛生翳如地图状，或黑睛深层生翳，呈圆盘状混浊，肿胀；或病情缠绵，反复发作，伴头痛、胸闷、口黏纳呆、便溏；舌红，苔黄腻，脉濡数。

辨证要点　湿热内蕴，熏蒸黑睛，故辨证以黑睛生翳如地图状等眼症为要点。

治法　清热除湿。

方药　龙胆泻肝汤加减。抱轮红赤者，可加黄连以清热燥湿；黑睛肿胀甚者加银花、秦皮、乌贼骨以解毒退翳。

（4）阴虚夹风

症状　眼内干涩不适，羞明较轻，抱轮微红，黑睛生翳日久迁延不愈或时愈时发；常伴口干咽燥；舌红少津，脉细或细数。

辨证要点　素体阴虚，或久病伤阴，阴虚无力抗邪，或时感风邪，故辨证以黑睛生翳日久，病情不重，时愈时发，迁延不愈之眼症为要点。

治法　滋阴祛风。

方药　杞菊地黄丸加减。可于方中加菊花、蝉蜕以增退翳明目之功；兼气短乏力，眼干涩者，加太子参、麦冬以益气生津；抱轮红赤较明显者，加知母、黄柏以滋阴降火。

2. 外治

（1）滴滴眼液：① 0.2% 鱼腥草滴眼液滴眼，每次 1～2 滴，每日 5～6 次。② 0.1% 无环鸟苷滴眼液，每次 1～2 滴或 0.05% 环胞苷滴眼液，每次 1～2 滴，每日4~6次。急性期可配合干扰素滴眼液滴眼，每次1~2滴，每日6次。③1%阿托品滴眼液或托吡卡胺滴眼液滴眼，每日2~3次。④黑睛深层呈圆盘状混浊，用抗病毒药物治疗的同时，可短期慎重合理地局部使用糖皮质激素进行治疗。

（2）涂眼药膏：睡前可涂抗病毒眼膏。

（3）湿热敷：用金银花15g，连翘10g，蒲公英15g，大青叶15g，薄荷6g，紫草15g，柴胡10g，陈皮10g，黄芩10g等水煎后湿热敷，每次20分钟，每日2~3次。

（4）结膜下注射：鱼腥草注射液，每次0.5ml，每日或隔日1次。

3. 其他疗法

（1）中成药治疗：① 清开灵注射液，每次20~40ml，加入0.9%氯化钠注射液100ml，静脉滴注，每日1次，连续7~10天。② 抗病毒冲剂，开水冲服，每包12g，每次1~2包，每日3次。

（2）针刺治疗：选用睛明、四白、丝竹空、攒竹、合谷、足三里、光明、肝俞等穴。每次局部取2穴，远端取2穴，交替使用。

【预防和调护】

1. 避免感冒及过度疲劳等。
2. 感冒时如出现眼部不适，要及时到医院眼科就诊。
3. 黑睛呈现树枝状、地图状等病变者，禁用糖皮质激素。
4. 饮食宜清淡而富有营养，忌食辛辣等刺激食品。

第二节　花翳白陷

花翳白陷是指黑睛生翳，四周高起，中间低陷，状如花瓣的眼病。病名首见于《秘传眼科龙目论·花翳白陷外障》，常为单眼发病，也可双眼先后发病。愈后多遗留瘢痕，严重影响视力。

类似于西医学的角膜溃疡。

【病因病机】

1. 风热外袭，金盛克木，循经上犯，黑睛溃陷。
2. 肝肺素有积热，复感外邪，入里化热，热邪积盛，上攻于目，致黑睛溃陷。

【临床表现】

1. 症状

患眼碜涩疼痛，畏光流泪，视力下降，重者伴头目剧痛。

2. 专科检查

抱轮红赤或白睛混赤，初起黑睛内外两侧边缘生翳溃陷，后沿黑睛边缘呈环形发展，逐渐向中央区侵蚀，略微高起，中间低陷，状如花瓣或如碎米，或溃陷从黑睛一边发展，如蚕蚀之状，形如新月，色灰白，渐侵中央，最终可累及整个黑睛，遮掩瞳神。溃陷也可向深层发展引起黑睛穿孔，黄仁脱出，变生蟹睛等恶候。

3. 实验室及特殊检查

（1）病变部位刮片作病原体培养。

（2）免疫学检查可见病变邻近区域的结膜抑制性 T 细胞减少，IgA 水平升高，浆细胞、淋巴细胞增多，可见结膜上皮中出现免疫球蛋白及补体增加，大量的宿主细胞表达 HLA－II 抗原等。

【诊断依据】

1. 患眼疼痛剧烈，羞明流泪，视物模糊。
2. 抱轮红赤或白睛混赤；黑睛生翳，四周高起，中间凹陷，1% 荧光素染色检查呈阳性。
3. 病变部位病原体培养有助于本病的诊断。

【治疗】

1. 辨证论治

（1）肺肝风热

症状　患眼视力下降，碜涩疼痛，畏光流泪，抱轮红赤，黑睛边缘聚生翳障，渐渐扩大，四周高起，中间低陷，羞明难睁，眼痛；舌红苔薄黄，脉浮数。

辨证要点　风热邪毒侵袭，肺热犯肝，上攻黑睛，故辨证以黑睛生翳初起，翳障多在边缘等眼症及舌脉为要点。

治法　疏风清热。

方药　加味修肝散加减。白睛混赤甚者加桑白皮以助清肺热，黑睛生翳渐大者加龙胆草以助清肝热。

（2）热炽腑实

症状　患眼视力下降，头目疼痛，碜涩畏光，热泪频流，白睛混赤，黑睛生翳溃陷，从四周蔓生，迅速侵蚀整个黑睛，遮掩瞳神，或见黄液上冲；多伴发热口渴，溲黄便结；舌红苔黄，脉数有力。

辨证要点　风热邪毒未解，外邪入里化热，加之肺肝素有积热以致脏腑火炽，热盛腑实，灼蚀黑睛，故辨证以黑睛生翳溃陷蔓蚀整个黑睛之眼症及溲黄便结等为要点。

治法　通腑泻热。

方药　泻肝散加减。若白睛混赤严重者可加桑白皮、金银花、夏枯草以清肝泻肺，伴黄液上冲者，重用栀子、泽泻、生石膏、天花粉以清热泻火。

2. 外治

(1) 滴滴眼液：① 用清热解毒及退翳滴眼液滴眼，每日 5 ~6 次。② 用 0.3%诺氟沙星滴眼液，或 0.3%妥布霉素滴眼液等，每日 3 ~4 次。③ 1%阿托品滴眼液散瞳，每日 3 次，防止虹膜后粘连。

(2) 熏眼及湿热敷：金银花 15g，蒲公英 15g，当归 10g，龙胆草 15g 煎水，过滤后熏眼，亦可用内服汤剂再煎后作湿热敷。

(3) 球结膜下注射：鱼腥草注射液，每次 0.5ml，隔日 1 次。

(4) 手术治疗：用改良剖烙术，适用于蚕蚀性角膜溃疡者。

(5) 蚕蚀性角膜溃疡患者，如果上述治疗疗效不佳者，可全身应用糖皮质激素，如泼尼松龙，待炎症控制后，逐渐减量，重者全身应用免疫抑制剂，如环磷酰胺，甲氨蝶呤等。

【预防和调护】

1. 病情严重者宜进行系统仔细的检查，以排除多重感染，注意眼压是否异常；黑睛有无进行性变薄等，以防黑睛穿孔。

2. 坚持用药，直到黑睛溃疡面愈合。

3. 其余同聚星障。

第三节　湿　翳

湿翳是指黑睛生翳，其表面微隆起，状如豆腐渣样，外观干而粗糙的眼病。病名首见《一草亭目科全书》。本病多见于我国南方温热潮湿气候地区。又以夏、秋收割季节更常见，多有植物性眼外伤史。

类似于西医学的真菌性角膜炎。常见致病菌有镰刀菌、念珠菌、曲霉菌等。

【病因病机】

多因稻芒、麦刺、枝叶等损伤黑睛，或佩戴角膜接触镜时损伤黑睛，致湿毒之邪乘伤侵入，或兼湿邪内蕴化热，熏灼黑睛所致。

【临床表现】

1. 症状

自觉眼内逐渐砂涩不适，继而疼痛，畏光流泪，有黏性分泌物，视力下降。

2. 专科检查

抱轮红赤或白睛混赤，黑睛生翳，呈圆形或椭圆形或不规则形，境界分明，翳色灰白，状如豆腐渣样堆积，表面粗糙，干燥，易刮除，向四周逐渐发展，黑睛后壁出现斑块状沉着物，常伴有黄液上冲，黏稠，脓量较多，可遮盖大部瞳神，甚则黑睛溃破，黄仁绽出，形成蟹睛。

3. 实验室及特殊检查

（1）角膜组织刮片：可查到真菌。

（2）角膜共焦显微镜检查角膜感染组织：可显示角膜的超微结构。

【诊断依据】

1. 多有树枝、树叶、稻芒、麦刺等植物性黑睛外伤史。
2. 黑睛生翳，表面微隆起，状如豆腐渣样，外观干燥而粗糙，泪多黏稠。
3. 局部体征严重而自觉症状较轻。
4. 病变部位刮片发现真菌菌丝，培养有真菌生长更有助于诊断。

【治疗】

1. 辨证论治

（1）湿重于热

症状　患眼畏光流泪，疼痛较轻，白睛红赤和抱轮微红，黑睛外伤后，新起之翳表面稍隆起，形圆而色灰白；多兼不思饮食，口淡无味；舌苔白腻而厚，脉缓。

辨证要点　黑睛外伤，湿毒之邪侵入，湿郁化热，湿重于热，故以黑睛生翳微隆起，色灰白等眼症及全身症状为要点。

治法　祛湿清热。

方药　三仁汤加减。若泪液黏稠者加黄芩、茵陈以清热利湿，口淡纳差者，常加茯苓、苍术以健脾燥湿。

(2) 热重于湿

症状　患眼磣涩不适，疼痛畏光，流泪黏稠，白睛混赤，黑睛生翳隆起，状如豆腐渣，外观干而粗糙，或见黄液上冲；常伴溺黄便秘；舌红苔黄腻，脉濡数。

辨证要点　因湿热邪毒内蕴，郁久化热，热重于湿，熏灼黑睛，故辨证以黑睛生翳隆起，状如豆腐渣，外观干而粗糙等眼症及舌脉为要点。

治法　清热化湿。

方药　甘露消毒丹加减。黄液上冲较甚者可加薏苡仁、桔梗、玄参以清热解毒排脓，大便秘结者，可加芒硝、石膏以泄热通腑。

2. 外治

(1) 滴滴眼液：① 选用抗真菌滴眼液，如0.1%二性霉素B滴眼液滴眼，每小时1次。晚上每小时两次。② 使用散瞳滴眼液如1%阿托品滴眼液滴眼，保持瞳孔散大，防止虹膜后粘连，每日2~3次。

(2) 熏眼：用苦参15g，白鲜皮15g，车前草15g，银花15g，龙胆草10g，秦皮10g，水煎熏眼。

(3) 手术：角膜变薄即将穿孔者或已穿孔者，可行结膜瓣遮盖术或角膜移植术。

3. 其他疗法

全身应用抗真菌药治疗。

【预防和调护】

1. 避免黑睛创伤，不可滥用抗生素、糖皮质激素及免疫抑制剂。

2. 已发生病变的患者，需配合医生治疗，以防治病情进一步发展和产生严重并发症。

3. 本病忌用糖皮质激素，如患者正在使用激素，应迅速减药或停药。

第四节　凝脂翳

凝脂翳是指黑睛生翳，状如油脂凝结，多伴黄液上冲的危重眼病。病名首载于《证治准绳·杂病·七窍门》。《审视瑶函·凝脂翳症》详细论述了本病特点和预后："此症为疾最急，昏瞽者十有七八，其病非一端，起在风轮上，有点，初起如星，色白，中有粺，如针刺伤，后渐渐长大，变为黄色，粺亦渐大为窟。"该病病情危急，发展快，应高度重视。

凝脂翳相当于西医学的细菌性角膜炎，主要是指匍行性角膜溃疡和绿脓杆菌性角膜溃疡。

【病因病机】

1. 因黑睛表面损伤，风热邪毒乘虚袭入，染毒而生，素有漏睛者，因邪毒已伏，更易乘伤而发病。

2. 素体肝胆火炽，邪毒外侵，风火交攻，熏灼肝胆之络，毒攻黑睛深层。

3. 久病气虚，或为阴伤正气不足，外邪滞留，致黑睛溃疡，久不愈复。

【临床表现】

1. 症状

初起眼内微有沙涩，继则沙涩羞明，头目疼痛，胞胀难开，强开则泪出如汤，眵多黏稠，视物不清。

2. 专科检查

初起可见抱轮红赤或白睛混赤，黑睛生翳如星芒，边缘不清，表面混浊，污秽，中有凹陷，状如针刺伤痕，其上如覆薄脂，如继续发展，白睛混赤浮肿，黑睛覆有大片凝脂，色黄白，肥厚而嫩，凹陷渐大渐深，大则可以延及整个黑睛。且因毒攻黄仁，神水受灼，而出现黄液上冲。黄液量多时可遮掩整个瞳神。若病情继续发展，可引起黑睛变薄，甚或穿孔，致黄仁绽出而成蟹睛症。极严重者眵多，凝脂等约呈黄绿色，可于数日内导致黑睛全溃穿破，或脓攻全珠。眼珠塌陷而失明。

3. 实验室及特殊检查

角膜刮片、涂片检查和微生物培养可发现金黄色葡萄球菌、肺炎双球菌或绿脓杆菌生长。

【诊断依据】

1. 常有黑睛外伤史，或同时伴有漏睛病史。

2. 黑睛米粒样混浊，继则扩大呈圆状、片状，表面浮嫩如凝脂，荧光素染色检查阳性，常伴有黄液上冲。若凝脂、眵泪及黄液上冲呈黄绿色者，疑为绿脓杆菌所致。

3. 角膜刮片、涂片及细菌培养有助于诊断。

【鉴别诊断】

本病应与聚星障相鉴别。其内容详见表 10－1。

表 10－1　　凝脂翳早期与聚星障的鉴别

病　名	凝脂翳早期	聚星障
诱　因	黑睛损伤	感冒发烧或劳累后
知　觉	变化不明显	病变区知觉减退
眵　泪	眵泪呈脓性	泪多眵少或无眵
翳　形	初起为单个米粒样混浊，色灰白，边缘不清，表面污浊，如覆薄脂	初起为多个针尖样细小星点混浊，继则融合如树枝状或地图状
复　发	无复发	有反复发作史
化　脓	常化脓，易穿孔，黄液上冲	一般不化脓，不穿孔，多无黄液上冲

【治疗】

本病起病急，来势猛，发展快，变化多。辨证须别病因，分表里，审脏腑，察虚实，宜综合救治。

1．辨证论治

(1) 风热壅盛

症状　病变初起，头目疼痛，羞明流泪，视力减退，抱轮红赤，黑睛生翳，边缘不清，如覆薄脂；舌质红，苔薄黄，脉浮数。

辨证要点　黑睛表层外伤，风热邪毒因伤侵入，风热壅盛，邪毒结聚，故辨证以黑睛外伤生翳，如覆薄脂等眼症为要点。

治法　祛风清热。

方药　新制柴连汤加减，若见白睛混赤者，可加金银花、蒲公英、千里光等以清热解毒。

(2) 肝胆火炽

症状　头眼疼痛明显，强烈羞明，热泪如泉，白睛混赤，黑睛生翳，状如凝脂，神水混浊，黄液上冲；口苦溲黄，舌红苔薄黄，脉弦数。

辨证要点　外邪不解入里化热致肝胆火炽，上攻黑睛，故辨证以黑睛生翳状如凝脂，黄液上冲等眼症及全身症状为要点。

治法　清肝泻火。

方药　龙胆泻肝汤。若见黄液上冲，加野菊花、紫花地丁、败酱草、薏苡仁等以清热解毒排脓。

（3）热盛腑实

症状　头目剧痛，胞睑红肿，眵多浓稠，热泪如汤，白睛混赤浮肿，黑睛翳陷，状如凝脂，扩大加深，黄液上冲量多，眵泪、凝脂及脓液色呈黄绿；多伴发热口渴，溺黄便秘；舌红苔黄，脉数有力。

辨证要点　脏腑热盛，热毒内结，上攻黑睛，热盛肉腐成脓，辨证则以白睛混赤浮肿，黑睛翳陷溶大，黄液量多等眼症为要点。

治法　泻火解毒。

方法　四顺清凉饮子或眼珠灌脓方加减。常于方中加银花、野菊花、紫花地丁、败酱草、蒲公英，以清热解毒，口干便燥明显者加天花粉、石膏、芒硝以增清热生津，泻火通腑之功。

（4）气阴两虚

症状　羞明较轻，或眼内干涩，轻度抱轮红赤，黑睛溃陷，日久不敛；体倦便溏；舌红脉细数或舌淡脉弱。

辨证要点　病程日久，正虚无力抗邪，余邪未尽，故辨证以黑睛溃陷，日久不愈等眼症及舌脉为要点。

治法　偏阴虚者，滋阴退翳；偏气虚者，益气退翳。

方药　偏于阴虚者用滋阴退翳汤加减，偏于气虚者用托里消毒散去陈皮，宜加蝉蜕、木贼以祛风退翳。

2．外治

（1）滴滴眼液：①0.5%熊胆滴眼液滴眼。②多黏菌素B滴眼液滴眼。③1%阿托品滴眼液或眼药膏散瞳，每日3次，防止虹膜后粘连。

（2）涂眼药膏：睡前涂抗生素类眼膏。

（3）洗眼及湿热敷：用荆芥、防风、银花、板蓝根、野菊花、大青叶、千里光等祛风清热解毒药煎水，澄清过滤，待微温时冲洗眼部，每日1～3次，适用于眵泪多者。或用毛巾浸泡热水后湿热敷眼部。

（4）球结膜下注射：妥布雷素注射液，每次0.5万U，每日1次。若为绿脓杆菌所致者，用多黏菌素B注射液50mg，每日1～2次。

（5）手术治疗：如角膜溃疡严重者，可采取板层角膜移植或穿透性角膜移植术治疗，如角膜已穿孔眼球内容物脱出则需行眼内容物剜出术。

3．其他治疗

（1）中成药：鱼腥草注射液，每次20～40ml，加入5%葡萄糖注射液250～500ml，静脉滴注，每日1次，连续7～10天。适用于风热壅盛和热盛腑实证。

（2）针灸治疗：常取睛明、承泣、丝竹空、攒竹、翳明、合谷、肝俞、阳白等穴交替轮换针刺，每次局部取2穴，远端1～2穴，每日1次，针用泻法。

(3) 必要时全身使用抗生素治疗。

【预防和调护】

1. 注意劳动保护，防止黑睛损伤，如有外伤，应及时就诊。

2. 如有黑睛异物时，应注意无菌操作，嘱次日复诊。

3. 如素有漏睛者，应及时处理漏睛，消除增加黑睛感染的潜在病灶。

4. 饮食宜清谈，少食辛辣炙煿之物，保持二便通畅。

5. 对绿脓杆菌感染的住院患者应行床边隔离，因其病情危急，须密切观察，随时调整治疗方案。

6. 佩戴隐形眼镜者谨防擦伤黑睛，应注意佩戴镜片的卫生。

第五节　混睛障

混睛障是指黑睛深层呈灰白色混浊翳障，蔓延黑睛，障碍视力的眼病。病名首载于《审视瑶函·混睛障症》，书中认为："此症谓漫珠，皆一色之障，世之患者最多，有赤白二症，赤者嫌其多赤脉，白者畏其光滑。"

本病相当于西医学的角膜基质炎。大多属于抗原-抗体在角膜基质内的免疫反应，常与先天性梅毒、结核、单纯疱疹病毒感染、带状疱疹、麻风等有关。

【病因病机】

1. 风热外袭、上扰目珠、侵犯黑睛。

2. 脏腑热盛、肝胆热毒，循经上攻于目，火郁经脉，气血壅滞致黑睛混浊。

3. 素体亏虚，久伏体内，耗伤阴液，虚火上炎，黑睛受灼。

【临床表现】

1. 症状

羞明流泪，目珠疼痛，视物昏朦严重者视力明显下降。

2. 专科检查

胞睑肿胀，抱轮红赤，或白睛混赤，黑睛深层混浊，逐渐蔓延至整个黑睛，表面粗糙，外观如毛玻璃状，但不形成溃疡。常伴黑睛后壁沉着物，神水混浊，赤脉从黑睛边缘逐渐侵入黑睛深层，呈毛刷状排列，可侵犯整个黑睛形成赤白混浊的翳障，严重影响视力，多合并瞳神紧小或可出现瞳神干缺或瞳仁闭锁。

3. 实验室及特殊检查

（1）血清学检查、康－华氏反应、荧光素螺旋体抗体吸收试验（FTA－ABS）或微量血清梅毒螺旋体血凝试验（TPHA）阳性。

（2）结核菌素（OT）试验阳性或胸透、胸部X照片可发现肺部结核病灶。

【诊断依据】

1. 自觉眼痛，羞明流泪，视力下降。
2. 黑睛深层呈圆盘状灰白色混浊、肿胀，荧光素染色阳性。
3. 梅毒血清学检查、OT试验、胸透等检查有助于诊断。

【治疗】

如为梅毒、结核感染者，应综合治疗。

1. 辨证论治

（1）肝经风热

症状　眼痛，羞明流泪，抱轮红赤，黑睛深层混浊；头痛鼻塞；舌红苔薄黄，脉浮数。

辨证要点　肝为风木之脏，黑睛属肝，风热之邪上袭黑睛，故辨证以黑睛深层混浊之眼症及舌脉为要点。

治法　祛风清热。

方药　羌活胜风汤加减，白睛红赤明显者，加金银花、菊花、蒲公英以清热解毒；如因梅毒引起者，加上茯苓以驱梅解毒。

（2）肝胆热毒

症状　患眼刺痛，流泪，黑睛深层混浊，抱轮暗红；口苦咽干，便秘溲黄；舌红苔黄，脉弦数。

辨证要点　风轮内应于肝，肝胆热毒炽盛，因热致瘀，或火郁脉络，故辨证以黑睛深层混浊肿胀，赤脉贯布等眼症及全身症状为要点。

治法　清肝解毒，凉血化瘀。

方药　银花解毒汤加减。黑睛灰白混浊肿胀者，可加车前子、茺蔚子以利水消肿，黑睛赤脉瘀滞甚者。可选加当归、赤芍、桃仁、红花以活血化瘀。口渴欲饮者，可加生石膏、知母以助清热。便秘者，加玄明粉以助大黄通腑泄下，若因梅毒引起者，加土茯苓以驱梅解毒。

（3）湿热内蕴

症状　羞明流泪，患眼胀痛，抱轮红赤或白晴混布，黑睛深层混浊；头重胸闷，纳少便溏；舌苔黄腻，脉濡数。

辨证要点　脾失健运，湿邪内停，久则化热，热为湿遏，郁阻于内，不得发越，土盛郁木，故辨证以黑睛深层灰白色混浊，肿胀明显等眼症及舌脉为要点。

治法　清热化湿。

方药　甘露消毒丹加减，黑睛肿胀明显者，可在方中加车前子、薏苡仁利水渗湿。食少纳呆者，可加陈皮、枳壳以行气健脾。

2. 外治

（1）滴滴眼液：① 如0.5%醋酸泼尼松龙滴眼液或0.5%醋酸可的松滴眼液，每日4~6次。② 1%阿托品滴眼液或0.5%托吡卡胺滴眼液滴眼，每日3次以防虹膜后粘连。

（2）湿热敷：内服中药药渣再次煎水过滤，作湿热敷，每日3~4次。

（3）球结膜下注射：炎症较重者，用地塞米松注射液，每次2.5~5mg，隔日1次。

（4）手术治疗：如严重影响视力者，可行角膜移植术。

3. 其他治疗

针对病因，全身给予抗梅毒、抗结核和抗病毒治疗。

【预防和调护】

1. 本病病程长，应坚持治疗，定期随诊。
2. 在使用糖皮质激素眼药时，应密切观察眼压。
3. 饮食宜清淡，少食辛辣煎炸之物，以免助火生热。

第六节　宿　翳

宿翳是指黑睛疾患痊愈后遗留的瘢痕翳障，边缘清晰，表面光滑，无发展趋势者。该病名首见于《目经大成·卷之二下·冰壶秋月》。宿翳的厚薄、透明度及其位置不同，对视力有不同影响。宿翳中的冰瑕翳、云翳、厚翳、斑脂翳分别相当于西医学的角膜云翳、角膜斑翳、角膜白斑和粘连性角膜白斑。

【病因病机】

凝脂翳、花翳白陷、聚星障、混睛障等黑睛疾病或外伤痊愈后遗留的瘢痕翳障。

【临床表现】

1. 症状

视力下降或不能视物。

2. 专科检查

黑睛上有白色翳障，形状不一，厚薄不等，部位不定，表面光滑，边缘清楚，位于黑睛周边未遮瞳神者，视力影响较小，位于黑睛中央遮蔽瞳神者，可严重影响视力。若翳菲薄如冰上之瑕，须在光线下方能察到者为冰瑕翳；若翳稍厚，如蝉翅，似浮云，自然光线下可见者，为云翳；若翳较厚，色白如瓷一望则先知者，为厚翳；若翳与黄仁粘着，其色白中带黑，或有较小赤脉牵绊瞳神，倚侧不圆者称斑脂翳。

【诊断依据】

1. 有黑睛疾患史。
2. 眼无红赤疼痛。
3. 黑睛可见形状不一、厚薄不等的瘢痕翳障，荧光素染色为阴性。

【治疗】

宿翳辨证应分新久。新患浅而薄的宿翳，坚持治疗可望减轻。宿翳日久则病情顽固，服药难以奏效，则应选择手术治疗。

1. 辨证论治

宿翳早期

症状　黑睛疾患初愈或近愈红退痛止，留有形状不一、厚薄不等之瘢痕翳障，视物昏朦，眼内干涩；无全身症状。

辨证要点　黑睛疾患后期，因久病伤阴，或热灼津液，阴津不足，辨证以眼内干涩不适之症及遗留瘢痕翳障为要点。

治法　退翳明目。

方药　消翳汤加减，若阴津亏损者可加玄参、麦冬养阴生津；若仍有轻微红赤，余热未尽者可加黄芩；若赤脉伴入翳中，气血瘀滞者加红花；舌淡脉弱，气阴不足者加太子参；血虚者合四物汤，肾阴不足者合杞菊地黄丸，亦可改用开明丸、拨云退翳散等丸散剂内服。

2. 外治

（1）滴滴眼液：可用狄奥宁滴眼液，浓度自1%开始，渐增至5%，以消除或减薄角膜瘢痕。

（2）手术：翳厚且遮挡瞳孔，可行角膜移植术。

（3）激光治疗：若翳表浅，可行准分子激光治疗。

3. 其他治法

针灸治疗：取睛明、承泣、瞳子髎、健明等为主穴，翳明、攒竹、太阳、合谷等为配穴，每次主、配穴各一交替轮取，每日 1 次，留针 15～30 分钟，有退翳消障之功。

【预防和调护】

慎饮食，避风寒，防止复发。

第十一章　瞳神疾病

瞳神，又称瞳子、瞳人、瞳仁、金井等。有广义和狭义之分。狭义之瞳神仅指位于黑睛后方、黄仁中央可以展缩之圆孔，称为瞳孔。而广义之瞳神包括瞳孔、黄仁、神水、晶珠、神膏、视衣和目系等眼内组织。

瞳神属五轮中的水轮，在脏属肾，肝肾同源，故瞳神疾病常责于肝肾。但是由于瞳神疾病包括的范围较广，病因病机复杂，因此，除肝肾外，与其他脏腑也密切相关。瞳神疾病在内常由脏腑失调所致，在外则多由感受邪气而起。先天禀赋不足或衰老也可致内障眼病。其证有虚有实，有虚实夹杂之别。虚证主要由脏腑内损，气血不足，真元耗损，精气不能上注于目所致；实证多由风热攻目，痰湿内聚，气郁血瘀，目窍不利而起。虚实夹杂证常见由阴虚火旺，肝阳化风，脾虚湿停，气虚血滞等引发的眼病。此外，黑睛病变，邪气深入，及头部外伤，以致气血失和等，也常引起瞳神疾病。

由于瞳神有广义和狭义之分，故瞳神疾病也可分为两类：一类属外表可察见的改变，如瞳神的散大、缩小、变形或变色等；另一类为眼外观端好，但出现视力和视觉的变化，如视力模糊，视力下降，或视一为二，视直为曲，视瞻有色，或自觉眼前有云雾移睛，蝇飞蚊舞，银光闪烁，夜视罔见等；严重者可失明。临证时还须应用检眼镜、三面接触镜、视觉电生理、眼底荧光素血管造影，视野仪等仪器进一步检侧，才能够明确瞳神病变的具体部位和性质。本章所述的主要是广义瞳神疾病，属内障眼病范畴。瞳神组织结构精细、复杂，为眼产生视觉的重要部分。随病变的部位和性质不同，引起的眼部症状各异，病后视力多受到不同程度的影响。瞳神疾病包括了西医学葡萄膜疾病、晶状体疾病、玻璃体疾病、视网膜疾病及视神经及视路疾病等。

瞳神疾病的治疗原则应辨明属虚证、实证或虚实夹杂证。虚证以补益肝肾、滋阴养血、益气明目等治法为主；实证则以清热泻火、利水渗湿、化痰散结、疏肝理气、凉血止血、活血化瘀、芳香开窍等为主要治法；虚实夹杂证多应用补虚泻实、滋阴降火、柔肝熄风、健脾渗湿、温阳利水、益气活血等治法。此外，瞳神疾病还需根据病情，配合局部用药、针灸、手术、激光光凝等方法综合治疗。

第一节 瞳神紧小、瞳神干缺

瞳神紧小是指以瞳神持续缩小，展缩不灵，神水混浊为临床特征的眼病。病名最早见于《证治准绳·杂病·七窍门》。又名瞳仁锁紧、瞳神缩小症、瞳缩等。历代医家对本病的认识比较一致，准确地观察到瞳神缩小是本病的主要症状。常见于青壮年，可单眼或双眼先后或同时发病，病变容易反复，且缠绵难愈。常合并某些全身性疾病，若治疗不当，可出现多种并发症，严重者导致失明。瞳神干缺是指瞳神紧小误治失治，使瞳神与其后晶珠粘连，边缘参差不齐，失去瞳神正圆为临床特征的眼病。病名首见于《秘传眼科龙木论·瞳人干缺外障》。瞳神紧小、瞳神干缺两病在病因病机、临床表现和治疗等方面基本相似，故一并阐述。

瞳神紧小类似于西医学的急性前葡萄膜炎，或称急性虹膜睫状体炎。瞳神干缺类似于西医学的慢性前葡萄膜炎，或称慢性虹膜睫状体炎。

【病因病机】

1. 肝经风热或肝胆实火炽盛，循经上犯，灼烁黄仁，黄仁肿胀，展而不缩发为本病。

2. 嗜食肥甘厚味，辛辣炙煿，致脾胃蕴热，复受风湿热之邪外袭，内外邪气相搏，侵犯黄仁，致瞳神紧小。

3. 劳累过度，或久病伤阴，肾精亏虚，水不涵木，虚火上炎，煎灼黄仁，致瞳神紧小。或瞳神展缩不灵，与晶珠黏着而成瞳神干缺。

4. 花翳白陷、凝脂翳、混睛障、真睛破损、撞击伤目、痹证、消渴等眼局部和全身病证发展过程损伤黄仁而并发本病。

【临床表现】

1. 症状

眼珠坠痛或胀痛，眉棱骨痛，羞明流泪，视物模糊。或伴肢节酸楚疼痛等。

2. 专科检查

视力下降，抱轮红赤或白睛混赤，黑睛后壁可见粉尘状或小点状、羊脂状颗粒附着，神水混浊，黄仁肿胀，纹理不清，瞳神缩小，展缩失灵。或瞳神与晶珠黏着，瞳神失却正圆，或呈梅花状、锯齿状、梨状等，或有灰白色膜样物覆盖瞳神，或晶珠上有黄仁色素附着。严重者可见黄液上冲、血灌瞳神、晶珠混浊等兼症。

3. 实验室及特殊检查

（1）血沉检测、类风湿因子检测、HLA－B27 抗原检测、梅毒确证试验。

（2）胸部 X 线检查及纤维结肠镜检查。

【诊断依据】

1. 眼珠疼痛，视力模糊。
2. 抱轮红赤或白睛混赤。
3. 黑睛后壁有沉着物。
4. 神水混浊。
5. 瞳神紧小或瞳神干缺。

【治疗】

用中西医结合方法治疗。关键是及时充分散瞳，重视病因治疗。早期以疏风、清热、除湿为主要治法，后期以滋阴降火为主要治法。局部和全身应用糖皮质激素。必要时结合免疫抑制剂和抗生素治疗。

1. 辨证论治

（1）肝经风热

症状　眼珠坠痛，畏光流泪，视物模糊，轻度抱轮红赤，黑睛后壁见沉着物，神水轻度混浊，瞳神缩小，展缩失灵；舌苔薄黄，脉浮数。

辨证要点　风热直侵黄仁，发病较急，但病属初犯，证候尚轻，故以轻度抱轮红赤和神水混浊等眼症及舌脉为辨证要点。

治法　疏风清热。

方药　新制柴连汤加减。若白睛混赤显著，酌加生地黄、牡丹皮、丹参、三七等，以退赤止痛；神水混浊明显，可加金钱草、车前子、瞿麦以利水泻热。

（2）肝火炽盛

症状　眼珠疼痛，眉棱骨痛，畏光流泪，视力下降，白睛混赤，黑睛后壁有点状或羊脂状沉着物，神水混浊，或黄液上冲，黄仁肿胀，纹理不清，与晶珠粘连，瞳神缩小，展缩不灵，或瞳神干缺，或见神膏内微尘状混浊；口苦咽干，大便秘结；舌红苔黄，脉弦数。

辨证要点　肝火炽盛，灼烁黄仁，属实证热证，故以发病时视力下降，白睛混赤，神水混浊，瞳神缩小，黄仁与晶珠粘连等眼部以及全身症状为辨证要点。

治法　清肝泻火。

方药　龙胆泻肝汤加减。若兼见黄液上冲，加生石膏、知母、大黄、芒硝以泄热通腑，上病下取。若兼见血灌瞳神，先加生蒲黄、侧柏叶、生地黄以清热凉血，后期加泽兰、丹参、茺蔚子以活血祛瘀。

（3）风湿夹热

症状　眼珠坠胀疼痛，眉棱骨胀痛，畏光、流泪，视力缓降，抱轮红赤或白睛混赤，黑睛后壁有点状或羊脂状物沉着，神水混浊，黄仁肿胀，纹理不清，瞳神缩小，展缩失灵，或瞳神干缺，或瞳神区有灰白膜样物覆盖，或可见神膏内有细尘状、棉絮状混浊；常伴有肢节肿胀，酸楚疼痛；舌红苔黄腻，脉濡数或弦数。

辨证要点　风湿与热邪相搏，风湿热邪黏滞重着，熏蒸肝胆，黄仁受损，故以病情缠绵，反复发作，眼珠及眉棱骨胀痛之眼症及肢节酸楚疼痛等症状为辨证要点。

治法　祛风清热除湿。

方药　抑阳酒连散加减。若无肢节酸楚疼痛者可去独活、羌活；若神水混浊显著者，选加车前子、瞿麦、薏苡仁、泽泻以健脾渗湿；脘痞、苔厚腻者，乃湿邪为盛，去方中知母、寒水石，选加厚朴、土茯苓、白豆蔻、薏苡仁以增清热利湿之效。

（4）虚火上炎

症状　病势较缓，时轻时重，眼干不舒，视物昏花，或见抱轮红赤，黑睛后壁有粉尘状附着物，神水混浊，黄仁纹理不清，瞳神干缺，睛珠混浊；可兼失眠烦热，口燥咽干；舌红少苔，脉细数。

辨证要点　久病伤阴，阴虚火炎，灼烁黄仁。故以病势缓慢，病证时轻时重及全身证候为辨证要点。

治法　滋阴降火。

方药　知柏地黄汤加减。若肝肾亏损，精血不足，眼干不舒，黄仁日渐痿废，瞳神干缺，晶珠混浊者，宜滋养肝肾，益精明目，用杞菊地黄丸加减。

2．外治

（1）扩瞳：① 用1%阿托品滴眼液滴眼（或眼药膏涂眼），每日2～4次。② 重症者用混合散瞳剂（1%阿托品注射液0.3ml，1%可卡因注射液0.3ml，0.1%肾上腺素注射液0.3ml的混合液）结膜下注射。

（2）滴滴眼液：① 糖皮质激素类滴眼液滴眼，如典必殊滴眼液，每日4～8次。② 抗生素类滴眼液滴眼，如氧氟沙星滴眼液，每日4次。

（3）涂眼药膏：晚上睡前涂四环素可的松眼药膏。

（4）药物熨敷：将内服之药渣布包，以合适温度进行眼局部熨敷，以利退赤止痛。

（5）结膜下注射：地塞米松注射液，每次2.5～5mg，每日或隔日1次。

3. 其他治法

（1）中成药：① 龙胆泻肝丸，每次3～6g，每日2次。用于肝胆火炽证，孕妇慎用。② 知柏地黄丸，每次6g，每日2次。用于虚火上炎证。③ 杞菊地黄丸，每次6g，每日2次。用于肝肾亏损证。④ 双黄连粉针，每次3.6g，加入0.9%氯化钠注射液250ml，静脉滴注，每日1次，用于肝火炽盛证。⑤ 生脉注射液，每次30ml，加入0.9%氯化钠注射液250ml静脉滴注，每日1次，用于虚火上炎证。⑥ 茵栀黄注射液，每次30ml，加入0.9%氯化钠注射液250ml静脉滴注，每日1次，用于风湿夹热证。

（2）中药超声雾化熏眼法：用三七30g，土茯苓50g，防风25g，用清水500ml，煎至100ml，取渣留汁备用。每次20分钟，每日2次。

（3）眼部电控药物离子导入：选用地塞米松注射液离子导入，每次20分钟，每日1～2次。

（4）针刺法：① 肝经风热者，针用泻法。选取睛明、申脉、太冲、列缺、合谷。② 肝胆火炽者，针用泻法，选用太冲、风池、睛明、太阳、印堂。③ 风湿夹热者，针用泻法，选用尺泽、合谷、曲池、攒竹、风池。④ 虚火上炎者，针用补法，选用睛明、行间、肝俞、太溪等。

（5）西药：根据病情轻重选用糖皮质激素类、非甾体类、免疫抑制剂和抗生素治疗。

（6）病因治疗。

【预防和调护】

1. 积极扩瞳治疗，防止瞳神与晶珠粘连，防止或减少并发症的发生。

2. 应用糖皮质激素治疗时应密切注意全身情况，及时发现和治疗糖皮质激素所致的不良反应。

3. 饮食清淡，忌食辛辣炙煿，肥甘厚味等蕴热聚湿生痰之品。

4. 养成良好的生活习惯，起居有常，劳逸结合，惜用目力，恬静怡情，增强体质，防止复发。

第二节　绿风内障

绿风内障是以头眼部突然剧烈疼痛，视力骤降，眼珠变硬，瞳神散大，瞳色淡绿为临床特征的致盲性内障眼病。病名首见于《太平圣惠方·第三十三卷》。

又名绿风、绿盲、绿水灌瞳等。常双眼先后或同时发病，多见于50岁以上的中老年人，女性多于男性，发病多与情志改变，季节转换或气候突然变化有关。若治疗不当，则预后不良。

绿风内障相当于西医学的急性闭角型青光眼。

【病因病机】

1. 邪热内犯，肝胆火炽，热极生风，风火上攻头目，神水积聚而致。
2. 情志内伤，肝失疏泄，肝郁气滞，郁久化火，气火上逆，神水瘀滞所致。
3. 嗜食肥甘厚味，损伤脾胃，脾失健运，水湿内停，聚而成痰，痰郁化热，痰火互结，神水不畅而致。

【临床表现】

1. 症状

发病前可有视物昏朦，虹视，患眼同侧额部疼痛及鼻根酸胀，休息后症状缓解或消失。发病时多突然头眼疼痛，剧烈难忍，视力骤降，虹视；可伴恶心、呕吐等症状。

2. 专科检查

视力骤然下降，严重者难辨三光。抱轮红赤或白睛混赤肿胀，黑睛雾状混浊，黑睛黄仁间隙缩窄，神水混浊。黄仁晦暗，纹理模糊。瞳神散大，展缩失灵，瞳色淡绿，目珠胀硬如石，眼压升高，多超过50mmHg。

3. 实验室及特殊检查

前房角镜检查：前房角狭窄，关闭。

【诊断依据】

1. 头眼剧烈疼痛。
2. 视力下降。
3. 抱轮红赤或白睛混赤肿胀。
4. 黑睛雾状混浊。
5. 黑睛黄仁间隙缩窄。
6. 瞳神散大，展缩失灵。
7. 前房角狭窄或关闭。
8. 眼压升高。

【鉴别诊断】

本病应与天行赤眼、瞳神紧小症等疾病相鉴别，其内容详见表11－1。

表11－1　　天行赤眼、瞳神紧小、绿风内障的鉴别

症状	天行赤眼	瞳神紧小	绿风内障
疼痛	眼灼热痛痒	眼及眉骨疼痛或胀痛	头眼剧烈胀痛
视觉	视力正常，或偶有一过性虹视	视力下降	视力锐降，虹视
胞睑	重者胞睑红肿	重者胞睑红肿	胞睑肿胀
白睛	白睛红赤	抱轮红赤或白睛混赤	抱轮红赤或白睛混赤肿胀
黑睛	或有星翳	黑睛后有灰白色沉着物	黑睛雾状水肿
前房	深浅正常	深浅正常	浅或极浅
神水	明洁	混浊或黄液上冲	混浊
黄仁	纹理清	透明或黄仁色素附着	透明或黄仁色素附着
眼压	正常	正常或偏低	增高
全身症状	多无不适	或有头痛	患眼同侧头痛多伴恶心、呕吐

【治疗】

本病属眼科急危重症，应及时用中西医结合的方法进行救治，关键是迅速降低眼压，保护视功能，首先要缩瞳，开放房角；减少房水生成；配合中医药治疗以缓解症状。眼压控制后，须及时手术治疗，以达根治之目的。

1．辨证论治

（1）肝火攻目

症状　头痛如劈，目珠胀硬，视力骤降，眼压升高，胞睑红肿，白睛混赤肿胀，黑睛雾状混浊，黑睛黄仁间隙狭窄，黄仁晦暗，瞳神散大，展缩不灵，前房角粘连；伴有恶心、呕吐等全身症状；舌红苔黄，脉弦数。

辨证要点　风火相煽，灼烁目中络脉，肝窍闭塞。上攻头目，目中玄府闭塞，故以突然发病，视力骤降，目珠胀硬，眼压升高之眼症及头痛如劈等全身症状为辨证要点。

治法　清热泻火，平肝熄风。

方药　绿风羚羊饮加减。头痛甚者，宜加川芎、菊花、生石膏以清散热邪；伴有恶心、呕吐者，可加代赭石、竹茹以清热降逆止呕；目珠胀硬，神水积滞者，常加瞿麦、猪苓、通草、泽泻以利水清热。

（2）气火上逆

症状　头眼剧烈疼痛，视力骤降，眼压升高，白睛混赤，黑睛雾状混浊，黑睛黄仁间隙极度狭窄，黄仁晦暗，纹理模糊，瞳神散大，展缩不灵，前房角粘连；伴有胸闷嗳气、恶心、呕吐，口干口苦；舌红苔黄，脉弦数。

辨证要点　有情志过极之诱因，气火上逆攻目，故以上述眼症急重及胸闷嗳气等症为辨证要点。

治法　清热疏肝解郁。

方药　丹栀逍遥散加减。伴有恶心、呕吐者，加左金丸以清肝泻火，降逆和胃止呕；胸闷胁肋胀痛者，酌加郁金、香附以疏肝行气止痛；黑睛雾状混浊显著，选加猪苓、瞿麦、泽泻、车前草以利水清热。

（3）痰火郁结

症状　头眼胀痛，视力锐减，眼压升高，抱轮红赤或白睛混赤，黑睛雾状肿胀，黑睛黄仁间隙狭窄，瞳神散大，展缩不灵，前房角粘连；动则眩晕，呕吐痰涎；舌红苔黄，脉弦滑。

辨证要点　脾失健运，水湿内停，聚而成痰，痰郁化热，痰火互结，阻遏肝窍，神水不畅。故以动辄眩晕，呕吐痰涎及眼部症状为辨证要点。

治法　降火逐痰。

方药　将军定痛丸加减。若动辄眩晕、呕吐甚者，加天竺黄、竹茹等以清热化痰；黑睛雾状混浊显著者，可选加猪苓、通草、泽泻、琥珀等以利水清热。

2. 外治

（1）滴滴眼液：① 1%毛果芸香碱滴眼液滴眼。急性发作期，患眼每1分钟1次，连续用5次；每5分钟1次，连续用5次；每15分钟1次，连续用4次；每30分钟1次，连续用2次；然后根据眼压情况，每1～2小时1次。临床前期、缓解期每日用4～6次，或根据病情确定滴药次数。② 0.25%噻玛洛尔滴眼液滴眼，每日1～2次。也可选用0.5%贝他根滴眼液、2%美开朗滴眼液或0.25%贝特舒滴眼液滴眼。

（2）手术：眼压控制后，应及时进行手术治疗。根据眼压恢复情况及前房角粘连程度选择手术方式。① 周边虹膜切除术或激光虹膜切除术，适用于眼压恢复在正常范围，或房角开放或粘连不超过1/3者。② 小梁切除术，适用于眼压不能恢复至正常范围，或前房角广泛粘连者。

3. 其他治疗

（1）碳酸酐酶抑制剂：减少房水生成，用乙酰唑胺片，每次0.25～0.5g（首次倍量），每日2～3次，口服。并与等量碳酸氢钠同服。或双氯磺胺片，首次剂量为500mg，以后每次250mg，每天2～3次。使用时要注意是否出现指趾麻木，尿路结石形成或肾绞痛等不良反应；肾功能不全，痛风，磺胺类药物过敏者应慎用或禁用。

（2）高渗剂：① 20%甘露醇注射液，每次250ml，快速静脉滴注，30分钟内滴注完毕。与缩瞳剂同时使用效果更佳。② 50%甘油盐水，1～1.5g/kg体重，每日1次，服用后服少量开水。③ 50%葡萄糖注射液，每次60ml，静脉注射，每日1～2次，糖尿病患者禁用。

（3）镇静：眠尔通，每次0.2g，每日3次。

（4）针灸治疗：① 风火攻目者，选取睛明、天柱、风池、悬钟、外关、太冲等穴，用泻法。② 气火上逆者，选取行间、风池、攒竹、四白、太阳等穴，用泻法。③ 痰郁互结者，选取太冲、风池、昆仑、合谷、丰隆等穴，用泻法。

【预防和调护】

1. 若一眼发生绿风内障，另一未发病的“健眼”也应积极治疗，行预防性虹膜周边切除术，以防其发生急性发作。

2. 养成良好的生活习惯，慎起居，避寒暑，怡情志，避免诱发本病或加重病情。

3. 饮食宜清淡，多食新鲜果蔬。忌食辛辣炙煿之品，戒烟慎酒。

4. 保持大便通畅。

5. 保持环境清静，避免连续长时间在黑暗环境中工作或娱乐。

6. 中老年人应定期检查眼压。需要扩瞳检查时，必须先测量眼压，原则上不要双眼同时扩瞳，不要使用阿托品滴眼液等有持久扩瞳作用的药物。

7. 对疑似绿风内障者，应追踪观察。早期发现，早期治疗。

8. 对已确诊为本病，并已进行手术治疗者，嘱其定期检查眼压、视力和视野，以便及时掌握病情，随症调整治疗和康复措施，保护视功能。

第三节　青风内障

青风内障是以早期无明显证候，或时有眼胀不舒，视物昏朦，视野逐渐狭窄，终致失明为主要临床特征的内障眼病。病名首见于《太平圣惠方·治眼内障诸方》。又名青风、青风障等。本病为双眼发病，但可有先后轻重之别。发病年龄多在20～60岁间，男性略多于女性。

本病类似于西医学的原发性开角型青光眼和正常眼压性青光眼。

【病因病机】

1. 忧思伤脾，脾失健运，水湿内停，湿聚成痰，痰湿互结，神水运行不畅所致。

2. 肝郁气滞，郁久化火，火性上炎，灼伤脉络，致目中脉络不利，神水瘀滞酿成本病。

3. 劳瞻竭视，真阴暗耗，水不涵木，肝阳上越，神水流畅受阻，积聚于目内所致。

4. 久病体虚，肝肾亏虚，精血不足，无以滋养目窍，致神水运行失常而发为本病。

【临床表现】

1. 症状

早期眼多无不适，或偶有视物昏朦、眼珠胀痛。晚期视物模糊不清，行走易碰人撞物。

2. 专科检查

视力多无明显改变，或轻度下降，或已失明。白睛无红赤，或轻度抱轮红赤。黑睛透明，黑睛与黄仁间隙正常，前房角开放，瞳神大小正常或稍偏大。眼底检查：视盘生理凹陷加深扩大，杯盘比值加大（C/D），多超过0.6；或双眼杯盘比值不等，常>0.2。随病情发展，视盘颜色苍白，视盘中央血管向鼻侧移位，呈屈膝状。眼压增高。24小时眼压曲线不稳定，日眼压差>8mmHg。

3. 实验室及特殊检查

（1）视野检查：病变早期可见孤立的旁中心暗点和鼻侧阶梯；中期可见旁中心暗点渐渐扩大，逐渐发展成弓形暗点。周边视野逐渐向心性缩小；晚期视野呈管状。

（2）前房角检查：宽角、前房角各解剖标志清晰可见，无粘连。

（3）对比敏感度检查：多有空间/时间对比敏感度下降。

（4）视觉电生理检查：图形视觉诱发电位潜时延长，振幅下降；图形视网膜电图振幅下降。

（5）共焦激光扫描检眼镜检查：分析、计算视盘生理凹陷呈扩大加深的量。

（6）激光扫描偏振仪检查。

【诊断依据】

1. 眼压升高，或正常眼压。

2. 典型青光眼视盘改变。

3. 视野缺损。

【治疗】

用中西医结合的方法，以药物控制眼压和保护视功能为主。局部用药宜先低浓度、小剂量。若单一药物不能控制眼压者，可增加药物浓度或给药次数或联合用药。若药物控制眼压无效，或视功能持续损害时应配合手术治疗。对已确诊者，须系统追踪观察。

1. 辨证论治

（1）痰湿内停

症状　偶有视物昏朦；眼底视盘的杯盘比增大，或双眼视盘的杯盘比差值异常，严重者视盘颜色苍白，视野缺损，甚至呈管状，眼压增高；或伴头昏目眩，欲呕恶；舌淡苔白腻，脉滑。

辨证要点　脾失健运，水湿内停，湿聚成痰，痰湿互结。故以视野逐渐缺损及全身症状为辨证要点。

治法　温阳化痰，利水渗湿。

方药　温胆汤合五苓散加减。若痰湿上泛，头眼胀痛者，可加琥珀、车前子、通草、瞿麦以利水渗湿。

（2）肝郁化火

症状　时有视物昏朦，目珠微胀，轻度抱轮红赤，或瞳神稍大，眼底视盘杯盘比 >0.3，可见视野缺损，眼压偏高；或兼情志不舒，心烦口苦；舌红苔黄，脉弦细。

辨证要点　肝郁气滞，郁久化火，灼伤脉络，玄府闭塞。以情志不舒，心烦口苦，舌红苔黄，脉弦细等全身症状为辨证要点。

治法　疏肝解郁。

方药　舒肝解郁益阴汤加减。可于方中加香附行气以助解气郁，加川芎活血祛瘀以理血郁，加半夏、竹茹利水渗湿以治痰郁。若头眼时有胀痛，视力渐降，可加密蒙花、蒺藜、菊花以清肝明目止痛。

（3）阴虚风动

症状　劳作后头晕眼胀症状加重，视物昏花，目珠微胀；兼见失眠耳鸣，五心烦热，口燥咽干；舌红苔少，脉细数。

辨证要点　劳瞻竭视，真阴暗耗，水不涵木，肝阳上扰。以情志不舒，心烦口苦，舌红苔黄，脉弦细等全身症状为辨证要点。

治法　滋阴养血，柔肝熄风。

方药　阿胶鸡子黄汤加减。原方重在滋阴养血，柔肝熄风。虚火尚旺者，可于方中加知母、黄柏、地骨皮以降虚火。

（4）肝肾亏虚

症状　患病时久，视物不清，瞳神稍大，视野缺损或呈管状，视盘苍白；多伴头晕失眠，精神倦怠，腰膝无力，或面白肢冷，精神倦怠；舌淡苔薄白，脉细沉无力。

辨证要点　肝肾亏虚，精血不足，无以滋养目窍，神光衰微。故以视物不清，视盘苍白等眼症及全身症状为辨证要点。

治法　补益肝肾。

方药　加减驻景丸加减。视力日减，视野渐窄者，加党参、白芍、川芎、当归等以益气养血；若见面白肢冷，精神倦怠者，病偏肾阳虚者，可用肾气丸加减。

2．外治

滴滴眼液：根据眼压控制情况，选择药物。① 0.5%～1%毛果芸香碱滴眼液滴眼。每日2～4次。② 0.25%噻玛洛尔滴眼液滴眼，每日1～2次，或选用0.5%贝他根滴眼液、2%美开朗滴眼液、0.25%贝特舒滴眼液。③ 0.1%保目明滴眼液、1%左旋肾上腺素滴眼液、0.2%阿法根滴眼液滴眼，每日2次。④ 0.005%适利达滴眼液滴眼，每日1次，傍晚用药效果较好。⑤ 2% Trusopt 滴眼液滴眼，每日3次。

3．其他治法

（1）碳酸酐酶抑制剂：乙酰唑胺片，每次0.25g，每日2次，口服。并与等量碳酸氢钠同服。或双氯磺胺片，首次剂量为500mg，以后每次250mg，每天2～3次。

（2）高渗剂：① 20%甘露醇注射液，每次250ml，快速静脉滴注，30分钟内滴注完毕。② 50%甘油盐水，1～1.5g/kg体重，每日1次，服用后服少量开水。③ 50%葡萄糖注射液，每次40ml，静脉注射，每日1～2次，糖尿病患者禁用。

（3）镇静：眠尔通，每次0.2g，每日3次。

（4）中成药：① 五苓散，每次6～9g，每日2次，用于痰湿犯目证。② 逍遥丸，每次6～9g，每日2次，用于痰湿血郁证。③ 复明片，每次5片，每日3次，用于肝肾亏虚证。

（5）针刺治疗：① 痰湿内停证，选睛明、脾俞、肺俞、地机、三阴交、丰隆、针灸并用，平补平泻手法。② 肝郁化火证，选太冲、中都、风池、太阳、内关等，以针为主，多用泻法。③ 阴虚风动证，选用肾俞、肝俞、风池、攒竹、行间、太溪等，多针少灸，平补平泻手法。④ 肝肾亏虚证可选肝俞、肾俞、太溪，多针少灸，平补平泻手法。

（6）手术治疗：若上述方法治疗不理想者，可考虑行小梁切除术或氩激光小梁形成术等。

【预防和调护】

1. 积极开展青光眼普查和健康教育，普及青光眼的基本常识，对眼压偏高、视野有改变或眼底视盘 C/D 比值较正常大者。或出现不能解释的视疲劳，不明原因的视力下降，频频更换眼镜仍感到眼睛不适者；或时有眼胀头疼，雾视，虹视，不能用其他原因解释者；或有青光眼家族史者，应系统做排除青光眼的相关检查，追踪观察，避免漏诊及延误治疗。

2. 若已确诊为本病，应根据不同的病情制定切实可行的治疗观察方案，规范治疗方法，定期检查视力、视野、眼底等，以监测病情的进展，及时调整治疗措施。

3. 保持身心健康，开朗豁达，恬静虚无，切忌情志过极或抑郁。

4. 饮食宜清淡，选择容易消化的食品。忌食肥甘厚味，辛辣炙煿以及烟酒咖啡等易生痰动火之品。

5. 劳逸结合，避免劳累过度，不宜长时间期熬夜。

第四节 圆翳内障

圆翳内障是以随着年龄增长，晶珠渐渐混浊，视力缓慢下降，终致失明为临床特征的常见内障眼病。病名首见于《秘传眼科龙木论·卷之一》。古人根据晶珠混浊的部位、形态、程度和颜色不同而冠以各种名称，如称为浮翳、沉翳、枣花翳、黄心白翳、黑水凝翳、如银内翳、偃月内障、沉翳内障等。多发于 45 岁以上的中老年人，无性别差异，常双眼同时或先后发病，双眼病变发展的差异可以是数个月或十数年。本病经手术治疗多能恢复较好的视力。

圆翳内障类似于西医学的年龄相关性白内障，又称老年性白内障。

【病因病机】

1. 年老体衰，肝肾亏损，精血不足，无以滋养晶珠而混浊。

2. 脾虚气弱，运化失健，五脏六腑之精气无以上荣濡养晶珠而混浊；或脾胃湿热蕴结，日久化火，灼烁阴津，晶珠失养所致。

3. 五志过极，久而化火，上扰目珠，晶珠受灼，失却晶莹而逐渐混浊。

【临床表现】

1. 症状

初期视物昏朦，或眼前有点状、条状或圆盆状暗影，日渐视朦，终至不辨人物，甚则仅见三光。

2. 专科检查

初起之时，晶珠混浊多出现在边缘，状如枣花锯齿，视力可无明显影响。继则晶珠灰白肿胀，如油脂浮于水面，最终晶珠完全混浊，瞳神色白，此为翳定障老，若不及时处理，日久睛珠逐渐缩小，翳如冰凌而下沉。

年龄相关性白内障根据晶状体混浊的部位不同，分为皮质性、核性及后囊下三种类型，其中皮质性白内障是临床上最为常见的类型。根据发展过程可分为初发期、膨胀期、成熟期和过熟期，膨胀期容易并发绿风内障。

【诊断依据】

1. 随年龄增长，视物模糊逐渐加重。
2. 晶珠混浊不匀。

【治疗】

早期以药物治疗为主；当晶珠混浊，视物模糊，影响日常生活、学习和工作时，宜进行手术治疗。

1. 辨证论治

（1）肝肾不足

症状　视物昏花，蝇翼飞舞，干涩不舒，眼外观端好，仅见晶珠混浊不匀；少寐健忘，头晕耳鸣，腰膝酸软，小便清长、夜尿频；舌红，苔少，脉细。

辨证要点　肝肾不足，精血无以滋养晶珠而致混浊，故以晶珠混浊及全身脉症为辨证要点。

治法　补益肝肾。

方药　杞菊地黄丸加减。少寐口干者，宜加女贞子、旱莲草；若阴虚火旺者，口咽干燥者，可去枸杞子、菊花，酌加知母、黄柏、地骨皮等。

（2）脾虚气弱

症状　视物昏朦，眼前黑花飞舞，眼外观端好，晶珠混浊而不匀；或兼精神倦怠，少气懒言，肢体乏力，面色萎黄，食少纳差；舌质淡，舌体胖或有齿印，苔白，脉缓或细。

辨证要点 脾虚运化失健，水谷精微输布乏力，无以上荣晶珠，晶珠失养而混浊；或脾虚水湿内停，湿困晶珠而混浊，故以晶珠混浊及全身症状为辨证要点。

治法 益气健脾，利水渗湿。

方药 四君子汤加减。若大便稀溏者，宜加薏苡仁、扁豆、车前子以利水渗湿；纳差食少者，加山药、神曲、鸡内金、扁豆等以补脾和胃渗湿。

（3）肝气郁结

症状 视物昏朦，目涩不爽，头目胀痛，眼外观端好，晶珠部分混浊，眼底正常；可伴有心烦或不寐，胸闷胁胀，或伴口苦咽干，急躁易怒，便结溲黄等；舌质红，舌苔黄，脉弦。

辨证要点 肝气郁结，肝血无以滋养晶珠，故以晶珠混浊，目涩不爽，头目胀痛、胸闷胁胀等为辨证要点。

治法 舒肝解郁，退翳明目。

方药 逍遥散加减。若肝气久郁化热，上扰头目者，可选加石决明、草决明、青葙子、栀子、蔓荆子、木贼、菊花等。

2．外治

（1）滴滴眼液：可选用1～2种药物滴眼：障翳散滴眼液，白内停滴眼液，麝珠明目滴眼液滴眼，0.015%法可林滴眼液，0.005%卡他灵滴眼液，谷胱甘肽滴眼液等，每日4～6次。

（2）手术治疗：① 中医眼科传统的手术方法“金针拨障术”及白内障针拨术，其手术适应于翳定障老，瞳神不欹不侧，阴看则大，阳看则小，唯见三光。偶用于体质虚弱无以接受现代手术方式者。② 白内障囊内摘除术。③ 白内障现代囊外摘除联合人工晶体植入术、超声乳化白内障吸出联合人工晶体植入术等是目前临床常用的主要手术方法。

3．其他治法

（1）中成药：① 障眼明片，每次4片，每日3次。用于肝肾亏损证。② 杞菊地黄丸，每次10g，每日3次。用于肝肾亏损证。

（2）针刺法：针灸及穴位疗法：主穴承泣、睛明、健明、臂臑，配穴球后、翳明、太阳、合谷、肝俞、肾俞。每次选2～3穴，主、配穴交替使用，中度刺激。

（3）眼部中药透热法：用枸杞子10g，菊花10g，熟地黄10g，山茱萸10g，山药15g，泽泻10g，茯苓15g，黄芪15g，用清水1500ml，煎至250ml，瓶备用。取备用药液2ml，浸湿无菌纱块，置于眼部，开启眼部药物透热仪，调至患者舒适的温度，每次20分钟。21天为一疗程。

【预防和调护】

1. 养成良好生活习惯，慎起居、适寒暑、怡情志，练体魄，保持身心健康，以延缓衰老。

2. 注意用眼卫生，避免强光下用眼，户外活动戴有色眼镜，防止过强的红外线、紫外线照射；避免持续长时间近距离工作或阅读，防止视疲劳。

3. 多食富含维生素类的食品，忌肥甘厚味、辛辣刺激之品。

第五节　云雾移睛

云雾移睛是以眼外观端好，自觉有云雾或蚊蝇蛛丝样物在眼前飘动为临床特征的内障眼病。又名蝇翅黑花、眼见黑花、黑花飞蝇、蝇影飞起等。本病名首见于《证治准绳·杂病·七窍门》。多见于中老年人、近视、体弱、虚劳者，可单眼或双眼发病，病变缠绵难愈。

本病类似于西医学的玻璃体混浊，多由玻璃体液化、变性、后脱离，或眼内炎、出血等病症引起。

【病因病机】

1. 肝肾亏损，气血虚衰，无以涵养睛珠，神膏失养。

2. 痰湿内蕴，郁久化热，湿热熏蒸，蒙蔽清窍，神膏受损。

3. 五志过极，气机不利，脉络瘀阻，血行不畅，溢于络外，滞留神膏。

【临床表现】

1. 症状

自觉眼前有黑影飘浮不定，黑影可浓可淡，形状各异，或如云烟袅绕、蝇翼、蛛丝、蝶影；颜色不一，或为黑色，或为红色。甚则视物昏朦。

2. 专科检查

神膏内可见尘状、点状、丝状、棉絮状、团块状、闪辉样混浊；呈灰白色、淡黄色、黑色、暗红或鲜红色等。部分患者前置镜下见神膏后脱离。

3. 实验室及特殊检查

（1）眼部B型超声检查。

（2）视觉电生理检查。

【诊断依据】

1. 自觉眼前有云雾或蚊蝇蛛丝样物飘动。
2. 神膏混浊。

【治疗】

1. 辨证论治

（1）肝肾亏损

症状　眼前黑影飘动，如蚊翅膀，如环状、半环状，或伴闪光感，可伴近视，视物昏朦，眼干涩，易疲劳；全身可见头晕耳鸣，腰膝酸软；舌红苔薄，脉细。

辨证要点　肝肾亏损，精血虚衰，神膏失养，故以眼前黑影飘动，近视及头晕耳鸣等全身症状为辨证要点。

治法　补益肝肾。

方药　明目地黄丸加减。如神膏混浊明显，酌加枸杞子、益母草、菟丝子以助补肝肾、养血活血。虚火伤络者加知母、黄柏、旱莲草以养阴清热凉血。

（2）气血亏虚

症状　视物昏花，眼前黑影飘动，时隐时现，不耐久视，睛珠涩痛；全身症见面色无华，头晕心悸，少气懒言；唇淡舌嫩，脉细。

辨证要点　久病气血亏损，气虚不能生血，血虚不能化气，神膏失于濡养，故以眼前黑影飘动，不久耐视，眼珠涩痛及全身症状为辨证要点。

治法　益气补血。

方药　八珍汤或芎归补血汤加减。

（3）湿热蕴蒸

症状　眼前黑影飘浮，视物昏朦，神膏呈尘状、棉絮状混浊；胸闷纳呆，或头痛神疲；苔黄腻，脉滑。

辨证要点　嗜食肥甘厚味，脾胃湿热内蕴，浊气上泛，蒙蔽清窍，故以神膏尘状、棉絮状混浊及全身症状为辨证要点。

治法　宣化畅中，清热除湿。

方药　三仁汤加减。食少纳呆者加白术、山药、白扁豆以健脾益气；混浊呈絮状者加浙贝母、瓜蒌仁、桔梗、苍术化痰散结；若心烦口苦，苔黄腻者，可加黄芩、栀子、车前子以助清热除湿。

（4）气滞血瘀

症状　眼前黑花，神膏呈絮状、团块状暗红色混浊，视力不同程度下降；或有情志不舒，胸胁胀痛；舌边有瘀点或瘀斑，脉弦涩。

辨证要点　情志不舒，肝气郁结，致脉络瘀阻，血溢络外，滞留神膏，故以神膏团块状暗红色混浊及全身症状为辨证要点。

治法　行气活血。

方药　血府逐瘀汤加减。混浊物鲜红者，宜去桃仁、红花，酌加生蒲黄、生三七以止血化瘀；混浊物呈灰白色者，加瓜蒌仁、浙贝母、鳖甲、牡蛎以助化瘀散结；久瘀伤正，可选加黄芪、党参、益母草等补气祛瘀。

2. 外治

手术治疗：玻璃体积血保守治疗 3 个月无效，可行玻璃体切割术治疗；如果已有玻璃体机化牵引视网膜，应尽早手术；糖尿病视网膜病变患者在血糖控制的情况下，若多次视网膜激光光凝后仍反复出血，应早期手术切除病变玻璃体及新生血管，术中配合眼内全视网膜光凝。

3. 其他治法

（1）中成药：① 温胆丸，每次 6g，每日 3 次。口服，用于湿热蕴蒸证。② 杞菊地黄丸，每次 6～9g，每日 3 次。口服，用于肝肾亏损证。③ 复方丹参片，每次 4 片，每日 3 次，口服，用于气滞血瘀证。

（2）眼部电控药物离子导入法：选用毛冬青液、丹参液、川芎嗪液、三七液或普罗碘铵液导入，每日 1 次，每次 20 分钟，10 次为 1 疗程。

（3）沃丽汀：每次 3mg，每日 3 次。

（4）氨肽碘滴眼液滴眼，每日 4 次。

【预防和调护】

1. 劳逸结合，起居有常，保持心情舒畅。
2. 寻找病因，积极治疗原发病。
3. 如属出血早期宜适当卧床休息，或双眼闭目休息，必要时包扎双眼。
4. 眼前黑影短期内增加或“闪光”频发时，应扩瞳检查眼底，及时发现是否有视网膜脉络膜病变。
5. 饮食宜清淡，忌食腥发辛辣炙煿之品。
6. 沃丽汀为碘制剂，对孕妇或慢性甲状腺疾病、突眼性甲状腺肿、内源性甲状腺合成不足的患者应慎用；对老年人因其生理机能降低，使用时应适当减量，沃丽汀偶尔会出现过敏反应或胃肠不适等消化道反应。
7. 氨肽碘滴眼液开启后应在 1 周内使用完。如发现药液混浊，切勿再使用。少数患者使用后局部有刺激症状和/或结膜囊分泌物增多，极少数病例出现一过性结膜、眼睑充血和不适，为维持治疗，须长期使用。若持续出现结膜充血或刺痛不适，应停止使用，若出现碘过敏也应停止使用。

第六节　络阻暴盲

络阻暴盲是以患者猝然一眼或双眼视力急剧下降，甚至失明，视衣目系出现典型的缺血性改变为临床特征的内障眼病。本病以“暴盲”为名首见于《证治准绳·杂病·七窍门》，又名“落气眼”。多见于中老年人。患者多伴有高血压等心脑血管疾病。

本病相当于西医学的视网膜动脉阻塞。

【病因病机】

1. 暴怒惊恐，气机逆乱，气血上壅，血络瘀阻。
2. 嗜食肥甘燥腻，或恣酒嗜辣，痰热内生，阻滞脉络，脉络闭塞。
3. 年老阴亏，肝肾不足，肝阳上亢，气血并逆，瘀滞脉络。
4. 心气亏虚，推动乏力，血行滞缓，血脉瘀塞。

【临床表现】

1. 症状

突然视力急剧下降，甚至不辨明暗，或视野部分缺损。或起病前出现一过性视物模糊，头痛眩晕。

2. 专科检查

眼外观端好，眼底检查见视网膜动脉、静脉均变细，动脉更为显著，甚则呈线状；血柱中断呈节段状或串珠状；视网膜灰白色水肿混浊，衬托黄斑部呈圆形或椭圆形红色，临床称之为“樱桃红”；如有视网膜睫状动脉存在则其供应区域呈红色舌状区。视网膜分支动脉阻塞时，病变限于该分支营养区域。日久视网膜混浊水肿消退，视盘颜色苍白。

3. 实验室及特殊检查

（1）眼底荧光素血管造影：多数患者不能在病变发生时立刻进行本项检查，一般在病变发生后数小时、数日甚至数周后才进行此项检查，因此差异较大。表现为臂－视网膜循环时间延长，视网膜中央动脉主干或分支无荧光灌注或充盈不良；静脉充盈迟缓；检眼镜下所见的血流“中断”部位仍有荧光素通过；毛细血管无灌注区形成；部分血管壁荧光着色；晚期可无异常的荧光血管造影影像。

（2）可有出凝血时间、血小板、全血黏度、胆固醇、血脂和血糖的异常。

【诊断依据】

1．突然视力下降或丧失。

2．视网膜动脉细小，血柱中断或呈节段状。

3．视网膜呈灰白色水肿混浊，黄斑部呈樱桃红外观。

4．眼底荧光素血管造影见臂－视网膜循环时间延长，视网膜中央动脉主干或分支无荧光灌注或充盈不良；静脉充盈迟缓。视盘呈低荧光。

【治疗】

本病属眼科急危重症，应争分夺秒，以中西医结合的方法挽救视力。包括通窍、吸氧、降低眼内压，兼顾脏腑虚实，辅以行气、益气、活血、涤痰、明目等治法。

1．辨证论治

（1）气血瘀阻

症状　眼外观端好，骤然盲无所见，眼底表现同专科检查；急躁易怒，胸胁胀满，头痛眼胀；舌有瘀点，脉弦或涩。

辨证要点　暴怒惊恐，气血逆乱，壅阻眼内脉络，致目中脉络闭阻，故以愤怒暴勃、典型眼底体征为辨证要点。

治法　行气活血，通窍明目。

方药　通窍活血汤加减。视网膜水肿甚者，加琥珀、泽兰、益母草等活血化瘀、利水消肿。头痛目眩者加天麻、白蒺藜、钩藤以平肝熄风。

（2）痰热上壅

症状　眼部症状和检查同前；形体肥胖，头晕而重，胸闷烦躁，食少恶心，口苦痰稠；舌苔黄腻，脉弦滑。

辨证要点　嗜食肥甘厚味，辛辣炙煿，聚湿成痰，郁久化热，痰热互结，上壅目中脉络，故以形体肥胖或头晕而重及舌脉为辨证要点。

治法　涤痰通络，活血开窍。

方药　涤痰汤加减。如热邪甚，可去方中人参、生姜、大枣，酌加天竺黄、瓜蒌仁、黄连、黄芩以清热涤痰。

（3）肝阳上亢

症状　眼部症状和眼底检查同前；目珠干涩；头痛眼胀或眩晕时作，急躁易怒，面赤烘热，心悸健忘，失眠多梦，口苦咽干；脉弦细或数。

辨证要点　肝肾阴亏，水不涵木，或肝郁气火内生而阴液暗耗，阴不制阳，肝阳亢逆，气血上冲，瘀阻目中脉络，故以头晕耳鸣、面赤烘热等症及舌脉为辨证要点。

治法　平肝熄风，活血通络。

方药　镇肝熄风汤加减。五心烦热者，加知母、黄柏、地骨皮以降虚火；视网膜水肿显著者，加琥珀、泽兰、益母草、车前子等以活血利水消肿。

（4）气虚血瘀

症状　发病日久，视物昏朦，脉络细小，色淡或呈白色线条状，视网膜水肿，视盘颜色淡白；或伴短气乏力，面色苍白，倦怠懒言；舌淡有瘀斑，脉涩或结代。

辨证要点　气虚致血行乏力，血不充脉，目窍失养。故以视盘色淡及全身症状为辨证要点。

治法　补气养血，化瘀通脉。

方药　补阳还五汤加减。心慌心悸，失眠多梦者，加酸枣仁、夜交藤、柏子仁以养心宁神；视网膜及视盘颜色淡白者，加枸杞子、楮实子、菟丝子、女贞子等补肾明目；情志抑郁者，加柴胡、白芍、郁金、青皮等以疏肝解郁。

2．其他治法

（1）西药：① 亚硝酸异酯，每次 0.2ml，经口腔吸入，每隔 1～2 小时再吸 1 次，连续 2～3 次。② 硝酸甘油片，每次 0.3～0.6mg，每日 2～3 次，舌下含服。③ 阿托品注射液，每次 1mg，或 654－2 注射液，每次 2ml，每日 1 次，球后注射。④ 按摩眼球，一般不少于 15 分钟。⑤ 吸氧，吸入 95% O_2 及 5% CO_2 混合体。⑤ 前房穿刺，适用于发病 24 小时内的患者。⑥ 乙酰唑胺片，每次 250mg，每日 3 次，口服。

（2）中成药：① 醒脑静注射液，每次 20ml，加入 0.9% 氯化钠注射液 250ml，静脉滴注，每日 1 次，用于气血瘀阻证。② 复方丹参注射液，每次 30ml，加入 0.9% 氯化钠注射液 250ml，静脉滴注，每日 1 次，用于兼有血瘀者。③ 黄芪注射液，每次 20ml，加入 0.9% 氯化钠注射液 250ml，静脉滴注，每日 1 次，用于气虚血瘀证。④ 三七片，每次 4 片，每日 3 次，用于兼有血瘀者。杞菊地黄丸，每次 10g，每日 2 次，用于肝肾亏损者。

（3）针刺法：针用平补平泻法。选取睛明、球后、太阳、风池、合谷、丝竹空、攒竹、合谷、阳白、内关等穴，每日 1 次，留针 20 分钟。

（4）眼部电控药物离子导入：选用川芎嗪液、红花液等，每次 20 分钟，每日 2 次。

【预防和调护】

1．保持身心健康，开朗豁达，恬静虚无，切忌情志过极或抑郁。

2．饮食宜清淡，选择容易消化的食品。忌食肥甘厚味，辛辣炙煿以及烟酒咖啡等易生痰动火之品。

3．中老年人要定期检查血压、血糖、血脂以及心肾功能。已患高血压、动脉硬化、心瓣膜病、心内膜炎、肾病、糖尿病等疾病者，应及时进行规范的治疗。

4．积极进行健康教育，普及全身疾病对眼部病变影响的基本常识，一旦出现视力突然下降时，应立刻到眼科急诊，避免误诊或延误病情。

第七节　络损暴盲

络损暴盲是以猝然患者一眼或双眼视力急剧下降，甚至失明，眼底脉络受损，血溢络外为临床特征的内障眼病。本病以“暴盲”为名首见于《证治准绳·杂病·七窍门》。多见于中老年人，单眼或双眼发病，无性别差异。

本病类似于西医学的视网膜中央或分支静脉阻塞、视盘血管炎、视网膜静脉周围炎、中心性渗出性脉络膜视网膜病变、年龄相关性黄斑变性等疾病。可伴有高血压等心脑血管疾病。

【病因病机】

1．情志抑郁，肝失疏泄，肝郁气滞，血行不畅，瘀滞脉内，久则脉络破损而血溢络外。

2．肝肾亏损，水不涵木，肝阳上亢，灼烁血脉，血不循经，溢于络外。

3．嗜食辛辣炙煿，肥甘厚味，损伤脾胃，酿湿生痰，痰湿内聚，血脉受阻，血行不畅，痰瘀互结，血溢络外。

4．劳瞻竭视，阴血暗耗，心血不足，无以化气则脾虚气弱，血失统摄，血不循经，溢于络外。

【临床表现】

主要是视力下降和眼内出血。症状和体征与病种、病程及病变部位相关。

1．症状

突然视力下降，甚至失明；眼前有黑影遮挡或飘动。

2．专科检查

视网膜静脉阻塞者，沿视网膜静脉分布区域可见大片火焰状出血和水肿，视网膜静脉粗大迂曲，隐没于出血之中，严重者可见视盘充血、水肿，稍久则有黄白色硬性渗出或棉絮状白斑，或黄斑部囊样水肿，视网膜动脉可有反光增强等血管硬化征象。视网膜静脉周围炎者，多见视网膜周边部小血管出血及新生血管，静脉旁出现白鞘或机化膜。中心性渗出性脉络膜视网膜病变者，黄斑部中央见黄白色渗出、视网膜下新生血管及出血灶。年龄相关性黄斑变性者，黄斑部及附近见大片渗出、出血灶。

3. 实验室及特殊检查

（1）眼底荧光素血管造影：视网膜静脉阻塞者，早期见视网膜静脉充盈时间延缓，出血性荧光遮蔽，阻塞区毛细血管扩张及微血管瘤；造影后期见毛细血管荧光素渗漏、静脉血管壁染色；或缺血型者见毛细血管无灌注区、视网膜新生血管及荧光素渗漏，黄斑部弥漫性或花瓣样荧光积存。视网膜血管炎者上述表现多出现在视网膜周边部。中心性渗出性脉络膜视网膜病变及与年龄相关黄斑变性者，黄斑部可见视网膜下新生血管及荧光素渗漏、出血性荧光遮蔽。

（2）视网膜电图：视网膜静脉阻塞之缺血型者显示 b 波振幅降低。

（3）可有出凝血时间、血小板、血液流变学、胆固醇、血脂和血糖的异常。

【诊断依据】

1. 突然视力下降或丧失。
2. 有上述典型的眼底体征。
3. 眼底荧光素血管造影显示相关疾病典型的异常荧光形态。

【治疗】

早、中期以中医治疗为主，后期可结合西医的方法治疗。根据病情选择给药方法。本病以眼内脉络受损出血为主要临床特征，治疗过程须注意止血勿使瘀留，祛瘀避免再出血。注意心血管疾病的治疗。

1. 辨证论治

（1）气血瘀阻

症状　眼外观端好，骤然盲无所见，眼底表现同眼部检查；全身可有头眼胀痛，胸胁胀痛，或情志抑郁，食少嗳气，或愤怒暴勃，烦躁失眠；舌红有瘀斑，苔薄白，脉弦或涩。

辨证要点　情志不舒，肝郁气滞，日久化火，迫血妄行，血溢络外，故以胸胁胀痛等症及舌脉为辨证要点。

治法　理气解郁，止血化瘀。

方药　出血早期，用宁血汤加减。血止后宜用血府逐瘀汤加减。视网膜水肿甚者，加琥珀、泽兰、益母草等活血化瘀、利水消肿。积血日久，选加三棱、莪术、苏木、五味子、昆布、海藻等破血软坚散结之品。

（2）阴虚阳亢

症状　眼部症状同前；兼见头晕耳鸣，颧红盗汗，失眠多梦，健忘易怒，口燥咽干，腰膝酸软；舌红少苔，脉弦细。

辨证要点　肝肾阴亏，阴不制阳，肝阳上亢，络损血溢，故以头晕耳鸣，失眠多梦，口燥咽干等全身症状为辨证要点。

治法　平肝熄风，滋阴潜阳。

方药　天麻钩藤饮加减。可去方中栀子、黄芩等苦寒清热药，加三七、丹参等祛瘀之品；潮热口干者，选加生地黄、天冬、麦冬、知母以滋阴降火；健忘易怒者，重用怀牛膝，或加白芍、龟板等以增滋阴潜阳之效。

（3）痰瘀互结

症状　眼症同前；病程缠绵，眼底水肿渗出明显，或有黄斑部囊样水肿；兼见形体肥胖，头重眩晕，胸闷脘胀；舌苔腻或有瘀点，脉弦或滑。

辨证要点　痰湿内聚，脉络不畅，血瘀内停，痰瘀互结，血溢络外。故以病程缠绵，眼底出血、水肿、渗出明显，头重眩晕，胸闷脘胀等症状为辨证要点。

治法　清热除湿，化瘀通络。

方药　桃红四物汤合温胆汤加减。视网膜水肿、渗出明显者，加琥珀、泽兰、益母草、车前子等以活血利水消肿，或加瓜蒌仁、浙贝母、桔梗等化痰散结之品。

（4）心脾两虚

症状　病程日久，视网膜静脉反复出血，血色暗淡；多伴面色萎黄或㿠白，心悸健忘，肢体倦怠，少气懒言，月经量少或淋沥不断，纳呆便溏；舌淡胖，脉弱。

辨证要点　劳瞻竭视，阴血暗耗，心血不足，无以气化则脾气虚弱，血失统摄。故以病程日久，反复出血、心悸健忘及舌脉等症状为辨证要点。

治法　养心健脾，补气摄血。

方药　归脾汤加减。心慌心悸，失眠多梦者，重用酸枣仁，加夜交藤、柏子仁以养心宁神；气虚证候显著者，重用黄芪、党参，以增补气，摄血，祛瘀之效；黄斑部水肿者，加琥珀、车前子，薏苡仁等以祛瘀利水渗湿。

2．其他治法

（1）中成药：① 云南白药，每次 0.25g，每日 3 次，用于络损暴盲早期。② 醒脑静注射液，每次 10ml，加入 0.9% 氯化钠注射液 250ml，静脉滴注，每日 1 次，用于气血瘀阻证。③ 复方丹参注射液，每次 20ml，加入 0.9% 氯化钠注射液 250ml，静脉滴注，每日 1 次，用于兼有血瘀者。④ 黄芪注射液，每次 20ml，加入0.9%氯化钠注射液250ml，静脉滴注，每日1次，用于心脾两虚证。⑤ 血竭胶囊，每次3颗，每日3次，用于气滞血瘀者。⑥ 三七片，每次4片，每日3次，用于气虚血瘀者。

（2）眼部电控药物离子导入：选用川芎嗪液、丹参液、普罗碘铵液等导入，每次20分钟，每日1次。

（3）激光光凝治疗：荧光素眼底血管造影显示有毛细血管无灌注区，黄斑囊样水肿、视网膜或脉络膜新生血管者，根据病变的部位和范围，可行视网膜激光光凝配合治疗。

（4）手术：玻璃体积血，视网膜下积血药物治疗3个月无吸收者，可配合手术治疗；若玻璃体视网膜增殖性改变者，宜尽早手术治疗。

（5）继发青光眼者，按青光眼进行治疗。

【预防和调护】

1. 保持身心健康，开朗豁达，恬静虚无，切忌情志过极或抑郁。

2. 饮食宜清淡，选择容易消化的食品。忌食肥甘厚味，辛辣炙煿以及烟酒咖啡等易生痰动火之品。

3. 中老年人要定期检查血压、血糖、血脂以及心肾功能。已患高血压、动脉硬化、心瓣膜病、心内膜炎、肾病、糖尿病等疾病者，应及时进行规范的治疗。

4. 积极进行健康教育，普及全身疾病对眼部病变影响的基本常识，一旦出现视力突然下降时，应及时到眼科就诊，避免延误病情。

5. 出血期间应取半坐卧位。

6. 本病可反复发作，继发青光眼，要系统治疗，定期观察。

第八节　目系暴盲

目系暴盲是指以目系因外感六淫、情志内伤或外伤等导致突然一眼或双眼视力急剧下降，甚至盲而不见为特征的急性眼病。本病以“暴盲”名载于《证治准绳·杂病·七窍门》等著作中，因其独特的病理特性，现代以目系猝病之名单独列出。本病多为单眼发病，少数为双眼，无明显的季节性，属急性眼病，常导致视功能严重损害。

本病类似于西医学的急性视神经炎、前部缺血性视神经病变等。急性视神经炎根据发病部位又分为视神经乳头炎与球后视神经炎，常为全身疾病的一种表现，如结核、梅毒、脱髓鞘疾病，以及一些急性传染病、营养和代谢失调等。另外，邻近部位的炎症，铅、烟、酒和某些药物的中毒等均可引起。多见于儿童和青壮年。前部缺血性视神经病变是由动脉粥样硬化、小动脉硬化、血栓闭塞性脉管炎、糖尿病、无脉症、红细胞增多症、巨球蛋白血症、镰状细胞病、休克、大出血、手术、心衰等原因使睫状后动脉灌注压与眼压失去平衡，导致视乳头缺血所致。多见于中老年人。

【病因病机】

1. 情志内伤，肝气郁滞，气机不畅，上壅于目系而病作。

2. 外感六淫引动肝火，或肝郁气滞郁而化热，循经上攻于目，目系受灼，发为本病。

3. 热病伤阴，或素体阴虚，虚火旺盛，上炎目系，引发本病。

4. 久病体虚，或产后亏损，或素体羸弱，气血不足，目系失养。

【临床表现】

1. 症状

视力急剧下降，短时间内视力严重障碍。甚至无光感；部分患者还有闪光感、眼眶痛，特别是眼球转动时疼痛。

2. 专科检查

患眼瞳孔正常或略散大，直接对光反射迟钝或消失，间接对光反射存在。眼底检查：视乳头炎者视盘充血、轻度水肿，表面或其周围有小的出血点，但渗出很少。视网膜静脉略增粗。球后视神经炎者早期眼底无异常改变，晚期两者均可见视盘颜色变淡或苍白。前部缺血性视神经病变早期视盘轻度肿胀呈淡红色，表面毛细血管扩张，多有局限性灰白色水肿，相应处可有盘周的线状出血。

3. 实验室及特殊检查

(1) 视野：视神经炎者有中心暗点或视野向心性缩小，常为与生理盲点相连的弓形或扇形暗点，与视盘的改变部位相对应。

(2) 视觉电生理：视诱发电位 P100 波（P1 波）潜伏期延长，振幅降低。

(3) 眼底荧光素血管造影：视乳头炎者可见视盘毛细血管扩张及荧光素渗漏；前部缺血性视神经病变者视乳头局限性低荧光或充盈延缓或缺损，且病变部位与视野缺损区域相一致。

【诊断依据】

1. 视力突然下降，甚至失明。

2. 视盘相应的改变。球后视神经炎者，早期视盘无任何改变。

3. 视野检查有中心暗点。

4. 视觉诱发电位异常。

【鉴别诊断】

本病应与Leber视神经病、中毒性或代谢性视神经病变相鉴别。

Leber视神经病：常发生在十几至二十几岁的男性，可有或无家族史。开始发病时一眼视力迅速丧失，有类似急性视神经炎表现，但另一眼在数天至数月内视力也丧失，可有视盘旁毛细血管扩张，视盘水肿，随后视神经萎缩。

中毒性或代谢性视神经病变：表现为进行性无痛性双侧视力丧失，逐渐出现视神经萎缩。多继发于酒精中毒、营养不良和其他因素，如乙胺丁醇、氯奎、异烟肼，以及重金属等中毒，贫血等。

【治疗】

本病属眼科急重症，需在查找原因的同时用中西医疗法及时抢救。中医辨证抓住肝、热两点，西医要查找病因，及时应用糖皮质激素。

1. 辨证论治

（1）肝郁气滞

症状　单眼或双眼发病，视力急降甚至失明；常伴眼珠压痛及转动时眼球后痛，眼底可见视盘充血、水肿，生理凹陷消失，边界不清视网膜静脉扩张，视乳头周围视网膜轻度水肿、小片出血，或发病时眼底无明显改变；伴神情抑郁，胸胁胀痛，脘闷食少；苔白脉弦等。

辨证要点　有情志抑郁的病史，典型的眼底改变，以神情抑郁，胸胁胀痛，脘闷食少，苔白脉弦等肝郁气滞的全身表现为辨证要点。

治法　疏肝解郁，行气活血。

方药　逍遥散加减。方中可加郁金、陈皮行气活血。出血明显加大小蓟、茜草凉血止血。

（2）肝火上炎

症状　眼症基本同前；视盘周围出血、渗出可较明显；多伴头痛耳鸣，口苦咽干；舌红苔黄，脉弦数。

辨证要点　典型的眼底改变、出血渗出加重，以头痛耳鸣，口苦咽干，舌红苔黄，脉弦数的全身表现为辨证要点。

治法　疏肝解郁，活血清热。

方药　丹栀逍遥散加减。目出血渗出明显者，加生蒲黄、小蓟。视乳头周围或黄斑区有水肿者，加车前子、茺蔚子。

（3）阴虚火旺

症状　眼症基本同前；多伴头晕耳鸣，五心烦热，口干；舌红，脉细数。

辨证要点　病程较长或素体阴虚，以头晕耳鸣，五心烦热，口干舌红，脉细数为辨证要点。

治法　滋阴降火。

方药　知柏地黄丸加减。酌加毛冬青、丹参、郁金活血开窍。火邪偏盛者，可加玄参、旱莲草、女贞子、龟板、鳖甲之类以增强滋阴降火之功。

（4）气血亏虚

症状　眼底可见视乳头轻度充血、肿胀，周围或有出血、渗出；多见于中老年人或大失血或产后哺乳期妇女；多伴面白无华，气短懒言，体倦乏力，视物模糊；舌质淡、苔薄白，脉虚弱或沉细。

辨证要点　目得血而能视，气血虚则目系失养，故辨证以视力急降，面白无华，气短懒言，体倦乏力，舌脉等全身症状为要点。

治法　补气养血。

方药　归脾汤加减。脾虚饮食不化者，加陈皮、炒麦芽，以消食除胀；药后视力提高不明显，加五味子、茺蔚子、麦冬以益肾明目；气虚血滞较甚者，可加鸡血藤、丹参以活血消滞。

2. 外治

（1）血府逐瘀汤加海藻水煎液离子导入，每日1次。

（2）碘或钙离子导入，每日1次。因钙离子有较好的消炎和脱水作用。后期可用碘导入。

3. 其他治法

（1）首先要查找病因，并针对病因进行相应治疗。多有病因不明者，可全身应用大量抗生素及糖皮质激素，或球后局部注射糖皮质激素。

（2）中成药：①逍遥丸，每次8丸，每日3次。用于肝郁气滞证。②丹栀逍遥丸，每次6～9克，每日2次。用于肝火上炎证。③知柏地黄丸，每次8丸，每日3次。用于阴虚火旺证。

（3）全身应用维生素B族、血管扩张剂及能量合剂。

（4）对于前部缺血性视神经病变，可以设法降低眼内压，以相对提高眼灌注压。

（5）针刺法：针刺睛明、球后、太阳、翳明、风池、合谷、三阴交等穴。每日1次，每次选眼局部2～3穴，远端1穴，10次为1疗程。

【预防和调护】

1. 急性期患者应卧床休息，多饮水，勿食辛辣发物，戒烟酒。
2. 多食新鲜蔬菜及水果，饮食宜多样化。
3. 应防止眼压突然升高及血压骤然降低。
4. 哺乳期患本病者宜断奶。

第九节　视瞻有色

视瞻有色指外眼无异常，唯视物昏朦不清，中心有灰暗或棕黄色阴影遮挡，或视物变形的内障眼病。亦名视直如曲、视小为大。《证治准绳·杂病·七窍门》谓：视瞻有色，乃目凡视物有“大片甚则通行”的带色阴影遮隔之证，其病有因肝肾不足者，有因火上伤络者，痰火湿热人每有此患。多发于20～45岁的青壮年男性，大多单眼发病，有自愈趋势，但易复发。

本病类似于西医学的中心性浆液性脉络膜视网膜病变。是视网膜色素上皮的“泵功能”不足和屏障功能损害，使视网膜感觉层浆液性脱离。脉络膜毛细血管的原发病变也参与发病。

【病因病机】

1. 脾失健运，运化失常，水湿内聚，或聚湿成痰，致湿浊上泛，清阳不升，浊阴不降，神光被蒙。
2. 心脾两虚，气血不足，目失所养。
3. 肝肾亏损，精血不足，目失涵养。

【临床表现】

1. 症状

轻中度视力减退，视物中央暗影或变暗、变形、变小。

2. 专科检查

眼底早期可见黄斑区盘状浆液性视网膜浅脱离区，黄斑区水肿，周围有反光晕，中心凹反光消失。继而出现黄白色点状渗出。恢复阶段，水肿逐渐消退，黄斑中心凹反光再度出现，可残留黄白色渗出及色素紊乱。

3. 实验室及特殊检查

（1）视野：视野检查有比较性中心暗点。

(2) 眼底荧光素血管造影：可见黄斑区有一个或数个荧光素渗漏点，这是因为该处的视网膜色素上皮屏障被破坏，染料从脉络膜毛细血管通过 Bruch 膜渗入色素上皮下或神经上皮下。渗漏呈炊烟状或墨迹样。病变痊愈则无渗漏点，色素沉着处呈荧光遮蔽，色素脱失处可透见荧光。

【诊断依据】

1. 眼前中心视物暗影、变形、易色。视力轻中度下降。
2. 眼底黄斑区水肿、渗出。
3. 荧光素眼底血管造影有助于诊断。

【鉴别诊断】

本病应与中心性渗出性脉络膜视网膜病变相鉴别。

中心性渗出性脉络膜视网膜病变好发于青壮年，视野有中心暗点，黄斑区有小圆形黄白色或黄褐色微隆起的渗出物，边界清楚，可有出血。眼底荧光素血管造影及 OCT 早期可见病变区下方的脉络膜新生血管，后期形成疤痕，造成永久性视力损害。

【治疗】

1. 辨证论治

(1) 脾虚湿泛

症状　视物不清，视瞻有色，变小变形，黄斑水肿为主；兼见面黄无华，少气乏力；舌淡苔白，脉缓或濡。

辨证要点　典型的眼底改变，黄斑区水肿为主。故辨证以视物变形模糊，面黄无华，少气乏力，舌脉等全身症状为要点。

治法　健脾利水化湿。

方药　参苓白术散加减。便溏、苔腻明显者，加苍术、厚朴以健脾燥湿；头痛眼胀者，加羌活、防风以祛风止痛；舌苔黄腻者，加蒲公英，黄芩以清热；渗出明显者，加陈皮、半夏、昆布、海藻以化痰湿；气短乏力，易感冒，常复发者，加黄芪、防风以补气固表。

(2) 气滞血郁

症状　眼症基本同前；黄斑区渗出可较明显；多伴情志不舒，头晕胁痛，口苦咽干；脉弦细数。

辨证要点　典型的眼底改变，黄斑区渗出为主，可有色素紊乱。故辨证以视物变形模糊，情志不舒，头晕胁痛，口苦咽干，脉弦细数等全身表现为要点。

治法　疏肝解郁，活血明目。

方药　逍遥散加减。口苦咽干者，加丹皮、栀子、黄芩以清肝热；舌质紫暗者，加丹参、葛根以活血化瘀；水肿明显者，加茺蔚子、车前子以活血利水；以渗出为主者，加昆布、海藻以软坚散结。

（3）心脾两虚

症状　眼症基本同前；全身症见头晕心悸，面白无华，食少神疲；舌淡苔白脉细数。

辨证要点　多为病程较长或平素体虚之人患病，故辨证以视物模糊，头晕心悸，面白无华，食少神疲，舌淡苔白脉细数等为要点。

治法　益气养血，补益心脾。

方药　归脾汤加减。眼底渗出明显者加昆布、石决明等软坚散结；渗出及色素沉着日久者，加丹参、红花以化瘀消滞。

（4）阴虚火旺

症状　眼症基本同前；伴见头昏失眠，耳鸣腰酸；舌红少苔，脉细数。

辨证要点　多为病程较久或素体阴虚之人患病。故辨证以视物模糊，头昏失眠，耳鸣腰酸，舌红少苔，脉细数等为要点。

治法　滋阴降火。

方药　知柏地黄丸加减。失眠多梦者，加酸枣仁、黄连以清心安神；头痛头晕明显者，加珍珠母、石决明以平肝潜阳；黄斑区水肿明显者，加车前子以清热利水；眼病后期，热邪已去，去知母、黄柏加柴胡、当归、五味子以补肾明目。

2. 其他治法

（1）根据眼底荧光素血管造影情况，选择性地进行渗漏点的激光光凝治疗。

（2）口服烟酸、肌苷、维生素 B、E、C 等。

（3）中成药：① 参苓白术丸，每次 6 克，每日 3 次。用于早中期脾虚湿泛证。② 知柏地黄丸，每次 8 丸，每日 3 次。用于中晚期阴虚火旺证。

（4）针刺法：常用睛明、球后、头临泣、太阳、风池、合谷、养老、光明、肝俞、肾俞、足三里等。每次局部取 2 穴，远端配 2 穴，每日 1 次，10 次为 1 疗程。眼部穴位忌灸。

【预防和调护】

1. 避免过度的兴奋与紧张。
2. 戒除烟酒等不良嗜好。
3. 多食新鲜蔬菜及水果，饮食宜多样化。
4. 注意休息，少用目力。

第十节　视衣脱落

视衣脱落是指视网膜神经上皮层与色素上皮层发生脱离的眼病。亦即西医学的视网膜脱离。视网膜脱离分为原发性脱离、继发性脱离及牵拉性脱离三种。本节所讨论的是原发性视网膜脱离，也叫裂孔性视网膜脱离。它是在视网膜裂孔形成的基础上，液化的玻璃体经裂孔进入视网膜感觉层与色素上皮层之间，形成视网膜脱离。多见于老年人、高度近视和眼外伤后。无晶状体眼和人工晶体眼、一眼有脱离或有家族史，也是高危因素。

视衣脱落由于发生部位的不同，对视功能造成不同程度的损害，有各种各样的临床表现，因而历史上归于神光自现、视瞻昏渺、云雾移睛、暴盲等范畴。

【病因病机】

1. 先天禀赋不足，加之竭视老瞻，肝肾精血不足，神膏失养变性，视衣无以依靠。

2. 后天调摄失司，心脾气血两虚，运化失职，水湿停留，上犯于目。

3. 头眼部外伤，视衣受损而脱离。

【临床表现】

1. 症状

闪光飞蚊幻视等往往是发病之先兆。当视衣脱离发生时，根据程度及位置，在视野中自觉出现云雾状阴影，或有视物变形，甚至视力完全丧失。

2. 专科检查

眼底检查可见脱离的视网膜呈青灰色隆起，暗红色血管爬行其上，耐心细致地检查眼底，可见1个或数个马蹄形、圆形红色裂孔。

3. 实验室及特殊检查

（1）眼部B型超声扫描：可见凹面向前的典型的视网膜脱离光带，注意与脉络膜脱离及视网膜前膜光带相区别。

（2）光学相干断层扫描（optical coherence tomography，OCT）：可见视网膜神经上皮层脱离及裂孔的清晰结构，特别适合于小范围的浅脱离的检查及裂孔的鉴别。

【诊断依据】

1. 眼底检查见视网膜呈青灰色隆起，暗红色血管爬行其上，或可见 1 个或数个马蹄形、圆形红色裂孔。

2. 眼部 B 型超声扫描有助于诊断。

【鉴别诊断】

本病应与渗出性视网膜脱离相鉴别。

继发性视网膜脱离：多有眼部严重炎症，全身循环障碍，脉络膜肿瘤，Coats 病等明显的继发因素，多无视网膜裂孔，病因控制后部分脱离的视网膜有可能复位，治疗以处理原发病为主。

【治疗】

对于明确诊断的视网膜脱离，在仔细查找裂孔的基础上，应尽早地进行手术使视网膜复位。在手术前后及一时未找到裂孔者，可辅以中药治疗。

1. 辨证论治

（1）肝肾亏虚

症状　先天禀赋不足，眼前闪光频现，或自觉出现云雾状阴影，或有视物变形，甚至视力完全丧失；眼底检查可见典型的视网膜脱离，或仅见视网膜变性者，或视网膜脱离手术后视力未复者，多为年老体弱，高度近视；伴腰膝酸软，头晕目眩；舌红苔薄白，脉细。

辨证要点　肝肾亏虚，目失濡养，故辨证以术后视力不升，眼见黑花及舌脉等全身症状为要点。

治法　滋补肝肾。

方药　明目地黄丸加减。手术之后及视网膜下积液难消者，加车前子、大腹皮、猪苓等利水消肿。

（2）脾虚湿滞

症状　典型的视网膜脱离，或手术之后视网膜下积液不退者；全身症有体倦乏力，食少便溏；舌淡脉细。

辨证要点　脾虚失运，湿浊停聚，故辨证以视衣脱落及体倦乏力等全身症状为要点。

治法　健脾益气，利水渗湿。

方药　补中益气汤合四苓散加减。术后仍有视网膜炎症反应者，加金银花、黄芩；视网膜下液多者，加苍术、薏苡仁、车前子以除湿利水。

（3）血瘀水停

症状　头眼部外伤或手术后视网膜未能复位，或视网膜下有少量积液者；兼见舌质紫暗，脉弦涩。

辨证要点　外伤史，或视衣脱离较久是为要点，兼见舌质紫暗，脉弦涩等全身瘀滞征象。

治法　活血利水。

方药　四物五苓汤加减。疗效不明显者，进一步加泽兰、益母草、马鞭草活血利水；病程较长，久病加黄芪补气利水。

2．外治

原发性视网膜脱离一般不可能自然复位。确诊后应及早手术，目的是封闭裂孔，使视网膜复位。电透热凝固合并放出视网膜下积液法、光凝疗法、冷凝疗法等。

3．其他治法

（1）局部的视网膜变性、干性裂孔及浅脱离可以试行激光光凝治疗。

（2）手术的关键是封闭裂孔。详细查找所有的裂孔是关键，应作眼底绘图，记录裂孔的数目、部位、大小、形态以及变性的情况。然后进行手术封闭裂孔。可采用激光光凝、透巩膜光凝、电凝或冷凝，使裂孔周围产生炎症反应以闭合裂孔。再根据视网膜脱离的情况，选择巩膜外垫压术、巩膜环扎术，复杂病例选择玻璃体手术、气体或硅油玻璃体腔内填充等手术，使视网膜复位。

（3）视网膜脱离未发现裂孔时，或手术后未复位，或手术后仍有视网膜下积液者，可按以上辨证论治原则处理。

【预防和调护】

1．高度近视者应避免局部外伤及剧烈运动。

2．发现有可能导致视网膜脱离的视网膜变性、干性裂孔等应及时用激光光凝。

3．手术前避免剧烈运动，必须卧床休息，并戴小孔镜以减少眼球活动，使脱离减轻或暂时平复，避免视网膜脱离范围继续扩大。

4．手术前后应根据裂孔位置以及手术方式保持相应的体位。

5．手术后注意休息，少用目力，饮食清淡，保持大便通畅。

第十一节　视瞻昏渺

视瞻昏渺是指眼外观无异常，视物昏朦，随年龄增长而视力减退日渐加重，终致失明的眼病。随着社会的老龄化，发病率逐渐增高，是50岁以上人群的常见致盲眼病。病名始见于《证治准绳·杂病·七窍门》。谓："视瞻昏渺证，谓目内外别无证候，但自视昏渺，蒙昧不清也。有神劳、有血少、有元气弱、有元精亏而昏渺者，致害不一。若人年五十以外而昏者，虽治不复光明……"

本病类似于西医学的老年性黄斑变性，又称年龄相关性黄斑变性，分为干性和湿性两型。可能与黄斑长期慢性的光损伤、遗传、代谢、营养等因素有关。

【病因病机】

1. 肝肾亏虚，精血不足，目失涵养。
2. 肝肾阴虚，虚火上炎，血溢络外。
3. 脾失健运，精微不化，水湿上泛。
4. 脾肾不足，气阴两虚，脉络瘀滞。

【临床表现】

1. 症状

患者自觉视物不清，中心暗点，视物变形，晚期则视力严重减退。

2. 专科检查

（1）干性（或称萎缩性）：主要有玻璃膜疣和视网膜色素上皮细胞（RPE）异常改变。玻璃膜疣呈圆形、黄色，位于后极部外层视网膜下，由脂质等代谢产物沉积在Bruch膜内层和RPE基底膜之间形成，可使RPE脱离。玻璃膜疣可分为大、中、小、硬性（边界清楚）、软性和融合性（边界不清）。大、软性和融合性的玻璃膜疣，是RPE萎缩及脉络膜新生血管的危险因素。RPE有变性萎缩，表现为色素脱失、紊乱或呈地图状萎缩区，其深面的脉络膜毛细血管萎缩显露。光感受器细胞可有不同程度的变性、减少，引起视力下降。

（2）湿性（或称渗出性）：玻璃膜疣等引起的Bruch膜损害，能诱发脉络膜的毛细血管向外层长出新生血管，即脉络膜新生血管（CNV），新生血管伴有成纤维细胞增生，可破坏脉络膜毛细血管、Bruch膜、RPE和光感受器细胞，引起严重的视力丧失。检查可见后极部视网膜下灰青灰色CNV，可伴暗红色视网膜下出血。但出血常掩盖CNV。病灶范围小的不足1视盘直径（PD），大的遍及后极部，视网膜下出血也可达周边部，或形成玻璃体出血。

3. 实验室及特殊检查

（1）眼底荧光素血管造影：干性早期可见散在的或融合的点状高荧光，后期见大片视网膜萎缩所致的透见荧光；湿性早期可见 CNV 呈花边状或绒球状，后期荧光素渗漏，出血区则显示遮蔽荧光。

（2）吲哚青绿脉络膜血管造影：大部分玻璃膜疣（尤其是大的软性玻璃膜疣）呈弱荧光，部分玻璃膜疣（尤其是小的硬性玻璃膜疣）呈强荧光，而一些玻璃膜疣可表现为正常荧光。脉络膜新生血管发现率较高，一般呈不同形态的高荧光，并可见膜的边缘，与周围组织有明显的界限。

（3）光学相干断层扫描（OCT）：软性渗出表现为视网膜神经上皮层反射性的改变及有散在弱反射区从 RPE 层向脉络膜层延伸。地图样萎缩则为萎缩区以上的视网膜变薄，深层脉络膜反射增加。软性玻璃疣引起的视网膜神经上皮层后界的高反射带与 Bruch 膜内或下方的物体积聚是一致的，色素上皮隆起的外观与浆液性色素上皮脱离相似，但软疣的边界色较浅。脉络膜新生血管表现为与视网膜色素上皮/脉络膜毛细血管层相对应的反射层增厚或断裂（新生血管膜），呈局限性缺损和梭形增厚，视网膜下或视网膜内积液，可对积液及新生血管膜进行定量。隐匿性脉络膜新生血管表现为 RPE 局限性隆起，其下有一代表纤维血管膜增生的低反向散射区。

【诊断依据】

1. 眼底黄斑区见数量不等的玻璃膜疣。继而表现为色素脱失、紊乱或呈地图状萎缩区，其深面的脉络膜毛细血管萎缩显露（干性）。或视网膜下灰青灰色 CNV，可伴暗红色视网膜下出血（湿性）。

2. 眼底荧光素血管造影及吲哚青绿脉络膜血管造影有助于诊断。

【治疗】

1. 辨证论治

（1）肝肾亏虚

症状　视物昏朦不清，眼底可见散在的黄白色小点，或见视网膜色素紊乱，或见黄白色渗出，暗红色或青灰色出血，病变比较陈旧，间或夹杂新的渗出斑；全身症见头晕耳鸣，夜眠多梦，腰膝酸软；脉细。

辨证要点　以病变较为陈旧，出血渗出程度不重，伴有头晕耳鸣，夜眠多梦，腰膝酸软，脉细等为辨证要点。

治法　滋补肝肾。

方药　杞菊地黄丸加减。黄斑区渗出较多。饮食减少，去熟地，加党参、鸡内金以健脾消积；头痛头晕，加石决明以平肝潜阳；失眠多梦者，加酸枣仁、夜交藤以养心安神。

（2）虚火上炎

症状　视物模糊、变形，黄斑区水肿、渗出、出血；伴有咽燥口干，烦躁失眠，潮热盗汗；舌红少苔，脉细数。

辨证要点　以眼底出血、渗出，伴有咽燥口干，烦躁失眠，潮热盗汗，舌红少苔，脉细数等为辨证要点。

治法　滋阴降火止血

方药　知柏地黄丸加减。加山楂、蒲黄、丹皮以止血去瘀；火热较重者加大黄、生石膏以清热凉血；病情稳定，病变面积缩小，出血已止，加郁金、丹参以促进出血的吸收。

（3）脾虚湿滞

症状　视物昏朦变形，黄斑水肿、渗出、色素紊乱；伴胸闷纳少，少气乏力，便溏；舌苔腻，脉濡。

辨证要点　病程较久，眼底局部辨证是为要点，可伴全身胸闷纳少，少气乏力，便溏。舌苔腻，脉濡等。

治法　健脾渗湿。

方药　参苓白术散加减。舌苔黄腻者，为湿热蕴结，加黄芩、黄柏、半夏以清热燥湿。

（4）气阴两虚

症状　病程较长，眼底出血、渗出不重，但反复不愈；伴气短乏力，口干咽燥，年老体弱；舌红苔薄白，脉细无力。

辨证要点　以全身辨证为主，反复不愈，伴气短乏力，口干咽燥，舌红苔薄白，脉细无力等。

治法　益气养阴，通络消滞。

方药　五子生脉汤加减。黄斑区有新出血者，加三七、茜草，以止血化瘀；有机化疤痕者，加鳖甲、龟板，以软坚散结。

2. 其他治法

（1）中成药：杞菊地黄丸，每次 6 ~ 9 克，一日 2 次。

（2）针灸：常用穴有睛明、球后、头临泣、太阳、合谷、养老、光明、肝俞。每次局部取 2 穴，远端配 2 穴，每日针 1 次，10 次为 1 疗程。局部穴位忌灸。

（3）锌制剂、维生素 A、维生素 C、胡萝卜素等长期服用有一定的预防作用。

(4) 光动力疗法及经瞳孔温热疗法等是目前治疗本病的较为安全、有效的方法。

【预防和调护】

1. 尽早治疗是取得疗效的关键。最早的临床表现是视物变形。

2. 饮食宜清淡而富有营养，少食肥甘厚味。

3. 出血时宜多休息，病情稳定时可以打太极拳，做轻柔的体操，不能做剧烈活动。

第十二节　高风内障

高风内障是以夜盲和视野逐渐缩窄为特征的眼病。多双眼受累，男多于女，开始于儿童期，至青春期症状加重，中年几乎可至失明。病名见《证治准绳·杂病·七窍门》。又名高风雀目，高风障症，阴风障。《医宗金鉴·眼科心法要诀》谓："高风内障之证，两眼至天晚不明，天晓复明，缘肝有积热，肾经虚损，乃阳微阴盛也。"

本病相当于西医学的原发性视网膜色素变性，是一种具有明显遗传倾向的慢性进行性疾病。

【病因病机】

1. 先天不足，肾阳虚衰，阳衰不能抗阴。

2. 肝肾阴虚，精血不足。阴弱不能生阳，神光无以化生。

3. 脾气虚弱，清阳不升，脉道瘀阻，目失濡养而成。

【临床表现】

1. 症状

开始时在黑暗处视物不清，行动困难，至光亮处视物如常。日久夜盲加重，且视野日益缩窄甚至如管状，因而行动极为困难，最终可失明。

2. 专科检查

(1) 双眼外观无异常。眼底检查可见视盘颜色蜡黄，视网膜血管显著变细，周边部视网膜有星状、骨细胞样或不规则形状色素沉着，并逐渐向中央发展。整个眼底颜色污秽。后期晶状体混浊。

(2) 眼底也可无典型的色素沉着，或表现为白点状、结晶样沉着。

3. 实验室及特殊检查

（1）眼底荧光素血管造影：病程早期显示斑驳状强荧光，病变发展明显时，有大面积强烈的透见荧光，色素沉着处则为遮蔽荧光。晚期因脉络膜毛细血管萎缩，而显大片弱荧光并见脉络膜血管。

（2）视野：有中周部环形暗点，晚期呈管状视野。

（3）视觉电生理：RRG 呈熄灭型反应，是原发性视网膜色素变性的典型电生理特征，而继发性者 ERG 多有可记录的波形。EOG 常表现异常，光峰出现也比正常为早。有的患者 EOG 异常出现的比视野、暗适应甚至 ERG 改变还早。

（5）暗适应：早期视网膜锥体功能一般尚正常，而杆体功能下降，表现出杆体曲线终末阈值升高。晚期杆体功能丧失，锥体阈值也升高，形成高位的单相曲线，即代表单纯锥体功能的曲线。

（6）色觉：多数患者患病早期色觉正常，以后逐渐出现色觉缺陷。

【诊断依据】

1. 夜盲，视野缩小，视力逐渐下降。

2. 眼底检查可见视盘颜色蜡黄，视网膜血管显著变细，周边部网膜有星状、骨细胞样或不规则形状色素沉着。

3. 视野、眼电生理检查有助于诊断。

【鉴别诊断】

本病应与肝虚雀目相鉴别。两者相同的是均有夜盲。不同的是肝虚雀目为后天所致，常见黑睛、白睛干燥斑，无视野缩窄，眼底检查无异常；高风内障为与生俱来，外眼正常，但有视野缩窄，眼底检查可见视网膜血管旁出现骨细胞样色素沉着，视盘呈蜡黄色，血管变细等，终至失明。

【治疗】

1. 辨证论治

（1）肾阳不足

症状　夜盲及视野等典型眼部表现如上；全身伴形寒肢冷，精神不振，腰膝酸软，夜间尿频；舌质淡，脉沉细。

辨证要点　肾阳不足，命门火衰，无力温煦，故辨证以形寒肢冷等症及舌脉为要点。

治法　温补肾阳。

方药　肾气丸加减。有食少纳呆，五更泄泻者，加黄芪、党参、肉豆蔻以温补脾肾；视网膜血管变细，色素堆积，加丹参、赤芍、红花以活血通脉。

（2）肝肾阴虚

症状　眼症如前；全身症见头晕失眠，腰膝酸软；舌红少苔，脉细数。

辨证要点　肝肾阴虚，精亏血少，失于濡养。故辨证以头晕失眠等症及舌脉为要点。

治法　滋补肝肾。

方药　明目地黄丸加减。虚热重者，酌加知母、黄柏；若头晕目眩，加石决明、钩藤以平肝潜阳；纳少腹胀者，加砂仁、鸡内金、陈皮以和胃消食；视网膜颜色较污秽者，加丹参、牛膝、夜明砂、毛冬青以助活血通络。

（3）脾气虚弱

症状　眼症如前；全身症见面白神疲，食少乏力；舌淡苔白，脉弱。

辨证要点　脾气虚弱，气血生化乏源。故辨证以面白神疲，食少乏力等症及舌脉为要点。

治法　健脾益气。

方药　补中益气汤加减。大便溏泻，肢冷形寒者，加附子、吴茱萸以温阳止泻；唇舌色淡，心悸失眠，加白芍，炒枣仁以养血安神；视网膜血管狭细，如丹参、三七、红花等以活血通脉。

（4）气虚血瘀

症状　眼症如前，但病程较长，病势深重，视乳头蜡黄，血管纤细，色素堆积；全身症见年老体弱，神疲气短；舌淡紫，脉细涩。

辨证要点　气虚血瘀，脉络瘀阻。故辨证以年老体弱，血管纤细，色素堆积等症及舌脉为要点。

治法　补气活血。

方药　补阳还五汤加减。两目干涩，加枸杞子、生地黄、麦冬以养阴润燥；伴有神疲气短者，加党参、五味子以补气。

2. 其他治法

（1）中成药：①肾气丸，每次1丸，每日2次。用于肾阳亏虚证。②明目地黄丸，每次1丸，每日2次。用于肝肾阴虚证。

（2）针灸

①体针：常用穴有球后、承泣、睛明、足三里、肝俞、肾俞、脾俞。每次取2~3穴，针双侧，每日1次。病久阳虚，远端穴位可用灸法。

②耳针：取目1、目2、肝、胆、肾、心，每次2~3穴，留针半小时。

（3）穴位注射：双侧太阳穴，复方丹参注射液，维生素B_{12}等，每日1次，7日1疗程。

（4）营养素及抗氧化剂：如维生素A、维生素E等延缓本病的作用未确定，大剂量服用应注意副作用。

【预防和调护】

1. 让患者了解本病为慢性进行性眼病，发病主要与遗传有关，一般疗效不佳，逐步适应低视力下的生活。

2. 定期复诊，治疗的目的主要在于稳定病情，延缓发展，对晚期患者力求维持视力，避免发展成青盲。

3. 宣传优生优育知识，防患于未然。

第十三节　青　盲

青盲是指眼外观正常，视盘色淡，视力渐降，甚至盲无所见的内障眼病。可见于高风内障、暴盲、青风内障等疾病的后期。多单眼或双眼发病，如不及时治疗，最后常导致患眼永久失明。病名首见于《神农本草经》。《诸病源候论·目病诸候》谓：“青盲者，谓眼本无异，瞳子黑白分明，直不见物耳。”《证治准绳》谓：“夫青盲者，瞳神不大不小，无缺无损，仔细视之，瞳神内并无些少别样气色，俨然与好人一般，只是自看不见，方为此证。”

本病类似于西医学的视神经萎缩，是由多种原因所造成的视神经纤维的退行性病变和传导功能障碍，为一种难治的眼病。临床上主要分为下行性、继发性及上行性三类。

【病因病机】

1. 肝郁气滞，脉络受阻，气血不能上达于目，目失涵养。

2. 肝肾不足，津液亏乏，不能滋养于目。

3. 脾胃虚弱，化源衰竭，气血不足，目失濡养。

4. 头眼外伤，目系受损，或脑部肿瘤压迫目系，致使脉络瘀阻，目窍闭塞。

【临床表现】

1. 症状

眼外观无明显改变，自觉视物模糊，视力逐渐下降，视野有不同程度的缩窄。

2. 专科检查

(1) 眼底视乳头色泽变淡，呈灰白色或苍白色，上行性多为蜡黄色。继发性者视乳头边缘模糊不清。

(2) 继发于青光眼者视乳头灰白，边界清楚，生理凹陷扩大加深如杯状，血管偏鼻侧边缘呈屈膝状。

3. 实验室及特殊检查

(1) 视觉电生理：视诱发电位的潜时延长，振幅减小。根据原发病有所不同。

(2) 视野：视野缩小。根据原发病有所不同。

(3) 头颅 CT：排除或确定有无颅内占位性病变压迫视神经等。

【诊断依据】

1. 视力缓慢下降及视野缩小。

2. 视盘色淡或白。

3. 视觉电生理检查或头颅 CT 检查有助于诊断。

【治疗】

1. 辨证论治

(1) 肝气郁结

症状　眼底表现视神经萎缩，或小儿高热后视力突然丧失，眼底正常；兼有情志不舒，头晕目眩，胁胀胸满，口苦咽干；苔薄白，脉弦细。

辨证要点　情志不舒，头晕目眩，胁胀胸满，口苦咽干。故辨证以眼底症状及全身脉症为要点。

治法　疏肝行气活血。

方药　逍遥散加减。郁热重者，方中酌加丹皮、栀子；小儿高热抽搐，加钩藤、全蝎以熄风镇痉。

(2) 肝肾阴虚

症状　眼底视神经萎缩如前；兼见头晕失眠，腰膝酸软；舌红少苔，脉细数。

辨证要点　辨证以眼底症状，全身症状及舌脉为要点。

治法　滋补肝肾，养阴明目

方药　明目地黄丸加减。加牛膝、麝香通络开窍标本兼治；口干咽燥、颧赤舌红，加知母、黄柏以滋阴降火。

（3）气血不足

症状　眼症如前；兼见气弱懒言，倦怠乏力，食少便溏，面色少华，心悸怔忡；舌质淡，苔薄白，脉象细弱。

辨证要点　本病以全身辨证为主，全身兼有气弱懒言，倦怠乏力，食少便溏，面色少华，心悸怔忡等气血不足之证。

治法　益气养血。

方药　八珍汤加减。选加牛膝、红花、麝香、石菖蒲通络开窍；心悸怔忡，加柏子仁、远志以安神定志。

（4）气血瘀滞

症状　眼症如前，或有头眼部外伤史；或见头痛健忘；舌色紫暗，脉涩。

辨证要点　头眼外伤，脉络受损，脉道阻塞，气滞血瘀，故辨证以头眼外伤，视盘色苍白等眼症及舌脉为要点。

治法　行气活血通络。

方药　血府逐瘀汤加减。方中可加入丹参、郁金、石菖蒲、地龙、全蝎等以开窍通络；气不行血者，酌加黄芪、党参、白术、陈皮以益气扶正。

2. 其他治法

（1）中成药：明目地黄丸，每次 8 丸，每日 2 次。用于肝肾不足证。

（2）针对病因进行积极的治疗。

（3）针灸及穴位注射基本与高风内障相同。

（4）一般均可给予血管扩张药、维生素类口服，静脉点滴能量合剂。

【预防和调护】

1. 本病治疗困难，早期治疗，或可恢复一些视力。待病至晚期，则治难奏效。

2. 重视原发疾病，积极治疗原发疾病，防患于未然。

第十四节　消渴目病

消渴目病是指由消渴病引起的眼病。本节主要论述消渴病引起的视网膜病变，是以视网膜血管闭塞性循环障碍为主要病理改变的致盲性内障眼病，是糖尿病的常见严重并发症之一。历代中医学根据其发病时不同的症状而属于“云雾移睛”、“视瞻昏渺”、“暴盲”等范畴。多双眼同时或先后发病。预后不良。

本节论述的消渴目病相当于西医学的糖尿病性视网膜病变。

【病因病机】

1. 素体阴虚或久病伤阴，虚火内生，灼烁目中脉络所致。

2. 气阴两亏，目失所养，或气虚致瘀，目络不畅而致。

3. 饮食失节，脾胃受损，或情志伤肝，肝郁犯脾，致脾虚失运，痰湿内生，蒙蔽清窍。

4. 禀赋不足，脏腑柔弱，或劳作过度，耗损肾精，脾肾两虚，目失濡养。

【临床表现】

1. 症状

早期眼部常无视觉异常症状，随着病变发展而渐觉视力下降、眼前有黑影飞动及视物变形，视无物变色等，严重者视力丧失。

2. 专科检查

根据眼底表现可分为单纯期和增殖期。单纯期可见微血管瘤、视网膜毛细血管闭塞、斑点状出血、硬性渗出、棉绒斑、视网膜及黄斑部水肿等；增殖期还出现视网膜新生血管及视网膜大片出血，出血量严重者还可以引起玻璃体混浊、积血，玻璃体有灰白增殖条索，或与视网膜相牵，或见视网膜纤维增殖膜，并发视网膜脱离。

3. 实验室及特殊检查

（1）眼底荧光素血管造影：可见多种异常荧光形态。包括微血管瘤呈点状强荧光、毛细血管扩张、荧光素渗漏、出血性荧光遮蔽、毛细血管无灌注区、视网膜新生血管及荧光素渗漏。荧光素眼底血管造影对微血管瘤的多少、毛细血管无灌注区的位置、范围可作出定量估计；对黄斑部水肿、囊样变性、缺血等病变的性质、范围、程度作出判断；对新生血管的位置、活动程度进行估计。因此，能够较准确地为本病的诊断、治疗、疗效及预后的评估提供可靠依据。

（2）视网膜电图：视网膜电图震荡电位（OPs），能客观而敏锐地反映视网膜内层血循环状态，特别是糖尿病性视网膜病变的早期，在检眼镜未能发现视网膜病变时，Ops 可出现有意义的改变。

【诊断依据】

1. 已确诊患糖尿病。

2. 检眼镜或荧光素眼底血管造影检查见视网膜微血管瘤、出血、渗出、水肿、新生血管形成，或发生增殖性玻璃体视网膜病变。

【鉴别诊断】

本病应与络损暴盲等相鉴别，其内容详见表 11－2。

表 11－2　消渴目病与络损暴盲的鉴别

病　名	消渴目病	络损暴盲
病　因	消渴（糖尿病）	血管硬化、高血压、结核等
眼　别	双眼	多为单眼
视　力	多缓慢下降、部分突然下降	多突然下降
视网膜	斑点状或大片状出血水肿、渗出、增殖膜	火焰状出血、渗出
视网膜血管	微动脉瘤、毛细血管闭塞，后期新生血管	静脉扩张迂曲明显、亦可出现新生血管

【治疗】

本病宜采用综合治疗的方法，单纯期以内服中药、视网膜激光光凝为主治疗，增殖期可配合玻璃体切割术治疗。

1．辨证论治

（1）阴虚燥热

症状　眼底检查见微血管瘤、出血、渗出等；兼见口渴多饮，消谷善饥，或口干舌燥，腰膝酸软，心烦失眠；舌红苔薄白，脉细数。

辨证要点　久病伤阴，肾阴不足，水不涵木。故以微血管瘤，全身症状为辨证要点。

治法　滋阴润燥。

方药　玉泉丸合人参白虎汤加减。方中可加牡丹皮、赤芍药以凉血化瘀。口渴甚者酌加天冬、麦冬、元参等以润燥生津；尿频甚者加山药、枸杞子、桑螵蛸以滋阴固肾；视网膜出血鲜红可加白茅根、藕节、生蒲黄以凉血止血。

（2）气阴两虚

症状　视力下降，或眼前有黑影飘动，眼底可见视网膜、黄斑部水肿，视网膜渗出、出血等；面色无华，神疲乏力，少气懒言，咽干，自汗，五心烦热；舌淡，脉虚无力。

辨证要点　气虚则推动乏力，水停血瘀，故以视网膜水肿、渗出及面色萎黄，五心烦热，舌脉等全身症状为辨证要点。

治法　益气养阴，利水化瘀。

方药　六味地黄丸合生脉饮加减。自汗、盗汗加黄芪、生地、牡蛎、浮小麦以益气固表；视网膜水肿、渗出多者，宜加琥珀、猪苓、车前子、益母草以利水化瘀；视网膜出血者，可加三七、丹参、泽兰等以活血化瘀。

（3）脾肾两虚

症状　视力下降，或眼前黑影飘动，眼底可见视网膜水肿、棉绒斑、出血；形体消瘦或虚胖，头晕耳鸣，形寒肢冷，面色萎黄或浮肿，阳痿，夜尿频、量多清长或混如脂膏，严重者尿少而面色㿠白；舌淡胖，脉沉弱。

辨证要点　脾肾阳虚不能温煦形体，阴寒内盛，气机凝滞，不能温化水湿，故以视网膜出现水肿、棉绒斑或形寒肢冷、夜尿频多，舌脉等全身症状为辨证要点。

治法　温阳益气，利水消肿。

方药　加味肾气丸加减。视网膜水肿明显者，加车前子、泽兰以利水渗湿；视网膜棉绒斑多者，宜加法半夏、浙贝母、苍术以化痰散结；夜尿频、量多清长者酌加巴戟天、淫羊藿、肉苁蓉等以温补肾阳。

（4）瘀血内阻

症状　视力下降、眼前黑影飘动，眼底可见视网膜新生血管，反复发生大片出血、视网膜增殖膜；兼见胸闷，头晕目眩，肢体麻木；舌质暗有瘀斑，脉弦或细涩。

辨证要点　瘀血内阻，脉络不畅，脉络破损，故以视网膜有新生血管或反复出血及肢体麻木，舌脉等全身症状为辨证要点。

治法　化瘀通络。

方药　血府逐瘀汤加减。视网膜新鲜出血者，可加大蓟、小蓟、生蒲黄、生三七以止血通络；陈旧出血者，选加血竭、泽兰、葛根、鸡血藤以活血通络；出现视网膜增殖性改变者，多为病久生痰，痰瘀互结，可选加瓜蒌仁、鸡内金、僵蚕、浙贝母、昆布、海藻、五味子以除痰软坚散结；瘀血日久兼气虚者，宜加黄芪、党参、五指毛桃等，以补气祛瘀。

（5）痰瘀阻滞

症状　视力下降、眼前黑影飘动，眼底视网膜水肿、渗出，视网膜有新生血管、出血，玻璃体可有灰色增殖条索或与视网膜相牵，视网膜增殖膜形成；形盛体胖，头身沉重，身体某部位固定刺痛，口唇或肢端紫暗；舌暗红有瘀斑，苔厚腻，脉弦滑。

辨证要点　痰瘀互结，形成条索或膜状物，故以玻璃体有灰白增殖条索或与视网膜相牵，视网膜增殖膜形成及全身症状为辨证要点。

治法　健脾燥湿，化瘀祛痰。

方药　温胆汤合桃红四物汤加减。痰湿证候显著者，选加瓜蒌仁、川贝母、郁金、山楂、僵蚕、橘红等以化痰散结；玻璃体有灰白色增殖条索、视网膜有增殖性改变者，酌加浙贝母、昆布、海藻、五味子以活血软坚散结。

2．外治

（1）视网膜激光光凝治疗：根据病情选用局部或全视网膜激光光凝。原理是破坏缺氧的视网膜，使其耗氧量减少，避免产生新生血管，并促使其消退，同时封闭渗漏的病变血管及微血管瘤以减轻视网膜水肿。

（2）玻璃体切割手术：适用于玻璃体积血、玻璃体视网膜增殖性改变者。

3．其他治法

（1）中成药：复方丹参滴丸，每次10颗，每日3次，或三七片，每次4片，每日3次。用于兼血瘀者。

（2）西药：导升明胶囊，每次500mg，每日2～3次，或安妥明，每次250～500mg，每日2～3次。

（3）眼部电控中药药物离子导入：选用川芎嗪液、丹参液、黄芪液等导入，每次20分钟，每日1次。

（4）内科治疗消渴病。

【预防和调护】

1．严格控制血糖、血压、血脂是防治糖尿病性视网膜病变发生发展的基础。

2．积极宣传消渴病的防治知识，定期检查身体，早期发现和治疗糖尿病及其并发症。

3．养成良好的生活习惯，慎起居、怡情志、戒烟酒，合理饮食，适当运动。

第十二章 眼外伤

眼外伤是指眼组织因意外而致损伤的一类疾病。根据致伤物的不同，分机械性与非机械性两大类。多见于男性、儿童或青壮年人。眼外伤的特点可概括如下：

一、因眼居高位，位人之首，暴露于外，易受伤害。如忽视预防或回避不及等因素而伤及眼睑者病情较轻，而伤及眼珠者病情较重。有穿透伤口者更重，一轮受伤可影响他轮，也可引起其他并发症。

二、因眼珠结构精细，脆弱娇嫩，受伤后不易修复，有些组织修复后也不能恢复原来的形态和功能。如黑睛遗留斑痕，晶珠混浊，均影响其晶莹清澈，而造成视力障碍等。

三、眼珠脉道幽深细微，轻伤即可伤血，又可伤气。伤血则易导致瘀滞，伤气则多升降失调，两者皆可导致视功能障碍。

四、致伤物体如污秽，受伤处易被污染，特别是无血络分布的黑睛、神膏，抗邪力较弱，易被风毒侵袭而出现严重证候。

五、外伤不仅使受伤眼之经络、气血、组织受伤，而且在某些情况下，可影响健眼，若治不及时，可致双目失明。

大多数眼外伤是可以预防的，加强卫生安全的宣传教育，严格执行操作规章制度，完善预防措施，能有效减少眼外伤。临证处理眼外伤病人，要全面询问受伤病史与受伤经过，以及致伤物的性质，详细了解自觉症状，系统检查伤眼情况，注意受伤部位，有无穿孔和异物等，然后采取相应的治疗措施。

第一节 异物入目

异物入目是指细小沙尘、金属碎屑等异物附着眼部，或嵌顿于眼珠表层及胞睑内面的眼病。病名首见于《中医临证备要》。又名眯目飞扬，飞丝入目，物偶入睛，飞尘入目，眯目飞尘外障等。

本病相当于西医学的结膜异物、角膜异物。

【病因病机】

多由于日常生活、工作中防护不慎或回避不及，以致金属碎屑、玻璃细渣、麦芒、谷壳或昆虫之类等溅入眼内所致。

【临床表现】

1. 症状

如异物粘附于胞睑内面或白睛表面者，砂涩疼痛，流泪等症较轻；若粘附或嵌顿在黑睛表层，则砂涩疼痛，羞明，流泪等症较重。

2. 专科检查

如异物粘附于胞睑内面或白睛、黑睛表层，可见白睛红赤，可在胞睑内面或白睛表层、黑睛表层查见异物；若异物嵌于黑睛，可见抱轮红赤或白睛混赤，时间较长则在黑睛异物周围可见棕色锈环。若邪毒入侵，可变生凝脂翳、瞳神紧小等变证。

【诊断依据】

1. 有明显的异物入目史。
2. 伤眼磨涩疼痛，羞明流泪。
3. 在白睛、黑睛表层或胞睑内面查见异物。

【治疗】

应分辨入目异物的部位和性质，治疗则以清除异物、防止感染为要。

1. 若异物粘附于睑内、白睛表层，可用氯化钠注射液冲洗或无菌盐水棉签或棉球粘出；异物附着在黑睛表面可滴用0.5%～1%丁卡因液1～2次后，用无菌盐水棉签粘出，并涂抗生素眼膏或眼药水。

2. 嵌于黑睛表层的异物，采用角膜异物剔除术，需按无菌操作施行，先用0.9%氯化钠注射液冲洗结膜囊，滴0.5%～1%丁卡因液1～2次后，取仰卧位，头部固定不动，双眼睁开，注视一固定目标。术者用左手分患者上、下眼睑，右手持消毒异物针或注射用4号针头从异物一侧呈15°剔除异物。针尖朝向角膜缘方向。异物针或针头切忌垂直伸入，以免刺伤角膜。若剔除铁锈，注意勿损伤正常组织。术毕涂抗生素眼膏，症状重者可在结膜下注射抗生素，以眼垫封盖。次日复查，观察有无异物残留，以及创面愈合情况，若见并发凝脂翳，参照凝脂翳节处理。

【预防和调护】

1. 在异物入目机会较多的场地工作时，戴防护眼镜。

2. 若有异物入目，应及时正确处理，切勿自行揉擦或随意挑拨异物，以免加重病情或变生他证。

第二节 撞击伤目

撞击伤目是指眼部受钝力撞击但无穿破伤口的眼病。中医古典医籍中虽无“撞击伤目”病名的记载，但有关眼部外伤的记载较多。其症状与预后取决于伤之轻重、部位和损伤的程度等。伤轻未及眼珠者，预后好；伤重而损及眼珠者，可导致失明或眼球萎缩，如出现严重并发症者预后多不良。

本病相当于西医学的眼钝挫伤。

【病因病机】

1. 多因钝性物体如球类、拳头、棍棒、铁块、砖头等击伤眼部。

2. 高压液体、气体冲击眼部所致。

3. 头面部撞击墙体等硬性物。

4. 眼部临近组织损伤或头面部受到强烈震击，亦可伤及眼珠。

总之，钝力撞击，损伤眼珠，可致气血受伤，组织受损，以致血溢络外、气血瘀滞，是本病的主要病机。

【临床表现】

1. 症状

伤及眼睑、白睛，轻则微感胀痛，重则疼痛难睁；伤及黑睛，则畏光流泪、视力下降，且有刺痛；伤及晶珠、神膏、视衣、目系，则视力下降；伤及眼眶，则伤处及头部疼痛；伤及眼外肌，可见复视、头晕等症。

2. 专科检查

(1) 胞睑受伤：胞睑瘀血肿胀，皮色呈青紫色，重坠难睁，疼痛不适。有时出血量多，可越过鼻梁。

(2) 白睛受损：可见白睛溢血，色如胭脂，少量者多呈局限性，量多者可布满整个白睛。

(3) 黑睛受损：可见黑睛深层呈条状、片状混浊，或在相应的表层有伤痕，同时伴有抱轮红赤，畏光流泪，疼痛等症状。若邪毒乘伤侵袭，可变成凝脂翳等。

（4）瞳神受伤：初起可表现为短暂性的瞳神缩小，继之瞳神散大或变形。如血络受损，可见血灌瞳神，若积血日久不散，可使黑睛混浊，失去晶莹明澈，亦可并发绿风内障等。

（5）晶珠受伤：可致晶珠半脱位，或全脱位，或脱于黄仁前或脱于黄仁后，或晶珠逐渐混浊，而致惊震内障。

（6）眼底受伤：可引起视网膜出血，严重者可致玻璃体积血；或见脉络膜破裂或视网膜振荡水肿，甚至脱离，或视神经挫伤等。

（7）骨折：① 眶缘骨折，触诊时有凹凸不平及碎骨样的摩擦音，压痛明显。② 皮下出现瘀血，应考虑有无颅底骨折。③ 眶尖部骨折，可出现眼肌麻痹，眼球突出，眼部知觉减退，上胞下垂，视神经乳头水肿（称为眶尖综合征），严重的视力障碍，甚至失明。

（8）眼外肌受伤：眼珠转动不灵活，视一为二。

3．实验室及特殊检查

X 线或 CT 检查排除是否有眶骨和颅骨骨折。

【诊断依据】

1．有头目撞击史。

2．伤眼有肿胀、疼痛、视力下降等症状和体征。

【治疗】

本症伤情虽然复杂，一般可归纳为络伤出血与气滞血瘀两大证型论治，根据伤情还需结合必要的手术治疗。

1．辨证论治

（1）络伤出血

症状　胞睑青紫，肿胀难睁或白睛溢血，色如胭脂或胞内瘀血，目珠突出，或血灌瞳神，视力障碍或眼底出血，或变生络损暴盲、目系暴盲。

辨证要点　外物伤目，血络受损，血溢络外，因所伤部位不同，故表现不一，辨证以不同部位出血为要点。

治法　早期止血，后期化瘀。

方药　止血用十灰散加减。早期如出血较多可加血余炭、仙鹤草以加强止血之功。后期用祛瘀汤，若目中积血较多者，可加三棱、莪术、枳壳以增强行气祛瘀之力；若有大便秘结者，可加大黄以通腑泄下。

(2) 气滞血瘀

症状　上胞下垂，目珠偏斜，瞳神紧小或散大不收，或视衣水肿，视物不清，或眼珠胀痛，眼压升高。

辨证要点　外物伤目，组织受损，气血失和，血瘀气滞，水湿停聚。辨证以各组织受损的症状表现为要点。

治法　行气活血，化瘀止痛

方药　血府逐瘀汤加减。上胞下垂，眼珠偏斜者可酌加防风、葛根、白芷、白附子、僵蚕以祛风散邪，缓急通络。瞳神散大者，宜去柴胡、川芎，加香附、五味子以顺气敛瞳。视衣水肿者，加茯苓、泽兰、薏苡仁、茺蔚子以祛瘀利水。

2. 外治

(1) 滴滴眼液：0.5%熊胆滴眼液，每日4~6次。

(2) 外敷法：胞睑肿胀青紫者24小时内宜冷敷，或用鲜生地、鲜赤芍等量捣碎加鸡蛋清外敷。24~48小时后改为热敷。眼珠疼痛者，可用生地、芙蓉叶、红花等量捣烂，用鸡蛋清调匀，隔纱布敷患眼。

(3) 手术：前房积血，经药物治疗4~5天无吸收，或眼压持续增高者，可行前房冲洗术。晶珠混浊，视力严重障碍者，可行白内障囊外摘除联合人工晶体植入术。

3. 其他治法

(1) 中成药：① 血府逐瘀胶囊，每次3粒，每日2次，口服。适用于血瘀气滞证。② 复方丹参注射液，每次20ml，加入0.9%氯化钠注射液250ml，静脉滴注，每日1次，10次为1个疗程，可连用3个疗程。适用于血瘀气滞证。

(2) 眼部电控药物离子导入：选用丹参液，每日1次，每次20分钟。适用于血灌瞳神者。

(3) 高压氧疗法：适用于目系暴盲者。

【预防和调护】

1. 严格执行安全操作制度做好安全防护。
2. 饮食以清淡为宜，保护大便通畅。

第三节　真睛破损

真睛破损是指外物损伤眼珠而又有穿透伤口者。有的伴有球内异物，甚至可影响健眼，是一种严重的眼外伤。《证治准绳·杂病·七窍门》称其为物损真睛，又名偶被物撞破外障、被物撞破。其预后的好坏，与穿破的部位大小深浅及异物的有无等因素有关，但多数预后不良。

本病相当于西医学的眼球穿通伤。

【病因病机】

1. 锐器刺破眼珠。
2. 高速飞溅之金石铁屑、碎石破片穿破眼珠。
3. 过猛钝力碰撞挤压致真睛破损。

真睛破损，易招风邪乘虚而入，致伤物又多污秽，则致邪毒入侵，热毒炽盛，化腐成脓。因此，真睛破损不仅使气血、经络、组织受伤，而且常出现邪毒为患之候。

【临床表现】

1. 症状

伤眼剧烈疼痛，羞明流泪，胞睑难开，视力骤降；若感伤健眼，则健眼也出现畏光流泪，头目疼痛，视力下降等症。

2. 专科检查

（1）如白睛穿破，伤口大者，可见神膏外溢；伤口小者，需细心诊察，方可发现。

（2）如黑睛穿破，则神水外溢，黄仁突出，状如蟹睛。若眼珠破口大者，其神水、神膏、黄仁、睛珠等组织均可脱出于外，伤口黑白混杂，眼珠塌陷变软，终至萎缩失明。

（3）如合并眼内异物，应根据病史、临床检查、自觉症状等综合分析。X线摄片是常用的诊断方法。

（4）穿破伤口是邪毒入侵的重要途径。伤后一至二日，可出现邪毒炽盛之候，如胞睑肿胀，羞明流泪，疼痛剧烈，伤口污秽浮肿，白睛红赤肿胀，神水混浊，黄液上冲，瞳神难辨。甚至邪毒蔓延而出现眼珠突出，转动失灵，头痛寒热等严重症状。

（5）影响健眼是真睛破损的严重并发症。如穿破伤口在白睛黑睛交界处，伤口嵌有黄仁等组织，伤口长期愈合不良或红赤疼痛持续不适，或反复出现，或眼内有异物存留等较易影响健眼。健眼受累主要表现为瞳神紧小症的一系列症状，如羞明流泪，头目疼痛，抱轮红赤，神水混浊，黑睛后壁有细尘样物附着，眼底检查可见玻璃体呈细尘状混浊，脉络膜有渗出物。相当于西医学的交感性眼炎。

3. 实验室及特殊检查

(1) 影像学检查：应作 X 线拍片或眼部超声波检查，必要时行 MRI 检查，以明确眼内是否有异物滞留。

(2) 血常规：可见血细胞及中性粒细胞增高。

【诊断依据】

1. 有明确的外伤史。
2. 伤眼视力障碍，并有相应症状。
3. 眼珠壁有全层破裂口，部分患者可有眼内异物。

【治疗】

辨证须分辨伤势的深浅，损伤的部位有无珠内异物，邪毒的轻重，然后采取相应的治疗措施，一般先处理创口然后配合内服药物。常中西医结合进行抢救治疗。

1. 辨证论治

(1) 眼珠破损，风邪乘袭

症状　伤眼疼痛，胞睑难睁，畏光流泪，视力骤降，白睛、黑睛破损，或眼珠内容物脱出；舌苔薄白或薄黄，脉弦紧或弦数。

辨证要点　目为物伤，腠理失密，风邪乘隙而入，故辨证以畏光流泪，伤眼疼痛为要点。

治法　除风益损

方药　除风益损汤加减。可加红花、苏木、郁金以增散瘀止痛之功；加金银花，黄芩以清热解毒。

(2) 热毒壅盛

症状　伤眼剧痛，视力骤降，伤口污秽浮肿，白睛混赤，瞳神紧小，神水混浊，黄液上冲，眼珠突出，转动失灵；伴头痛；舌红，苔黄，脉弦数。

辨证要点　真睛破损，邪毒内聚，蓄腐成脓，故辨证以白睛混赤，黄液上冲及全身症状为要点。

治法　清热解毒，凉血化瘀。

方药　经效散合五味清毒饮加减。常以生地、玄参、丹皮代替方中犀角。若便秘溲赤者，可加芒硝、木通、车前子以通利二便，引邪热下泄；伤眼剧痛者，可加没药、乳香以化瘀止痛。

(3) 感伤健眼

症状　伤眼白睛或黑睛破损，迁延难愈，红赤难退，或反复发作，健眼出现视物不清或视力剧降，羞明流泪，抱轮红赤或混赤，黑睛内壁附有细小沉着物，瞳神紧小，神水混浊，视盘充血水肿，视衣出现黄白色点状渗出等症。

辨证要点　一眼受伤，邪毒入侵，同气相通，故辨证以伤眼迁延难愈，健眼视力下降等眼症为要点。

治法　清热解毒，凉血化瘀。

方药　泻脑汤加减。若见抱轮红赤、瞳神紧小诸症，加栀子、龙胆草、蒲公英等以助清热解毒；而以神膏混浊和眼底改变为主者，可加丹参、郁金、泽兰、牛膝以增强活血化瘀之功。

2. 外治法

（1）清创缝合：① 如创口小对合良好，又无眼内组织脱出者，可不必缝合。② 如为大于3mm的球结膜、角膜、巩膜伤口，在局麻下清洁伤口后，球结膜可采用连续缝合，角巩膜采用层间缝合。③ 如伤口处有玻璃体脱出，用剪刀剪除。④ 如色素膜脱出，原则也应剪除；若脱出较少，又未超过24小时者用抗生素液充分清洁后，可考虑送回眼内。⑤ 若有晶状体嵌于伤口，应充分清除。⑥ 如角膜破碎不便缝合时，可用结膜瓣掩盖。⑦ 如眼球严重破坏，眼内容物脱出较多，视力完全消失，眼内炎或全眼球炎无治愈希望者，应考虑相应的手术治疗。⑧ 如眼内有异物存留，特别是金属异物，应及早手术治疗。

（2）手术前后可滴用清热解毒滴眼液及抗生素滴眼液。

（3）用1%阿托品眼药水散瞳。

3. 其他治法

（1）中成药：双黄连注射液，每次3.6mg，加入0.9%氯化钠注射液250ml，静脉滴注，每日1次；或清开灵注射液，每次30ml，加入0.9%氯化钠注射液250ml，静脉滴注，每日一次。

（2）全身用足量的广谱抗生素和糖皮质激素，同时，应注射破伤风抗毒素。

【预防和调护】

1. 深入群众宣传预防眼外伤知识。

2. 工厂和车间要制定安全保护措施，建立和健全规章制度，杜绝外伤事故发生。

3. 加强学生、儿童的安全教育，不要玩弄尖锐器物及爆炸物品。

4. 如发现外伤，要及时就医。

5. 医务人员要有高度的责任心，详细检查，及早发现，及时治疗。

第四节　化学性眼外伤

化学性眼外伤是指化学物质对眼部组织的烧伤。受伤程度与预后，取决于化学物质的性质、形状、浓度、量的多少、接触时间的长短以及当时紧急处理的措施等因素。如果化学物质浓度高，入眼量多，接触时间长，可致严重后果，甚至毁坏整个眼珠。因此，必须高度重视，认真预防，临床上较为常见的致伤物主要是酸、碱两类化学物质。

【病因病机】

1．常见的酸性伤主要是由硫酸、盐酸、硝酸以及某些有机酸引起。酸溶于水，接触眼组织后，低浓度的酸性溶液仅引起局部刺激，而高浓度者则使蛋白质凝固变性，形成不溶于水的膜。若浓度高，接触时间长，同样可造成严重的组织损害。

2．常见的碱性伤主要是由氢氧化钾、氢氧化钠、石灰、氨水等引起。碱性物质既可溶于水，又可溶于脂肪，接触眼组织后，除与组织蛋白结合成可溶性化合物外，还有皂化作用，使组织脂肪溶解，以致碱性物质继续向深部渗透和扩散，进一步损伤眼内深部组织。

【临床表现】

1．症状

轻者仅感眼部灼热刺痛，畏光流泪；重者伤眼剧烈疼痛，畏光难睁，热泪如泉，视力急剧下降。

2．专科检查

（1）酸性伤创面边界清楚，创面较浅，不扩大加深，伤后数天与受伤当时无明显差别，坏死组织容易分离脱落，眼内组织反应减少而较轻。

（2）碱性伤创面边界不清，创面较深，且易扩大加深，伤后二三日与受伤当时相比，明显加深扩大，坏死组织不易分离，眼内反应较多而且较严重。

（3）严重者白睛红赤肿胀或坏死，黑睛广泛混浊坏死，甚至穿破。伤及深部组织，可出现黄液上冲，瞳神紧小，晶珠混浊，甚或眼珠陷没等症。

【诊断依据】

1．有确切的化学物质与眼部接触史。

2. 眼部刺痛，畏光流泪，视力下降。

3. 白睛红赤或混赤，黑睛混浊或坏死等症。

【治疗】

1. 外治

（1）立即冲洗：伤后立即用大量清水冲洗，冲洗应迅速彻底。最好用氯化钠注射液或自来水冲洗，如条件不具备，可将眼部浸泡水盆中，睁开或拉开眼睑，头部左右摆动，眼睑不断开闭，眼内残存的固体物质，应彻底清除。

（2）中和冲洗：酸性伤与碱性伤的区别主要根据病史。若为酸性伤，用2%～3%碳酸氢钠液冲洗，碱性伤用3%硼酸液冲洗，石灰致伤用0.37%依地酸二钠液冲洗。

（3）结膜注射：病情较重者，若为酸性伤，用5%磺胺嘧啶钠2ml。若为碱性伤用10%维生素C 0.5～1ml，行结膜下注射。

（4）滴滴眼液：伤后频滴抗生素滴眼液，石灰致伤者，还应用0.37%依地酸二钠溶液滴眼。如出现瞳神紧小或干缺，用1%阿托品滴眼液或眼膏散瞳，碱性伤后黑睛发生溃烂时，滴用半脱氨酸眼药水等。

（5）手术治疗：病情严重者，应根据病情选择球结膜切开冲洗术，前房穿刺术、结膜囊成形术及角膜植入术。

2. 内治

初起以清热解毒，凉血散瘀，祛风止痛为主，可选用黄连解毒汤、犀角地黄汤加减，后期以退翳明目为主，内服消翳汤，加玄参、麦冬、丹参、红花、石决明。

3. 其他治法

预防睥肉粘轮：每日用玻璃棒在睑内和白睛之间分离2～3次，并涂抗生素眼膏。

【预防和调护】

1. 掌握基本的防护知识，避免发生化学性烧伤。

2. 根据具体情况戴用防护眼镜。

3. 农村使用化肥，注意安全生产。

第五节　辐射性眼损伤

辐射性眼损伤是指电磁波谱中除可视光线外，眼被其他电磁波所伤而引起的眼病。其作用原理可分为物理的热作用，如红外线、微波损害；化学的光化学作用，如紫外线损害；电离的生物作用，如X线、γ射线、镭、中子流等损害。本节重点介绍紫外线造成的辐射性眼损伤，其病变的轻重与紫外线的强度、照射时间的长短以及与接受紫外线的距离有关。症状一般持续6～8小时，在1～2天内逐渐消失。

【病因病机】

1. 多由电焊、气焊时，电弧、乙炔焰、熔化金属产生的紫外线照射引起。
2. 用紫外线灯防护不佳而受伤。
3. 在雪地、冰川、海洋、沙漠等环境工作，紫外线反射所伤。

眼被紫外线照射后，可引起胞睑、白睛、黑睛浅层病变。其病证似风火之邪外袭，猝然伤目之患。

【临床表现】

1. 症状

受紫外线照射后，经过一定的潜伏期（最短半小时，最长不超过24小时，一般为3～8小时）而出现症状。轻者，沙涩不适，畏光流泪，灼热疼痛；重者，眼内剧痛，睑肿难睁，热泪如汤，视物模糊，或有虹视、闪光幻觉等。

2. 专科检查

（1）紫外线照射伤：胞睑红肿或有小红斑，瘙痒难睁。白睛红赤或混赤，黑睛微混，荧光素染色可见点状着色，部分患者可见瞳神缩小。

（2）红外线辐射伤：高强度的红外线有灼热感，眼部出现晶珠混浊，开始后极部呈灰白色不均匀状，边界不整齐。如透过眼组织可造成视网膜灼伤，视网膜后极部水肿也可出现小出血点或轻度视网膜脱离。重者黄斑区形成裂孔。

（3）激光辐射伤：损伤可局限于角膜上皮或扩展到实质层形成白斑，或虹膜形成穿孔和瞳孔变形。视网膜出血、渗出甚至穿孔。

（4）电离性辐射伤：出现眼睑红斑，水泡，睫毛和眉毛脱落，球结膜水肿，坏死，虹膜萎缩，晶状体混浊，视网膜出血等。

【诊断依据】

1. 有接受紫外线照射病史。
2. 潜伏期一般为 6 ~8 小时，不超过 24 小时。
3. 眼部异物感为畏光，流泪，剧烈疼痛。
4. 胞睑痉挛，白睛混赤，水肿，黑睛点状星翳。

【治疗】

发作时应以止痛为要，主要依靠本身组织的修复。

1. 内治

辨证论治

病之初期，多为风火外袭，猝犯目系所致。以疏风清热，退翳止痛治之。方用新制柴连汤加减，可加蝉蜕、木贼以退翳明目。

病之后期，多为风火伤津耗液，津液不能上荣于目，故以养阴退翳明目之法治之。方选消翳汤加减。若白睛红赤未尽退，可加菊花、黄芩以清除余邪。

2. 外治

（1）若疼痛剧烈，可滴用 0.25% ~0.5% 的丁卡因眼液但不宜多滴。

（2）人乳、鲜牛奶或鸡蛋清点眼，可减轻症状。

（3）滴用抗生素眼药水或眼膏，以预防感染。胞睑有水泡者，亦可用眼膏涂眼。

3. 其他治法

（1）针灸治疗：针刺合谷、太阳、风池、四白等穴，有针感后留针 15 分钟，或针耳穴肝眼区。

（2）冷敷：局部冷敷可止痛。

【预防和调护】

1. 焊接操作者和 10m 范围以内的工作人员，应戴预防面罩，车间可用吸收紫外线涂料粉刷墙壁。
2. 在雪地、冰川、沙漠、海面、观察日食者，应戴好预防镜。
3. 遵守激光设备的操作规程做好必要预防。

第六节　热烧伤

热烧伤分为火烧伤和接触性烧伤两大类。直接接触高热固体、液体和气体的叫做接触性烧伤。通常由液体所致者称为烫伤。热烧伤中以火烧伤和烫伤多见。病情轻重及预后与致伤物的温度、数量及接触时间的长短有密切关系。

【病因病机】

日常生活和工业生产中不慎被火焰烧伤，或被开水、沸油、钢水烫伤，造成胞睑、白睛、黑睛等眼部组织的损害。

【临床表现】

1. 症状

轻者畏光流泪，重者眼内剧痛，多泪难睁，视力下降或视物不见。

2. 专科检查

胞睑红肿，起水泡，白睛红赤或呈灰白坏死，甚至成脓或见瘢痕形成，终成睥肉粘轮。黑睛可见局部或大面积翳障形成，或见翳障坏死脱落，形成凝脂翳。

【治疗】

1. 辨证论治

火毒犯目

症状　眼内剧痛，多泪难睁，视力骤降，白睛混赤或成灰白坏死，黑睛大片新翳或凝脂翳状；心情烦躁，口干便秘，小便短赤；舌质红而干，苔薄或光，脉数或弦细而数。

辨证要点　热烧伤乃火热毒邪骤犯于目，不仅腐烂皮肉，还可以伤及眼内真液。

治法　清热解毒，养阴散邪。

方药　银花解毒汤合石决明散加减。常去龙胆草，加元参以增养阴增液之力。

2. 外治

（1）滴滴眼液：可用抗生素滴眼液，如0.3%氧氟沙星滴眼液；若剧烈疼痛可在医生指导下滴用0.25%～0.5%丁卡因滴眼液，以缓解疼痛。

（2）局部外敷：胞睑轻度热烧伤可涂红花油，但切勿将药液误入眼内。

（3）手术：胞睑深度烧伤，早期可作表皮片覆盖；睥肉粘轮者，可作结膜囊成形术；黑睛坏死穿孔或大片白斑形成时可以考虑角膜移植术。

3. 其他治法

（1）根据病情可用抗生素预防或控制感染。

（2）预防睥肉粘轮，眼部涂抗生素眼膏，并用玻璃棒分离睑内和白睛，每日2～3次。

【预防和调护】

1. 加强预防和安全生产教育，健全规章制度及劳动保护和自我防范意识。
2. 患者心情保持平静，饮食清淡，预防便秘。

第十三章 眼视光学

第一节 近 视

近视是以视近清晰，视远模糊为特征的眼病。是因在调节静止的状态下，平行光线经眼屈光系统的屈折后，结焦点在视网膜之前，不能在视网膜上形成清晰的物像所致。属于屈光不正中的一种。《目经大成》首称为近视。

轴性近视主要是因眼球的前后轴较长所致。屈光性近视主要是因角膜、晶状体曲率增加，眼屈光力过强所致。近视的发生受遗传和环境等多因素的综合影响，目前确切的发病机理仍在探索中。

【病因病机】

本病常由青少年学习、工作时不善使用目力，劳目竭视，或禀赋不足，先天遗传所致。病机多系心阳衰弱，神光不得发越于远处，或为肝肾两虚，精血不足，以致神光衰微，光华不能远及。若患者气血不足或肝肾虚弱，可加重近视的进展。

【临床表现】

1. 症状

一般外眼无明显异常，近视力良好远视力减退，视远处目标模糊不清。近视度数较高者，除远视力差外，常伴有夜间视力差、飞蚊症、漂浮物、闪光感等症。

2. 专科检查

轻度近视眼底一般无变化。中度以上轴性近视，特别是高度近视，可于视乳头颞侧形成弧形斑；脉络膜萎缩，色素上皮改变，脉络膜血管暴露，形成豹纹状眼底，继续发展可形成后巩膜葡萄肿；有的可出现黄斑部出血；视网膜周边部可出现格子样变性和产生视网膜裂孔，可导致视网膜脱离。中度以上近视，可出现玻璃体液化和混浊。

3. 分类

根据屈光成分分为轴性近视和屈光性近视；按近视程度分为轻度近视（-3.00D 以下），中度近视（-3.00D～-6.00D）和高度近视（-6.00D 以上）。

【诊断依据】

1. 不同程度的远视力下降。
2. 验光检查为近视。

【鉴别诊断】

青少年由于调节能力强，若长时间近距离用眼过度调节，产生调节痉挛可使正视眼或轻度远视眼者呈近视表现，应注意进行鉴别。

【治疗】

1. 辨证论治

（1）心阳不足

症状　视近清楚，视远模糊；面色皖白，心悸神疲；舌淡脉弱；或全身无明显热象者。

辨证要点　火在目而为神光，心阳不足，神光不能发越于远处，故视远模糊。辨证以视远模糊，及全身脉症为要点。

治法　益气安神定志。

方药　定志丸加减。视久眼睑无力、喜垂闭，加黄芪、肉桂、当归益气温阳。

（2）肝肾两虚

症状　视近怯远，眼前黑花渐生；全身可见头晕耳鸣，失眠多梦，腰膝酸软；舌红脉细，舌淡脉细乏力。

辨证要点　肝肾两虚，精血不足，神光衰微以致光华不能远及，故视近而不能视远。辨证以自幼视远模糊为要点。

治法　补益肝肾。

方药　加减驻景丸加减。视物易疲劳，加党参、黄芪以健脾益气；口唇淡白，加阿胶、白芍补益精血。

（3）气血不足

症状　视近清晰，视远模糊，视疲劳，喜垂闭；食少纳呆，腹胀便溏，面色无华；舌淡，苔薄，脉弱。

辨证要点　久视耗血，血为气之母，血虚气亦虚，神光不能发越远处，辨证以过用目力，视物模糊为要点。

治法　益气养血。

方药　八珍汤加减。纳差便溏重者，加山药、薏苡仁、神曲；食后腹胀者，加炒谷麦芽、大腹皮。

2. 外治

滴滴眼液：双星明滴眼液滴眼，每晚1次。

3. 其他治法

（1）针灸治疗：常用承泣、翳明，四白、肩中俞，头维、球后，睛明、光明等四组穴位，每天针刺一组，轮换取穴10次为1疗程。

（2）滴用0.5%双星明滴眼液及雾视疗法，使眼的调节放松。对缓解调节痉挛预防近视进展有一定作用。

（3）验光配镜：有框架眼镜与戴角膜接触镜不同，角膜接触镜具有较少影响成像大小、周边视野大及美观的优点，故对高度近视、屈光参差较大或特殊职业者较适用。但其佩戴受个体及环境条件的限制，处理不当可引起角膜并发症。

（4）手术治疗：有准分子激光、眼内镜片等方法，仍在不断提高改进之中。

【预防和调护】

1. 学习和工作环境明亮，阅读物字迹清楚，对比鲜明。

2. 阅读和书写时姿势要端正，切勿卧床、走路或乘车时看书，并避免长时间近距离阅读。

3. 加强身体锻炼，增强体质，注意营养，坚持做眼保健操。

4. 对青少年定期检查视力。发现视力下降者，及早查明原因，尽可能给予治疗。

第二节　远　视

远视眼是在调节静止的状态下，平行光线经眼屈光系统的屈折后，结焦点在视网膜之后，在视网膜上形成一个弥散环，没有清晰的物像，而在视网膜后形成虚性焦点，因而视物模糊的眼病。病名见于《目经大成》。《审视瑶函》中叫做能远怯近症，所谓："目能远视而不能近视也"。相当于西医学之远视眼。

轴性远视多由于眼球发育不良，眼球前后轴较正常为短所致。屈光性远视是眼球屈光力较弱，主要原因有角膜和晶状体的弯曲度降低。

【病因病机】

中医认为阴主收敛，肾阴亏损，目中光华不能收敛视近；或先天禀赋不足，肝肾俱虚，目中光华散漫不收，以致不能视近，甚至视远近皆模糊不清。

【临床表现】

1. 症状

青少年的轻度远视，通过调节作用，表现为视力正常；远视程度较高者，或随着年龄增长调节力减弱，视力尤其是近视力逐步减退；长时间近距离工作，调节过度可产生视疲劳，表现为视物模糊、眼胀、眉弓部疼痛或头痛，甚至出现恶心呕吐。

2. 专科检查

远视对眼底一般没有影响，程度较高者，可见视乳头较小而色红。部分患者，由于过度调节带来的集合，发生调节性内斜视。

3. 分类

根据屈光成分分为轴性远视和屈光性远视；按近视程度分为轻度远视（+3.00D以下），中度远视（+3.00D~+6.00D）和高度远视（+6.00D以上）。

【诊断依据】

1. 不同程度的远近视力下降。
2. 规范的屈光检查可以确诊。

【治疗】

远视会随着年龄的增长而有所减轻，因此，对于没有症状的低度远视可以不必治疗。

1. 辨证论治

肝肾两虚

症状　视远清楚，视近模糊，或视远近皆模糊不清；全身可无明显不适，或见眼胀头昏，眼内干涩；舌质红苔少，脉细，或舌脉无特殊。

辨证要点　先天不足或肝肾两虚，致使目中光华散漫不收，故辨证以自幼视近模糊为要点。

治法　补益肝肾。

方药　明目地黄丸加减。眼胀明显为肝阳偏亢，加石决明、磁石平肝潜阳；

眉骨疼为血郁，加川芎、白芷活血止痛；眼睑重坠不能久视为脾气不足，加党参、黄芪补脾益气。

2. 其他治法

（1）针灸治疗：常用承泣、翳明，四白、肩中俞，头维、球后，睛明、光明等四组穴位，每天针刺一组，轮换取穴10次为1疗程。

（2）验光配镜：及时、正确地配戴眼镜是针对远视最为有效的方法。

（3）手术治疗：有准分子激光、巩膜扩张术、眼内镜片等方法，仍在不断提高改进之中。

【预防和调护】

1. 及时配戴合适眼镜。
2. 改善阅读环境，不要过度用眼。
3. 加强身体锻炼，增强体质，注意营养。

第三节　视疲劳

视疲劳是由于持续用眼后出现的视力模糊、眼胀、干涩、流泪、眼及眼眶酸痛等眼部症状及头痛、恶心、乏力等周身不适的一组综合征。其主要原因是由于视觉器官的某些缺陷，全身的某些异常以及周围不良环境因素等相互作用而导致的。《医学入门·杂病分类·眼》谓："读书针刺过度而（目）痛者，名曰肝劳，但须闭目调护。"《审视瑶函·内外二障论》谓："心藏乎神，运光于目……凡此皆以目不转睛而视，又必留心内营。心主火，内营不息，则心火动。心火一动，则眼珠隐隐作痛。"

【病因病机】

中医认为本症多因素体虚弱，气血两亏或肝肾不足，加之久视劳心伤神，损血耗气，或劳瞻竭视，肝肾精血亏耗，不能濡养目窍引起。

视疲劳的发生有很多原因，常见的因素有：

1. 眼睛本身的原因，如近视、远视、散光等屈光不正、调节因素、眼肌因素、结膜炎、角膜炎、所戴眼镜不合适等。
2. 全身因素，如神经衰弱、身体过劳、癔病或更年期的妇女。
3. 环境因素，如光照不足或过强，光源分布不均匀或闪烁不定，注视的目标过小、过细或不稳定等。

【临床表现】

1. 症状

长时间近距离用眼后，出现眼及眼眶周围疼痛、视物模糊、复视、字行重叠。或眼睛干涩、流泪、异物感等，严重者头痛、恶心、眩晕。

2. 专科检查

（1）屈光因素：在这方面的病理因素中屈光不正和眼睛的调节过度是引起视疲劳的主要基础性原因，也是最常碰到的因素。对于60岁以上的老年人而言，屈光不正性的眼睛疲劳占此年龄阶段的81%左右。当中，远视眼、高度近视及散光要各占到约20%。值得注意的是，轻度的屈光不正更容易出现视疲劳。

（2）调节因素：这个原因引起的视疲劳多见于老视、调节不足，如神经衰弱、早期青光眼、轻度前节性眼病。常表现为一过性的近视加深，中年性的“近视”，并伴有头痛、眼疼，特别是当用眼时间较长时更易出现。

（3）眼肌因素：眼肌有时因运动失调而引起间歇性的隐斜，由于视觉的大脑功能反射作用，通过额外的神经肌肉运动进行调节。并出现隐匿性的眼肌痉挛性疲劳。对于显性的斜视，因眼睛无法进行融合，因而放弃了调节，反而不太会产生视疲劳。

（4）集合因素：由于眼睛肌肉的集合以发育功能不全，或由于调节过度紧张引发集合功能过强，以及高度近视的调节功能比例失调，都可引起视疲劳。

（5）其他因素：两眼的不等像差，瞳孔过大，外眼的慢性炎症，如结膜炎、角膜干燥症、麦粒肿及不适当的佩戴眼镜等，也都会引起引发视疲劳。

【诊断依据】

1. 与用眼相关的多种多样的疲劳症状。
2. 排除器质性病变因素。

【治疗】

1. 辨证论治

（1）肝肾两虚

症状　久视后眼及眼眶周围疼痛，视物模糊，眼睛干涩，流泪等；严重者头痛，恶心，眩晕，头晕耳鸣，夜眠多梦，腰膝酸软；脉细。

辨证要点　肝肾两虚，筋失所养，调节失司，故辨证以不能近距离久视，腰膝酸软及舌脉等全身症状为要点。

治法　滋补肝肾。

方药　杞菊地黄丸加减。头痛头晕，加石决明以平肝潜阳；失眠多梦者，加酸枣仁、夜交藤以养心安神。

（2）气血两亏证

症状　眼症如前；全身兼见气弱懒言，倦怠乏力，食少便溏，面色少华，心悸怔忡；舌质淡，苔薄白，脉象细弱。

辨证要点　气血两亏，目中经络涩滞，失于濡养，故辨证以不能近距离久视，食少便溏，面色少华，心悸怔忡等全身症状为要点。

治法　益气养血。

方药　八珍汤加减。心悸怔忡，加柏子仁、远志以安神定志。

2. 外治

滴滴眼液：双星明滴眼液滴眼，每晚1次。珍珠明目液滴眼，每日3次。

3. 其他治法

（1）针灸治疗：常用承泣、翳明，四白、肩中俞，头维、球后，睛明、光明等四组穴位，每天针刺一组，轮换取穴10次为1疗程。

（2）验光配镜：对屈光不正或老视者均需佩戴合适的眼镜，定期复查。

【预防和调护】

1. 消除引起视疲劳的各种因素。如矫正屈光不正，佩戴合适的眼镜，治疗引起视疲劳的各种疾病，改变不良的阅读习惯，改善工作环境和照明条件，避免长时间、近距离、过于精细的工作

2. 注意休息，避免超负荷工作。

3. 加强身体锻炼，增强体质，注意营养。

第四节　屈光检查法

屈光检查有两种方法，即主观验光法及客观验光法。主观验光法只凭被检者主观的感觉，需要被检者的密切合作。因为是在小瞳下进行检查，有调节存在，故其结果与实际情况有些差距，必要时应该散瞳检查。客观检查法或散瞳验光法是在调节麻痹的情况下，不凭被检者的主观感觉，只需要检查者熟练的检影技术即可确定被检眼的屈光状态。其结果准确，误差很小。

一、主观检查法

是通过被检者的主观感觉来确定其屈光不正的性质及程度，常用的有以下几

种方法：

根据远、近视力检查可初步分析诊断屈光不正的性质，同时检查远、近视力对判断眼屈光的性质很有帮助。单纯远视力检查正常，只能说明中心视力好，但并不能排除有无屈光不正、调节异常或某些眼病。

远视力正常者：从屈光不正角度来讲，可能为正视，但更多见的是轻度远视、轻度散光。区别正视与远视可在被检者眼前置一个 +0.5D 的凸透镜，如视力下降则为正视，如视力不变或上升则为远视。

远视力不好者：除近视外亦可能是远视、散光或某种眼病。

以上仅从远视力检查不好分析判断，这时近视力检查则很重要，如近视力正常则多为近视，如近视力不好，可为远视、远视散光或眼病。所以远、近视力检查即可初步判断屈光不正的性质亦可大致了解屈光度的高低。

1. 显然验光法（插片验光法）

在患者眼前加减镜片，根据视力进步情况，决定最适宜的镜片，以矫正屈光不正，这种方法叫做显然验光法。验光时将镜片放在眼前，注意瞳孔应在镜框的中央，检查一眼时，另眼用黑片遮住，首先认真检查裸眼远、近视力，根据视力情况，大致可知屈光不正的性质及程度。

（1）如患者视力在 1.0 以上，则近视可排除，可能为正视或远视。先取 +0.5D 镜片放在眼前，如视力减退则说明该眼为正视眼，如视力无改变或较原来更清楚则为远视眼，此时再逐渐递加 +0.25D，直到视力开始减退为止，视力减退前所用的镜片即为该眼的远视度数，例如加到 +1.25D 视力尚正常，而加到 +1.50D 时即下降，则 +1.25D 则为其远视度数。

（2）如远视力不到 1.0，则近视、远视、散光均有可能（做前应排除眼病）。这时先加凸透镜片，如能增加视力则为远视，然后递加凸透镜片以达到正常视力。一般给足度数并获得最好视力为其给镜原则。反之，加凸透镜片，视力反而下降则说明为近视，可递增凹透镜片以达到正常视力。如给 -1.50D 镜片视力为 1.2，-1.25D 亦为 1.2 而 -1.00D 则视力较模糊，则可选择 -1.25D（近视的给镜原则是以最低的度数达到正常视力 1.0 即可）。如果在给凸、凹透镜后视力虽提高但未达到正常，这时可加用柱镜片，轴位先放在 90°，然后逐渐转动镜片，以寻找较好视力的轴位，当轴位确定后再加减度数，直到最好视力为止。用凹透镜片时，轴位先放在 180°，其余步骤与凸透镜片相同。如使用各种镜片视力均不能达到正常，则应散瞳验光除外弱视，或进一步检查除外其他眼病，显然验光法多用于成年人，儿童、青少年在第一次验光时最好散瞳验光（尤其远视及远视散光者）以获得较正确的屈光度。

2. 云雾法

用高度的凸透镜片放在被检眼前面，使其睫状肌大部分处于放松状态，这时眼部呈现暂时近视，视远模糊不清如在云雾中，故称云雾法（此法对青光眼患者或对散瞳剂过敏患者最好）。一般此法仅用于远视及远视散光患者，做法如下：

（1）在眼前放置一力量较强的凸透镜片，如果用插片法或其他方法预测该眼为+2.00D。则可放置+4.00D的凸透镜片，此时嘱患者看远视力表，开始时很不清楚，如在云雾中，数秒或半分钟后即逐渐看清楚，以后即按照测远视眼度数的方法去做。最终得出远视屈光度。如果患者为远视散光，其屈光度最强的子午线预测为+3.00D，则可放一+4.00D的柱镜片，开始时亦不清楚。数秒或半分钟后逐渐清楚。然后加减度数直至清楚，这时的屈光度即为远视散光度数，其散光轴位即为与其相垂直的子午线。

（2）在验光时如果所用凸透镜片大于+0.5D时，即有远视眼的可能，用此法时切记在放置第二镜片后，再将第一镜片取下，这样，眼前总是留有凸透镜片而使睫状肌得到持续休息。

3. 散光表验光法

用此法验光时，如果有的线条较其他线条看得清楚，则必有散光，如果看垂直线条清楚，说明在水平方向的屈光近于正视眼。这时可将柱镜片的轴放在水平方向。以矫正垂直方向的屈光。直到所有的线条都达到同样的清晰度。此时所用的柱镜片即为该散光患者的散光度数，散光镜片的轴与原来看得最清楚的轴相垂直。

用散光表检查散光，快捷方便，使用时其水平线条应与眼部在同一水平面上，单独使用散光表仅能测出有无散光以及散光的轴位，但不能准确决定散光的类型及程度。尚需结合插片法的使用来分析该散光的性质、类型、程度及轴位。

二、客观验光法

临床上所用的他觉检查法通常为检影法。眼在静止（不调节）状态下，黄斑中心凹发出的光线经眼屈光系统屈折射出后在眼外形成焦点，此点与视网膜黄斑中心凹互为共轭焦点，称为眼的远点。检影法检验光就是利用视网膜照明区发出的光线在远点处成像的原理，通过观察瞳孔区的光影动态确定眼的远点位置的。具体是在一定距离处（检查距离通常为1米），用检影镜将光投入被检眼内，根据该眼视网膜反光射出眼外时瞳孔区光影的动态，是顺动或逆动来了解射出光线是平行、散开或集合，若顺动表示远点位于检查者眼的后方，若逆动则远点位于检查者眼与被检眼之间。然后在病人眼前放置凸或凹球镜以及圆柱镜片，抵消屈光不正的度数，以使被检眼的远点移至检查眼处，从而推算远点移至无限远所需的屈光度数。所得镜片的代数和即为病人的实际屈光不正度数。

1. 自动验光仪

近年来出现了各种类型的自动验光仪，有主观型及客观型两种，比较先进的是应用红外线光源及配合电子计算机装置的自动验光仪，即所谓电脑验光，操作方法简便，数秒钟即可获得打印于记录纸上的验光结果。实际上，此验光仪就是一架电子视网膜检影镜。一般可分为三部分。即注视和调整装置，视网膜镜和光感受记录装置。为了保持较大瞳孔，采用红外线为光源，并用电子自动化系统调试视标，其精确度可达到0.12～0.25D。

目前，客观验光法已自动化，在这些仪器中，有各种视力表、验光镜片、放松调节装置等，另外可查远、近视力，矫正视力，双眼平衡，测量隐斜及立体视觉等。

关于自动验光仪的准确性问题，以往的主观验光仪由于受一些客观因素的影响与人工检影相比有些差距。但目前多数验光仪均有放松调节的装置，故其结果与人工检影及其验光法的差距已较小，自动验光仪可提高验光的速度及效果。对群体进行验光或假期门诊大量验光时，采用客观自动验光仪则是非常有用的。

2. 睫状肌麻痹验光

眼的调节状况直接影响屈光的检测，因此为了准确获得人眼调节静止状态下的屈光度数，有时需作睫状肌麻痹验光。由于麻痹睫状肌的药物，如阿托品同时伴有散大瞳孔的作用，过去常称为“散瞳验光”。

某些特殊的患者也需要行睫状肌麻痹验光，如首次进行屈光检查的儿童，需要全矫的远视者，内斜的远视儿童，有视觉疲劳症状的远视成人等。

常用于睫状肌麻痹验光的药物有托吡卡胺和阿托品，阿托品的恢复时间较长。

第五节　屈光不正的矫治方法

近视、远视、散光统称为屈光不正，矫治屈光不正有激光手术和非手术两大类。

一、非手术方法

1. 框架眼架

利用光学镜片屈折光线使人眼看到清晰的物像，可有效地矫正视力。安全、经济、简便，但是不方便。

2. 戴隐形眼镜

有软性与硬性之分，能有效地矫正视力，方便美观。但保养护理和摘戴都比较麻烦。抛弃式隐形眼镜麻烦较少，但费用高。硬性透气性隐形眼镜，由高透气性硬性材料制成，有一定的控制近视发展的作用；良好的成型性可充分矫正各类散光，尤其对先天性高度近视、远视，圆锥角膜等角膜高度变形的患者有良好的矫正作用。

3. 角膜矫形镜（Ortho－KCL）

特殊设计的硬性透气性隐形眼镜，通过对角膜的物理性矫形，能快速降低近视度数，明显提高中、低度近视的裸眼视力。可有效控制近视度数增长，尤其适用于近视快速发展的青少年近视患者。

二、手术方法

1. 准分子激光角膜切削术（PRK）

矫正近视的原理为应用准分子激光切削角膜中央前表面，使角膜前表面弯曲度减少，曲率半径增加，屈光力减低，达到矫正近视的效果，对远视和散光也是相应的原理。激光切削过程 20 秒内即可完成。

2. 激光辅助角膜原位磨镶术（LASIK）

特点是利用微型角膜刀制作一个带蒂的角膜瓣，掀开角膜瓣后作基质层的激光切削。与 PRK 相比，其优点是保留了角膜上皮层及前弹力层，更为符合角膜的生理，术后发生角膜混浊较少，高度近视回退少，且术后疼痛轻，恢复快。适应证与禁忌证与 PRK 大体相同，但矫正屈光度范围较大。不过，同样有 PRK 术后并发症，如过矫、欠矫灰、眩光、不规则散光、单眼复视、最佳矫正视力下降和感染等，另有因角膜瓣引起的一系列并发症，如角膜层间上皮植入、角膜瓣游离、角膜瓣皱折等。其缺点是手术难度较大，有角膜瓣引起的并发症，其疗效高度近视比中低度差等。屈光矫正范围受中央角膜厚度的限制。

3. 角膜基质环植入术

原理是在旁中央区的角膜层间，植入一对半环或一个圆环，使该区角膜局部隆起，中央区变扁平，屈光力减弱，从而矫正近视。该手术优点在于不累及中央区角膜，术后反应轻，恢复快，手术效果可调整、可逆、并发症少等。缺点是适用范围小、术后视力波动，可能发生散光、夜间眩光、环周混浊等并发症。

4. 人工晶体植入术

包括白内障摘除、IOL 植入术和透明晶状体摘除及 IOL 植入术及有晶状体眼 IOL 植入术。这几类手术具有很大的区别，在于是否维持原有的调节功能。有晶状体眼的IOL植入不破坏原有调节功能，对年轻患者有利；而摘除混浊或透明晶状体后再植入IOL将失去原有的调节功能。

5．巩膜扩张术

1992年Schachar首次提出巩膜扩张术，即老视逆转手术。其原理是以Schachar调节假说为基础，应用巩膜扩张带重建晶状体赤道部与睫状肌之间的生理空间，使前部睫状肌纤维扩张而开始增加调节。术后经过视近训练，使睫状肌恢复力量来提高调节力，但疗效和理论有待进一步观察和证实。

中篇　中医耳鼻咽喉科学

总　论

第十四章　耳鼻咽喉的应用解剖与生理

第一节　耳的应用解剖与生理

一、耳的应用解剖

耳分外耳、中耳和内耳三部分（图 14－1）。

(一) 外耳

外耳包括耳廓和外耳道两部分。

1. 耳廓

耳廓除耳垂由脂肪和结缔组织构成外，其余均为弹性纤维软骨组织，外覆软骨膜和皮肤。耳廓借韧带、肌肉、软骨和皮肤附丽于头部两侧，分前、后两面，后面微凸，前面凹凸不平（图 14－2）。

耳廓软骨无神经支配，但有神经纤维随血管供应软骨膜。耳廓前面的皮肤与软骨粘连较后面为紧，皮下组织少。若因炎症发生肿胀时，感觉神经易受压迫可致剧痛；若有血肿或渗出物则极难吸收；外伤或耳部手术时，可引起软骨膜炎，甚至发生软骨坏死，导致耳廓变形。耳廓血管位置浅表、皮肤菲薄，故易冻伤。

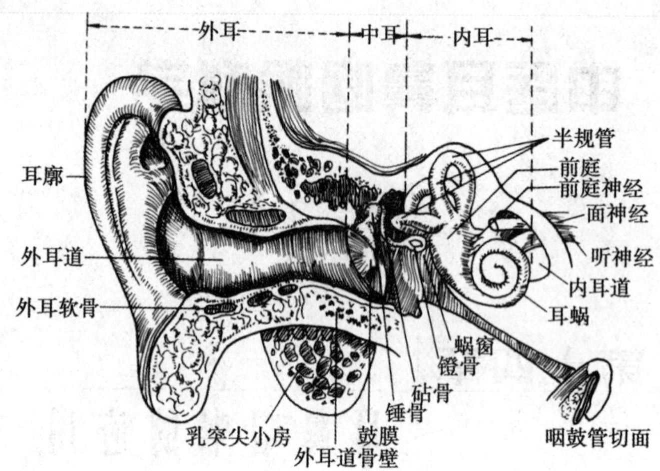

图 14－1　耳的解剖

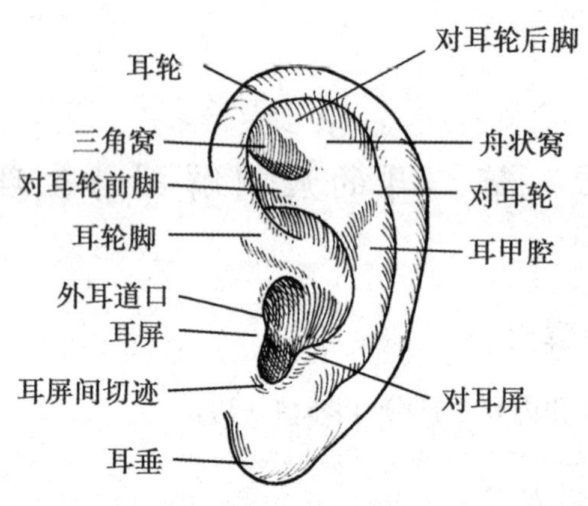

图 14－2　耳廓表面标志

2. 外耳道

外耳道起自耳甲腔底，向内至鼓膜，成人平均长度约 2.5～3.5cm，略呈 S 形，分为软骨部和骨部，软骨部位于外 1/3 段，骨部位于内 2/3 段。二者交界处较狭窄，称外耳道峡，外耳道异物常嵌顿于此。成人外耳道外段向内、向前而微向上，中段向内、向后，内段向内、向前而微向下。故在检查外耳道深部或鼓膜时，需将耳廓向后上提起，使外耳道成一直线。新生儿外耳道软骨部与骨部尚未完全发育，由纤维组织组成，耳道较狭窄而塌陷，且鼓膜与外耳道底壁的夹角较小。因此，在检查外耳道深部或鼓膜时，需将耳廓向后下牵拉。

外耳道软骨的后上方呈一缺口，为结缔组织所代替。外耳道软骨在前下方常有2~3个垂直的、由结缔组织充填的裂隙，称外耳道软骨切迹，切迹内有纤维组织，并有血管和神经通过。此裂隙可增加耳廓的可动性，亦系外耳道与腮腺之间感染互为传染的途径。外耳道皮下组织甚少，皮肤几与软骨膜和骨膜相贴，故当感染肿胀时易致神经末梢受压而引起剧痛。软骨部皮肤较厚，含有类似汗腺构造的耵聍腺，能分泌耵聍，并富有毛囊和皮脂腺。耵聍腺分泌的耵聍和皮脂腺分泌的皮脂与外耳道皮肤脱落上皮混合形成蜡状耳垢，耳垢可抑制外耳道内的真菌和细菌，并对一些菌属有较强的杀灭作用。颞下颌关节位于外耳道前方，外耳道软骨部随着颞下颌关节的活动而移动，有助于外耳道耵聍及上皮碎屑向外排出。外耳道有炎症时，亦常因咀嚼而增加疼痛。

外耳的血液由颈外动脉的颞浅动脉、耳后动脉和上颌动脉供给，后者只供给外耳道；耳廓的前、后面分别由颞浅动脉和耳后动脉供给。外耳中与动脉同名的静脉汇流入颈外静脉，部分血液可回流至颈内静脉。耳后静脉可经乳突导血管与乙状窦相通。

外耳的神经来源主要有：来自下颌神经的耳颞支，分布于外耳道前壁，故牙痛时可引起反射性耳痛；来自颈丛的耳大神经、面神经、枕小神经和舌咽神经的分支以及迷走神经的耳支。后者分布于外耳道后壁，故当刺激外耳道后壁皮肤时，可引起反射性咳嗽，这是迷走神经受刺激的缘故。

外耳的淋巴流入耳前淋巴结、耳后淋巴结、耳下淋巴结，少数流入颈浅淋巴结和颈深淋巴结。

（二）中耳

中耳包括鼓室、咽鼓管、鼓窦和乳突四部分。

1. 鼓室

位于鼓膜和内耳外侧壁之间。前面借咽鼓管鼓口与鼻咽部相通，向后借鼓窦入口与鼓窦及乳突气房相连，鼓室内有听骨、肌肉、韧带和神经。鼓室黏膜和咽鼓管、鼓窦及乳突气房黏膜相连续。

以鼓膜紧张部的上下边缘为界，鼓室可分为上、中、下鼓室三部分。① 上鼓室：位于鼓膜上缘平面以上的鼓室腔。② 中鼓室：位于鼓膜紧张部上、下缘平面之间。③ 下鼓室：位于鼓膜下缘平面以下，下达鼓室底。

鼓室还可分为上、下、内、外、前、后六个壁。

（1）鼓室的六个壁（图14-3）。

① 上壁：亦称鼓室盖，是一层薄骨板，将鼓室与颅中窝分隔。

② 下壁：为一层薄骨板将鼓室和颈静脉球分隔，向前和颈内动脉管的后壁

相连。

③ 内壁：即内耳的外壁，中部有一隆起名鼓岬，为耳蜗的基底所在处。鼓岬的后上方有前庭窗，又称卵圆窗，镫骨底板借环状韧带将其封闭。鼓岬的后下方有蜗窗，亦称圆窗，通入耳蜗鼓阶，圆窗被一膜状组织封闭，该膜称为圆窗膜，又称第二鼓膜。前庭窗上方有面神经骨管水平段，少数面神经直接暴露于鼓室黏膜下，是急性中耳炎早期出现面神经瘫痪的原因之一。

④ 外壁：大部分为鼓膜。鼓膜为8mm×9mm的椭圆形、灰白色的半透明薄膜，厚约0.1mm，呈浅漏斗状，凹面向外，鼓膜与外耳道底约成45°角，婴儿鼓膜的倾斜度更大。鼓膜分为紧张部和松弛部。鼓膜的上部分为松弛部，分为两层，外层是复层鳞状上皮，内层为黏膜层是扁平上皮；其余大部分鼓膜为紧张部，分为三层，外层是复层鳞状上皮，中层由纤维组织组成，内层为黏膜层是扁平上皮。

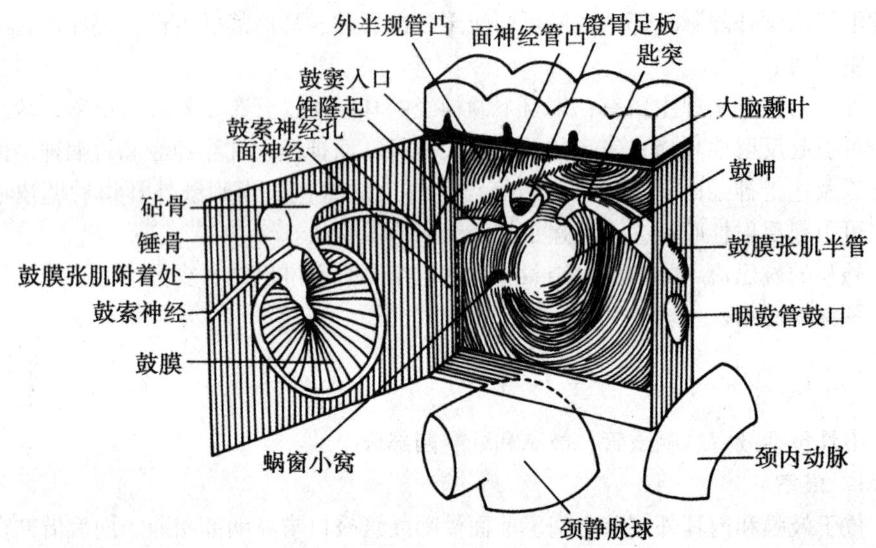

图14－3　鼓室六壁模式图

正常鼓膜有以下标志（图14－4）：

锤骨短突　鼓膜前上部灰白色的小突起，系锤骨短突自鼓膜深面的凸起。

鼓膜前后皱襞　为自锤骨短突向前、后引申的鼓膜皱襞，皱襞上面为鼓膜松弛部，下面为鼓膜紧张部。鼓膜内陷者，其前后皱襞尤为明显。

锤骨柄　透过鼓膜表面的浅粉红色条纹状影，自短突向下微向后止于鼓脐。

鼓脐　中心部最凹处称鼓膜脐。

光锥　鼓脐向前下方达鼓膜边缘的三角形的反光区。

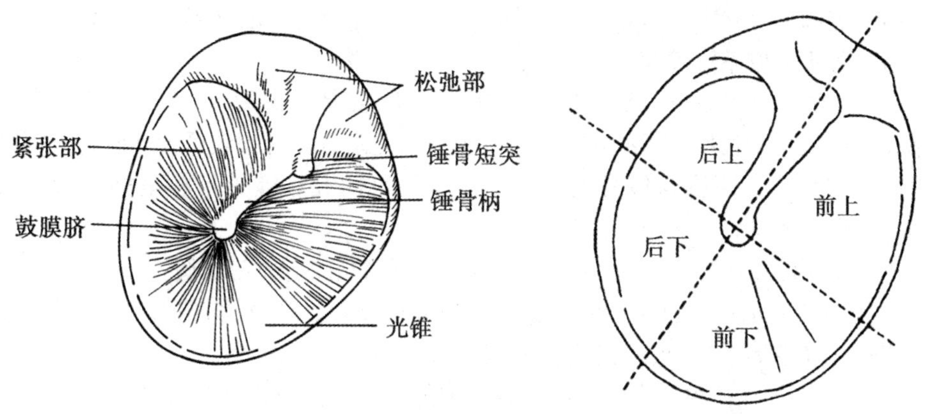

图 14－4　鼓膜（右耳）　　图 14－5　鼓膜的四个象限

为了便于描述，将锤骨短突和鼓脐作一延长连线，再通过脐部作一与此延长线垂直的线，将鼓膜分为前上、前下、后上、后下四个象限（图 14－5）。

⑤ 前壁：有咽鼓管鼓室口，使鼓室借咽鼓管与鼻咽部相通。

⑥ 后壁：后壁的上部有鼓窦入口，自上鼓室通入鼓窦，为中耳炎症向乳突气房扩散感染的通道。鼓室后壁为外耳道后壁的延续，内有面神经垂直段通过。

（2）鼓室内容物：鼓室内有听骨、肌肉、韧带和神经。

① 听骨：又称听小骨，是人体中最小的三块骨头。锤骨、砧骨和镫骨三块听骨相接，构成听骨链，使鼓膜与前庭窗连接（图 14－6）。

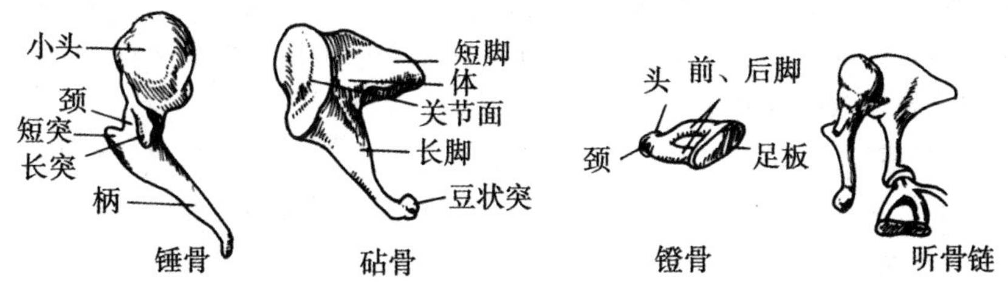

图 14－6　听小骨

锤骨其形如锤，位于鼓室中部和最外侧，长约 8～9cm，有头、颈、短突（外侧突）、长突（前突）和柄。锤骨柄位于鼓膜黏膜层与纤维层之间，锤骨头位于上鼓室，其头的后内方有鞍状关节面，与砧骨体形成锤砧关节。

砧骨分为体、长脚和短脚，长脚长约 7mm，短脚长约 5mm。砧骨体位于上鼓室后方，其前与锤骨头相接形成锤砧关节。短脚位于骨窦入口底部，其尖端借韧带附于砧骨窝内。长脚位于锤骨柄之后，与锤骨柄相平行，末端内侧有一膨大向内的突起名豆状突，后者有时与长脚末端不完全融合，故又名第四听骨。豆状突与镫骨头形成砧镫关节。

镫骨形如马镫，分为头、颈、前脚、后脚和足板，高约3～4mm。镫骨头与砧骨长脚豆状突相接。颈甚短，其后有镫骨肌腱附着。前脚较后脚细而直，两脚内面各有深沟。两脚与镫骨足板之间的空间称闭孔。镫骨足板呈椭圆形，长3mm，宽1.4mm，借环韧带连接于前庭窗。

② 肌肉：即镫骨肌与鼓膜张肌。可以减低内耳的压力与损伤。

③ 韧带：有锤上韧带、锤前韧带、锤外侧韧带、砧骨上韧带、砧骨后韧带和镫骨环韧带等，听骨借以上韧带固定于鼓室内。

④ 鼓室神经：主要为鼓室丛与鼓索神经。鼓室丛由舌咽神经的鼓室支及颈内动脉交感神经丛的上、下颈鼓支组成，位于鼓岬表面，司鼓室、咽鼓管及乳突气房黏膜的感觉；鼓索神经自面神经垂直段的中部分出，在鼓索小管内向上向前，约于锤隆起的外侧进入鼓室，经砧骨长脚外侧和锤骨柄上部内侧、相当于鼓膜张肌附丽处下方，向前下方经岩骨裂出鼓室，与舌神经联合终于舌前2/3处，司味觉。

2. 咽鼓管

成人全长约35mm，外1/3为骨部，内2/3为软骨部，是沟通鼻咽腔和鼓室的管道，也是中耳感染的主要途径。咽鼓管鼓室口位于鼓室前壁，然后向前下、内通入鼻咽部侧壁。咽鼓管黏膜为纤毛柱状上皮，与鼻咽部及鼓室黏膜连续，纤毛的运动向鼻咽部，使鼓室内的分泌物得以排除。咽鼓管的鼻咽端开口在静止状态时是闭合的，当张口、吞咽、歌唱或呵欠等动作时开放，空气乘机进入鼓室，以保持鼓室内外的气压平衡。婴儿和儿童的咽鼓管较成人短而平直，口径相对较大，当鼻及鼻咽部感染时较成人易患中耳炎。

3. 鼓窦

为上鼓室后上方的一个含气腔，是鼓室和乳突气房间的通道。

4. 乳突

内含许多小气房，各房彼此相通。根据气房的发育程度可将乳突分为三型：气化型，占80%，气房发育良好，气房间隔很薄，乳突外层骨质也薄；硬化型，气房未发育，骨质致密；板障型，气房小而多，气房间隔较厚，外层骨质较厚，颇似头盖骨的板障构造。

（三）内耳

内耳又称迷路，位于颞骨岩部内，外有骨壳名骨迷路，内有膜迷路，膜迷路内含内淋巴液。膜迷路与骨迷路之间含外淋巴液。

1. 骨迷路

由耳蜗、前庭和半规管组成（图 14－7）。

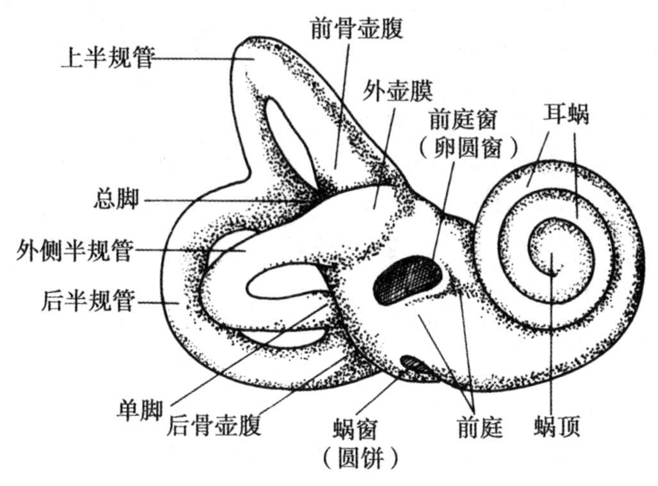

图 14－7　骨迷路

（1）耳蜗：形似蜗牛壳，为螺旋样骨管，旋绕中央的蜗轴约 2 周半。从蜗轴伸出的骨螺旋板延续到骨蜗管内，并由耳蜗底盘旋上升，直达蜗顶。骨螺旋板外缘有前庭膜和基底膜连接骨蜗管外壁，基底膜是与螺旋板平行延伸的薄膜，因此，骨蜗管便被基底膜和前庭膜分隔成前庭阶、鼓阶和膜蜗管三个管道。蜗管内储内淋巴液，为一封闭的盲管。前庭阶和鼓阶内储外淋巴液，并在蜗顶借蜗孔相交通。

（2）前庭：位于耳蜗与半规管之间，呈椭圆形，前接耳蜗，后接三个半规管，前庭外侧壁为鼓室内侧壁的一部分，有前庭窗与蜗窗。

（3）骨半规管：位于前庭的后上方，为三个互相垂直的半环形的骨管。根据其所在的位置分外（水平）半规管、上（垂直）半规管和后半规管。每个半规管的一端膨大部分为壶腹。由于上半规管与后半规管没有壶腹的一端合并而成总脚连接前庭，所以三个半规管只有 5 个开孔通入前庭。头直立时，外半规管平面约比地面后倾 30°角，壶腹端在前；上半规管的平面与同侧岩部的长轴垂直；后半规管的平面则与同侧岩部的长轴平行。

2. 膜迷路

形状与骨迷路相同，借纤维束固定于骨迷路壁上，悬浮于外淋巴液中。

（1）蜗管：为膜性螺旋管，介于前庭阶和鼓阶之间。蜗尖端为盲端，下端借连合管通入球囊，内含内淋巴液。其切面呈三角形，上壁为前庭膜；外侧壁增厚与骨蜗管的骨膜接连，名血管纹；底壁为基底膜，由支柱细胞、内、外毛细胞和胶状盖膜构成螺旋器，亦称柯蒂氏器，是耳蜗神经末梢感受器。

（2）椭圆囊和球囊：两者均在骨前庭内，囊内各有一个囊斑，其构造相同，由支柱细胞和感觉毛细胞的神经上皮所组成，毛细胞的纤毛上覆盖一层含有石灰质的胶质体名耳石。椭圆囊斑大部分位于囊的底壁，小部分位于囊的前壁。球囊斑居于囊的内侧壁上。囊斑为重力和直线加速度运动平衡的外周感受器。

（3）膜半规管：附着于骨半规管的外侧壁，膜半规管的壶腹内各有壶腹嵴，由支柱细胞和感觉细胞的神经上皮组成，毛细胞的纤毛较长，为一胶质膜覆盖，名壶腹嵴顶，亦称终顶，为角加速度感受器。

3. 内耳血管和神经

内耳的血液大部分由基底动脉或小脑前下动脉分出的内听动脉供给，间有耳后动脉之茎乳支供给，分布于半规管。

听神经：在脑桥和延髓间离开后，偕同面神经进入内耳道，在内耳道分为耳蜗和前庭二支。螺旋神经节双极细胞的中枢突经内耳道底的终板形成蜗神经，半规管壶腹嵴、球囊斑和椭圆囊斑的神经元在内耳道底部形成前庭神经，两神经支经内耳门入颅，终止于延髓与脑桥。

二、耳的生理功能

耳的功能主要有二：一司听觉；二司平衡。

（一）听觉生理

听觉是人的主观感觉，声音是一种物理性能。物体振动后引起空气的振动而形成声波。不同物体的振动可产生不同的声波，并各具有不同的频率、波长、振幅和波形。人的听觉感觉范围在20~20000Hz，但对语言频率500~3000Hz的声波最敏感。声音强度以分贝（dB）计算。

1. 声音的传导

声音传入内耳的路径有二：一是空气传导；二是骨传导。在正常情况下，以空气传导为主。

（1）空气传导：声波自外界经空气传入内耳，主要途径列表简示如下：

```
声波                   锤骨 → 砧骨
↓                      ↑      ↓
耳廓 → 外耳道 → 鼓膜      镫骨 → 前庭窗 → 外、内淋巴 → 螺旋器 → 听神经 → 听觉中枢
空气振动           传声变压                 液体波动      感音      神经冲动   综合分析
```

（2）骨传导：声波经颅骨传入内耳，有移动式和挤压式两种方式，二者协同可刺激螺旋器引起听觉。

2. 外耳的生理

耳廓与外耳道有一定的收集外来声波的作用。

3. 中耳生理

（1）中耳的解剖结构就是一种传声的变压装置。鼓膜的有效振动面积为镫骨底板面积的 17 倍，声波从鼓膜传到镫骨底板时，其声压将被提高 17 倍。

（2）咽鼓管的主要功能为调节鼓室内气压与外界平衡。由于咽鼓管管壁的弹性作用和周围组织的压力以及咽部的牵拉作用，咽鼓管咽口平时呈闭合状态，当吞咽、张口或呵欠等动作时，咽鼓管咽口开放，空气进入鼓室，调节鼓室内气压与外界大气压保持平衡，从而保证中耳传音装置维持正常的活动，以利于声波的传导。鼓室与咽鼓管黏膜之杯状细胞与黏液腺产生的黏液，借咽鼓管黏膜上皮的纤毛运动不断向鼻咽部排出从而起到一定的引流作用；咽鼓管通常处于关闭状态，能阻挡说话声、呼吸声等经咽鼓管直接传入鼓室而振动鼓膜，起到防声作用；咽鼓管软骨段黏膜较厚，黏膜下层有疏松结缔组织，使黏膜表面产生皱襞，后者具有活瓣作用，加上黏膜上皮的纤毛运动，可阻止鼻咽部的液体、异物及感染病灶等进入鼓室以起到防止逆行感染的作用。

4. 耳蜗的生理

（1）耳蜗的传音生理：当声波经前庭窗进入耳蜗变成液波时，基底膜则随液波上下移动。当其向上移动时，毛细胞顶部的网状层与盖膜则以螺旋板缘为支点进行移动，结果在两者之间形成剪刀式的运动，毛细胞的纤毛被弯曲，使其底部的神经末梢产生神经冲动，经神经纤维传至中枢，引起听觉。

（2）耳蜗的感音生理：原因不是很明确，目前有：共振学说（又称钢琴学说或周围学说）、行波学说、电话学说（又称扩音学说或中枢分析学说）、排放学说（亦称电话部位或频率部位学说）。

（二）平衡生理

人类身体的平衡由前庭、视觉和本体感觉三个系统的协调作用来维持，其中以前庭功能最为重要。第八脑神经的前庭核与眼肌及身体各部肌肉有较广泛神经联系，因此前庭维持身体的平衡，是依靠一种范围广泛的反射作用来完成的。

静态平衡：椭圆囊和球囊构造相同，都有耳石膜，故二者又合称耳石器官。其主要功能是感受直线加速度，维持人体的静态平衡。

动态平衡：各半规管主要感受人体或头部旋转运动的刺激。一侧的 3 个半规管所围成的面基本互相垂直，能对来自三度空间中的任何一个平面（水平、左右、前后）的角加速度或角减速度的旋转刺激产生效应。膜半规管的内淋巴由于惯性作用发生反旋转方向的流动，刺激感觉细胞，把这种物理刺激通过介质的释放转变为化学刺激，经过突触传递给前庭中枢引起综合反应，维持人体的动态平衡。

在日常生活中，人的许多活动既刺激椭圆囊、球囊，也刺激半规管、前庭器。两个部位同时维持身体平衡，并起着复合作用。

第二节 鼻及鼻窦的应用解剖与生理

一、鼻及鼻窦的应用解剖

鼻由外鼻、鼻腔、鼻窦三部分构成。

（一）外鼻

外鼻形似锥形，由骨、软骨构成支架，外覆软组织和皮肤而成（图14-8）。

外鼻软骨性支架，由鼻中隔软骨、侧鼻软骨、大、小翼软骨等组成。外鼻的骨性支架，由鼻骨、额骨鼻突、上颌骨额突组成。鼻骨左右成对，于中线互相融合，上接额骨鼻突，两侧与上颌骨额突相连。鼻骨上部窄厚，下部宽薄，易受外伤而骨折。鼻骨下缘、上颌骨额突内缘及上颌骨腭突游离缘共同构成梨状孔（图14-9）。

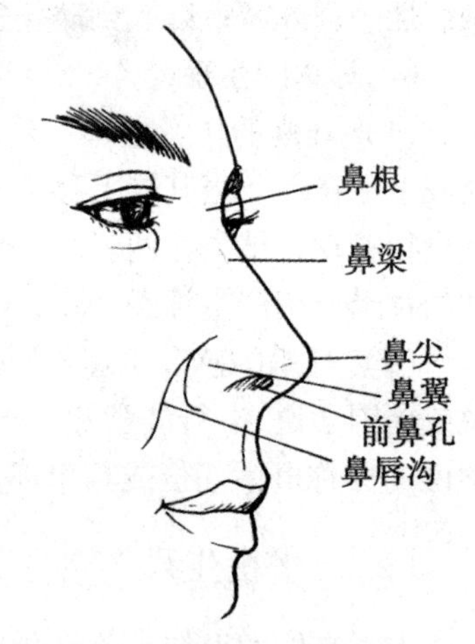

图14-8 外鼻各部名称

鼻尖、鼻翼及鼻前庭皮肤较厚，且与皮下组织及软骨膜粘连紧密，炎症时皮肤稍有肿胀即压迫神经末梢，痛感明显。鼻尖及鼻翼处皮肤富有皮脂腺、汗腺，为粉刺、痤疮和酒齄鼻的好发部位。

外鼻的静脉经内眦静脉及面静脉汇入颈内、颈外静脉，内眦静脉又可经眼上静脉、眼下静脉与颅内海绵窦相通。面静脉无瓣膜，血液可上下流通，故当鼻或上唇（称危险三角区）的感染处理不当时，则有可能引起海绵窦血栓性静脉炎等严重颅内并发症的危险（图14-10）。

外鼻的运动神经为面神经，感觉神经主要是三叉神经第一支（眼神经）和第二支（上颌神经）的一些分支，即筛前神经、滑车上神经、滑车下神经和眶下神经。

外鼻的淋巴主要汇入下颌下淋巴结和腮腺淋巴结。

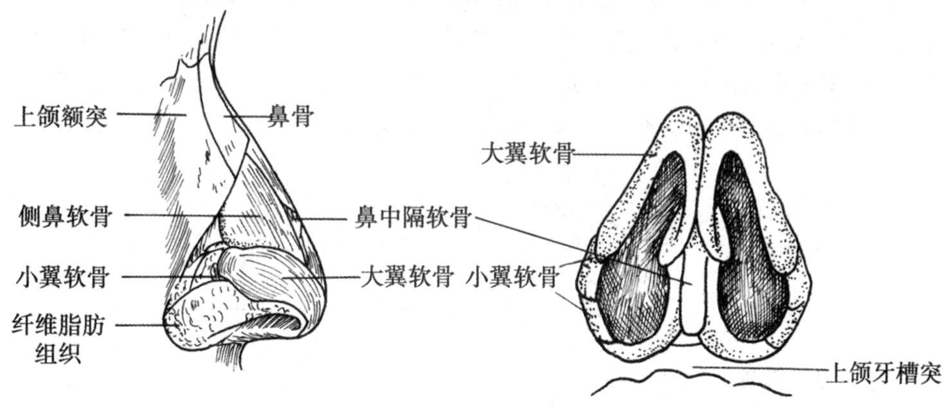

图 14－9　外鼻骨和软骨支架

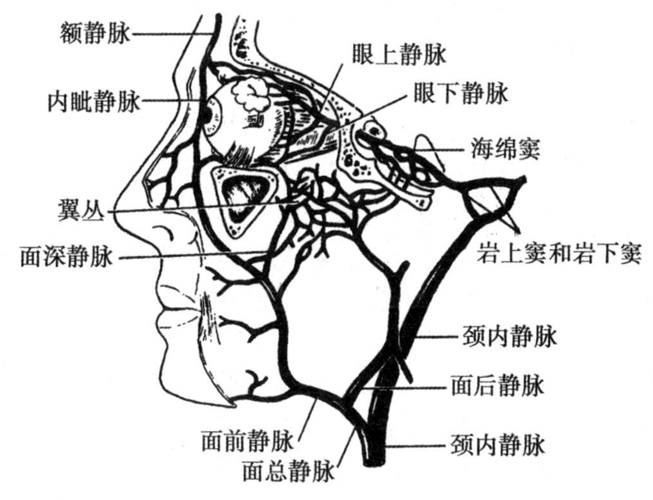

图 14－10　外鼻静脉与海绵窦的关系

（二）鼻腔

鼻腔为一顶窄底宽的狭长腔隙，前起于前鼻孔，后止于后鼻孔，与鼻咽部相通。由鼻中隔分隔为左右两腔，每侧鼻腔包括鼻前庭与固有鼻腔两部分。

1. 鼻前庭

位于鼻腔最前部，前界为前鼻孔，后界为鼻内孔。由皮肤覆盖，富有皮脂腺和汗腺，并长有鼻毛，鼻前庭皮肤与固有鼻腔黏膜交界处称为鼻阈。

2. 固有鼻腔

通称鼻腔，前界为鼻内孔，后界为后鼻孔，有内、外、顶、底四壁。

（1）内壁：即鼻中隔，由鼻中隔软骨、筛骨垂直板及犁骨组成。软骨膜和骨膜外覆有黏膜。鼻中隔前下部黏膜血管丰富，分别由颈内动脉系统和颈外动脉系统的分支汇聚成网称为利特尔区。此区黏膜较薄，血管表浅，黏膜与软骨膜相接紧密，且位置靠前，易受外界刺激，是鼻出血最易发生的部位（图 14－11）。

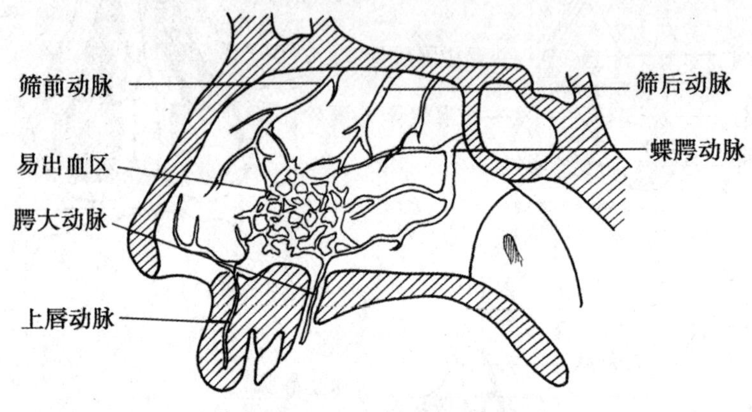

图 14－11 鼻中隔动脉分布

（2）外壁：分别由上颌骨、泪骨、下鼻甲骨、筛骨迷路（内壁）、腭骨垂直板及蝶骨翼突构成。鼻腔外壁有突出于鼻腔的三个鼻甲，分别称上、中、下鼻甲。各鼻甲下方的空隙称为鼻道，即上、中、下鼻道。各鼻甲内侧面和鼻中隔之间的空隙称为总鼻道。上、中两鼻甲与鼻中隔之间的腔隙称嗅裂或嗅沟（图 14－12）。

① 上鼻甲：位于鼻腔外壁的后上部，位置最高、最小，因前下方有中鼻甲遮挡，前鼻镜检查不易窥见。上鼻甲后上方为蝶筛隐窝，蝶窦开口于此。

② 上鼻道：有后组筛窦开口。

③ 中鼻甲：为筛窦内侧壁的标志，可以分为前、后两部分。中鼻甲前部附丽于筛窦顶壁和筛骨水平板交接处的前颅底骨，鼻内镜手术操作一般在中鼻甲外侧进行，以免损伤筛板出现医源性脑脊液漏。中鼻甲前端外上方的鼻腔侧壁有小丘状隆起称为鼻丘，是三叉神经、嗅神经所形成的反射区。

④ 中鼻道：外壁上有两个隆起，后上方为筛窦的大气房，名筛泡。筛泡前下方有一弧形嵴状隆起，名钩突。筛泡与钩突之间有一半月形裂隙，称为半月裂孔。额窦多开口于半月裂孔的前上部，其后为前组筛窦开口，最后为上颌窦开口。半月裂孔向前下和外上逐渐扩大的漏斗状空间，名筛漏斗。以筛漏斗为中心

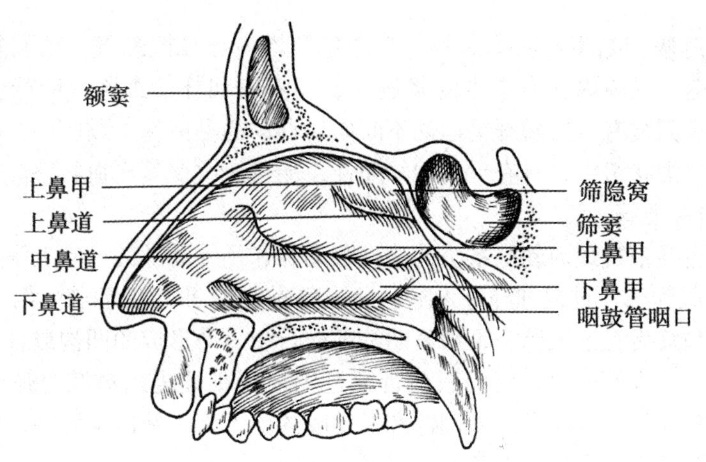

图 14－12　鼻腔外侧壁

的一组解剖结构，包括中鼻甲、钩突、筛泡、半月裂、筛漏斗以及额窦、前组筛窦和上颌窦的自然开口等，称之为“窦口鼻道复合体”，如发生变异与病理改变，将直接影响鼻窦的通气引流，导致鼻窦炎。

⑤ 下鼻甲：为一独立骨片，附着于上颌骨内壁，前端距前鼻孔约 2cm，后端距咽鼓管咽口约 1cm，为鼻甲中最大者，故下鼻甲肿大时易致鼻塞。

⑥ 下鼻道：前上方有鼻泪管开口，其外段近下鼻甲附着处骨壁较薄，是上颌窦穿刺的最佳进针部位。经下鼻道行上颌窦开窗术时其窗口的高度应限制在下鼻甲附着处以下 0.5cm，以免损伤鼻泪管开口（图 14－13）。

（3）顶壁：呈狭小的拱形。前部由额骨鼻突及鼻骨构成，中部是分隔颅前窝与鼻腔的筛骨水平板，此板薄而脆，并有多数细孔，呈筛状，嗅神经经此穿过进入颅前窝。外伤或手术时易骨折致脑脊液鼻漏，成为感染入颅的途径。

（4）底壁：即硬腭，与口腔相隔，前 3/4 由上颌骨腭突构成，后 1/4 由腭骨水平部构成。

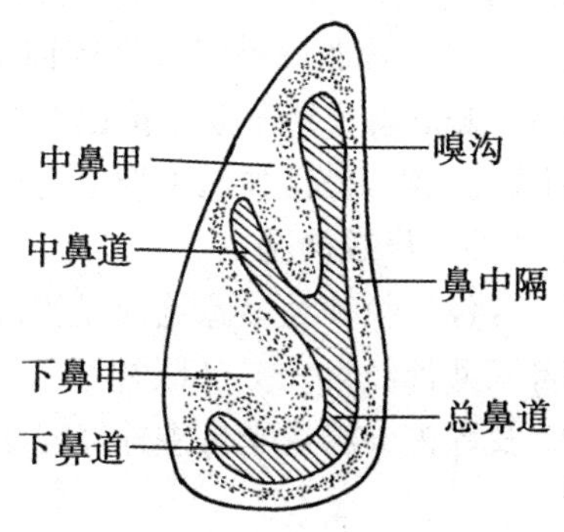

图 14－13　右鼻腔

3. 鼻腔黏膜

按其组织学构造和生理机能的不同，分为嗅区黏膜和呼吸区黏膜。

（1）嗅区黏膜：分布于上鼻甲及部分中鼻甲内侧面及相对应的鼻中隔部分，有嗅神经末梢分布，由假复层无纤毛柱状上皮覆盖。

（2）呼吸区黏膜：除嗅区外，其余各处均为呼吸区黏膜，由假复层纤毛柱状上皮覆盖，黏膜内含有丰富的浆液腺、黏液腺和杯状细胞，能产生大量分泌物，黏膜表面覆有一层随纤毛运动不断向后移动的黏液毯。黏膜内有丰富的静脉丛，构成海绵状组织，具有灵活的舒缩性，能迅速改变其充血状态。

4．鼻腔血管

动脉主要来自颈内动脉系统的分支眼动脉和颈外动脉的分支上颌动脉。

（1）眼动脉：自视神经管入眶后分出筛前动脉和筛后动脉。两者穿过相应的筛前孔和筛后孔进入筛窦，均紧贴筛顶横行于骨嵴形成的凹沟或骨管中，然后离开筛窦，进入颅前窝，沿筛板前行穿过鸡冠旁小缝进入鼻腔。筛前动脉供应前、中筛窦和额窦以及鼻腔外侧壁和鼻中隔的前上部。筛后动脉则供应筛窦以及鼻腔外侧壁及鼻中隔的后上部。

（2）上颌内动脉：在翼腭窝内相继分出蝶腭动脉、眶下动脉和腭大动脉供应鼻腔，其中腭大动脉是鼻腔血供的主要动脉。

鼻腭动脉、腭大动脉、上唇动脉、筛前动脉和筛后动脉的鼻中隔支，在鼻中隔前下部的黏膜下交互吻合，形成动脉丛，称之为利特尔动脉丛，是临床上鼻出血最常见的部位，此区称为利特尔区。

（3）静脉回流：鼻腔前部、后部和下部的静脉汇入颈内、颈外静脉，鼻腔上部静脉则经眼静脉汇入海绵窦，亦可经筛静脉汇入颅内的静脉和硬脑膜窦。鼻中隔前下部的静脉构成静脉丛，称克氏静脉丛，为该部位出血的重要来源。老年人下鼻道外侧壁后部近鼻咽处有表浅扩张的鼻后侧静脉丛，称为吴氏鼻－鼻咽静脉丛，常是后部鼻出血的主要来源。

（4）鼻腔的淋巴：鼻腔前 1/3 的淋巴管与外鼻淋巴管相连，汇入耳前淋巴结、腮腺淋巴结及颌下淋巴结。鼻腔 2/3 的淋巴管汇入咽后淋巴结及颈深淋巴结上群。鼻部恶性肿瘤可循上述途径发生转移。

5．鼻腔神经

包括嗅神经、感觉神经和自主神经。嗅神经分布于嗅区的黏膜；感觉神经来自三叉神经第一支（眼神经）和第二支（上颌神经）的分支；鼻黏膜血管的舒缩及腺体分泌均受自主神经控制。

（三）鼻窦

鼻窦为鼻腔周围颅骨含气空腔，名为额窦、筛窦、上颌窦及蝶窦。共四对八个（图 14－14）。

临床上按其解剖部位及窦口所在位置，将鼻窦分为前、后两组。前组鼻窦包括额窦、上颌窦和前组筛窦，其窦口均在中鼻道。后组鼻窦包括后组筛窦和蝶窦，前者开口在上鼻道，后者开口在蝶筛隐窝。

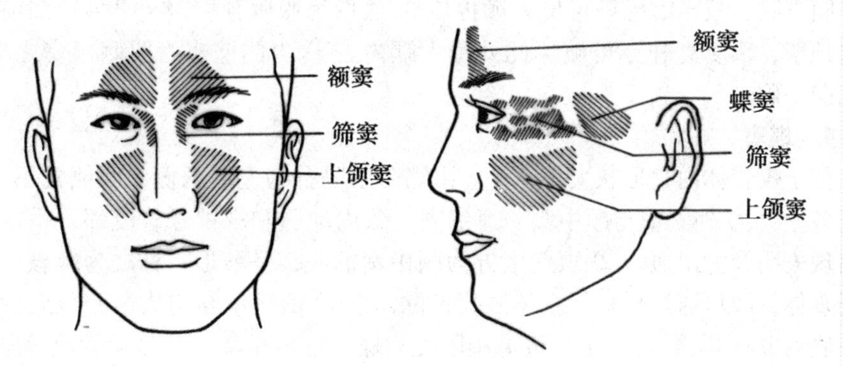

图 14－14　鼻窦的面部投影

1. 上颌窦

在上颌骨体内，为鼻窦中最大者，形似横置的锥体。有 5 个壁：① 尖牙窝：前壁中央最薄并略凹陷处，上颌窦手术多经此进入，尖牙窝上方有眶下孔，为眶下神经及血管通过之处。② 后外壁：与翼腭窝和颞下窝毗邻，可经此凿开结扎上颌动脉，又近翼内肌，故上颌窦恶性肿瘤侵及此肌可致张口困难。③ 内侧壁：即鼻腔外侧壁下部。④ 上壁：即眼眶的底壁，故上颌窦疾病和眶内疾病可相互影响。⑤ 底壁：即牙槽突。底壁常低于鼻腔底，与第二双尖牙和第一、二磨牙关系密切，故牙根感染有时可引起牙源性上颌窦炎。

2. 筛窦

位于鼻腔外上方和眼眶内壁之间的筛骨内，呈蜂房状小气房。筛窦以中鼻甲附着缘为界，位于其前下者为前组筛窦，开口于中鼻道；中鼻甲后上者为后组筛窦，开口于上鼻道。实际上前、后组筛窦很难截然分开。筛窦各壁：① 外侧壁：即眼眶内侧壁，由泪骨和纸样板构成。筛窦外侧壁菲薄如纸，故筛窦或眼眶炎症可相互感染，若手术损伤纸样板可出现眶内并发症。② 内侧壁即鼻腔外侧壁上部，附有上鼻甲和中鼻甲。③ 顶壁：其内侧与筛骨水平板连接，其外侧与眶顶延续，筛顶上方即为颅前窝。④ 下壁：即中鼻道外侧壁结构，如筛泡、钩突和筛漏斗等。⑤ 前壁：由额骨筛切迹、鼻骨嵴和上颌骨额突构成。此区域的重要结构是额隐窝。⑥ 后壁：即蝶筛板，与蝶窦毗邻，但由于后组筛窦的解剖变异较大，个体差异十分明显。

3. 额窦

位于额骨内，其大小、形状极不一致，有时可一侧或两侧未发育。额窦各壁：① 前（外）壁为额骨外骨板，较坚厚，含骨髓，故可致额骨骨髓炎。② 后（内）壁即额骨内骨板，较薄，为颅前窝前壁的一部分，额窦有导静脉穿此壁通硬脑膜下腔，故额窦感染可侵入颅内。③ 底壁为眼眶顶壁（外 3/4）和前组筛窦之顶壁，额窦囊肿亦可破坏此处侵入眶内。④ 内侧壁实为两侧额窦之中隔，多偏向一侧。

4．蝶窦

位于蝶骨体内，形状大小不一。由蝶窦中隔分为左右两侧，两侧常不对称。蝶窦各壁：① 外侧壁与颅中窝、海绵窦、颈内动脉和视神经管毗邻，手术不慎将出现失明及大出血。② 顶壁上方为颅中窝的底，呈鞍形，称之为蝶鞍。蝶鞍承托垂体，故可通过蝶窦行垂体肿瘤摘除术。③ 前壁参与构成鼻腔顶底后段和筛窦底后壁（蝶筛板），上方近鼻中隔处为蝶窦自然开口。④ 后壁骨质较厚，毗邻枕骨斜坡。⑤ 下壁即鼻孔上缘和鼻咽顶，翼管神经孔位于下壁外侧的翼突根部。

二、鼻及鼻窦的生理功能

（一）鼻的生理功能

1．呼吸功能

（1）通道作用：吸气时气流呈抛物线经中鼻甲内侧至鼻腔顶，再折向下方经后鼻孔入咽腔。呼气时部分气流则以抛物线经前鼻孔呼出。由于后鼻孔大，前鼻孔小，吸气时，对吸入气体产生一定阻力，以维持肺泡内压有利于气体的交换。呼气时，致全部气流不能同时呼出，而在鼻腔内形成漩涡气流渐次呼出，以使气流在鼻腔增加了与鼻腔鼻窦黏膜接触的机会。

（2）温暖作用：鼻腔黏膜的面积较大，且有丰富的海绵状血管组织，具有敏感的舒缩能力，每日可放出热能约 70 卡，使吸入的冷空气迅速变暖，调节至 30°C ~ 33°C，再经咽、喉调节至与正常体温相近后入肺。

（3）湿润作用：鼻黏膜含腺体，需要时一昼夜可分泌水分约 1000ml，用以提高空气的湿度，防止呼吸道黏膜干燥，使黏膜的纤毛运动得以维持正常的机能。

（4）滤过清洁作用：鼻前庭的鼻毛对粉尘有阻挡滤过作用。较细微的尘埃和细菌进入鼻腔后，被黏膜表面的黏液毯粘住，黏液中有可溶解细菌的溶菌酶，再经纤毛运动向后送达鼻咽腔，经口腔吐出或咽下。因此，保护纤毛运动对维持鼻腔正常生理功能甚为重要。

2. 嗅觉功能

含气味的气体分子随气流到达鼻腔嗅沟处，与嗅黏膜接触，溶解于嗅腺的分泌物中，刺激嗅细胞产生神经冲动，经嗅神经到达嗅球、嗅束，再到达延髓和大脑中枢产生嗅觉。

3. 共鸣

鼻腔是重要的共鸣器官。若鼻腔因炎症肿胀而闭塞时，发音呈“闭塞性鼻音”。若腭裂或软腭瘫痪时，发音时鼻咽部不能关闭，则呈“开放性鼻音”。

4. 反射机能

鼻腔内神经丰富，常出现一些反射现象，如喷嚏。

（二）鼻窦的生理功能

鼻窦对增加吸入鼻腔空气的温度及湿度，增强声音共鸣以及减轻头颅重量等方面起着一定的作用。

第三节　咽的应用解剖与生理

一、咽的应用解剖

咽分为鼻咽、口咽和喉咽，是呼吸道与消化道的共同通道。上起颅底，下达环状软骨平面下缘，相当于第6颈椎食管入口平面，成人全长约12～14cm。（图14－15）。

（一）鼻咽

鼻咽在鼻腔的后方。顶部略呈拱顶状，向后下呈斜面，由蝶骨体、枕骨底所构成。在顶壁与后壁交界处的淋巴组织称增殖体或腺样体。鼻咽前方是后鼻孔及鼻中隔后缘。鼻咽的左右两侧距下鼻甲后端约1cm处有一漏斗状开口为咽鼓管咽口，咽鼓管咽口的后上缘有唇状隆起称咽鼓管隆突，亦称咽鼓管圆枕，其后上方有一深窝称咽隐窝，是鼻咽癌好发部位，其上距颅底破裂孔仅约1cm，鼻咽恶性肿瘤常可循此进入颅内。

腺样体：又称咽扁桃体，位于鼻咽顶壁和后壁交界处。腺体外观呈橘瓣样，由6～7个小叶组成。小叶间的纵行裂隙易存留细菌。居正中的沟裂最深，称为咽囊。该处发生炎症时称咽囊炎。腺样体与附着处之咽壁间无被膜，故手术时不易刮净。小儿的腺样体较大，10岁以后逐渐萎缩，成年则消失。少有成年腺样

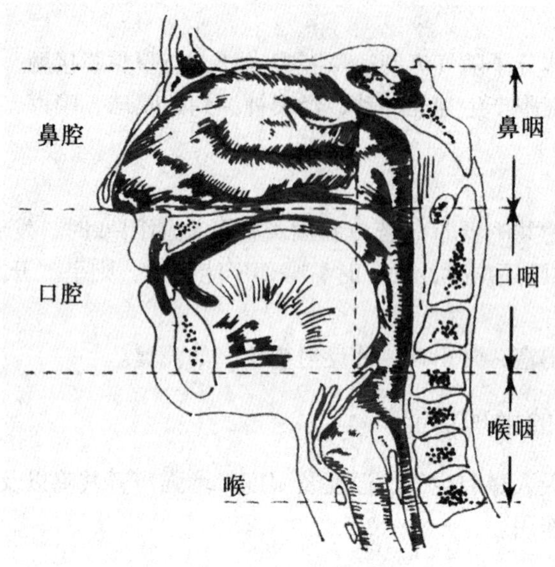

图 14－15　咽腔分段

体残留者。若腺样体不萎缩反而增大者，称为腺样体肥大或增殖体肥大。

（二）口咽

1. 口咽

介于软腭与会厌上缘之间，后壁相当于第 3 颈椎，前方借咽峡与口腔相通，向下连通喉咽部。口咽前方为悬雍垂、舌背、腭舌弓构成半圆形之咽峡。舌腭弓和咽腭弓间的深窝称扁桃体窝，内有腭扁桃体。在咽腭弓的后方，有纵行束状淋巴组织称咽侧索。（图 14－16）

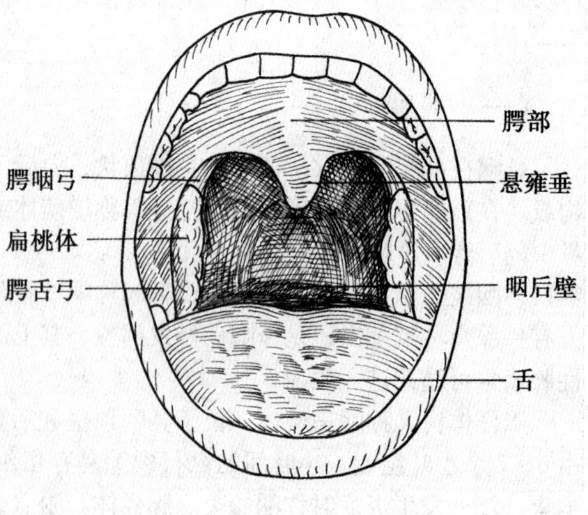

图 14－16　口咽与咽峡

腭扁桃体：腭扁桃体俗称扁桃体，是一对呈扁圆形的淋巴上皮器官，可分为内侧面（游离面）、外侧面（深面）、上极和下极。除内侧面外，其余部分均由结缔组织所形成的被膜包裹。扁桃体内侧面朝向咽腔，表面有10～20个内陷的扁桃体隐窝。隐窝深入扁桃体内成为管状或分支状盲管，深浅不一，常有食物残渣及细菌存留而形成感染的“病灶”。扁桃体上部有一大而深的隐窝称扁桃体上隐窝，其盲端可达扁桃体被膜，炎症时可经此穿破被膜形成扁桃体周围脓肿。

扁桃体的血液供应十分丰富，动脉有五支，均来自颈外动脉的分支。① 腭降动脉：是上颌动脉的分支，分布于扁桃体上端及软腭。② 腭升动脉：为面动脉的分支。③ 面动脉扁桃体支。④ 咽升动脉扁桃体支，以上四支均分布于扁桃体及舌腭弓、咽腭弓，其中面动脉的扁桃体分支分布于腭扁桃体实质，是主要的供血动脉。⑤ 舌背动脉，来自舌动脉，分布于扁桃体下端。

扁桃体静脉先流入扁桃体包膜外的扁桃体周围静脉丛，经咽静脉丛及舌静脉汇入颈内静脉。

扁桃体由咽丛、三叉神经第二支（上颌神经）以及舌咽神经的分支所支配。

咽淋巴环：咽黏膜下淋巴组织丰富，主要有腺样体、咽鼓管扁桃体、咽侧索、咽后壁淋巴滤泡、腭扁桃体及舌扁桃体，这些淋巴组织在黏膜下有淋巴管相连构成咽淋巴环的内环，此环输出之淋巴管与颈淋巴结互相连系交通则称外环，内环和外环统称为咽淋巴环（图14－17）。

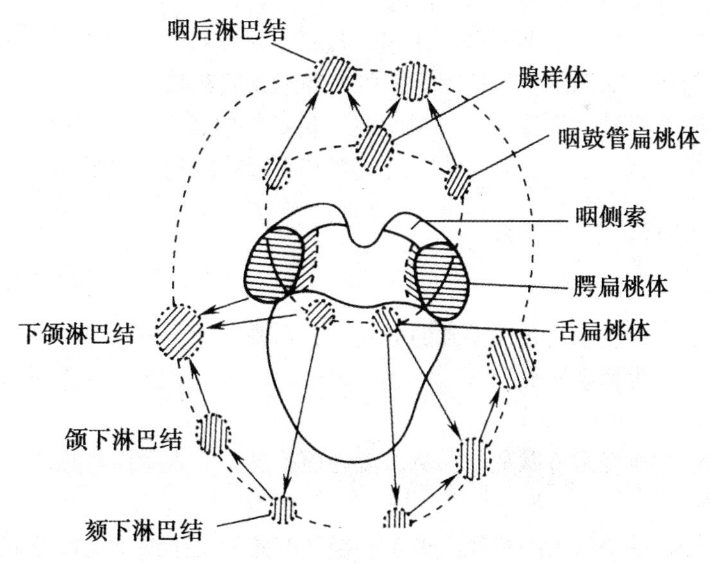

图14－17　咽淋巴环

2. 咽筋膜间隙

咽后间隙：位于椎前筋膜与颊咽筋膜之间，内有疏松结缔组织和淋巴组织。

上起颅底枕骨部，下达第一、二胸椎平面，在正中由于咽缝前后壁连接较紧，将咽后间隙分为左右各一，鼻、鼻窦及咽部的淋巴都汇入其中，因此，这些部位的炎症可引起咽后淋巴结感染化脓。

咽旁间隙：位于咽后间隙两则，左右各一，呈三角形漏斗状，内含疏松蜂窝组织，上界为颅底，下达舌骨大角处，后壁为椎前筋膜，内壁为颊咽筋膜、咽上缩肌，与扁桃体窝相隔，故扁桃体的炎症常扩散至此间隙。

（三）喉咽

喉咽上接口咽，下界为食管入口，前方通喉腔。前面自上而下有会厌、杓会厌皱襞、杓状软骨围成的喉入口，在舌根与会厌软骨之间的正中有舌会厌韧带。杓会厌皱襞两侧的外下方各有一深窝为梨状窝，两梨状窝之间，环状软骨板后方有环后隙与食管入口相通，当吞咽时梨状窝呈漏斗形张开，食物经环后隙入食管。

（四）咽壁的分层构造

咽壁从内至外有4层，即黏膜层、纤维层、肌层和外膜层。其特点是无明显黏膜下组织，纤维层与黏膜层紧密附着。

咽的肌层按其功能的不同分为3组，包括3对横行的咽缩肌、3对纵行的咽提肌和5对腭肌。咽缩肌组包括咽上缩肌、咽中缩肌和咽下缩肌；咽提肌组包括茎突咽肌、咽腭肌及咽鼓管咽肌；腭帆肌组包括腭帆提肌、腭帆张肌、腭舌肌、腭咽肌和悬雍垂肌。咽部肌群对协助完成咽部生理功能起着重要作用。

（五）咽的血管及神经

1. 动脉

咽部的血液供应来自颈外动脉的分支，有咽升动脉、甲状腺上动脉、腭升动脉、腭降动脉、舌背动脉等。

2. 静脉

咽部的静脉血经咽静脉丛与翼丛，流经面静脉，汇入颈内静脉。

3. 神经

咽部的神经主要有舌咽神经、迷走神经和交感神经干的颈上神经节所构成的咽丛，司咽的感觉与有关肌的运动。腭帆张肌则受三叉神经第三支即下颌神经支配。鼻咽上部黏膜有三叉神经的上颌神经分布。

二、咽的生理功能

1. 吞咽功能

食团接触舌根及咽峡黏膜时可引起吞咽反射。此时软腭上举，关闭鼻咽腔，舌根隆起，咽缩肌收缩，压迫食团向下移动。会厌覆盖喉口，在呼吸发生暂停的同时，使声门紧闭，喉上提，梨状窝开放，食团越过会厌进入食管。

2. 呼吸功能

正常呼吸时空气经过鼻和咽腔，软腭保持松弛状态。咽腔黏膜内富有腺体，故有继续对空气加温、湿润的作用。

3. 保护和防御功能

咽肌运动对机体起着重要的保护作用，在吞咽和呕吐时，咽肌收缩可暂时封闭鼻咽和喉部，使食物不致反流入鼻腔或吸入气管。

4. 共鸣作用

发音时咽腔可改变形状产生共鸣，使声音清晰悦耳，其中软腭的作用尤为重要。

5. 调节中耳气压功能

由于咽部不断进行着吞咽动作，咽鼓管经常获得开放机会，使中耳气压与外界气压得以平衡，有利于中耳传音机构的正常振动。

6. 扁桃体的免疫功能

扁桃体的免疫功能对从血液、淋巴或其他组织侵入机体的有害物质具有积极的防御作用。

第四节　喉的应用解剖与生理

一、喉的应用解剖

喉上通喉咽，下接气管，位于颈前正中部，它是软骨、韧带、喉肌及黏膜构成的锥形管状器官。有呼吸与发音的重要功能。

（一）喉软骨

喉的支架由软骨构成，单个软骨为甲状软骨、环状软骨、会厌软骨，成对的软骨有杓状软骨、小角软骨和楔状软骨，共9块软骨组成（图14－18）。

甲状软骨是喉支架中最大的一块软骨，由左右对称的四方形甲状软骨板在颈前正中线汇合，并形成一定的角度，女性近似钝角，男性夹角较小且上端向前突出，称为喉结。两侧甲状软骨翼板后缘向上、下端延伸，呈小柱状突起，分别称为上角和下角，上角较长，借韧带与舌骨大角相连；下角较短，其内侧面与环状软骨后外侧面的小凹形成环甲关节。甲状软骨上缘正中有一"V"形凹陷，称甲状软骨切迹，为识别颈正中线的标志（图14－19）。

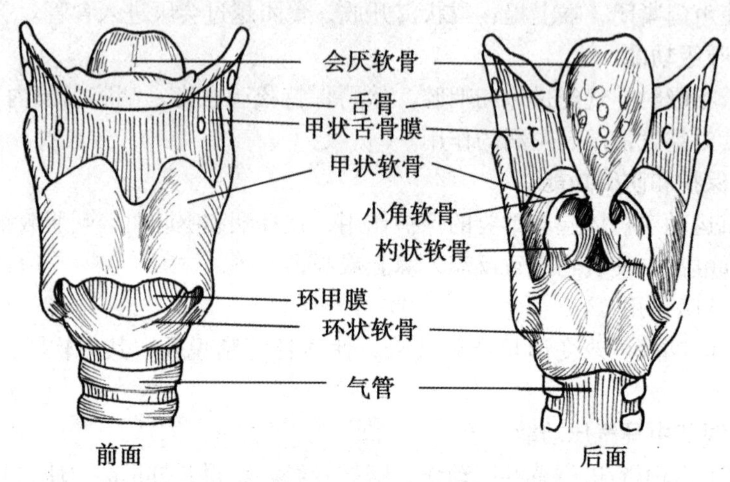

图14－18　喉软骨及支架

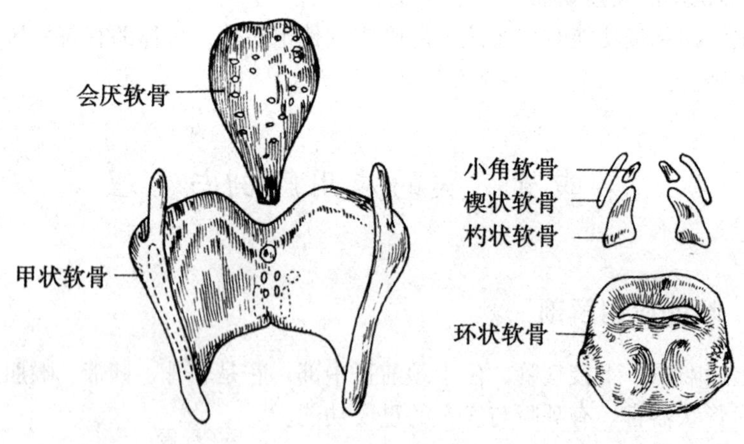

图14－19　喉软骨

环状软骨位于甲状软骨之下，下接气管，前部较窄，称环状软骨弓，后部向上延展而较宽阔，称环状软骨板。是喉与气管环中唯一完整的环形软骨，对支持喉腔通畅，保证呼吸甚为重要。

会厌软骨扁平如叶状，上缘游离呈弧形，茎在下端，附着于甲状软骨前角的内面。会厌分舌面和喉面，舌面组织疏松故感染时易肿胀。

杓状软骨又名披裂软骨，位于环状软骨板后上缘，呈三角锥形，左右各一，其底部和环状软骨连接成环杓关节，它在关节面上的滑动和旋转可使声带张开或闭合。小角软骨位于杓状软骨的顶部，左右各一。

（二）喉的韧带与筋膜

喉的各软骨之间，喉和周围组织，如舌骨、舌及气管之间均由纤维韧带组织互相连接。喉的韧带分喉外韧带和喉内韧带，喉外韧带将喉与邻近组织连接，喉内韧带将喉的各软骨连接。具体为甲状会厌韧带、环甲关节韧带、环杓后韧带、舌骨会厌韧带、舌会厌韧带、环气管韧带。喉筋膜有甲状舌骨膜、环甲膜、喉弹性膜。喉弹性膜左右各一，被喉室分为上下两部，上部称为方形膜，下部为弹性圆锥。

（三）喉腔

喉腔上起喉入口，下达环状软骨下缘并接气管。由室带与声带分隔为三区（图 14－20）。

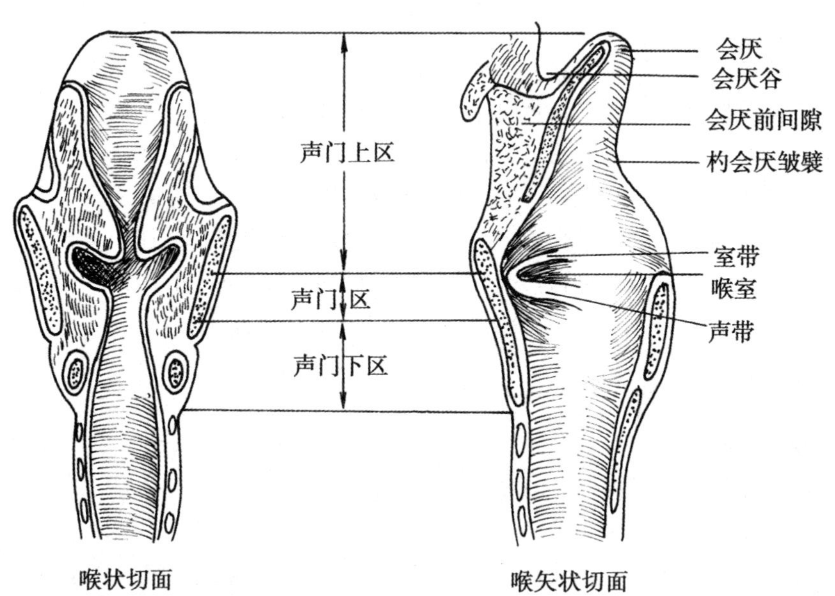

图 14－20　喉腔切面

1. 声门上区

位于室带之上，其上口通喉咽部即喉入口，前壁为会厌软骨，两旁为杓会厌皱襞，后为杓状软骨，介于喉入口与室带之间称喉前庭。

2. 声门区

位于室带与声带之间。

（1）室带：又称假声带，左右各一，位于声带上方并与声带平行，由室韧带、肌纤维及黏膜组成，呈淡红色。

（2）声带：位于室带下方，左右各一，由声韧带、声肌及黏膜组成，在间接喉镜下呈白色带状。两声带间的空隙称声门裂，简称声门。声门前端称前联合。声带张开时呈一等腰三角形，是喉腔中最狭窄部分。

（3）喉室：位于声带与室带之间的椭圆形空隙，其前端向上外伸展成喉室小囊，内含黏液腺分泌黏液润滑声带。

3. 声门下区

声带下缘至环状软骨缘以上的喉腔，幼儿期此区黏膜下组织疏松，炎症时容易发生水肿引起喉阻塞。

（四）喉肌

喉肌分为内外两组。

1. 喉外肌

按其功能可分为升喉肌群及降喉肌群，前者有甲状舌骨肌、下颌舌骨肌、二腹肌、茎突舌骨肌；后者有胸骨甲状肌、胸骨舌骨肌、肩胛舌骨肌、中咽缩肌及下咽缩肌。喉外肌将喉与周围组织相连，可使喉固定或上下运动。

2. 喉内肌

按其功能分为声带外展肌和声带内收肌。外展肌即环杓后肌，使声门张开；内收肌有环杓侧肌、杓斜肌和杓横肌，使声门闭合。此外有环甲肌和甲杓肌，能调节声带的紧张度。

（五）神经、血管、淋巴回流

1. 喉的神经

有喉上神经及喉返神经，两者均为迷走神经分支。

（1）喉上神经：在相当于舌骨大角平面处分为内外两支，内支为感觉神经，在喉上动脉穿入甲状舌骨膜处入喉，分布于声带以上区域的黏膜。在梨状窝处黏膜下该神经位置较浅，故可在此做表面麻醉。外支属运动神经，支配环甲肌。喉上神经病变时，喉黏膜感觉丧失，可发生误咽，同时环甲肌松弛致发音障碍。

（2）喉返神经：为喉的主要运动神经，支配除环甲肌以外的喉内诸肌，亦有感觉支分布于声门下区黏膜。两侧喉返神经的径路不同，左侧径路较长，在主动脉弓前由迷走神经分出，绕主动脉弓下方，右侧喉返神经在右锁骨下动脉前方由右迷走神经分出向下、后绕此动脉，左右两侧神经沿气管食管间沟上行，在环甲关节的后方进入喉部。前支分布于喉内的内收肌，后支分布于喉内的外展肌。

凡在喉返神经的径路上侵犯和压迫神经的各种病变都可以引起声带麻痹、声音嘶哑。由于左侧径路较右侧长，故临床上受累机会较多。

2. 喉的动脉

主要有甲状腺上动脉的喉上动脉和环甲动脉以及甲状腺下动脉的分支喉下动脉。

喉上动脉和喉上神经内支及喉上静脉伴行穿过舌甲膜进入喉内，环甲动脉穿过环甲膜进入喉内，喉上动脉主要供应喉上部的血运，环甲动脉主要供应环甲膜周围的血运；喉下动脉和喉返神经伴行在环甲关节的后方进入喉内，主要供应喉下部的血运。

喉的静脉与同名动脉伴行，分别汇入甲状腺上、中、下静脉，最终汇入到颈内静脉。

3. 淋巴回流

喉的淋巴以声门区为界，分为声门上区组和声门下区组。声门上区的组织有丰富的淋巴管，主要进入颈内静脉周围的颈深上淋巴结，有少数汇入颈深下淋巴结或副神经链；声门区的声带组织内淋巴管甚少；声门下区组织中的淋巴管较少，汇集后通过环甲膜，进入喉前淋巴结、气管前和气管旁淋巴结，再进入颈深下淋巴结。

二、喉的生理功能

（一）呼吸功能

喉是呼吸的通道。声门裂为呼吸道最狭窄处，依身体对气体的需要量，声门裂的大小也随之改变。平静呼吸时声带略内收，深吸气或体力劳动时声带极度外展，声门扩大，以增加肺内气体交换，调节血与肺泡内二氧化碳浓度。

（二）发音功能

喉是发音器官，发音时声带向中线移动，声门闭合，肺内呼出的气流冲动声带而产生声波，称基音，再经咽、口、鼻等腔共鸣而成悦耳之声音。声调的高低、声带在发音中的变化主要是由喉肌运动来控制。

（三）保护功能

喉对下呼吸道有保护作用，吞咽时喉体上提，会厌向后下倾斜，盖住喉上口，声带关闭，食物沿两侧梨状窝下行进入食道，而不致误入下呼吸道。另外，喉的咳嗽反射能将误入下呼吸道的异物，通过防御性反射性剧咳，迫使异物排出。

（四）屏气功能

当机体在完成某些生理功能时，如咳嗽、排便、分娩、举重物等时，需增加胸腔和腹腔内的压力，此时通过声带的内收，使声门紧闭，即通常所说的屏气。屏气多随吸气之后，此时呼吸暂停，胸腔固定，膈肌下移，胸廓的肌肉和腹肌收缩。声门紧闭时间随需要而定，咳嗽时声门紧闭时间短，排便、分娩、举重物等时声门紧闭时间较长。

附：中西医耳鼻咽喉解剖名称对照

中医解剖名称	西医解剖名称
耳孔	外耳道口
完骨	乳突
耳膜	鼓膜
鼻准	鼻尖部
中血堂	鼻中隔前下方易出血区
喉核	腭扁桃体
喉关	咽峡
小舌、蒂丁、喉花	悬雍垂
颃颡	鼻咽部
吸门	会厌或会厌下部

第十五章　耳鼻咽喉与脏腑经络的关系

人体是一有机整体，耳鼻咽喉位于头颈部，均属于清窍，它们通过经络的沟通和气血的贯注，与内在脏腑保持着密切联系。不同脏腑的生理功能和病理变化可循经反映于耳鼻咽喉等器官，而耳鼻咽喉的病变，也可波及所属脏腑。因此，在认识和防治耳鼻咽喉科疾病时，应树立整体观念，把局部与整体结合起来，全面分析，辨证论治。

第一节　耳鼻咽喉与脏腑的关系

耳鼻咽喉与脏腑的关系，主要表现在所属关系，生理关系，病理关系，诊断关系和治疗关系等方面。

一、耳与脏腑的关系

耳位于头部两侧，属“清窍”之一。其主要功能是司听觉，主平衡。耳为人体经脉会聚之处，由于经脉的沟通联络，使耳与全身各脏腑组织发生密切联系。耳要完成正常的生理功能，须依赖脏腑健旺，气血和调。若脏腑气血功能失调，常可出现耳鸣、耳聋、耳胀等症。与耳的关系较为密切的脏腑有肾、肝、胆、心、肺、脾等。

1. 耳与肾

（1）所属关系：肾主耳，耳为肾之窍。《素问·阴阳应象大论》说：“肾主耳……在窍为耳。”《灵枢·五阅五使》说：“耳者，肾之官也。”指出了耳与肾的所属关系。

（2）生理关系：耳系于脑，脑为髓海，肾藏精，精生髓，脑髓由肾中精气所化。肾精、肾气充沛，髓海充盈，耳窍得养，则听力聪敏，耳主平衡功能正常。正如《灵枢·脉度》所说：“肾气通于耳，肾和则耳能闻五音矣。”《灵枢·

灵兰秘典论》也说："肾者，作强之官，伎巧出焉。"

(3) 病理关系：肾脏的功能失调，是导致耳病发生的主要因素。肾精亏损，髓海空虚，耳窍失于濡养，或加之水不涵木，肝阳上亢，扰及耳窍，则耳窍失聪，平衡失主，可见头晕、耳鸣、耳聋等病证。如《灵枢·海论》所说："髓海不足，则脑转耳鸣。"《灵枢·决气》也说："精脱者耳聋……液脱者……耳数鸣。"另一方面，肾虚耳窍失健，也是病邪袭耳和留滞于耳的重要内因，正如《素问·评热病论》所说："邪之所凑，其气必虚。"《证治汇补·卷之四》也说："肾气充足，耳闻耳聪，若疲劳过度，精气先虚，四气得以外入，七情得以内伤，遂致聋聩耳鸣。"临床上，肾的功能失调，常可产生耳鸣、耳聋、眩晕、耳内长期流脓、耳内胀塞等病证。

(4) 诊断关系：肾脏的病变多反映于耳，察耳可判断肾脏的某些病变。《灵枢·师传》说："肾者主为外，使之远听，视耳好恶，以知其性。"《医学心悟》卷首也指出："察耳之枯润，知肾之强弱。"《证治准绳·杂病·第八册》也说："耳聋面颊黑者，为精脱肾虚。"说明通过耳窍听觉的好坏及耳部色泽、形态的变化，可以判断肾脏的盛衰。

(5) 治疗关系：一些耳病，特别是虚证者，可从肾论治。治法如滋肾填精、滋肾降火、温肾利水等。

2. 耳与心

(1) 所属关系：心寄窍于耳，耳为心之客窍。《素问·金匮真言论》说："南方赤色，入通于心，开窍于耳。"《证治准绳·杂病·第八册》也明确指出："心在窍为舌，以舌非孔窍，因寄窍于耳，则肾为耳窍之主，心为耳窍之客。"

(2) 生理关系：心主神明，耳司听觉，受心的主宰；心主血脉，耳为宗脉之所聚，心血充沛，上养于耳，则听觉聪敏；手少阴之脉络于耳中，肾之精气上通于耳，心肾相交，水火互济，精明之气上通耳窍，才使耳的生理功能正常。

(3) 病理关系：心虚血耗，耳失所养，或心肾不交，水亏火旺，上扰清窍，均可导致耳鸣、耳聋、眩晕等病证。

(4) 治疗关系：一些耳病，可从心或心肾论治，治法如滋补心血、滋肾宁心、清心开窍、养心安神等。

3. 耳与肝胆

(1) 所属关系：足少阳胆经之脉循耳后，其分支从耳后入耳中，出走耳前；肝胆互为表里，肝之络脉也络于耳。《医学心悟·卷四》说："足厥阴肝、足少阳胆经皆络于耳。"肾主耳，而肝与肾的精血同源互化，故肝与耳亦有密切关系。

(2) 生理关系：肝与胆相表里，肝胆主升发、喜条达，肝胆之气上通于耳。

耳的正常生理功能有赖于肝胆气机条达及肝血的奉养。

（3）病理关系：常见肝胆气火上逆犯耳，耳窍闭塞，产生耳鸣、耳聋、耳胀、耳肿、耳痛、耳流脓等病证。若肝血不足，耳失所养，或肝阴不足，肝阳上亢，扰乱耳窍，亦可产生耳鸣、耳聋、耳眩晕等病证。

（4）治疗关系：耳病从肝论治方面，有清肝泻火、疏肝解郁、平肝熄风、滋补肝肾等治法；从胆论治方面，有和解少阳、行气通窍、清利肝胆湿热等治法。

4. 耳与肺

（1）所属关系：手足三阴经通过经别合于阳经而通于耳，手太阴肺经别出的经脉也循行于耳。《温热经纬·余师愚疫病篇》按语："肺经之结穴在耳中，名曰龙葱，专主乎听。"

（2）生理关系：肺主气，肺气贯注于耳。《证治汇补·卷之四》说："肾窍于耳，而能听声者，肺也。因肺主气，一身之气贯于耳故也。"另外，肺的宣发功能对耳窍经气的通畅有重要作用。又因肺肾金水相生，肺阴充足，下输于肾，使肾阴充盈，耳窍得养，则功能正常。

（3）病理关系：《素问·气交变大论》有"肺金受邪……嗌燥、耳聋"的记述，临床常见外邪犯肺，肺失宣肃，邪阻耳窍而致耳堵闷感、耳胀痛、耳鸣、耳聋、旋耳疮等病证。若肺气虚弱，气不贯养于耳，亦可导致耳鸣、耳聋等证。

（4）治疗关系：某些耳病，可以从肺论治，常用疏风散邪、宣肺通窍及补益肺气等治法。

5. 耳与脾

（1）所属关系：足太阴脾经之络脉入于耳中。

（2）生理关系：脾为后天之本，气血生化之源，主输布水谷精微，运化水湿，升举清阳。耳为清窍，脾运正常，则清气上升，浊阴下降，使耳窍既得清气的濡养，又无浊阴的侵扰，才能维持功能正常。

（3）病理关系：脾气虚弱，不能化生气血上奉于耳，则耳窍失养，功能低下，并易为邪毒所犯；若脾虚湿困，清阳不升，浊阴不降，湿聚成痰，蒙蔽耳窍，或痰湿郁滞而化火，痰火扰蔽耳窍，均可导致耳病。常见病证如耳胀、耳眩晕、脓耳等。正如《素问·玉机真脏论》所说："脾为孤脏……其不及则令九窍不通。"《灵枢·口问》也说："上气不足，脑为之不满，耳为之苦鸣，头为之苦倾，目为之眩。"

（4）治疗关系：一些耳病可以从脾论治，常用补脾益气、益气升阳、健脾利湿等治法。

二、鼻与脏腑的关系

鼻是气体出入之门户，下连咽喉，直通于肺，属于肺系，有助肺行呼吸、司嗅觉、助发音等功能。头面为诸阳之会，鼻居面中为阳中之阳，是清阳之气交会之处，为“清窍”之一。鼻通过经络与五脏六腑发生联系，其中与肺、脾、胆、肾、心等脏腑的关系比较密切。

1. 鼻与肺

（1）所属关系：肺主鼻，鼻为肺之窍。《素问·阴阳应象大论》说：“肺主鼻……在窍为鼻。”《素问·金匮真言论》说：“西方白色，入通于肺，开窍于鼻。”

（2）生理关系：肺与鼻相互配合，共同完成其生理功能。肺司呼吸，鼻为呼吸之气出入的门户，故鼻窍通畅，呼吸之气出入畅利，则肺气通利；肺主气，司宣发肃降，肺之宣降正常，才使精微上注鼻窍，鼻得濡养、护卫，则窍道通利、嗅觉灵敏，正如《灵枢·脉度》所说：“肺气通于鼻，肺和则鼻能知香臭矣。”

（3）病理关系：肺的功能失调，容易导致鼻病发生。如肺气不足，腠理疏松，卫表不固，外邪乘袭，邪毒滞留，可引起多种鼻病，《灵枢·本神》说：“肺气虚则鼻塞不利，少气。”《诸病源候论·卷二十九》也说：“肺脏为风冷所乘，则鼻气不和，津液壅塞而为鼻齆。”若肺阴不足，鼻失滋养，则鼻内肌膜枯槁干燥，而嗅觉失灵。另一方面，鼻病也可影响肺的宣发肃降功能。

（4）诊断关系：鼻为肺之外窍，故诊察鼻部形、色、分泌物等的变化，可以判断肺脏的病证。如鼻色红赤为肺热，鼻色白为肺气虚，鼻涕清稀为肺虚寒，鼻涕稠黄为肺郁热等。

（5）治疗关系：鼻病多从肺论治，常用疏风宣肺、益气固表、温补肺脏、养肺润燥等治法。

2. 鼻与脾

（1）所属关系：鼻准居面部中央，而中央属土，故鼻准属于脾土。《杂病源流犀烛·卷二十三》说：“鼻为肺窍，外象又属土。”

（2）生理关系：鼻为一身血脉多聚之处，脾主统血，又是气血生化之源，故脾气的盛衰，关系到鼻部血脉的盈亏及血液的运行状况。另外，鼻为肺之窍，脾土为肺金之母，故肺气的充足和鼻功能的正常，均有赖于脾气的健旺。

（3）病理关系：《素问·玉机真脏论》说：“脾为孤脏……其不及，则令九窍不通。”指出脾运无力，气血乏源，精微无以上输，则鼻窍失养，易为邪毒留滞而产生鼻病。若脾不统血，可致鼻衄；脾胃湿热熏蒸鼻窍，则可发为鼻红赤烂、涕黄稠浊等症。

（4）诊断关系："鼻准属脾"，脾脏病变常循经反映于鼻准。《素问·刺热论》说："脾热病者，鼻先赤。"临床上常见脾经湿热壅盛，导致鼻孔红肿糜烂或鼻涕稠黄等。

（5）治疗关系：某些鼻病可从脾论治。常用治法有健脾祛湿、泻脾胃伏火、补中益气、益气摄血等。

3. 鼻与胆

（1）所属关系：胆之经脉起于目锐眦，曲折布于脑后，通过经络与鼻发生联系。胆之经气上通于脑，脑下通于頞，頞之下为鼻，故胆通过髓海与鼻相联系。

（2）生理关系：胆之经气上通于脑，胆气和利，则脑、頞、鼻俱安。

（3）病理关系：胆腑有热，循经移热于脑而下犯于鼻，形成实证、热证之鼻病。《素问·气厥论》说："胆移热于脑则辛頞鼻渊，鼻渊者，浊涕下不止也。"

（4）治疗关系：某些鼻病可从肝胆论治。常用清泻肝胆湿热、滋养肝阴等治法。

4. 鼻与肾

（1）所属关系：督脉循行于鼻柱到鼻头，肾之经脉交会于督脉而连于鼻；鼻为肺之窍，肺肾金水相生，故鼻与肾有着间接的所属关系。

（2）生理关系：肺肾阴液相互资生，肺为气之主，肾为气之根，肺之气阴濡养卫护鼻窍，有赖于肾之精气的充养。肾阴充足，肾气充沛，濡养摄纳有权，才能保证肺、鼻的正常生理功能。

（3）病理关系：肾虚可致鼻病。肾气虚弱，肺失温煦，易感风寒之邪而致鼻鼽等病。《素问·宣明五气论》说："肾为欠，为嚏。"肾阴不足，肺失濡养，加之虚火上炎，可致鼻槁、鼻衄的发生。

（4）治疗关系：某些鼻病可从肾论治，常用温补肾阳、滋补肾阴等治法。

5. 鼻与心

（1）所属关系：鼻之山根部属心，鼻为心肺之门户。《景岳全书·卷二十七》说："鼻为肺窍，又曰天牝，乃宗气之道，而实心肺之门户。故经曰：心肺有病而鼻为之不利。"

（2）生理关系：心主神明，又主嗅，鼻的嗅觉功能是在心神主宰下完成的。《难经·四十难》说："心主嗅，故令鼻知香臭。"

（3）病理关系：《素问·五脏别论》说："五气入鼻，藏于心肺，心肺有病，而鼻为之不利。"临床上可见因心火亢盛或心肺失调而见鼻衄、嗅觉失灵等证。

（4）治疗关系：某些鼻病可以从心论治，常用清心泻火、活血化瘀、补益心脾等治法。

三、咽喉与脏腑的关系

咽前连口腔，下经食道通胃腑，属于胃系，有司饮食吞咽、助发声、御外邪的功能。喉上通口鼻，下接气管至肺脏，属于肺系，有行呼吸、发声音、护气道的作用。咽喉是经脉循行交会之要冲，又是饮食呼吸之门户，故与五脏六腑有密切的关系，其中与肺、脾、胃、肝、肾的关系较为密切。

1．喉与肺

（1）所属关系：喉属肺系，与肺相通，为肺气出入的通道。《疮疡经验全书·卷一》说："喉应天气，乃肺之系也。"在经络联系上，肺之经脉入肺脏，上循咽喉，构成了肺与喉的互相联系。

（2）生理关系：肺与喉相互配合，共同完成其行呼吸、发声音的生理功能。肺司呼吸，要在喉的生理功能正常情况下进行，如《重楼玉钥·喉科总论》所说："喉者空虚，主气息出入呼吸，为肺之系，乃肺气之通道也。"喉的发声也只有在肺气充沛、宣降正常的情况下才能清亮有力。

（3）病理关系：肺的病理变化，可以由肺系直接上行而波及咽喉，如肺失宣降，邪滞咽喉；肺经热盛，上攻咽喉；肺阴不足，咽喉失养以及虚火上炎，蒸灼咽喉等，均可导致咽喉疼痛、声音嘶哑等症状。

（4）治疗关系：喉病往往从肺论治，常用疏风宣肺、清热解毒、补肺敛气、养阴清肺等治法。

2．咽与脾胃

（1）所属关系：咽属胃系，下接食道，与胃相通，是胃纳水谷的通道，脾与胃相表里，足太阴脾经上循咽喉夹舌本，故脾与咽有着直接和间接的关系。《重楼玉钥·诸风秘论》说："咽主地气属脾土。"

（2）生理关系：咽为胃之通道，主司饮食吞咽，正如《重楼玉钥·喉科总论》所说："咽者咽也，主通利水谷，为胃之系，乃胃气之通道也。"咽喉功能正常，饮食吞咽通畅，脾胃才能完成消化、吸收、输布精微的生理功能；而脾胃功能健旺，腐熟水谷，输布精微，上养咽喉，才能维持咽喉的功能正常。

（3）病理关系：脾胃蕴热，熏蒸咽喉，可致咽喉红、肿、热、痛、吞咽不利，如《太平圣惠方·卷第三十五》说："脾胃有热，则热气上冲，致咽喉肿痛。"《血证论·卷六》也说："凡咽痛而饮食不利者，胃火也。"若脾虚失运，湿滞痰阻，壅结咽喉，可引起咽喉肿胀不利。如《重楼玉钥·诸风秘论》所说："咽主地气属脾土，其变动为湿，湿则肿而胀。"

（4）治疗关系：不少咽喉病证，可从脾胃论治。针对咽喉病证，常用清胃泻火、利膈通便、补中益气、养胃生津等治法。

3．咽喉与肾

（1）所属关系：足少阴肾经循喉咙夹舌本，故咽喉与肾有着直接的联系。

（2）生理关系：肾为藏精之脏，肾精充沛，循经上养咽喉，使其生理功能正常，呼吸之气出入畅利，声音洪亮，咽喉也不易为邪毒所犯。

（3）病理关系：常见肾虚而致咽喉病变。如肾阴不足，咽喉失养，虚火上炎，蒸灼咽喉；或肾阳虚衰，虚阳上越，均可循经伤及咽喉而为病，常见咽干、咽痛、声音嘶哑等症状，正如《辨证录·卷之三》在论述咽喉病证时所说："人有咽喉干燥，久而疼痛，人以为肺热之故，谁知是肾水涸竭乎"，"少阴肾火，下无可藏之地，直奔而上炎于咽喉也"。

（4）治疗关系：咽喉的某些病证可从肾论治。常用滋养肾阴、温补肾阳、引火归原等治法。

4．咽喉与肝

（1）所属关系：足厥阴肝经之脉循喉咙之后，入颃颡，故咽喉与肝有直接的联系。

（2）生理关系：肝主疏泄，调畅气机，肝之经气通达于咽喉。肝的疏泄功能正常，气机调畅，则咽喉通利，其吞咽、呼吸等功能才能正常。

（3）病理关系：临床上常见肝失疏泄，气机郁滞，上逆于咽喉，或肝郁化火，上炎咽喉，或气郁痰阻、气滞血瘀，结于咽喉，皆可导致咽喉功能失常，症见咽喉哽哽不利，或疼痛不适等。

（4）治疗关系：一些咽喉病证可从肝论治。常用清肝泻火、疏肝解郁、行气化痰等治法。

第二节　耳鼻咽喉与经络的关系

一、耳与经络的关系

耳是经脉聚会之处，通过经络的循行沟通，构成了耳与五脏六腑、全身各部的广泛联系。《素问·口问》说："耳者宗脉之所聚也"，《灵枢·邪气脏腑病形》又说："十二经脉，三百六十五络，其血气皆上于面而走空窍……其别气走于耳而为听。"说明全身的经脉均直接或间接聚会于耳，与耳的生理功能及病理变化有着广泛的联系。十二经脉中直接循行于耳的经脉多属阳经，计有：

足少阳胆经：其分支从耳后分出，进入耳中，走耳前，至目锐眦后方。

手少阳三焦经：其分支从耳后分出，进入耳中，走耳前，至目锐眦。

足阳明胃经：环绕口唇，下交承浆，分别沿下颌的后下方，经大迎，循颊车，上耳前，沿发际到前额。

手少阳小肠经：其分支从缺盆沿颈上颊，至目锐眦，入耳中。

足太阳膀胱经：其分支从颠分出，向两侧下行至耳上角。

以上经脉中，以足少阳胆经与耳的关系最为密切。正如《血证论》所说："足少阳胆脉统耳轮。"

二、鼻与经络的关系

《灵枢·邪气脏腑病形》说："十二经脉，三百六十五络，其血气皆上于面而走空窍……其宗气上出于鼻而为臭。"说明鼻与经络气血的关系非常密切。但鼻位居阳中之阳，是清阳交会之处，又是血脉多聚之所，故循行于鼻和鼻旁的经脉多属阳经。直接循行于鼻的主要经脉有：

手阳明大肠经：其支脉从缺盆上颈，通过颊部，入下龈中，循出夹口，绕上唇，左右交叉于人中，分布于鼻孔两侧。

足阳明胃经：起于鼻之两旁，上行至鼻根部，向下沿鼻外侧进入上齿龈内。

手太阳小肠经：其支脉从颊部至眼眶的下部到鼻，再至目内眦。

足太阳膀胱经：起于目内眦，上额交于颠顶。

足少阳胆经：其支脉从目外眦，下行至大迎，折行于　，过颊，再下行于颈。

手少阴心经：其支脉夹咽，经面部，沿鼻旁，上连目系。

督脉：由颠顶沿前额正中下行至鼻柱、鼻尖，到上唇。

任脉：环绕口唇，上至龈交，分左右循鼻旁到二目下。

阳跷脉：从颈外侧上夹口角，循鼻外侧到目内眦。

三、咽喉与经络的关系

咽喉是经脉循行交会的要冲，在十二经脉中，除手厥阴心包经和足太阳膀胱经间接通于咽喉外，其余经脉均是直接通达。

手太阴肺经：入肺脏，从肺系上循至咽中，横出腋下。

手阳明大肠经：从缺盆上走颈部，过面颊，夹口入下齿中。

足阳明胃经：其支者，从大迎前下走人迎，循喉咙，入缺盆。

足太阴脾经：从脾脏上络于胃，横过膈，上行夹食道两旁，循经咽喉，连于舌本。

手少阴心经：其支者从心系，夹食道上循咽喉，连于目系。

手太阳小肠经：其支者从缺盆循颈，经咽喉上颊。

足少阴肾经：从肾上贯肝膈，入肺中，循喉咙，夹舌本。

手少阳三焦经：从肩上走颈，过咽喉，经耳上角到颊部。

足少阳胆经：从耳后循颈过咽，下肩至缺盆；其支者，从颊车，下走颈，经咽喉，至缺盆。

足厥阴肝经：与胆经相络，上贯膈，分布于胸胁，循喉咙之后，上入颃颡。

任脉：循腹里，上关元，至咽喉，上颐，循面，入目。

冲脉：会于咽喉，别而络唇口。

阳跷脉：从肩部，循颈过咽，上夹口角。

阴维脉：从胁部上行至咽喉。

第十六章 耳鼻咽喉病的病因病机

第一节 耳鼻咽喉病的主要病因

疾病的发生，不外乎各种因素导致人体阴阳平衡失调，正常生理功能发生紊乱。耳鼻咽喉位于头面及颈部，是经络循行交会和清阳升发聚会之处，属清空之窍，外接寰宇，内连脏腑，体内外诸种因素均可致病。其外因主要有外感邪毒、外来损伤、异物入体；内因多为七情、饮食、劳倦所伤、官窍之间的病变互相传变及体内病理产物致病。

一、外因

1. 外感邪毒

常见于六淫邪毒外袭、时邪疫疠及异气侵袭。

（1）风邪：《素问·风论》说："风者百病之长也"，"风者善行而数变"。《素问·太阴阳明论》说："伤于风者，上先受之。"耳鼻咽喉位于头面部，易为风邪所侵犯。风邪致病常和寒邪、热邪、湿邪合并，形成风寒、风热、风湿之邪侵犯人体。侵犯途径，常从肌肤或口鼻而入。风邪致病又容易引发宿疾，原有慢性耳鼻咽喉疾病常由于感受风邪而被引发，导致急性发作过程。

（2）寒邪：寒邪引发耳鼻咽喉疾病相对较少，多因疏于防寒保暖，感受寒邪，寒伤肌表，阻遏阳气而致病。一般多与风邪合并侵犯人体，形成风寒之邪。多种耳病、鼻病、咽喉病初起，常见风寒之证，但风寒之邪常可郁而化热。寒邪致病常易侵犯素体阳气偏弱的患者。

（3）热邪：火热之邪上犯清窍导致耳、鼻、咽喉疾病临床上极为常见。头面为诸阳之会，阳气较旺，热邪侵犯人体极易伤及头面五官。所以疾病初起，常以风热上犯为主。若素体阳盛，则外热可引动内热，循经上犯清窍，而使病情加重，如外热引动肝胆之火可上犯于耳窍、鼻窦，引动肺经火热可上犯鼻部及喉部，引动胃火可上犯咽部及口舌。火热之邪外袭，往往可兼夹湿邪，如挖耳损伤耳窍，污水浸渍耳窍，湿热之邪致耳窍糜烂红肿。火热之邪又容易伤及血脉，引起局部充血或出血；火热之邪还能阻滞气血运行，引起局部红肿疼痛，凡是比较严重的耳鼻咽喉红肿疼痛多由热邪和脏腑火毒所致。此外火热外邪，还常易伤津耗液，导致脏腑功能失调。

（4）湿邪：湿邪致病与气候、环境密切相关。长期阴雨，住处潮湿，污水浸渍等易致湿邪外袭耳、鼻等清窍，导致耳周、耳窍、鼻前孔皮肤红肿、赤烂、痒痛、黄水淋漓等病证。脾喜燥恶湿，湿邪内困于脾，脾运失健，每致耳内流脓、浊涕量多。湿邪多与热邪相兼为患，且湿性黏腻，故使疾病缠绵难愈。

（5）燥邪：燥邪在鼻病和咽喉疾病中比较多见。外感燥邪致病，多从口鼻而入。如秋燥之邪、干旱地区、干燥高温多尘的工作环境等，燥邪易伤津、伤肺，肺气宣发与肃降功能失健，而致鼻病或咽喉病。阴虚内热体质者尤其容易为燥邪侵犯。

（6）时邪疫疠：时邪疫疠是一类具有强烈传染性的致病邪气。疫疠的侵入途径，多从口鼻而入，致病特点是：发病急、传播快、毒性强、病情重，如白喉、疫喉痧、结核、梅毒等。

（7）异气：异气是指污浊的气体，如汽车废气、工业废气、各种有毒的化学气体及花粉、粉尘等，均可直接由口鼻而吸入，导致耳、鼻、咽喉疾病。

2．外伤致病

耳窍位于头部外侧，鼻突出于头面正中，喉部位于颈前，故耳、鼻、咽喉易遭受跌仆、撞击、挤压、金刃、弹击、爆炸等外伤。手术、噪声、激光、微波、烧灼等理化因素亦可损伤耳鼻咽喉导致疾病。

3．异物所伤

耳鼻咽喉为人体官窍，各种异物误入孔窍，影响其功能，均可致病，甚则可产生严重病证。常见的异物损害有咽异物、食道异物、喉异物、气管异物、鼻腔异物和外耳道异物等。

二、内因

1．饮食所伤

饮食不节，脾胃受伤，则易致耳鼻咽喉疾病。

2．劳倦内伤

劳逸失节，房劳过度，久病劳损，均可耗伤气血津液，导致脏腑功能失调而发生耳鼻咽喉疾病。如用声不当或发声过度，声带受伤，功能失健，则致声嘶；

听觉和嗅觉也会因疲劳而出现不同程度的功能减退等。

3. 情志不调

喜、怒、忧、思、悲、恐、惊等各种精神因素过极，均可使内脏气机发生紊乱而导致耳鼻咽喉疾病。如暴聋、耳眩晕、梅核气、癔病性失音（肝郁失音）等等。

4. 官窍间疾病相传

耳鼻咽喉之间互相通连，一窍有病，若不及时治疗，或病毒势猛，病情发展，也可传与他窍。如伤风鼻塞，若治疗不彻底，邪毒窜耳，可致耳胀耳闭。咽白喉疫毒攻喉，白腐上犯鼻窍，可致鼻白喉；下犯喉、气管，可致急喉风，甚至窒息死亡。

5. 病理产物致病

诸种因素影响肺、脾、肾的主气功能，以致水液内停，凝聚成痰，引发耳鼻咽喉疾病，如耳廓痰包、鼻痰包、慢喉喑、耳鸣耳聋、梅核气等；各种因素影响心、肺、肝、脾的治血功能，以致血脉运行失常，成为瘀血，可导致某些耳鼻咽喉疾病，如耳鸣耳聋、鼻窒、慢喉喑等。

第二节　耳鼻咽喉病的主要病机

病机，即疾病发生、发展与变化的机理。耳鼻咽喉疾病的发生主要由于各种致病因素引起脏腑的功能失调，导致耳鼻咽喉功能失调而致。其病机不外乎实证、虚证或虚实夹杂证三大类。兹择其要者归纳如下。

一、实证

《素问·通评虚实论》说："邪气盛则实。"耳鼻咽喉疾病的实证，以外邪侵袭、脏腑火热、痰湿困结、气滞血瘀等为多见。常见于病变的初期或中期。

1. 外邪侵袭

六淫邪毒或时行疫疠之邪外侵，可引发耳、鼻、咽喉诸种病证。如风寒或风热外袭，肺失宣降，邪毒上犯清窍，可致伤风鼻塞、耳胀、喉痹、喉喑等病证；风热挟湿邪侵犯，可致旋耳疮、鼻疳、耵耳等病证；燥邪犯肺，耗伤津液，致鼻窍失养，可致鼻槁；时行疫疠之邪侵袭咽喉，可致白喉等病证。

2. 脏腑火热

肝、胆、心、胃、肺等脏腑火热上炎，蒸灼清窍，常引发多种耳鼻咽喉疾病。如肺经蕴热，上犯鼻窍，可致鼻疳、鼻鼽、鼻衄等病证；胃腑积热，上灼咽喉，可致喉痹、乳蛾、喉痈等病证；肝胆火热上炎或肝胆湿热上蒸，可致耳疖、耳疮、大疱性鼓膜炎、耳带状疱疹、耳胀、脓耳、耳后附骨痈、脓耳眩晕、脓耳面瘫、耳鸣耳聋、鼻渊、鼻衄等病证；心火上炎，鼻窍脉络受损，可致鼻衄；火热壅盛，内陷心包，可致黄耳伤寒、鼻疔疮走黄等。

3．痰湿困结

肺、脾、肾功能失调，痰湿邪浊内生，困结于耳鼻咽喉诸窍，常可导致各种耳鼻咽喉疾病。如痰湿凝滞，困结于耳，可致耳廓痰包；困结于鼻，可致鼻痰包、鼻菌等病证；痰气互结于咽喉，可致梅核气；痰浊结聚于咽喉或颃颡，可致咽喉瘤、咽喉菌、鼻咽癌等病证。

4．气滞血瘀

气行则血行，气滞则血瘀。外伤或久病常常导致气滞血瘀，清窍脉络不通，从而引发耳鼻咽喉诸多疾病。如耳损伤、鼻损伤、咽喉损伤等，其共同的病机为外伤所致的气滞血瘀；气滞血瘀亦常导致耳闭、耳鸣耳聋、鼻窒、喉喑、咽喉瘤、咽喉菌、耳菌、鼻咽癌等病证。

二、虚证

虚证，是指正气虚衰不足，即所谓“精气夺则虚”。临床上耳鼻咽喉疾病的虚证以肺、脾、肾的虚损为多见。常见于疾病的后期和一些慢性疾病中。

1．肺脏虚损

肺脏虚损，多表现为气、阴之虚。如肺气虚，卫外不固，可致鼻鼽等病证；肺气虚无力鼓动声门，可致喉喑；肺阴虚，鼻窍或咽喉失于濡养，可致鼻槁、喉痹、乳蛾、喉癣等病证。

2．脾气虚弱

脾胃为后天之本，气血生化之源。脾胃虚弱，运化失职，气血化生不足，则官窍失养而发生多种耳鼻咽喉疾病，正如《素问·玉机真脏论》所云：“脾为孤脏……其不及则令人九窍不通。”例如，脾气虚弱，清阳不升，可致耳鸣耳聋、耳眩晕；脾气虚弱，宗气生成不足，无力鼓动声门，可致喉喑；脾气虚弱，气不摄血，可致鼻衄；脾胃虚弱，化生不足，鼻窍失养，易致鼻鼽。

3．肾脏亏虚

肾脏亏虚常出现肾阴虚或肾阳虚的病理变化。肾精亏虚，耳窍失养，可致耳鸣耳聋、耳眩晕；肾阴虚鼻窍失养，可致鼻槁；肾阴不足，无以制火，虚火上炎，可致鼻衄、喉痹、喉喑、喉癣等病证；肾阳亏虚，寒水上泛，可致耳眩晕；肾阳不足，鼻失温养，可致鼻鼽。

三、虚实夹杂证

虚实夹杂证，即正气亏虚而邪气滞留的病证，耳鼻咽喉的慢性疾病，常可出现这类病证。如肺脾气虚，邪滞鼻窍，可致鼻窒；肺气虚寒，寒湿凝聚，可致鼻息肉；脾气虚弱，湿浊内困，可致鼻渊、耳闭、脓耳等病证；气虚血瘀，可致耳面瘫；气血亏虚，邪毒滞留，可致耳瘘；喉痈溃脓后期常出现气阴耗损而余邪未清之证；咽喉菌、鼻咽癌等病常出现正虚毒滞之证等。

第十七章　耳鼻咽喉病的诊断概要

中医耳鼻咽喉科学的诊病原则是将所获得的局部症状和体征以及全身证候、舌脉进行综合分析，采用四诊合参，运用脏腑辨证、八纲辨证等辨证方法，以确定病证，在临床辨证时即重视全身辨证又强调局部辨证，并与辨病相结合，为临床施治病证提供可靠依据。

第一节　耳鼻咽喉病的诊断要点

耳鼻咽喉孔窍狭小或深邃、弯曲，在诊病时，必须借助专科器械、光源进行检查操作。随着科学技术的发展，耳鼻咽喉诊病的需要，应用当代先进的检测方法以及计算机智能化的检测设备，为局部辨证提供了可靠的依据，提高了专科诊病水平，在继承传统辨证的基础上，形成了局部特色辨证，丰富了传统辨证的内涵。

一、耳鼻喉科诊室的基本条件及常用检查法

（一）诊室的基本条件

光线适宜，不可过强或过暗。应备有耳鼻咽喉科检查台、光源、额镜以及一些常用的检查器械，如压舌板、前鼻镜、后鼻镜、间接喉镜、耳镜、电耳镜、鼓气耳镜、枪状镊、膝状镊、耵聍钩等，和一些常用药物，如1%～2%麻黄素、1%～2%丁卡因、3%双氧水、75%酒精、0.9%生理盐水等（图17－1、17－2、17－3）。

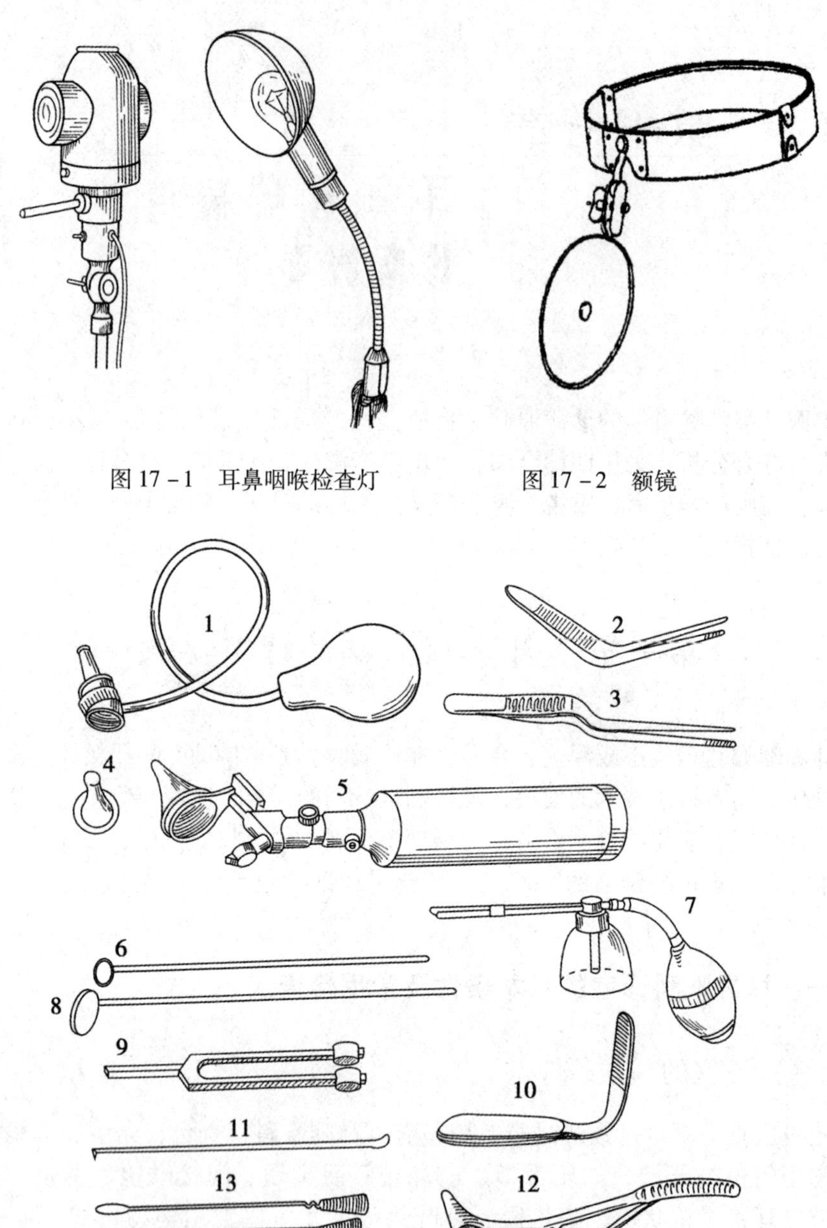

图 17－1　耳鼻咽喉检查灯　　　　图 17－2　额镜

图 17－3　耳鼻咽喉科常用检查器械

1. 鼓气耳镜　2. 膝状镊　3. 枪状镊　4. 耳镜　5. 电耳镜　6. 后鼻镜　7. 喷雾器
8. 间接喉镜　9. 音叉　10. 角形压舌板　11. 耵聍钩　12. 前鼻镜　13. 卷棉子

（二）光源和额镜

1. 光源

用100W聚光检查灯（最好是冷光源），置于检查者额镜的同侧，受检者头部侧后方，略高于被检者耳部，与耳相距10～20cm。

2. 额镜

镜面是一个聚光的凹面反光镜，焦距约25cm，中央有一小孔，镜体借一双球关节连接于额带上，额带可根据检查者头围大小调节固定于头部。调整额镜各部关节以使镜面能灵活转动又不松滑下坠，戴镜时镜面与颜面平行，镜孔正对检查者所用眼，调整光源与受检者的距离，使额镜反射光聚焦于受检部位，保持瞳孔、镜孔及检查部位三点成一线，方能看清检查部位，达到视野无盲区。头灯为额镜上附加光源，对光方便，适合于手术中使用（图17－4）。

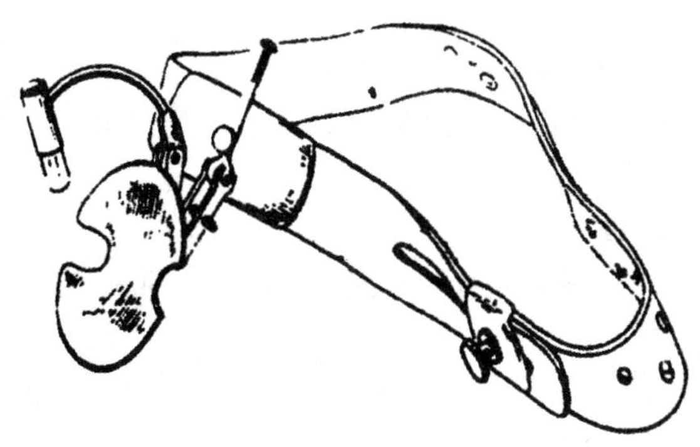

图17－4　头灯

（三）被检者体位

一般成人被检者取正坐位，上身稍前倾，检查耳部时被检者侧坐位；对不能合作的小儿，应由其家长或助手抱于胸前，一手按住其额头，另一手绕过其胸前固定两侧手臂，用两膝夹住被检小儿双腿，使其不能随意挪动体位（图17－5）。

（四）耳的检查法

1. 外耳及鼓膜检查

观察耳廓的大小、形状和位置，注意两侧是否对称，有无畸形、新生物以及皮肤有无肿胀隆起、红肿、疱疹、糜烂、渗液、结痂、增厚、创伤等。

检查外耳道时将耳廓向后上外方牵拉，使外耳道变直，食指将耳屏向前推压，使外耳道口扩大，婴幼儿应将耳廓向后下外方牵拉，以便看清外耳道和鼓膜。如外耳道狭小、弯曲或汗毛多可用耳镜进行检查。观察外耳道有无闭锁、狭窄、塌陷、红肿、耵聍、异物、新生物、分泌物，如有分泌物应注意其性状、颜色、量和气味。

检查乳突尖，鼓窦区有无红肿、压痛；牵拉耳廓和按压耳屏，有无耳痛加重现象；观察耳周有无瘘管以及是否红肿或成脓。

检查鼓膜时，应注意其解剖标志是否正常，有无内陷（内陷表现：锤骨短突突起，光锥移位或消失，锤骨柄向后上移位，严重时呈横位，前后皱襞明显）、外凸、液平、充血、钙斑、混浊、疱疹、肉芽等病变；是否有活动度以及有无穿孔（穿孔的位置、大小、形状），用电耳镜可发现细小的鼓膜穿孔等病变；如外耳道有异物、脓液时应于清除后再观察鼓膜。

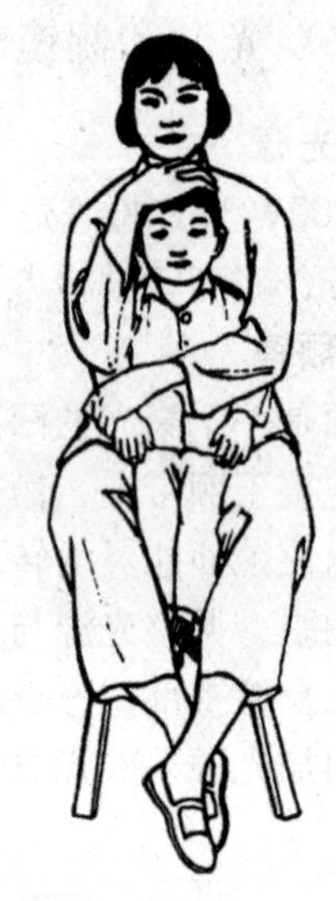

图 17－5　小儿受检时体位

2. 咽鼓管功能检查

咽鼓管功能障碍与许多中耳疾病的发生，发展和预后有关。故咽鼓管功能检查为耳科临床常用检查法。

（1）咽鼓管吹张法：主要用于检查咽鼓管是否通畅，并可兼做治疗。用于鼓膜无穿孔者。

① 捏鼻鼓气法：被检查者用手指将两侧鼻翼捏紧，闭嘴，同时渐用力由鼻呼气。如咽鼓管通畅，被检查者可感耳内有“轰”响声。如咽鼓管不通畅或方法错误，则无此感觉。鼻腔如有分泌物，先将分泌物清除后再行此法。

② 波氏球吹张法：检查者将波氏球橄榄头塞于被检查者一侧前鼻孔，紧压另一侧鼻孔，嘱被检查者口内含水，在被检查者吞咽时迅速挤压橡皮球，如咽鼓管通畅，检查者可从听诊器中听到鼓膜的振动声。鼻腔分泌物多时禁用此法。

③ 吞咽法：嘱被检查者做吞咽动作，然后通过听诊器听诊，如咽鼓管功能正常时，检查者可听到轻柔的“嘘”声；同时可观察鼓膜的活动情况，咽鼓管功能正常，鼓膜随吞咽动作有活动。

（2）声导抗仪检查法

① 负压检测法：将探头放置于外耳道并密封，将压力调至 $-200mmH_2O$，嘱被检查者做吞咽动作，咽鼓管功能正常则压力在正常范围（约 $0mmH_2O$）。如数次吞咽后负压不能下降到 $-150\ mmH_2O$，为咽鼓管功能障碍。

② 捏鼻吞咽法：比较捏鼻吞咽前后的鼓室导抗图像，如图像峰压有明显移动为咽鼓管功能正常，反之为咽鼓管功能障碍。

3．听觉功能检查

（1）纯音听力测试：纯音听力计是通过电子音频振荡装置，发出不同频率和不同强度的纯音，用于测试人耳听觉功能，判断是否有听力障碍、听力损害的程度，以及对引发耳聋的病位和类型作出初步诊断。

测试项目包括气导和骨导，一般先测试气导，然后测试骨导。两种纯音听阈图是以频率（Hz）为横坐标，声级（dB）为纵坐标的坐标图，或称听力曲线。将受试耳各个不同频率的听阈连线，形成气导和骨导听力曲线，对最大声强无听觉时，在该处记录向下箭头“↓”，与相邻符号不能连线。一般以500Hz，1000Hz和2000Hz 3个频率的气导听阈值均数来评价耳聋的程度：25～40dB为轻度，41～55dB为中度，56～70dB为中重度，71～90dB为重度，>90dB为极度耳聋又称全聋。根据听力曲线的特点，可判断耳聋的性质：如骨导正常或接近正常，气导下降，（气骨导间距大于10dB，一般不大于40dB）气导曲线平坦或以低频听力下降为主而呈上升型者，多为传导性聋（图17－6）；如气骨导间距大于40dB，可考虑为听骨链中断。气导骨导曲线一致性下降，一般以高频听力下降较重，曲线呈渐降型或陡降型者，多为感音神经性聋（图17－7），兼有上述两种听力曲线特点者为混合性聋（图17－8）。

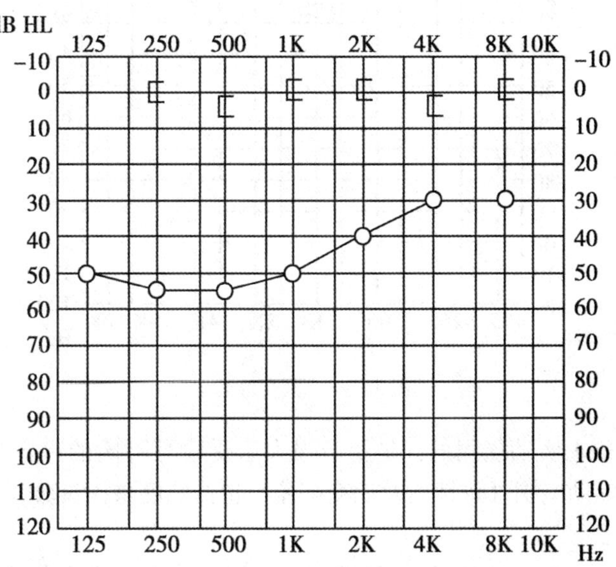

图17－6　传导性聋

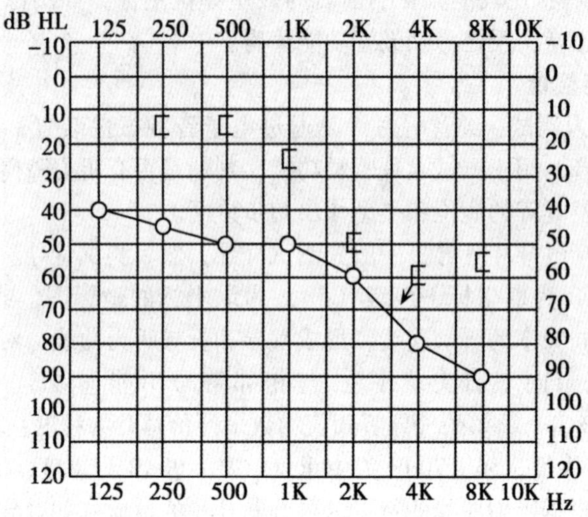

图 17-7　感音神经性聋

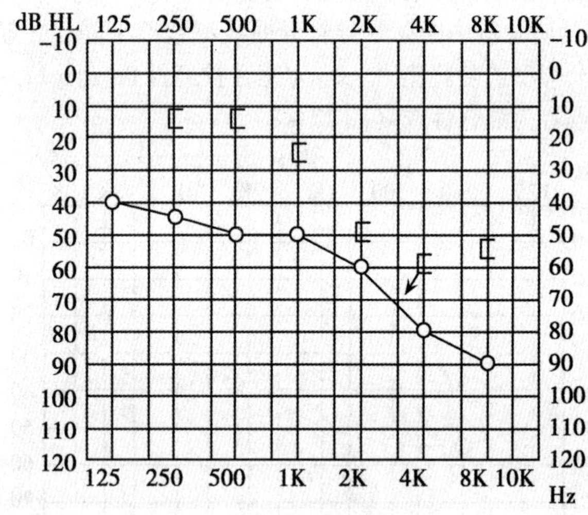

图 17-8　混合性聋

（2）纯音阈上听功能测试：是用声强大于受检耳听阈的声音测试其听觉功能的试验，可辅助鉴别耳聋性质及病变部位。包括响度重振试验，病理性听觉适应现象测验。

（3）言语测听法：是将录入标准词汇的言语信号通过收录机或 CD 机传入听力计耳机进行测试，可弥补纯音听阈测听法的不足，有助于耳聋病变部位的诊断、评估助听器的效能以及耳蜗植入术后听觉康复训练的评价。

4. 声导抗测试法

是客观测试中耳传音系统、内耳功能、听神经和脑干听觉通路功能的方法。根据等效容积原理设计，由导抗桥和刺激信号两大部分组成的中耳导抗仪，通过在密闭的外耳道从正压到负压和由负压到正压来调节外耳道气压，由此引起鼓膜连续位移而产生声顺的动态变化，用记录仪以压力声顺函数曲线形式记录下来，就得到鼓室导抗曲线图。根据曲线的形态，峰压点，峰的高度以及曲线的坡度等，可较客观地反映鼓室内各种病变的情况，如中耳内压力、咽鼓管功能、中耳传音系统的病变以及中耳有无积液等。测量声刺激引起的听神经和面神经通路的传导。常见的鼓室导抗图如下（图 17－9）：

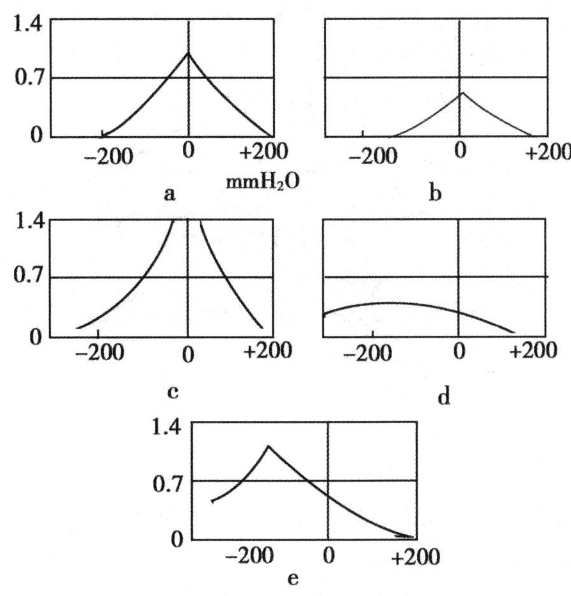

图 17－9　鼓室导抗图

a. 正常型　b. As 型：低峰型或声顺降低型

c. Ad 型：高峰型或声顺增高型 d. B 型：平坦型　e. C 型：鼓室负压型

A 型：中耳功能正常；As 型：见于耳硬化、听骨固定、鼓膜明显增厚；

Ad 型：见于听骨链中断、鼓膜萎缩、咽鼓管异常开放、愈合性穿孔；

B 型：鼓室积液、中耳明显粘连；C 型：咽鼓管功能障碍。

（五）鼻的检查法

1. 外鼻检查法

主要观察外鼻有无形态、皮肤色泽的改变，触诊有无压痛、皮肤增厚、变硬和鼻骨有无塌陷、移位、骨磨擦感等。

2. 鼻腔检查法

（1）鼻前庭检查法：嘱被检查者头稍后仰，检查者用拇指推起鼻尖并左右轻轻推动。观察鼻前庭皮肤有无充血、肿胀、溃疡、渗液、结痂、皲裂和肿块等。

（2）前鼻镜检查法：手持前鼻镜，先将前鼻镜两叶合拢，与鼻腔底平行置入鼻前庭（勿超过鼻阈以免引起疼痛或损伤鼻黏膜），然后将两叶轻缓张开进行检查，取出前鼻镜时，勿将两叶完全闭合，以免夹住鼻毛，引起疼痛。鼻腔的检查一般按由下向上、由内向外、由前向后的次序进行。如鼻黏膜肿胀，可先用1%麻黄素生理盐水喷入鼻腔，收缩鼻腔黏膜后再行检查（图17－10）。注意观察鼻黏膜颜色，有无充血、肿胀、肥厚样改变、干燥欠津和萎缩、有无溃疡和粘连；各鼻道有无分泌物以及分泌物的量、色和性状；鼻中隔有无偏曲、血管扩张和糜烂、出血点、穿孔；鼻腔有无异物、息肉和肿瘤。

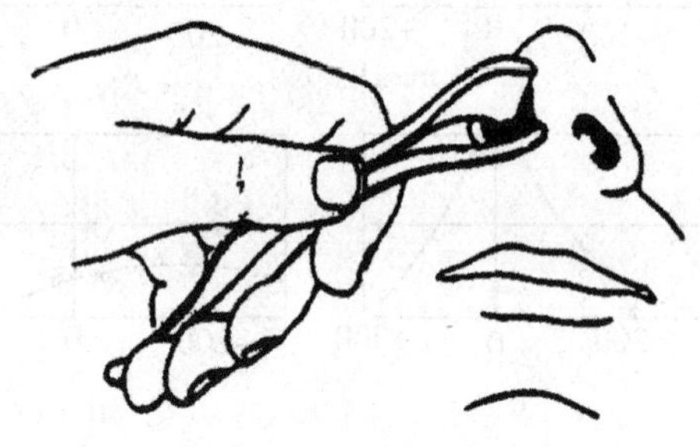

图17－10　前鼻镜检查

（3）后鼻镜检查法：用于检查后鼻孔及上鼻甲、上鼻道、嗅裂、鼻咽部。被检查者头稍前倾张口，检查者一手持压舌板，压下舌前2/3，另一手持稍加热后的后鼻镜，镜面朝上，由口角放置于软腭与咽后壁之间调整镜面，当镜面向上向前位，可见软腭背面及后鼻孔各部；镜面转向左右两侧时，可见咽鼓管咽口、圆枕以及咽隐窝等结构；镜面移向水平位，可见鼻咽顶部和腺样体（图17－11、17－12）。对咽反射敏感不能合作者，可先用1%丁卡因表面喷雾麻醉后再行检查。注意观察黏膜有无充血、肿胀、粗糙、出血和溃疡，是否有分泌物或痂皮，有无肿物等。

3. 鼻窦检查法

（1）视诊和触诊：观察面颊、前额、内眦及眉根部位皮肤有无红肿、压痛，局部有无隆起，眼球有无移位及运动障碍。根据压痛位置，有助于判定为何鼻窦的病变。

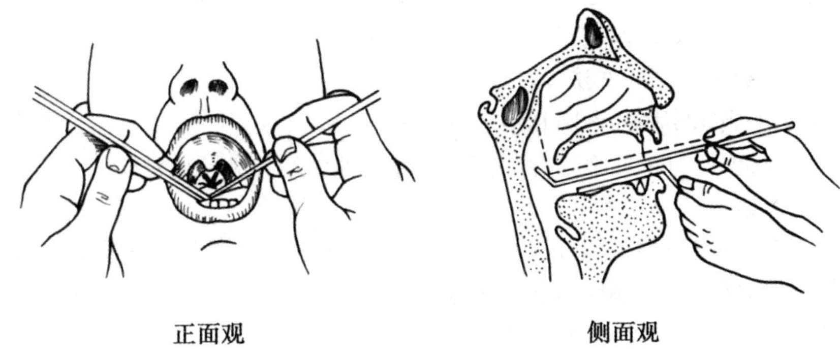

图 17－11　后鼻镜检查

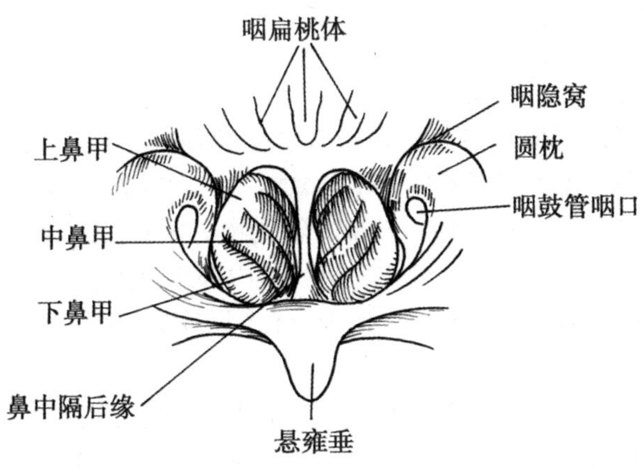

图 17－12　后鼻镜检查所见的镜像

（2）鼻镜检查

① 前鼻镜、后鼻镜检查：方法见“鼻腔检查法”。

观察鼻道中有无分泌物以及其量、色、性质和引流部位，借以判断为何组鼻窦发炎，检查各鼻道有无息肉或新生物。如中鼻道有分泌物，提示为前组鼻窦炎症，上鼻道有分泌物提示为后组鼻窦炎症。如疑似鼻窦炎而中、上鼻道未见分泌物，先用1%麻黄素收缩鼻腔黏膜后采用体位引流法，若疑为上颌窦炎，让患者取侧卧偏低头位，患侧向上，疑为额窦或筛窦炎，则取正坐位，约10分钟后再观察鼻道中有无脓液。

② 纤维鼻咽镜检查：先用1%丁卡因和2%麻黄素棉片麻醉并收缩鼻黏膜，用冷光源纤维导光鼻内镜进行检查。可观察各鼻道、鼻甲、鼻窦开口、鼻中隔、

后鼻孔、鼻咽部，并可拍摄图像、直视下取活检等。纤维鼻咽镜检查可进入鼻腔的深部及各鼻窦，其检查直观、方便、可靠。

4．上颌窦穿刺冲洗法

用于上颌窦疾病的诊断和治疗（急性上颌窦炎症时禁用）。注意冲出物的量和性状，必要时可将冲出物做细胞学检查、细菌培养和药敏试验。

5．X线检查法

常用位置有鼻额位（华氏位）以检查上颌窦，也可显示筛窦、额窦和鼻腔及眼眶；鼻额位或枕额位（柯氏位）以检查额窦、筛窦，也可显示上颌窦、鼻腔和眼眶。X片可判断窦腔的发育情况、有无鼻窦炎性病变、占位性病变和骨质破坏等。计算机X线断层摄影（CT）与核磁共振成像（MRI）已被广泛应用于临床，对鼻腔和鼻窦病变的诊断比传统的X光片要更清晰准确。

（六）咽的检查法

1．口咽检查法

受检者正坐位，放松自然张口，检查者手持压舌板轻压被检查者舌前2/3处，观察口咽部黏膜色泽，扁桃体大小，软腭、腭舌弓和腭咽弓活动情况。注意有无充血、肿胀、溃疡、分泌物、假膜、新生物、扁桃体隐窝口有无干酪样物、咽后壁有无淋巴滤泡增生，如有肿块，可行口内外双合指诊，触诊其软硬度、大小及活动度。对咽反射敏感者，可先用1%丁卡因喷雾咽部，然后再行检查。

2．鼻咽检查法

（1）间接鼻咽镜检查：见鼻的检查法（后鼻镜检查法）。

（2）纤维鼻咽镜检查：见鼻的检查法（纤维鼻咽镜检查）。

3．喉咽检查法

见喉部检查“间接喉镜检查”、“纤维喉镜检查”。

4．X线检查法

为诊断咽部后壁、侧壁和深部等处病变及范围，可施行X线检查。如颈侧位片、茎突片、下颌骨片、颅底片等。CT和MRI检查可清晰显示咽部软组织病变及肿瘤的浸润范围，有利于鼻咽癌或翼腭窝肿瘤的早期诊断，提高了对咽部病变的诊断水平。

（七）喉的检查法

1．喉的外部检查

通过视诊和触诊观察喉是否在颈前正中，两侧是否对称，有无肿胀，畸形、触痛、颈部有无肿大的淋巴结或皮下气肿等。用手指轻轻捏住喉体，向两侧推移，观察喉有无活动度和磨擦音，当喉癌发展到环后区时磨擦音往往消失。

2. 间接喉镜检查

为常用而又简便的喉部检查方法。被检查者正坐位，张口将舌伸出，检查者将光线调整到咽峡处，用一手拇指和中指持纱布包裹舌前部并将舌向外下拉出，另一手持间接喉镜，镜面在酒精灯上稍加温，防止镜面起雾，先在检查者手背上测试确定不烫，然后将喉镜放入被检查者咽峡后，镜面朝前下方，用镜背将悬雍垂推向后上方。观察舌根、会厌谷、会厌舌面，然后嘱病人发“一”声，再观察会厌喉面、杓会厌壁、声带、室带、杓区、杓间区、梨状窝、声门下等喉腔各部，发声时观察声带内收外展是否正常。咽反射敏感者，可先用1%丁卡因喷雾咽部作表面麻醉，然后再行检查（图 17－13、17－14）。

喉的正常表现为喉咽及喉腔黏膜呈淡红色、两侧对称，声带呈白色、两侧对称，梨状窝无积液。检查时应注意各处黏膜有无充血、肿胀、溃疡、瘢痕、肿物和异物等，以及声带和杓状软骨活动是否正常。

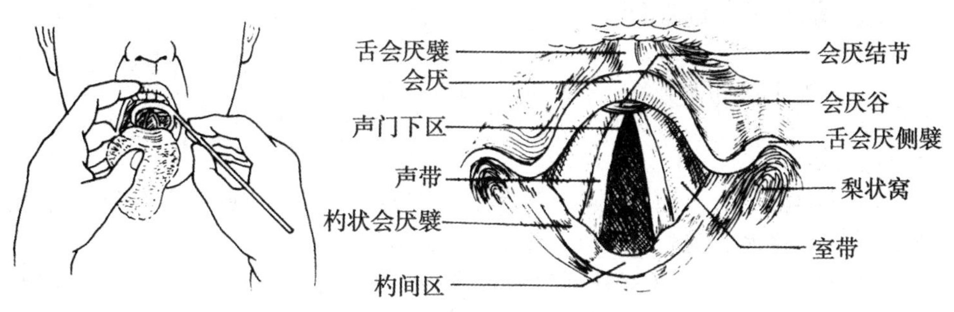

图 17－13　间接喉镜检查

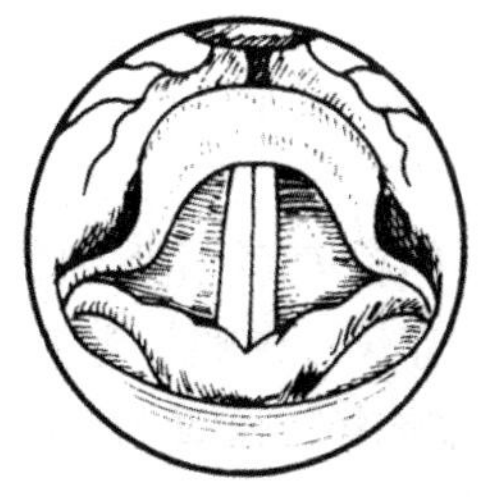

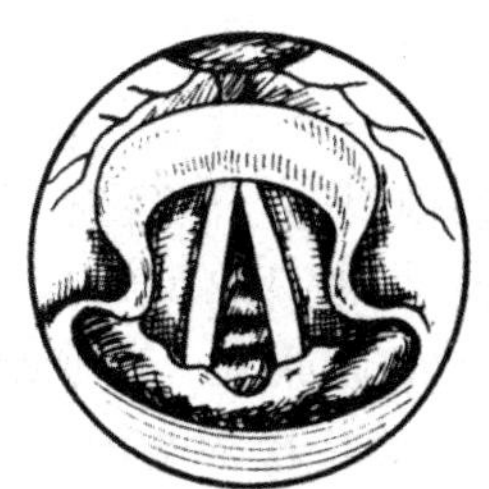

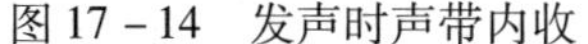

图 17－14　发声时声带内收　　　图 17－15　深吸气时声带外展

3. 纤维喉镜检查

其原理和使用方法同纤维鼻咽镜。可从鼻腔进入喉腔或从口咽部进入进行检查。因其图像清晰并可在视屏上进行动态观察、拍片，可发现细微病变，为临床常用的检查方法（图 17－16）。

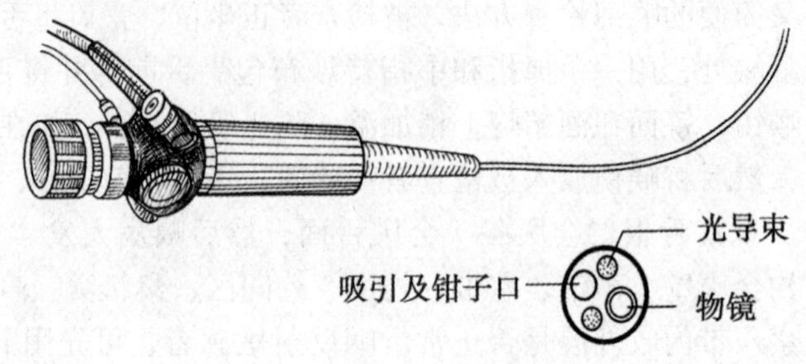

图 17－16　纤维喉镜

4. 喉的 X 线检查

喉部 X 线检查可用于喉部肿瘤、喉软骨骨折、异物等的诊断。CT、MRI 检查可清晰显示喉部肿瘤的大小和浸润范围，有无淋巴结转移等情况。

二、耳鼻咽喉局部四诊

（一）耳局部四诊

1. 望诊

（1）耳廓望诊：观察耳廓有无畸形、两侧是否对称；皮肤有无红肿、糜烂、溃疡、渗液、结痂、增厚、瘘口、赘生物、疤痕等。

（2）外耳道望诊：观察外耳道有无充血、肿胀、分泌物、瘘口、新生物、异物，以及有无狭窄及塌陷。

（3）鼓膜望诊：观察鼓膜有无内陷、外凸、液平；有无充血、混浊、钙斑、发蓝；有无斑痕、疱疹、肉芽；是否穿孔以及穿孔的大小、位置、形状；通过鼓气耳镜观察鼓膜的活动度。

2. 闻诊

（1）嗅诊：嗅耳内分泌物有无秽恶臭味。

（2）听诊：一般耳鸣为患者自觉耳内鸣响，如检查者可听到的耳鸣为他觉性耳鸣。行咽鼓管吹张术，可通过听诊器听到鼓气声，或咽鼓管开放的通气声。如耳鸣为“咯、咯”样阵挛声，为肌肉阵挛；如响声与血管搏动同步，为血管搏动音。

3. 问诊

（1）问耳聋：询问耳聋起病的急缓、病程的长短；是否接触过高分贝噪声、耳毒性药物等；有无与耳聋相关的全身性疾病，如高血压、糖尿病、肾病等。

（2）问耳鸣：询问耳鸣是否为持续性或间歇性；耳鸣的音调、响度；诱发加重的因素以及有无听力下降。

（3）眩晕：询问眩晕发作时是否为旋转性眩晕、意识是否清晰；是否伴有耳鸣、听力下降；以往有无类似的发作。

（4）问耳痛：询问耳痛的性质，是否伴有耳漏以及其量、色、质，有无挖耳史或污水入耳史等。

4．切诊

牵拉耳廓、按压耳屏，耳廓、外耳道及耳周有无疼痛；若有肿胀或新生物，应触查其软硬度、活动度以及是否有波动感或压痛。

（二）鼻局部四诊

1．望诊

（1）外鼻、鼻前庭望诊：观察外鼻有无红肿、歪斜、畸形；鼻窦体表有无红肿、隆起；鼻前庭有无红肿、糜烂、溃疡、渗液、结痂、皲裂；鼻毛有无脱落等。

（2）鼻腔望诊：借助鼻镜或纤维内窥镜进行望诊，观察鼻甲有无充血、肿胀、肥厚样改变、息肉样变、萎缩；鼻中隔有无偏曲、糜烂、出血、穿孔；鼻道有无分泌物、息肉、异物或肿物。

（3）鼻涕望诊：观察鼻涕量、色、质等。

（4）鼻血望诊：观察鼻出血的部位、量、色，出血的缓急等。

2．闻诊

（1）嗅诊：注意鼻呼气时有无腥臭等气味。

（2）听诊：注意有无闭塞性鼻音、开放性鼻音等。

3．问诊

（1）问鼻塞：询问鼻塞是否为间歇性、交替性，或持续性；为单侧鼻塞还是双侧；鼻塞缓解的原因以及诱发加重的因素等。

（2）问鼻涕：询问鼻涕的量、色、质；有无异味或涕中带血丝以及流涕时间的长短等。

（3）问嗅觉：询问嗅觉障碍发生的诱发因素以及时间长短；有无嗅幻觉、倒错等。

（4）问鼻痛：询问鼻痛发生的部位、性质、时间；是否伴有头痛以及诱发因素等。

4．切诊

（1）外鼻部触诊：触压外鼻以及鼻窦体表区域，注意有无肿胀、压痛；触诊鼻根、鼻背有无塌陷、骨摩擦音；对鼻前庭囊肿、硬结进行触诊，注意其质地、活动度等。

（2）鼻腔内触诊：对鼻甲肿大者，可探查其是否有弹性；鼻腔有新生物，可用卷棉子轻轻触压以了解其软硬度、活动度。

（三）咽喉局部四诊

1. 望诊

（1）鼻咽部望诊：借助后鼻镜或纤维鼻咽镜进行视诊。观察咽鼓管咽口、咽隐窝、腺样体以及后鼻孔等部位，观察两侧是否对称，有无充血肿胀、隆起、肿物；黏膜有无粗糙、糜烂、溃疡；有无出血、分泌物等。

（2）口咽部望诊：观察口咽黏膜有无红肿、溃疡、干燥、萎缩等；咽后壁有无帘珠状颗粒；咽侧索是否肥大；腭扁桃体有无红肿、化脓；悬雍垂、软腭、腭弓有无异常等。

（3）喉咽部及喉腔望诊：可借助间接喉镜或纤维喉镜进行望诊。观察舌根、会厌谷、梨状窝等处有无异物、新生物等；会厌有无红肿、囊肿以及活动是否正常；披裂、室带、声带的活动是否正常，有无充血、肿胀、肥厚、新生物等。

（4）喉的外部望诊：观察喉外部是否居于颈前正中，两侧是否对称，大小是否正常，有无肿胀、畸形、疤痕等。呼吸困难者，应观察吸气时胸骨上窝、锁骨上窝、肋间等部位有无凹陷。

2. 闻诊

（1）嗅诊：注意呼出气有无腥腐臭味。

（2）听诊：注意嗓音是否洪亮，有无嘶哑；呼吸有无喘鸣音；咳嗽时有无犬吠声等。

3. 问诊

（1）问咽喉疼痛：询问疼痛是否为新痛或久痛；疼痛的部位及其性质；是否放射到耳部。

（2）问咽喉异物感：如干燥、灼热、发痒、痰黏着感、窒息感等。

（3）问吞咽情况：询问有无吞咽不利、吞咽困难或吞咽时呛咳等。

（4）问发音情况：询问声嘶是否为渐发或突发；声嘶加重或减轻的诱因；是否伴有喉痛；患者是否经常大声讲话或过度用嗓等。

（5）问咳嗽痰涎：询问咳嗽是否为干咳、呛咳或痒咳；咳嗽发作的时间；痰涎的量、色、质以及是否带血等。

（6）问呼吸情况：询问有无气短、气急、吸气性呼吸困难；吸气时有无喉鸣音等。

4. 切诊

（1）颈部触诊：触诊颈部有无肿胀、包块及其活动度、软硬度、大小，有无触压痛；用拇指、食指按住喉体，向两侧推移，注意喉关节有无摩擦音，能否左右移动。

（2）咽喉触诊：触诊咽喉内肿块的大小、软硬度及活动度，有无压痛；触诊增殖体，辨其大小、软硬度；挤压喉核观察有无分泌物或酪样物溢出；如有局限性红肿，触压是否有波动感，以判断是否成脓。

第二节 耳鼻咽喉病常见症状及体征的辨病与辨证

一、耳病常见症状及体征的辨病与辨证

耳病常见的症状及体征有：耳痛、流脓、耳鸣耳聋、耳眩晕及鼓膜异常等。

（一）耳痛

1. 辨病

耳痛主要见于耳疮、耳疖、脓耳、耳胀等病。

（1）耳痛，按压耳屏或牵拉耳廓、张口、咀嚼时疼痛加重，外耳道皮肤红肿有丘状突起或红肿糜烂，多为耳疖、耳疮。

（2）耳胀痛，外声难闻，自声增强，鼓膜微红内陷，或外突鼓膜见液平面，为耳胀。

（3）耳痛剧烈，呈跳痛或钻痛，耳内流脓后疼痛减轻，鼓膜充血或外突或穿孔，脓液自中耳溢出，多为脓耳。

（4）突发耳痛，耳内响动，外耳道见虫类或异物，为异物入耳。

（5）耳痛，听力下降，时有耳鸣，外耳道见耵聍堵塞，为耵耳。

2. 辨证

（1）耳痛初起，外耳道肌肤局限性或弥漫性微红肿、耳廓微红肿、鼓膜微红，多为风热外袭。

（2）耳痛剧烈，外耳道肌肤红肿甚、耳廓局部红肿、鼓膜红肿，多为肝胆火热，上灼耳窍。

（3）耳痛，耳内流脓，伴头痛剧烈，高热、呕吐、神昏谵语，此为火毒入侵营血，内犯心包之重证。

（4）病久，耳内微痛，多为邪毒滞留，经络阻滞或虚火上扰清窍。

（二）耳流脓

1. 辨病

耳流脓主要见于脓耳、脓耳变证、耳疖等病。

（1）耳内流脓，鼓膜充血或穿孔，中耳腔积脓，为脓耳。

（2）耳内流脓，引发耳后红肿疼痛或溃破流脓、口眼歪斜、头痛剧烈、壮热、呕吐、神昏谵语，为脓耳变证。

（3）耳痛剧烈，流脓，外耳道肌肤红肿呈丘状隆起，为耳疖。

2. 辨证

（1）新病，流脓色黄黏稠，多为肝胆火热上蒸；若量多多为肝胆湿热上蒸或脾经湿热。

（2）新病，脓中带血，多为热毒壅盛，热伤血分。

（3）久病，流脓色白、清稀多属脾虚；若量多多为脾虚湿困。

（4）脓液臭秽，多为肾虚，湿浊困结，病情较重；若有鳞屑片状或豆腐渣样物，多为肾元亏虚，湿热滞留，腐蚀骨质，为虚实夹杂的危重症。

（三）耳鸣、耳聋

1. 辨病

多种耳病均可发生耳鸣、听力下降。如耳鸣、耳聋、脓耳、耳眩晕、耳胀耳闭、耳疮、耳疖、耵耳、异物入耳等病。

（1）耳鸣、听力下降，外耳道和鼓膜无异常，听力呈感音神经性聋，为耳鸣耳聋病。

（2）耳鸣、听力下降，耳内流脓，鼓膜穿孔，听力呈传导性聋或混合性聋，为脓耳。

（3）耳鸣、听力下降，并突发旋转性眩晕、恶心、呕吐等症状，听力呈感音神经性聋，反复发作者为耳眩晕。

（4）耳鸣、听力下降，兼见耳胀闷，鼓膜内陷或中耳积液，声阻抗示中耳低气压或积液，听力呈传导性聋或混合性聋，为耳胀耳闭。

（5）耳鸣听力下降，耳痛剧烈，外耳道红肿明显，牵拉耳廓或按压耳屏疼痛加重，为耳疮、耳疖。

（6）耳鸣、听力下降，外耳道见耵聍或异物堵塞，为耵耳、异物入耳。

2. 辨证

（1）耳鸣暴发，鸣声粗大，听力下降，多见于实证、热证。外因多为风、热、湿邪壅塞耳窍；内因多为肝胆火热、痰火郁结或气滞血瘀壅阻耳窍。

（2）耳鸣渐发，鸣声尖细，听力逐渐下降，多见于虚证，如肝肾阴虚、气血亏损致耳失濡养。

（3）耳鸣呈高音调，多属虚证，多为肝肾阴虚或气血不足之证；耳鸣呈低音调，多属实证，多为肝胆火热，或痰火郁结，或气滞血瘀，或邪气壅滞耳窍之证。

（4）年老听力逐渐下降，无其他耳部宏观病变，多为肝肾阴虚，气血亏损耳窍失养所致。

（四）耳眩晕

1. 辨病

主要指梅尼埃病，其特点是突发性眩晕，自觉天旋地转，伴耳鸣耳聋，目系急，恶心，呕吐等症状，有别于其他科疾病引发的眩晕。

2. 辨证

（1）眩晕伴有耳鸣，听力下降，烦躁易怒，口苦咽干，面红目赤，头痛者，多为肝阳上扰清窍之证。

（2）眩晕伴有头重，头胀闷，低音调耳鸣，听力下降，胸闷，倦怠，纳呆，呕恶甚者，多为痰浊中阻之证。

（3）劳倦后眩晕发作或加重，伴有耳鸣，听力下降，或耳胀闷，或有心悸气短，神疲乏力者多为气血不足之证。

（4）眩晕频发，伴有高音调耳鸣，听力下降，或健忘，失眠，多梦，腰膝酸软，多为肾精亏损之证。

（5）眩晕伴有耳流脓，为脓耳变证。如脓液黄稠，耳痛剧烈，多为肝胆火热上蒸；如脓液清稀，多为脾虚湿困；流脓臭秽或呈豆腐渣样，多为肾虚骨腐、湿热内困之证。

（五）鼓膜异常

1. 鼓膜形态、色泽变化

（1）辨病：多见于中耳病变，如脓耳、耳胀、耳闭等病证。

① 鼓膜充血，耳痛剧烈，听力下降为脓耳。② 鼓膜微红，内陷，耳微胀痛，听力下降为耳胀；鼓膜增厚或有钙斑，或萎缩，听力下降为耳闭。③ 鼓膜呈橘红色、外凸，或鼓膜见液平面或中耳有气泡，耳胀闷，听力下降为鼓室积液。④ 鼓膜呈蓝色、外凸，有外伤史为中耳积血。

（2）辨证

① 鼓膜微红，耳微胀痛，听力下降多为风热之邪上扰清窍。

② 鼓膜充血，耳痛剧烈，听力下降多为肝胆火热上蒸；若鼓膜红肿外凸，耳痛呈跳痛或钻痛多为热毒炽盛，化腐酿脓。

③ 鼓膜呈橘红色、外凸，或鼓膜见液平面或中耳有气泡，耳胀闷，听力下降多为脾虚湿困。

④ 鼓膜增厚或有钙斑，或萎缩，听力下降多为邪毒滞留，脉络瘀阻。

2．鼓膜穿孔

（1）辨病

① 鼓膜穿孔边缘不规则，周围有血迹，鼓膜或有充血，有外伤史为外伤性穿孔。

② 鼓膜穿孔呈圆形或椭圆形，边缘光滑，耳内流脓，听力下降为脓耳。

（2）辨证

① 鼓膜穿孔边缘不规则，周围有血迹，鼓膜或有充血，有外伤史多为气血瘀阻。

② 脓耳鼓膜穿孔位于紧张部穿孔较小，多为少阳风热；紧张部中等穿孔多为肝胆火热上扰；紧张部穿孔较大，多为脾经湿热或脾虚湿困；鼓膜松弛部或边缘穿孔多为脏腑虚损，邪毒蒸灼。

二、鼻病常见症状及体征的辨病与辨证

鼻病常见的症状及体征有：鼻塞、鼻甲异常、流涕、嗅觉障碍、鼻衄、头痛等。

1．鼻塞、鼻甲异常

（1）辨病：鼻塞是鼻病的常见症状，与鼻甲异常关系密切。鼻甲肿胀甚，则鼻塞重；鼻甲肿胀轻，则鼻塞轻；鼻塞主要见于伤风鼻塞、鼻窒、鼻渊、鼻槁、鼻鼽、鼻息肉、鼻腔肿瘤、鼻中隔偏曲等病。

① 鼻塞初起，鼻甲肌膜肿胀，喷嚏，流涕，嗅觉下降，伴外感风寒或外感风热症状，为伤风鼻塞。

② 鼻塞日久，鼻甲肌膜肿胀，嗅觉下降，鼻涕白黏或黄黏量不多，多为鼻窒。

③ 鼻塞重，鼻甲肌膜红肿，脓涕量多，嗅觉下降，中鼻道见积脓，伴头痛不适，为鼻渊。

④ 阵发性鼻塞，鼻甲肌膜肿胀色淡，喷嚏频频，流清涕，嗅觉下降，反复发作者为鼻鼽。

⑤ 鼻塞感，鼻干，嗅觉下降，鼻甲肌膜干燥，涕中带血丝，鼻腔宽大或有脓涕、痂皮为鼻槁。

⑥ 持续鼻塞，嗅觉下降，鼻腔见息肉或肿物，为鼻息肉、鼻腔肿瘤。

⑦ 一侧鼻塞，伴时出血，头痛，鼻中隔向该侧偏曲者，为鼻隔不正。

⑧ 小儿一侧鼻塞，流脓血臭涕，鼻腔见异物者，为异物入鼻。

（2）辨证

① 鼻塞初起，喷嚏，鼻涕白黏或黄黏，鼻甲肌膜红肿，全身见风热表证，为外感风热邪毒；若喷嚏，鼻涕清稀，鼻黏膜肿胀色淡，全身见风寒表证，为风寒外邪侵袭。

② 鼻塞重，鼻甲肌膜红肿，鼻涕黄稠量多，头痛较重，多为肝胆湿热或脾胃湿热上蒸。

③ 鼻塞日久，时轻时重或交替堵塞，下鼻甲肌膜肿胀色淡，表面光滑、有弹性，多为肺脾气虚，邪滞鼻窍；若持续鼻塞，下鼻甲肥大色暗红、表面凹凸不平、质硬，多为邪毒久留，气血瘀滞。

④ 阵发性鼻塞，鼻痒、喷嚏频频，流涕清稀，鼻甲肌膜苍白水肿，为肺、脾、肾虚，寒邪凝聚。

⑤ 鼻塞感，鼻甲肌膜干燥甚或萎缩，鼻腔宽大，痂涕积留，多为燥邪犯肺，灼伤鼻窍肌膜，或肺肾阴虚，脾气虚弱，鼻窍肌膜失养。

⑥ 小儿单侧鼻塞，流脓血涕味臭，无外感史，多为鼻腔异物滞留染毒而致。

2．流涕

（1）辨病：见“鼻塞、鼻甲异常”。

（2）辨证

① 鼻涕清稀，新病伴有表证者，多为外感风邪；久病，阵发性反复发作，多为肺、脾、肾虚，寒邪凝聚。

② 鼻涕黄浊，鼻甲肌膜红肿，多为肝胆、脾胃热盛；如涕黄浊量多，多为湿热上蒸。

③ 久病，鼻涕黏白，鼻甲肌膜肿胀色淡，多为肺气虚寒；若鼻涕黏白而量多，多为脾气虚弱；如黏黄多为郁热上灼。

④ 久病涕黄绿，或胶结成痂，鼻内干燥，多为肺脾气阴两虚，郁热久蒸，邪蚀肌膜。

3．头痛

（1）辨病：头痛多见鼻渊、鼻隔不正，见“鼻塞、鼻甲异常”。

（2）辨证

① 鼻病初起，头痛，鼻塞，流涕，喷嚏，多为外感风邪犯鼻。

② 头痛剧烈，流涕黄浊量多，鼻甲肌膜红肿，多为肝胆、脾胃热盛，邪热上蒸。

③ 鼻病日久，头钝痛或胀闷或昏重，涕黏黄或黏白量多，鼻甲肌膜肿胀色淡，多为肺脾气虚，湿浊上犯。

④ 头痛，伴鼻干，嗅觉下降，鼻甲肌膜干燥，多为燥邪犯肺，耗伤肺阴；若鼻腔宽大有脓涕、痂皮，为脾虚湿热郁蒸，邪蚀肌膜。

⑤ 鼻孔及鼻尖肌肤红肿疼痛，伴发颜面、上唇等处红肿，头痛剧烈，高热神昏，恶心，呕吐等，为热毒壅盛，入侵营血，疔疮走黄之证。

4. 鼻衄

(1) 辨病：鼻衄是多种疾病的常见症状，鼻科疾病主要见于鼻隔不正、异物入鼻、鼻槁、（以上疾病见“鼻塞、鼻甲异常”）鼻损伤、鼻咽癌、鼻腔或鼻咽部血瘤等病。还可见于内科或传染科一些疾病导致的鼻部出血症状。

① 因鼻部外伤引发鼻出血，为鼻损伤。

② 回吸鼻涕或擤涕涕中带血，伴一侧鼻塞，同侧耳胀闷，耳鸣，头痛，颈部肿块，鼻咽部见新生物，为鼻咽癌。

③ 鼻衄反复发作，出血量多，鼻腔或鼻咽部见暗红色血丝相囊肿物，为鼻腔或鼻咽部血瘤。

④ 其他科能引发动静脉压力增高、凝血功能障碍、血管张力改变的疾病均可导致鼻衄。

(2) 辨证

① 出血量少、色鲜红、点滴而下，多为肺经风热或燥热之邪灼伤鼻络。

② 出血量多难止，色鲜红或暗红，多为胃腑热盛，或肝火上扰。

③ 出血色淡红，渗渗而出，多为脾气虚弱，摄血失司；血色淡红而量不多，时出时止，多为肝肾阴虚，虚火上炎。

④ 夜间衄血，渗渗而出，多为阴虚火旺，或气阴两亏。

5. 嗅觉异常

(1) 辨病：见“鼻塞、鼻甲异常”。

(2) 辨证

① 鼻病初起，嗅觉下降，鼻塞，流清涕，鼻甲肌膜肿胀色淡，多为外感风寒之邪；若流涕黏白或黏黄，鼻甲肌膜肿胀红赤，多为外感风热邪毒。

② 鼻塞，嗅觉下降，鼻甲肌膜红肿，流涕黄浊，多为肝胆、脾胃热盛。

③ 鼻病日久，嗅觉减退，鼻甲肌膜肿胀色淡，流涕清稀，多为肺、脾、肾虚损，鼻失温养，寒邪凝滞；若流涕黏白，鼻甲肌膜肿胀甚，多为脾虚湿困。

④ 鼻病日久，嗅觉迟钝，鼻塞重，鼻甲肌膜肿胀硬实，色暗滞，表面凹凸不平，多为邪毒滞留，气血瘀阻。

⑤ 鼻病日久，嗅觉减退或丧失，鼻甲肌膜干枯甚或萎缩，为肺肾阴虚或脾

气虚弱，湿浊、燥邪或虚火犯鼻。

⑥ 嗅觉减退并逐渐加重，鼻内见肿物堵塞，肿物色淡多为痰浊凝聚；若肿物色暗滞，多为气血痰浊结聚。

三、咽喉病常见症状及体征的辨病与辨证

咽喉病常见的症状及体征有：红肿疼痛，咽干焮痒、异物梗阻感，声音异常及咽喉危候等。

1. 红肿疼痛

（1）辨病：红肿疼痛是咽喉病常见的症状，主要见于喉痹、乳蛾、喉痈、喉喑等病。

① 新病，咽喉红肿疼痛，吞咽时疼痛加重，以喉核红肿为主，为实证乳蛾；若以咽部肌膜红肿为主，为实证喉痹。久病，咽部微痛不适，喉核隐窝口见干酪样物，为虚证乳蛾；若以喉关或喉底慢性充血，或喉底见小瘰增生，为虚证喉痹。

② 咽喉疼痛剧烈，吞咽困难，一侧喉核及周围红肿，或一侧喉底红肿，或一侧颈部、颌下区肿胀，或会厌红肿，为喉痈。

③ 喉部微痛，讲话时加重，喉部肌膜红肿，为喉喑。

（2）辨证

① 病初起，咽喉红肿疼痛，全身见风热表证，多为风热外袭，邪在肺卫；若咽喉微痛、微肿色淡红，全身见风寒表证，多为风寒表证。

② 新病数日，咽喉红肿疼痛较甚，多为外邪壅盛传里，肺胃热盛。

③ 咽喉疼痛剧烈，吞咽困难，发病迅速，患处红肿高突，色深红，为肺胃热毒壅盛，火热上蒸；若红肿疼痛剧烈不减，为热毒壅盛，可致化腐成脓。

④ 病久，咽喉微痛不适，肌膜微红肿或色暗红，或喉底小瘰如帘珠状突起，或喉核潮红，上有细白星点，或见声带微红肿，多为阴虚虚火上炎。

2. 咽干焮痒、异物感

（1）辨病：咽干焮痒、异物感是喉痹、乳蛾、喉喑、梅核气等病的常见自觉症状。

（2）辨证

① 病初起，咽干、灼热、疼痛，痒咳，咽部肌膜微红肿，多为风热外袭；若咽部肌膜红肿，多为肺胃热盛，灼伤津液。

② 病久，咽干、痒咳、焮热，异物梗阻感，咽部肌膜微红肿，多为肺肾阴虚，虚火上炎。

③ 病久，咽喉痰黏着感，口淡不渴，胸闷恶心，咽部肌膜色淡，多为脾虚

湿困；若咽喉异物梗阻感，喉底小瘰增生色暗，喉核肥大，声带小结或声带色暗红，多为痰瘀凝滞。

④ 咽喉异物梗阻感，进食无碍，时轻时重，伴多疑或抑郁、心烦易怒者，多为肝气郁结、痰气交阻之证。

⑤ 咽喉异物梗阻感，逐渐加重，饮食难下，呼吸不畅，应注意咽喉、食道肿瘤。

3. 声音异常

(1) 辨病：声音改变常见于喉喑、喉痈、咽喉瘤、咽喉菌、喉癣等咽喉疾病。

① 新病，猝然声音嘶哑或失音，声带红肿，为急喉喑；声嘶日久，声带微红肿或增厚，或声带小结，或声带息肉，为慢喉喑。

② 新病，言语不清，如口中含物，咽喉肿痛，喉底或一侧喉关红肿隆起，为喉痈；久病，言语不清，如口中含物，咽部见肿物，为咽瘤或咽菌。

③ 声嘶日久，逐渐加重，甚或呼吸困难，喉部见肿物，为喉瘤或喉菌。

④ 声嘶日久，痰中带血，声带溃疡如虫蚀样，表面有腐物，肺部 X 光片见活动性结核病灶者，为喉癣。

(2) 辨证

① 病初起，言语不清，口中如含物，咽喉肿痛，吞咽困难，发病迅速，多为肺胃热毒壅盛。

② 新病，猝然声音嘶哑，甚则失音，喉部微痛、发声时加重，声带红肿，多为风热外袭；若声带红肿甚，上附黏黄痰，咳嗽痰黏稠难出，多为痰热上壅。

③ 声嘶日久，咽喉干痒、微痛，干咳少痰，午后尤甚，声带微红肿，多为肺肾阴虚，虚火上炎；若语音低粗费力，讲话不能持久，声带见小结、息肉或声带增厚色暗，声门闭合不良，多为气滞血瘀痰凝；若语音低微，讲话费力，声带松弛无力，闭合不良，伴乏力气短，多为肺脾气虚。

④ 声嘶日久，痰中带血，咽喉疼痛，午后潮热盗汗，颧红消瘦，声带溃疡如虫蚀样，表面有腐物，多为肺肾阴虚，虚火上灼，瘵虫侵喉。

⑤ 声嘶日久，逐渐加重，甚或呼吸困难，喉部见肿物，肿物色淡，表面光滑，多为痰浊结聚；若肿物色暗，呈结节样或菜花样多为气血凝滞，痰浊凝聚。

⑥ 突然失音，哭笑、咳嗽声音如常，检查声带、咽喉无异常，多为情志所伤，肝气郁结。

⑦ 妊娠后期，声音嘶哑，甚至失音，为“子喑”，多因肾精不足不能上输濡养咽喉。

4．咽喉病危候

（1）辨病：咽喉病危候主要表现为吸气性呼吸困难，常见于急喉风。

（2）辨证：咽喉红肿疼痛、声音嘶哑甚或失音、喉间痰声辘辘、呼吸声如拽锯、吞咽困难，严重者可发生呼吸梗阻、窒息死亡，多为热毒壅盛，痰浊上壅阻塞咽喉。

第十八章 耳鼻咽喉病的治疗概要

耳鼻咽喉科疾病治法甚多，但常用的主要有三类：即内治法，外治法，针灸与导引法等。由于疾病的证候是多种多样的，病理变化是错综复杂的，临床要善于运用四诊，抓住疾病本质，进行论治。在拟定各种治疗原则时，要注意到"治病必求于本"，"急则治标"，"缓则治本"，"正治与反治"，"扶正与祛邪"等治疗原则与方法，及"因人、因地、因时制宜"，以运用各种治疗方法和药物，方能取得良好疗效，达到解除病痛的目的。

第一节 耳鼻咽喉科常用内治法

内治法是应用内服药物，通过整体调理而达到治疗耳鼻咽喉疾病的目的。因为耳鼻咽喉诸窍属整体的一部分，其疾病的发生大多亦是整体机能失调在各官窍局部的反映，故内治法是治疗诸窍疾病的重要方法之一。

耳鼻咽喉科常用的内治法有疏风清热法、清热解毒法、利水渗湿法、行气散郁法、散瘀排脓法、活血通络法、祛痰通窍法、温阳补气法、滋阴补液法、益气升清法等。临床常多种方法配合应用。

一、疏风清热法

适用于耳鼻咽喉科表证，肺经风热、风寒等证。

1. 耳科

风热邪毒，侵犯耳窍，多见于耳病初起之时，邪在肌表，症见耳微痛、微胀、有堵塞感，听力减退等，全身症状或有恶寒发热头痛，舌质红，苔薄白，脉浮数等风热表证，宜用本法。用辛凉药物，以疏散风热，使邪热从肌表而解，常用方剂有银翘散、桑菊饮。银翘散清热解毒之力较大，桑菊饮解表宣肺止咳为良。常用药物有桑叶、菊花、薄荷、银花、荆芥等，荆芥属辛温解表，宜配清热药同用。

2．鼻科

外邪由口鼻而入，犯于肺卫，病初起，邪尚在卫表，宜用本法，以辛散解表药物使邪从表解。由于风邪有风热风寒之别，药性有温凉之差，所以本法有辛凉解表和辛温解表之分。如属风热之邪外袭，证见鼻塞，喷嚏，涕稠黄，鼻内肌膜红肿，治宜辛凉解表，疏风清热，方剂如银翘散，药物如蔓荆子、柴胡、牛蒡子、葛根、薄荷等。如属风寒之邪外袭，症见鼻塞，流清涕，鼻内肌膜肿胀、色淡白，或淡红，治宜辛温解表，散风祛寒，方剂如荆防败毒散、桂枝汤，药物如荆芥、羌活、防风、香薷、葱白等。

3．咽喉科

咽喉病初起，外邪侵犯，邪在肌表，尚未转里，多用本治则，外邪侵犯有风热、风寒之不同，故亦有相应治疗原则。风热邪毒侵犯，肺经有热，症见咽喉红肿微痛、灼热感，兼有发热恶风，头痛，咳嗽，脉浮数等，宜用辛凉解表药。方剂如疏风清热汤、银翘散，以疏散风热，使邪从表解。药物如蝉蜕、薄荷、桑叶、杭菊、牛蒡子、连翘、蔓荆子等。若为风寒之邪侵犯，邪束肺卫，症见咽喉淡红微肿或不肿，微痛哽哽不利，兼有发热恶寒，头痛，无汗，肢体酸痛，脉浮缓，苔薄白，治宜辛温解表。方剂如六味汤、桂枝汤加葛根、羌活，以疏散风寒，透表散邪。药物如荆芥、紫苏、羌活、桂枝、葱白等。

二、清热解毒法

适用于火热毒邪所致的耳鼻咽喉实证疾患，如气分证，气营两燔，脏腑火热诸证。

1．耳科

邪热外袭，治疗不当热盛传于里；或里热壅盛上灼而致的实证耳病，症见耳部疼痛较剧，耳膜红肿，或穿孔流黄脓，或耳道、耳后红肿、痈疖等，全身症见高热，头痛，口干，小便黄，大便结，舌质红，苔黄，脉弦数有力，宜用本法。用寒凉或苦辛药物，以寒凉清火解热毒，苦辛燥湿降泄发散，助以除热解毒，使里热得以清除。在耳科疾病中，根据热邪之不同，可分为：肝胆湿热炽盛，蒸灼耳窍，如脓耳、耳疖、耳根毒等。兼有胁肋胀痛，发热头痛，口苦，小便黄，苔黄腻等，可用龙胆泻肝汤，以清泻肝胆之火，除湿热。热毒侵犯所致的耳疖、耳疮等，可用五味消毒饮，以清热解毒，消散疔疮。若属邪犯心经，心火炽盛者，如黄耳伤寒，症见流脓臭秽，高热，头痛，呕吐，神昏谵语，颈项强直，抽搐等，可用清营汤、清瘟败毒散等，配用安宫牛黄丸、至宝丹，以清营凉血，清心泄热。若见憎寒壮热，嗜睡，神志不清，躁动不安，头痛，舌质紫暗，此属血瘀热，应配以逐瘀通络药。

2. 鼻科

用于热毒壅盛，蒸灼鼻窍，症见鼻窍肌膜红肿，或鼻部皮肤红赤，或溃烂或成脓，疼痛较剧。用药性寒凉，清解里热的药物，以热清毒解，疏风消肿，方剂如普济消毒饮，用于表证尚未全解者。或用黄连解毒汤，以苦寒泻火解毒，并导热下行，清上炎之火。药物如金银花、连翘、紫花地丁、蒲公英、龙胆草、天花粉、板蓝根、鱼腥草等。如病证初起，邪在表者常与疏风解表法同用。

3. 咽喉科

因于邪热壅盛，由表转里，或肺胃热盛，热困于里，热毒壅盛，上攻咽喉的病证，症见咽喉红肿疼痛较剧，高热头痛，口渴，舌质红，苔黄，脉数有力。临床上，根据热毒壅盛程度及所在脏腑不同而灵活使用，若热毒尚轻且兼有表证则用本法与辛凉解表药同用，如连翘、牛蒡子、薄荷、夏枯草、紫花地丁、金银花、菊花、蒲公英等，若邪热壅盛传里入胃，证见患部红肿疼痛加剧，高热苔黄厚腻，脉洪大者，宜用苦寒泻火解毒药物如黄连、黄芩、栀子、龙胆草等，若高热不退，烦躁神昏谵语，舌质红绛为热入营分，宜用清热凉血解毒药物如犀角、生地、红花、紫草等。

三、利水渗湿法

适用于耳鼻咽喉科，因脾肾两虚，水湿上泛清窍，而导致的诸证。

1. 耳科

由于湿浊邪毒停聚，上泛耳窍，发生耳流脓，或耳窍内有渗出液，耳部皮肤糜烂流黄水，寒水上泛的眩晕等，用甘淡或微寒的药物，以利水渗湿，或用辛温温阳药物，以温化水湿。临证有清利湿热，健脾渗湿，温化寒湿之不同。清利湿热，用于湿热合邪，上蒸耳窍，如属肝胆湿热，症见红肿流脓的耳疮，脓耳，可用龙胆泻肝汤，以清利湿热，解毒消肿。若湿重于热，耳窍肌肤糜烂流水，可用萆薢渗湿汤，以清热凉血利湿，常用药物如泽泻、车前子、木通、冬瓜仁、萆薢、地肤子、滑石等。健脾渗湿，用于脾气虚弱，湿困于脾，湿浊邪毒停聚耳窍，症见耳流脓日久，无红肿不痛，或久病耳内胀闭并有积液，可用参苓白术散，以补气健脾渗湿，常用药物如茯苓、生薏仁、扁豆等。温化寒湿，用于肾阳虚不能温化水湿，寒水上泛清窍所致的眩晕，泛恶，心下悸动，腰痛背冷，或耳窍不红肿，长流清液，宜温肾壮阳，散寒利湿，如真武汤，常用药物如苍术、细辛、桂枝、干姜、熟附子，常配入利水渗湿药中。

2. 鼻科

水湿停聚鼻窍，以致鼻窍肌膜肿胀，水湿不化而成为涕，水湿的产生有因热邪上犯而成的湿热，也有因肺脾虚不能化调水湿而成的湿浊。如属湿热上犯，症见鼻塞，肌膜肿胀色红，涕多黄浊，宜用性味甘淡平或寒的药物，以清利湿热，芳香化湿，方剂如加味四苓散或三仁汤，药物如车前子、泽泻、木通、冬瓜仁、萆薢等。如属湿浊停聚，症见鼻塞，鼻肌膜肿胀色淡，涕多色白稠或稀，治宜健脾益气，清利湿浊，方剂如参苓白术散，或苓桂术甘汤，以温化寒湿。药物如茯苓、薏苡仁、白术、扁豆等。

四、行气散郁法

适用于气滞、气郁所致耳鼻咽喉病证。

1. 耳科

邪毒壅阻耳窍，清阳之气不能上通清窍，兼之气血凝滞，出现耳窍闭塞，症见耳胀闷堵塞，耳鸣听力下降等，宜用芳香化湿，辛散辟邪，行气通窍的药物，以宣通清窍，使清阳之气直达窍内，如藿香、石菖蒲、青皮、香附、路路通、厚朴、郁金、白蔻仁等。耳科各种病证，多兼有邪毒壅滞窍内之病理表现，故本法是常用方法，配合其他各法，助以清窍内之邪。

2. 鼻科

鼻属肺系，为肺之外窍，肺主气，主宣发，行气散郁有利于清利鼻窍，常用方剂有苍耳子散，以芳香通窍散寒；桑菊饮，以芳香通窍。药物如苍耳子、辛夷花、石菖蒲、香薷、葱白等芳香通窍散寒药；杭菊、葛根、薄荷、桑叶、青蒿等芳香通窍清热药；藿香、佩兰、白豆蔻等芳香通窍化湿药。本法常配用于各种治法，以助祛邪清窍，引药上行。

3. 咽喉科

咽喉疾病，由于七情所伤，肝气郁滞，上逆咽喉，气滞则痰凝，痰气互结于咽喉，症见喉中如有物梗阻，吐之不出，吞之不下，饮食无妨碍，症状随情志波动而加重，检查咽喉未发现异常病变。治宜疏肝解郁，行气导滞，散结除痰，方剂如半夏厚朴汤，药物如青皮、香附、郁金、佛手、厚朴等。

五、散瘀排脓法

适用于耳鼻咽喉科火毒壅盛，化腐成脓诸证。

1. 耳科

邪毒蒸灼，肌腐成脓的耳疖、痈、脓耳等，宜用活血化瘀，清热排脓药物。临证有火热邪毒炽盛，及肝胆火热蒸灼的实证；或邪实正虚，邪毒久腐耳窍的虚证。实证，症见脓液多而稠黄，局部红肿疼痛，宜清热解毒，理气活血，散瘀排脓，可用仙方活命饮，使热毒清解，气血畅通，肿消痛止。虚证，症见耳流脓日久，时流时止，脓清量多，或兼黄稠，或痈疮溃后流脓久不愈合，局部不红肿，耳内虚鸣，听力不聪，宜补益气血，托里排脓，可用托里消毒散。常用药物有白芷、桔梗、花粉、生薏仁、冬瓜仁、穿山甲、皂角刺、白蔹等。若因肾虚，邪蚀骨质，流脓黑腐臭秽者，应配入活血散瘀，祛腐生新药物，如桃仁、红花、五灵脂、乳香、没药、马勃、泽兰等。

2. 鼻科

正虚邪实，邪毒壅滞窦窍，脓涕多而稠黄，或有臭味，时时流出不止，鼻塞头胀的虚性鼻渊等病证，宜用补益气血的药物，以补气养血，养阴益精，壮肾助阳，及用活血祛瘀药物，以托毒祛腐排脓。方药如托里消毒散或透脓散。药物如补益气血的黄芪、党参、白术、川芎、当归、白芍、熟地，祛瘀托毒的皂角刺、穿山甲、白芷、白蔹、桔梗、薏苡仁等。

3. 咽喉科

主要用活血散瘀，托里排脓的药物，对酿脓未成痈者，促其溃散，对已成脓者，促其穿破排脓。故对热毒壅盛，气血瘀滞，肌膜灼腐的喉痈，是其主要治疗方法。对正在酿脓的，宜活血散瘀，清热消散，用五味消毒饮加川芎、丹参、白芷、泽兰。若痈肿已成，治宜清热解毒，活血排脓，消肿散结，方剂如仙方活命饮，药物如穿山甲、皂角刺、白芷、当归尾、白蔹、青皮、丹参、红花、桔梗等。

六、活血通络法

适用于耳鼻咽喉科气血瘀滞，经脉瘀阻的诸症。

1. 耳科

脓耳日久，邪毒气血相互搏结，耳窍脉络闭塞，肌肉萎缩，出现口眼歪斜，面颊麻痹，宜用本法兼以补益气血与祛邪，可用补阳还五汤，以益气活血，疏风祛瘀，通络解痉。药物如赤芍、桃仁、全蝎、僵蚕、川芎、归尾、生地、蜈蚣、钩藤、地龙等。

2. 鼻科

用于气血停滞，经脉瘀阻的鼻病，证见鼻窍肌膜肿胀暗红，鼻甲肿实紫赤，凹凸不平，持续鼻塞，或鼻部肌肤红肿的疮疖等，用行气通络，活血祛瘀的药物以消散结聚，方剂如当归芍药汤，以调和气血，行滞化瘀。若属外伤造成鼻部瘀血肿胀，可用活血止痛汤，以活血逐瘀，行气消肿。若为红肿的疮疖，可用仙方活命饮，以行气活血，清热消肿。药物如行气的青皮、香附、郁金、路路通等，活血的丹参、桃仁、红花、泽兰、川芎等。

3. 咽喉科

邪结咽喉，气血瘀阻，喉核肿大，呼吸不利，或邪恋喉间，气血瘀阻而致声带充血、肥厚，甚或局部高突有小结或息肉形成，宜活血通络，方用桃红四物汤加胖大海、蝉蜕、玉蝴蝶、夏枯草、薏苡仁、茯苓等。

七、祛痰通窍法

适用于痰郁所致的耳鼻咽喉科病证。但痰有热痰、寒痰、瘀痰等不同，故应分辨用之。

1. 耳科

用于聚湿生痰，痰浊中阻，蒙闭耳窍，或痰郁化火，痰火上壅窍道，出现耳鸣耳聋、眩晕等症。若属痰浊中阻，症见头胀，胸闷，呕恶，心悸，舌质淡，苔白润，脉细弱，可用六君子汤，或半夏白术天麻汤，以健脾补气，除痰熄风。若属痰火上壅窍道，症见头昏，头重，胸闷脘满，口苦，舌质红，苔黄腻，可用加味二陈汤或清气化痰丸，以清热祛痰，行气化浊。

2. 咽喉科

咽喉诸病多为火热上炎，炼津成痰，即使是虚火，久煎津亏亦成痰浊，痰浊结聚咽喉，可阻遏气机，故痰浊是咽喉诸证病理变化之果，又可为咽喉诸病证之因。咳嗽，咽喉红肿，呼吸气促，甚者喉中有痰鸣音，宜用性味寒凉的化痰药物，如瓜蒌、贝母、竹茹、葶苈子、前胡等。若咳嗽痰多黏白，咽喉肿胀，多属寒痰，宜用性味辛温的燥湿化痰药物如半夏、陈皮、白前、皂角刺、天南星等；若见痰鸣气逆的重证，宜用代赭石、胆南星、竹沥、天竺黄等，或配用探吐法。

八、温阳补气法

适用于耳鼻咽喉科阳气虚弱之证。

1. 耳科

因久病不愈，气血两伤，气血不能荣上，耳窍失养所致的虚性耳病，如血虚之旋耳疮，气虚之耳闭，气血不足之脓耳、耳鸣耳聋、眩晕等，宜用本法，用性味甘平的药物，以补益气血，扶正祛邪。常用方：气虚者，如补中益气汤，以调补脾胃，升阳益气。若兼有湿邪，可用参苓白术散，以补气渗湿。血虚者，如四物汤，以养阴补血。若气血两虚者，可选用八珍汤，以健脾补益气血，或选归脾汤，以养心健脾，益气补血。常用益气药，如党参、黄芪、白术、炙甘草、山药。补血药，如当归、熟地、黄精、枸杞子、何首乌等。肾阳虚，症见面色苍白，形寒肢冷，腰膝酸冷，舌淡苔白，脉沉细，宜用性温味甘的壮阳药物，以补肾壮阳，方剂如附桂地黄丸、补骨脂丸，药物如补骨脂、锁阳、淫羊藿、熟附片、肉苁蓉等；若为肾阳虚，寒水停聚，宜用真武汤以温肾壮阳，散寒利水。

2. 鼻科

肺脾气虚，或兼邪毒所犯而致的慢性鼻病，症见鼻黏膜苍白，喷嚏，流清涕，或肌膜萎缩，鼻窍宽大，治宜用本法。在辨证治疗上，可分肺气虚或脾气虚。肺气虚，症见鼻黏膜苍白，喷嚏，流清涕，或有声低气短自汗者，宜温补肺气，祛散寒邪，方剂如温肺止流丹。若属肺脾气虚，多有纳呆腹胀，肢困，便溏，宜健脾补肺，补气敛气，方剂如四君子汤加北芪、五味子、辛夷花。见于鼻腔宽大，肌膜萎缩的肺气虚，多有鼻腔干燥，痂皮多，带血丝，咽痒，讲话乏力，宜养阴润燥，宣肺散邪，方剂如清燥救肺汤；若属脾气虚，多有涕如浆如酪，有腥臭味，纳呆腹胀，疲乏少气，便溏，宜补中益气，健脾补肺，方剂如补中益气汤。药物如党参、黄芪、白术、茯苓、山药、大枣等。用于肾阳虚的慢性鼻病，症见鼻黏膜色淡白、肿胀，涕清稀，喷嚏，面色苍白，形寒肢冷，腰膝酸冷，用性味偏温热的药物，以壮肾阳，方剂如桂附八味丸或右归饮，药物如补骨脂、肉苁蓉、淫羊藿、菟丝子、锁阳等。

3. 咽喉科

阳气虚而致的咽喉疾病，包括肾阳虚、肺气虚。肾阳虚，症见咽痛或不适，吞咽有阻碍感。咽喉不红不肿，疼痛多在午前，可有面色苍白，唇淡口和，手足冷，大便溏等证，治宜温补肾阳，方剂如附桂八味丸或右归丸，药物如补骨脂、淫羊藿、肉苁蓉、锁阳、菟丝子等。肺气虚，症见咽喉淡白，干痒不适，声音低弱，声嘶，并有食少困倦，少气懒言，动则气喘，咳嗽痰稀，自汗等，治宜升阳益气，方剂如补中益气汤或保元汤，药物如黄芪、党参、白术、大枣等。

九、滋阴补血法

适用于血虚，阴津亏虚所致的耳鼻咽喉病证。血虚者，多表现在心肝，治宜滋补养血；津亏，阴虚者，多表现在肺肾，治宜滋阴生津；兼虚火者，又宜滋阴降火。

1. 耳科

肾脏亏损，耳失濡养，功能失常，或为邪毒所犯，滞留耳窍的耳鸣、耳聋、耳闭、脓耳、眩晕等，宜用本法。肾虚所发生的耳病，有阴虚和阳虚之不同。肾阴虚，症见目眩，腰膝酸软，健忘少寐，五心烦热，盗汗，舌红少苔，脉细数，宜用味甘微寒的滋阴药物，以补肾养阴，方剂如六味地黄丸，药物如旱莲草、女贞子、熟地、龟板、鳖甲、冬虫夏草等。虚火旺盛者，宜知柏地黄丸，以增强其滋阴降火之力，药物如知母、花粉、天冬、石斛、玉竹等。

2. 鼻科

滋肾阴，用于肾阴不足的慢性鼻病，如鼻内肌膜淡红，涕稀，嗅觉减退，头晕，耳鸣，耳聋，腰膝酸软，用性味甘平，或甘微寒质润的补益阴精药物，以滋补肾阴，方剂如六味地黄汤，若虚火旺盛，宜大补阴丸，以滋肾阴降虚火。药物如女贞子、旱莲草、桑椹、枸杞子、黄精等。

3. 咽喉科

用滋养阴液药物，养肾阴润肺津，以降上炎咽喉之虚火，用于肾阴虚，虚火上炎，肺阴耗损，燥热伤阴之咽喉病证。如肾阴虚，虚火上炎，症见咽喉淡红、微肿或微痛，晨轻暮重，讲话时觉痛涩，或兼有腰酸，耳鸣，怔忡盗汗等肾阴虚之证。宜滋养肾阴，潜降虚火，方剂如知柏地黄丸、大补阴丸，药物如女贞子、旱莲草、龟板、山萸肉、知母等。若为肺津耗伤，阴虚肺燥，症见咽喉干焮不适，微痛，痒咳，咳嗽痰稠，精神疲乏，讲话费力等肺阴虚之证，治宜滋养肺阴，生津润燥，方剂如甘露饮、养阴清肺汤，药物如天冬、麦冬、玉竹、石斛、沙参、芦根、天花粉等。

十、益气升清法

适用于耳鼻咽喉科因清阳不升，浊阴不降而出现的病证。

1. 耳科

多用于气虚耳窍失充之耳鸣耳聋、耳眩晕等病。方剂如补中益气汤，益气聪明汤，药物如黄芪、党参、白术、炙甘草、升麻、葛根、当归、柴胡等。

2. 鼻科

多用于气虚鼻窍失煦或气虚邪滞鼻窍之鼻鼽、鼻窒、鼻槁等证，多配合芳香通窍法使用，方剂如玉屏风散、温肺止流丹、参苓白术散等。药物如黄芪、党参、白术、炙甘草、山药、苍耳子、白芷、辛夷、川芎、石菖蒲、藿香等。

3. 咽喉科

用于气虚咽喉失养之乳蛾、喉痹、慢喉喑等病。方剂如补中益气汤，药物如黄芪、党参、白术、陈皮、茯苓、甘草等。

第二节　耳鼻咽喉病的常用外治法

外治法是指与内治法相对而言的治疗方法，正如《素问·五常政大论》所谓“上病下取，内病外取，以求其过”的说法。它是利用手法或药物配合一定的器械等施于患者体表或孔窍患病之处，以达到治疗目的一种手段。

由于外治法是直接作用于患病局部，直捣病所，迅速消除病痛，故外治法是耳鼻咽喉科的重要治法之一。

耳鼻咽喉科外治法包括清洁法、吹药法、滴药法、涂敷法、含服、含嗽法、喷雾吸入法、热熨法、刺破排脓法、烙法等。

一、清洁法

清洁法主要适用于耳科，用中草药的煎剂清洗患处脓液和痂块，起到清热解毒，除腐收敛，清洁创面的作用。清洗药液可分清热解毒，除湿止痒，及收敛清脓之不同。若局部红肿疼痛的实热证，可选用清热解毒药物，如板蓝根、蒲公英、黄柏、野菊花等煎水清洗；若局部糜烂，流水瘙痒，可用除湿解毒止痒的药物如蛇床子、如意花等煎水清洗，如流脓日久，可用收敛清脓药物，如30%白蜡或五倍子煎水洗。

二、吹药法

吹药法是用纸筒或喷粉器，将药粉少许直接吹入患处，以达到治疗目的。

1. 耳科

吹药法主要适用于耳流脓较少，耳廓、耳道糜烂等，吹药前应洗净患处。如患处红赤，疼痛较甚，流脓黄稠，宜用烂耳散，以泻热解毒，消肿清脓。若流脓较多，或黄或黏，或糜烂渗液，宜用冰硼散，以清热解毒，除腐敛脓干水。若耳道耳廓糜烂，黄水渗流不停，可用红棉散，以解毒敛水，祛腐生新，若耳内有豆腐渣样物，有腥臭味，宜用耳灵散，以除湿解毒，祛腐排脓。吹药时不宜吹入过多，以免药物堆积，妨碍脓液引流。

2. 鼻科

将药粉研至极细，轻轻吹入鼻腔，患者暂时停止呼吸，以免将药粉喷出或吸入，引起呛咳。若因风热邪毒侵犯，症见鼻肌膜红肿，鼻塞，流黄浊涕等，治宜疏风清热，解毒通窍，如冰连散；若因风寒邪毒侵犯，宜用祛风散寒，辛散通窍之法，如碧云散，若见鼻腔出血，治宜敛血止血，如百草霜、血余炭、地榆、马勃粉等。

3. 咽喉科

将药末吹于咽喉患部，是治疗咽喉各种疾患常用的有效治疗方法，可根据病情不同分别采用。咽喉红肿疼痛或喉核红肿者，属风热实证或肺胃里热壅盛之证，治宜清热解毒，消肿止痛，如冰麝散、珠黄散。如喉核体表面有黄白腐物，或咽喉肌膜溃烂，表面有腐物，属邪毒灼伤咽喉之证，治宜祛腐生肌，除湿消肿，药物如冰硼散。若为痰浊结聚，气血凝聚的肿瘤，治宜祛痰散结，活血散瘀。吹药前应先漱涤口腔，然后用喷粉器将药粉少许喷入咽喉，动作要轻快，要求药粉撒布均匀，布及患处周围，每天吹药5～6次，药粉要研为极细末，药粉中多有芳香药物，要注意密封储藏，以防气味走散，降低药效。

三、滴药法

滴药法即将药液滴入患处，可起到直接治疗作用，常用于耳及鼻腔疾病。

1. 耳科

用于窍道红肿，耳内流脓，耳痒、糜烂等。用清热解毒，收敛去湿，辟邪止痛除痒作用的药液滴入耳内。如耳红肿流脓，或糜烂渗液，或疖疮等，可选用黄连滴耳液、鱼腥草液等，以清热解毒，收敛去湿。耳痒、耳内有霉菌样渗液，用七叶一枝花酒精滴耳，以辟邪止痒。

2. 鼻科

有以辛散风邪通窍为主的，如滴鼻灵，葱白滴鼻液，用以治疗外邪而致的鼻病。有以扶正袪邪，滋润肌膜为主的如苁蓉滴鼻液，生蜂蜜等，用以治疗慢性虚证鼻病。

四、涂敷法

涂法是指用水、油或醋将药粉调成稀薄如浆状，直接涂于患处，干后再涂，药物易于吸收。敷法是用浓稠成膏状的药物，较厚地铺于患处，药效作用持久。用湿毛巾敷患处应属敷法。

1. 耳科

耳道、耳廓或周围皮肤红肿流水，所用药物宜清热解毒，袪瘀消肿，如外耳道疖用黄连膏或紫金锭开水涂。耳廓或耳周糜烂，黄水淋漓者，用青黛散或枯石散调敷，以清热除湿，消肿止痒。

2. 鼻科

鼻尖红赤或鼻孔糜烂，用清热解毒药物涂敷，如四黄散、紫金锭、金黄散、水调散等用水或蜜调外敷患处。鼻内肌膜糜烂，干燥出血，治宜清热解毒，润燥生肌，如金黄膏、玉露膏。鼻衄时，可以冷湿毛巾敷于鼻部，以协助止血。鼻外伤，鼻部瘀血肿胀超过24小时，可敷湿热毛巾于局部以促使血瘀消散。

3. 咽喉科

用药物敷贴于面颊、颈的患部，或循经所取部位，以起到治疗作用。如咽喉病，致面颊红肿痛，用清热解毒，消肿止痛药物，如四黄散、金黄散外敷。若因阳虚所致的虚性咽喉病，用吴茱萸末或用附子捣烂敷涌泉，有引火归原的作用，可达到治疗目的。

五、噙化法

将药物制成丸或片剂，含于口内，慢慢溶化，使药物较长时间地浸润于咽喉患处，在古代也有用药液含咽。含咽的丸、片，有清热解毒，除痰消肿，清利咽喉的作用，如铁笛丸、润喉丸、西藏青果等。

六、含漱法

用药液洗涤口腔，以清洁患部。有以祛风清热解毒为主的漱口方；有以祛腐解毒为主的甘草杭菊枯矾方（甘草、杭菊各1.5g，枯矾10g，煎水）。

七、喷雾吸入法

喷雾吸入法，是将药液加热，蒸气吸入。

1. 鼻科

蒸气熏鼻法是将药物水煎加热，通过药物的蒸气，熏蒸于鼻窍，以达到治疗目的。一般可用辨证施治处方，于煎煮时或内服之前乘热以鼻吸入蒸气，若鼻塞不闻香臭，宜用芳香通窍药物，如苍耳子散。

2. 咽喉科

喷雾的药液，有以芳香辛散，温补祛邪为主的，如鼻窦灌注液，雾化吸入，或细辛、紫苏、香薷各10g煎煮，将其蒸气吸入口咽，以疏风散寒，行气利咽，多用于治疗慢性或虚寒性咽喉病。有以清热解毒消肿为主的，如鱼腥草、金银花、蒲公英、薄荷各10g，煎煮，吸入蒸气，以疏风清热，利湿消肿。

八、热熨法

用芳香性药物加温，布包裹熨耳周，或煎煮药液，然后布蘸药液，绞干熨耳周，以温通经络，辛散开窍。如耳内胀塞疼痛，用食盐、木香、葱炒热，布包熨耳周，或藿香、苍耳子、磁石煎水，布蘸水绞干，热熨耳周，治虚性耳鸣。

九、刺破排脓法

1. 耳科

用于耳部疖肿痈等成脓未破之症，刺破前用酒精消毒患处皮肤，用三棱针刺破脓头排脓。

2. 咽喉科

用于成脓的喉痈，以三棱针或小刀尖，在脓肿高突的地方，或在脓肿下方，刺破排脓，注意穿刺或破开时不宜过深，引起不良后果。

十、烙法

适用于乳蛾及石蛾。用特制烙铁，烙铁头直径一般为0.5～1.0cm，大小不等，形状各异，以直径为0.1cm，长20cm的钢条铆接。将烙铁头在酒精灯上烧红，蘸香油后，迅速烙于喉核上，可反复烧烙，至喉核平复为止。

第三节　耳鼻咽喉病的针灸及其他治法

一、针灸疗法

针灸可以治疗多种耳鼻咽喉科疾病，如耳胀、耳鸣、耳聋、鼻塞、鼻鼽嚏、急性咽喉疾病等。通过针灸可以调节气血阴阳，疏通经络，扶正祛邪，促使病愈。针灸在耳科疾病中的运用主要有针刺、艾灸、水针（穴位注射）及耳针等。

1. 针刺法

（1）耳科针刺法：针刺治疗耳病的取穴一般采用耳局部与全身远端相结合的原则，其中尤以手足少阳经穴为常用。针刺应按辨证施治的原则进行，实热证用泻法，虚寒证用补法，依照病情的需要，采用在得气后出针或留针，留针时间，一般在10～20分钟，在针刺程度上，有强刺激、中等刺激，或弱刺激之不同，临床治疗时宜注意：在治疗耳鸣、耳聋时，多取穴听会、上关、侠溪、阳陵泉、后溪、天窗、天容、听宫、中渚、外关、四渎、会宗等；在治疗耳眩晕时，多取穴率谷、颔厌、正营、丰隆、通天、肝俞、申脉、百会、神庭、神门、内关等；口眼歪斜多取穴上关、完骨、阳白、四白、地仓、颊车、颧髎、人中、大椎、承浆、曲池、合谷、迎香等。

（2）鼻科针刺法：鼻科针刺多选择与鼻有关系的经络穴位进行针刺，根据穴位所在部位的不同，有直刺、斜刺、平刺。针刺深度在0.3～1.0cm之间，针刺手法，常用的有提插法、捻转法、补法与泻法，针刺得气后，留针与出针等之不同，应根据病情与穴位不同而定。在治疗鼻衄时，多取穴天府、少商、二间、合谷、偏历、禾髎、巨髎、足通谷、印堂等；在治疗鼻塞时，多取穴禾髎、迎香、眉冲、曲差、承光、通天、玉枕、天柱、至阴、目窗、承灵等；在治疗鼻渊时，多取穴迎香、风池、囟会、上星、鼻通等。

（3）咽喉科针刺法：一般多用于热性咽喉病，病势急速，暴肿红赤，阻塞咽喉，呼吸困难，声音不出，汤水难下之症。根据不同病情，所选取的穴位和采用的手法也不同，实证用泻法，以疏散邪热，减轻疼痛及阻塞症状；虚证一般多用补法以疏通经络，补益气血等。在治疗咽喉肿痛时，多取穴列缺、经渠、太渊、鱼际、少商、商阳、三间、合谷、温溜、曲池、人迎、水突、气舍、内庭、厉兑、少泽、前谷、天窗、天容、涌泉、太溪、关冲、液门、中渚、阳池、足窍阴、风府等；在治疗暴喑时，多取穴支沟、三阳络、四渎、哑门、天突、天鼎、扶突等；在治疗吞咽困难时，多取穴廉泉。

2. 艾灸法

是通过药气及温热刺激，起到温经通络，行气活血，逐寒祛湿，回阳救逆，补虚升陷之作用。

（1）耳科艾灸法：多用于虚寒性耳病。如耳鸣耳聋、耳眩晕等病，常用艾条悬灸法，将点燃一端的艾条，接近穴位1寸左右，以患者感到灼热为度，时间约5～10分钟，耳鸣耳聋可选穴百会、翳风；耳眩晕可选穴百会。

（2）鼻科艾灸法：亦多用于虚寒性鼻病，多采用悬灸法，临床上常用穴位有膈俞、上星、悬钟、合谷、百会、列缺、囟会、鼻通、迎香、风池、印堂等。

（3）咽喉科艾灸法：多用于虚寒性喉痹、喉喑等，常用悬灸穴位有足三里、合谷、曲池、内庭、少泽、涌泉、外关、天突、天容等。

3. 水针法

亦称穴位注射法，即将药液注射于一定的穴位上，使药物通过经穴而起作用。根据病情，可注入调补气血，滋养经络，行气活血等药物，如当归、丹参、鱼腥草、徐长卿、穿心莲、红花、川芎等注射液，每次选用1～2穴，每穴注入药物0.5～1ml，临床操作，出现针感后，回抽无血，即可将药物注入，每日或隔日一次，一般5～10次为1疗程。

（1）耳科水针法：本法多用于耳鸣、耳聋、耳胀、耳闭等病。常用位于耳周附近的穴位，如听会、上关、下关、完骨、颊车、天容、颧髎、天牖、翳风、瘈脉、颅息、禾髎、耳门等穴。虚证疾病或气血瘀滞者，用调补气血，滋养经络，行气祛瘀的注射液，如当归、川芎、红花等注射液。实证疾病，邪热壅盛者，用清热解毒，利湿消肿注射液，如鱼腥草、穿心莲等注射液。

（2）鼻科水针法：实证热证，多选用鱼腥草、红花、丹参等注射液，以清热解毒凉血，虚证选用当归、川芎等注射液，以补血养血。其针刺穴位同体针大体相同。此外，尚可行下鼻甲注射疗法。常用如复方丹参注射液、清热解毒注射液、鱼腥草注射液等。

（3）咽喉科水针法：选用治疗咽喉病所需药物，注入穴位，以达到针刺和药物双重治疗作用。常用穴位有曲池、人迎、脾俞、肩井、天突、孔最、天窗、扶突等穴。药物选择有虚证和实证之不同，实证可选用丹参、红花、鱼腥草、柴参、板蓝根等注射液。虚证可用当归、川芎等注射液，注射方法同耳科和鼻科方法。

4. 耳针法

耳针就是用针刺或其他方法刺激耳穴，是防治疾病的一种方法。目前多用于治疗耳鸣、耳聋、耳痛、眩晕及耳部慢性疾患。耳针的取穴，有“以痛为腧”的方法，即在耳部寻找压痛点，进行针刺，效果较好。耳针的操作方法有二：第一，针刺，在常规消毒下，用短毫针，采用直刺或斜刺的方法，以左手固定耳廓，右手轻轻捻转进针，深度以穿破软骨，但不透过对侧皮肤为度，可留针15~30分钟，捻针刺激2~3次，每周隔日针刺1次。第二，埋针，用特制的图钉型揿针，在常规消毒下，用小镊子夹持针柄，针尖垂直刺入穴位，胶布固定。埋针时间一般为3~5天，每天可用手挤压数次，以增强刺激，提高疗效。

（1）耳科耳针法：常用穴有肾、内耳、内分泌、皮质下、枕等。治疗耳鸣耳聋多取肾、内耳穴；治疗口眼歪斜多取口、颊穴；治疗耳流脓多取内分泌、枕、耳尖穴。

（2）鼻科耳针法：常用穴位有鼻、内鼻、肺、大肠、胆、脾、胃、肾上腺等。治疗鼻塞多取外鼻、内鼻穴；治疗鼻渊多取内鼻、肾上腺、额穴；治疗鼻鼽取肾上腺穴；治疗鼻槁、鼻衄取屏间穴。

（3）咽喉科耳针法：常用穴有咽喉、扁桃体、耳下根、心、耳神门、屏间、下屏尖等。治疗急乳蛾多取咽喉、扁桃体、下屏尖穴；治疗急喉痹多取咽喉、心、耳神门、屏间穴等；治疗急慢喉喑多取咽喉、耳下根、心、耳神门等穴；悬雍垂水肿多取屏间、下屏尖穴。

除上述常用针刺、艾灸、水针、耳针等针灸手法外，还包括刺络放血法，如在治疗急性咽喉病中，表现为病热急速，暴肿红赤，咽喉阻塞，呼吸困难时，可用三棱针速刺两手少商穴或商阳穴出血，亦可选用十宣穴，左右各1~2穴，速刺、放血，以利泄热，消肿止痛；如患处红肿高突明显者，宜在患处刺入1分钟，刺3~4针，出血泄热可排出瘀血，以使咽喉不适感减轻或消失。

二、推拿导引法

本法具有疏通经络，运行气血，舒畅筋骨，导邪外出的作用。按摩又推拿，是在人体体表特定的穴位，特定的部位上进行按、摩、推、拿等手法，以调节机体生理、病理状况，从而达到防治疾病的目的。导引又称道引，是通过特定的躯体运动并配合呼吸气息的自我调节来达到防治疾病的目的。如健身操、保健气功、自我按摩等形式均属导引的范畴。现介绍按摩导引在耳鼻咽喉科疾病治疗方面的应用。

1. 耳科推拿导引法

（1）咽鼓管自行吹张法：此法早在《内经》中就有记载，《保生秘要》描述得更加具体："定息以坐，塞兑，咬紧牙关，以脾肠二指捏紧鼻孔，睁二目，使气串耳通窍内，觉哄哄有声，行之二三目，窍通为度。"其方法是调整好呼吸，闭唇合齿，用拇、食二指捏紧双前鼻孔，然后用力鼓气，使气体经咽鼓管咽口进入中耳内。此时可感觉到耳膜突然向外膨出，并有哄然之声。此法除用以治疗耳闭外，还可用以检测耳咽管是否通畅。

（2）鼓膜按摩术：用于治疗耳闭之耳鸣、耳聋、耳膜内陷。《景岳全书·卷二十七·杂证谟》说："凡耳窍或损或塞，或震伤，以致暴聋或鸣不止者，即宜以手中指于耳窍中轻轻按捺，随捺随放，随放随捺，或轻轻摇动，以引其气，捺之数次，其气必至，气至则窍自通矣。凡值此者，若不速为引导，恐因渐闭而竟至不开耳。"其法是用中指尖插入外耳道口，轻轻按压，一按一放，或中指尖在外耳道内轻轻摇动十余次，待外耳道的空气排出后，即突然拔出，如此重复十次。可用于治疗耳闭、耳膜内陷等。

（3）鸣天鼓：用于防治耳聋耳鸣。如《内功图说·十二段锦总诀》述："右左鸣天鼓，二十四度闻"，"记算鼻息出入各九次，毕，即放所叉之手，移两手掌擦耳。以第二指叠在中指上，左右放下第二指，重弹脑后。要如击鼓之声，左右各二十四度，两手共弹四十八声，仍放手握固"。其方法是调整好呼吸，先用两手掌按摩耳廓，再用两手掌心紧贴两外耳道，两手食、中、无名、小指对称地横按在枕部，两中指相接触，再将两食指翘起叠放在中指上，然后把食指从中指上用力滑下，重重地叩击脑后枕部。此时可闻及洪亮清晰之声，响如击鼓。先左手24次，再右手24次，最后双手同时叩击48次（图18－1）。每天可多次施行，长期坚持。有防治耳鸣及聪耳防聋之效。另有《遵生八笺》的击探天鼓，与鸣天鼓相似，谓："天鼓者，耳中声也。举两手心紧按耳门，以指击其脑户。"方法是将双手的掌心紧按双外耳延口，使外耳道暂时处于封闭状态，然后将放在枕部的双手手指叩击脑后枕部。

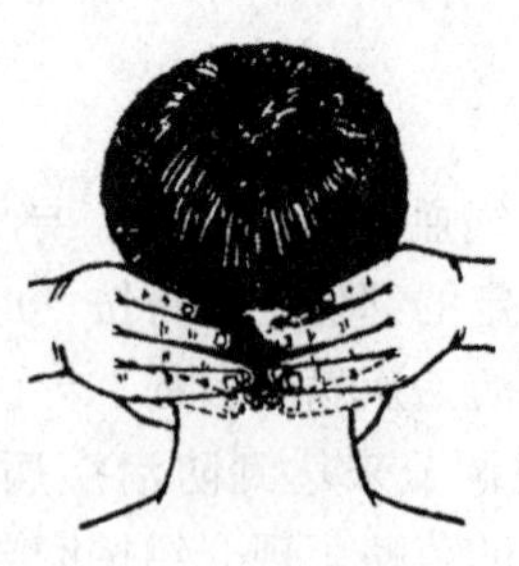

图18－1　鸣天鼓

（4）治耳聋导引法：《保生秘要·卷三》说："凡搓掌心五十度，热闭耳门、空观。次又搓又闭又观，如此六度。耳聋皆如此导法。"其方法是双掌快速磨擦50次，然后趁热分别掩盖在双耳门上，同时凝神空思，做到目无所见，脑无所想。如此6遍。《诸病源候论·卷二十九·耳病诸候》也引用了《益生方》几种导引法以治疗耳聋，如"坐地交叉两脚，以两手从两脚中入，低落头叉颈上，治久寒不能自温，耳不闻声"，"脚着项上，不息十二通，必愈大寒不觉暖热，久顽冷患，耳聋目眩"。其大意是：双脚交叉，席地而坐，双手从两腿腘窝处伸入，然后，低头将颈项放于双膝之间。

（5）耳的按摩：根据耳病的辨证分型，分别选用温、通、补、泻、汗、和、散、清等治疗法则，选取不同的穴位，采取不同的手法，而进行按摩治疗，如耳鸣耳聋，可采用揉印堂，开天门，摩听宫、翳风，揉百会、风池、合谷，推大椎、肾俞等手法。耳眩晕实证宜摩涌泉、推大椎、揉囟会等；虚证宜揉百会、合谷，按揉足三里等。此外，还可以手摩搓耳轮、耳周，不拘遍数，早晚各一次，有防聋、治聋、息鸣之效。

2. 鼻科推拿导引法

（1）治鼻塞不闻香臭法：用于治疗鼻窒、鼻鼽、鼻息肉、鼻渊之鼻塞不通，不闻香臭等。《杂病源流犀烛·卷二十三》引《养生方》曰："常以手中指（即中指端螺纹面），于鼻梁两边揩二三十遍，令表里俱热，所谓灌溉中岳，以润肺也。"《保生秘要·卷三》亦云："用中指尖于掌心搓令极热，熨搓迎香二穴，可时搓时运，兼行后动，此法并治不闻香臭。"此方法与《杂病源流犀烛》所述相似，即用中指端螺纹面在掌心搓之极热，然后迅速按于迎香穴上熨运，时搓时运，反复施行。临床上，将双手掌握成空拳，拇指微曲自然放于食指外侧缘，用双拇指指背按于鼻梁两侧，自鼻根至迎香，往返摩擦至局部有热感为止，接着由攒竹向太阳穴推运，至局部有热，最后揉按太阳穴30次。

（2）治鼻塞、多涕法：《诸病源候论·卷二十九·鼻病诸候》还引用《养生方》说："端坐伸腰，徐徐以鼻内气，以右手捻鼻，除目闇泪苦出。徐徐闭目吐气，鼻中息肉，耳聋亦解除。"方法是端坐，腰背挺直，闭口用鼻孔用力吸气，然后用右手捻按鼻孔，闭目张口缓缓吐气。此法可将鼻涕从后鼻孔吸出，临床上仍有实用价值，特别是鼻塞伴有耳胀之耳鸣耳聋者，更宜用之。

（3）治鼻衄法：多用掌心蘸冷水拍打前额及后颈部，持续1～2分钟，多可自止；或用手指揉按患者前发际往上5分～1寸处之神庭、上星穴，或紧捏一侧或双侧鼻翼，以达到止血目的。也可令患者双足浸于温水中，或以大蒜捣烂，敷于足底涌泉穴上。《保生秘要·卷三》亦载有止鼻衄导引法："开二目，鼻朝天，吸气得法，咽吞，如此久吸久咽，血见津而自回，兼行后功，气脉自和也。"

3. 咽喉科擒拿导引法

（1）擒拿法：常用于急性咽喉疾病，有咽喉肿胀，疼痛剧烈，吞咽困难，汤水难下，痰涎壅盛，口噤难开等症状者。能调和气血，疏通经络，减轻症状，以便进食汤药或稀粥。其方法有多种，常用的有单手擒拿法与双手擒拿法。单用擒拿法：操作时嘱患者正坐，手向一侧平举，拇指在上，小指在下。术者站于患者手之侧面，用与患侧同侧手的食、中、无名指紧按患者鱼际背部（相当于合谷穴处），小指扣于腕部，拇指与患者拇指螺纹相对，并用力向前压紧，另一手拇指按住患者术侧锁骨上缘肩关节处（相当于肩髃穴处），食、中、无名指紧握腋窝处，并用力向外拉开。如此反复多次，此时患者咽喉疼痛明显减轻，助手则可将汤药或稀粥喂给患者缓缓咽下（图 18－2）。

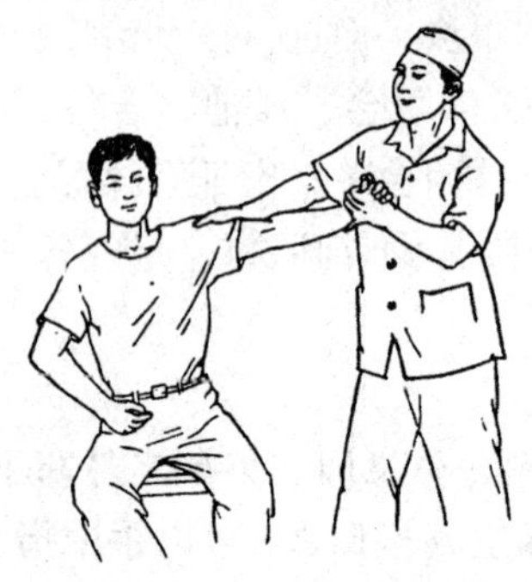
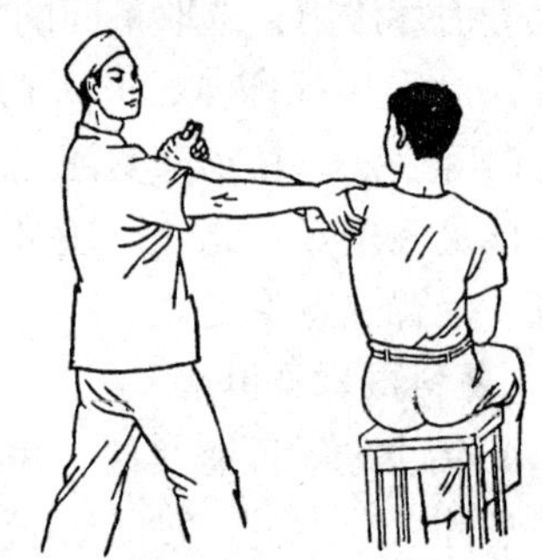

图 18－2　单侧擒拿法

双侧擒拿法：患者坐在没有靠背的凳上，术者站在患者背后，用两手从患者腋下伸向胸前，并以前、中、无名指按住锁骨上缘，两肘臂压住患者胁肋。术者胸部贴紧患者背部。位置固定好后，两手用力向左右两侧拉开（沿锁骨到肩胛），两肘臂和胸部将患者胁肋及背部压痛，三方面同时用力，以使患者咽部松动，便于吞咽，助手则可将汤药和稀粥喂给患者缓缓咽下（图 18－3）。施术时注意患者全身情况，术者用力须恰当，不可过于粗暴。

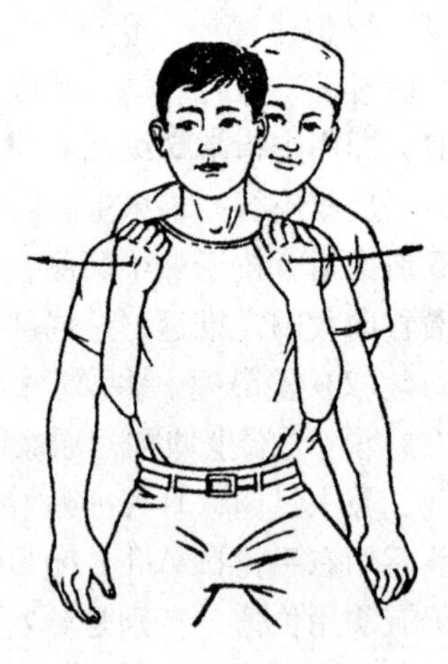

图 18－3　双侧擒拿法

（2）提刮法：包括提法和刮法。原是治疗痧胀和其他实热证的方法，在咽喉科中常用于治疗急性实热证咽喉病，有透发热毒，疏通脉络，解郁祛邪的作用。提法，俗称“提痧”、“拧痧”。方法是用食指和中指第二节蘸香油或水后，夹住皮肤，将其提起，然后让其自然弹下，反复数次，至局部皮肤呈紫红色。常用部位有鼻根部、印堂穴、太阳穴、颈后大筋处、肩部大筋处、颈前正中处等。一般选用2～3次，提捏时力量要均匀。刮法，俗称"刮痧"。用瓷匙、瓷碗或铜钱的光滑边缘，蘸香油或水轻刮病者皮肤，至局部皮肤呈紫红色为度，常用部位有颈前、颈后、背脊及前臂内侧，自上而下顺刮；两肩部位，则呈扇形；两侧前胸及胁肋部位，则应循肋缘自后上向前下刮。如咽喉肿痛，多提刮风府穴，两侧下颌角与颈间，以及曲池、间使、大陵、太渊等穴。背部常顺足太阳膀胱经自上而下提刮。初觉咽喉疼痛，常取颈窝部（即颈动脉部位）擦香油少许，以铜钱的边缘刮之，自上而下顺刮，左侧咽痛刮右侧，右侧咽痛刮左侧，轻病多在刮后而愈，重病也能减轻症状。

（3）按摩法：声嘶失音的按摩法：取穴部位重点在人迎穴、水突穴，局部敏感压痛点，及咽喉部三条侧线：第一侧线，喉结离开1分处直下；第三侧线，喉结旁开1.5寸直下；第二侧线，在第一、第三侧线中间。操作时，患者取坐位或仰卧位，医者先于患者咽喉部三条侧线一指推法或拿法，往返数次，也可配合揉法。然后在人迎、水突穴及敏感压痛点处采用揉法。手法宜轻快柔和，不可粗暴用力。咽喉疼痛按摩：取穴风池、风府、天突、曲池、合谷、肩井。操作时患者取仰卧位，先在喉结两旁及天突穴处用推拿或一指推揉手法，上下往返数次。再取坐位，按揉风池、风府、肩井等穴，配合拿风池、肩井、曲池、合谷等。

（4）导引法：《诸病源候论·卷三十·咽喉心胸病诸候》引用了二则《养生方》中治疗喉痹的导引法："两手拓（托）两颊，手不动，搂肘，使急，腰内亦然，住定，放两肋头，气散尽势，大闷始起，来去七通，去喉痹。"其方法是，用两手托住双面颊部，双肘夹紧胁肋部，使之如穿紧衣，腰部亦然，一段时间后，将内功之气从两肋、肘部、臂膊及腰部尽量放出，使特别舒适的感觉开始产生。如此7遍，又"手长舒合掌仰，一手捉颏，挽之外向，时极热，二七，左右亦然。手不动，而向侧势，急挽之二七，去……喉痹。"其方法是，一手向一侧外展平伸，掌心向上；一手托住颏部，将面部推向另一侧。如此者14次，然后换手再做14次。另一方法是，手下垂不动，头部向两侧左右转动，再急速低头，如此者14次。《红炉点雪·卷四》有"鼓呵消积滞法"中亦介绍了治疗梅核气的导引法，谓："升身闭息，往来鼓腹，缓缓呵出，怡然运七次。"

三、其他治法

1. 超短波理疗

超短波治疗属于高频电疗法范畴，是指用波长为1～10m，频率为30～300MHz的高频振荡电流在人体所产生的电场作用进行治疗的方法。可用于治疗喉痹、乳蛾、喉喑、耳疖、耳疮、耳胀、脓耳等疾病。

2. 冷冻治疗

冷冻治疗是利用制冷剂产生低温，冷冻局部活体组织使之破坏来治疗某些疾病的一种方法。冷冻治疗在耳鼻咽喉科的适应证：耳部疾病如耳廓痰包等；鼻部疾病如鼻衄、鼻窒、鼻鼽等；咽喉部疾病如喉痹、乳蛾、咽喉瘤等。

3. 激光治疗

激光物质内部存在不同能级的粒子能态，在一定条件下，处于高能级的粒子受一定频率的诱导光入射后，发射出与入射光同频率、同相位的光，即称之为激光。激光手术治疗在耳鼻咽喉科的常用方式有两种，即 CO_2 激光与 YAG 激光。CO_2 激光主要用于表面组织的切割、汽化，可用于治疗喉痹等疾病；YAG 激光可通过光纤传递，用于内窥镜下和皮肤、黏膜表面的操作，常用于治疗鼻窒、咽喉瘤等疾病。

4. 射频治疗

射频是射电频率的简称，系指电磁波的产生、发射、传播和接收的频率。射频治疗是利用频谱范围在0.5MHz～100GHz之间的电磁波作用于人体组织，产生内热效应，使组织蛋白凝固、萎缩、脱落或消失，从而达到使增生性病变组织相应缩小或消除的治疗目的。射频治疗在耳鼻咽喉科的适应证有：鼻部疾病，如鼻窒、鼻息肉、鼻鼽、鼻衄、鼻腔血管瘤、鼻前庭赘生物等；咽喉部疾病，如咽喉瘤、乳蛾、喉痹、喉喑等；耳部疾病，如外耳道新生物或息肉、肉芽，及耳瘘、耳廓痰包等。

各 论

第十九章 耳科疾病

耳司听觉，主平衡。位于头面部，是清阳之气上通之处，属清窍之一。它虽是局部器官，但不能离开整体而孤立地发生作用。《灵枢·口问》说："耳者宗脉之所聚。"由于全身各大脉络聚会于耳，使耳与全身各部及脏腑发生密切的联系，脏腑的生理功能和病理变化，常循经脉反应于耳；相反，耳发生病变，亦循经脉波及所属脏腑。因此，在临床辨证治疗上要树立整体观念。

第一节 耳 瘘

耳瘘是指发生于耳廓及耳周的瘘管。分为先天性和后天性两类。发生于耳前者称耳前瘘，多属先天性；发生于耳后者称耳后瘘，多由痈疮、耳后附骨痈治疗不彻底，或体虚邪毒未尽，脓液从窍内蚀骨成瘘。西医学的先天性耳前瘘管、化脓性中耳炎合并耳后瘘管等可参考本病进行辨证施治。

耳瘘在古代医籍中并无专门论述，但瘘病在《内经》中已有提及，如《素问·生气通天论》中有"陷脉为瘘，留连肉腠"的记载，《诸病源候论·卷三十四》则描述了瘘病的病因、病位、症状及发展："瘘病之生，或因寒暑不调，故血气壅结所作"，瘘"亦发两腋下及两颞颥间，初作喜不痛不热，若失时不治，即生寒热"，所谓瘘发"颞颥间"与本病的病位较为相似。

【病因病机】

1. 禀赋缺损，复感邪毒

先天禀承不足，脏腑虚弱，颞颥间腠理疏松不密，而形成瘘道，又值邪毒侵袭，留滞瘘道，气血壅结，发为瘘道红肿、疼痛之疾。

2. 气血耗伤，邪毒滞留

素体不足，或久病失治，气血耗损，邪毒内留，腐蚀骨质，瘘道乃成，正虚无以祛邪，以致溃口经久不愈，脓液长流。

【临床表现】

1. 症状

耳前瘘若未染毒，一般无自觉症状。一旦染毒，可致局部红肿疼痛，且常易反复发作。瘘管可发生于一耳，也可发生于双耳。耳后瘘常出清稀脓液，经久不愈，且多伴有耳内流脓。

2. 专科检查

耳前瘘多开口于耳轮脚的前缘，少数亦可开口于耳廓或耳垂等部。未染毒者，瘘口周围皮肤如常，挤压瘘口可有少许灰白色分泌物溢出，用探针可探知瘘道深度及走向，部分瘘道有分支；染毒者，可见瘘口周围红肿，时有脓液自瘘口溢出。耳后瘘多开口于耳后完骨处，常有清稀脓液渗出，经久不愈，并可见鼓膜穿孔。

【诊断依据】

耳廓及耳周有瘘管。自瘘口有分泌物外溢。

【治疗】

耳瘘一旦染毒，应采用中医药内、外治法进行辨证施治，并酌情施行手术治疗。耳前瘘从未染毒者，不需要治疗。

1. 辨证论治

(1) 禀赋缺损，复感邪毒

症状　耳瘘部位疼痛，可流脓，瘘口周围皮肤红肿，且沿瘘管走向扩散，瘘口可有脓液溢出；或伴有发热、头痛；舌质红，苔黄，脉数。

辨证要点　禀承不足，颞颥间腠理疏松而成瘘道，又值邪毒侵袭，与气血相搏，壅结于瘘道，甚至腐肌蚀肉，故辨证以瘘口周围皮肤红肿疼痛，甚则脓液外溢及邪毒热甚证之舌脉为要点。

治法　清热解毒，消肿止痛。

方药　五味消毒饮加减。热毒甚者，可加黄连清热解毒；血热者，加丹皮、赤芍凉血活血消肿；已成脓而排泄不畅者，加穿山甲、皂角刺助溃排脓。

（2）气血耗伤，邪毒滞留

症状　耳瘘流脓清稀经久不愈，多有耳内流脓；全身可伴有疲倦乏力、纳呆、头昏等症；舌质淡红，苔白或黄，脉细数。

辨证要点　正虚无以祛邪，邪毒滞留，腐蚀血肉，故辨证以耳瘘溢脓经久不愈；疲倦乏力、纳呆、头昏及正虚邪滞证之舌脉为要点。

治法　益气养血，托毒排脓。

方药　托里消毒散加减。可加用天花粉、薏苡仁，以增益气托里排脓之功；脓黄稠者加蒲公英、地丁草或加五味消毒饮，以增清热解毒之力。

2．外治

（1）外敷：耳前瘘染毒未成脓者，可用如意金黄散调敷。

（2）切开排脓：耳瘘脓肿形成者，应切开排脓引流。

（3）挂线疗法：耳瘘长期流脓，经久不愈者，可用治瘘外塞药敷于瘘口，待脓液渐减或干净后，用九一丹药线等插入瘘道，使药物直接腐蚀瘘道壁，促使瘘管脱落，继以生肌散调敷生肌收口。

（4）手术治疗：对耳前瘘染毒，感染控制后，可行瘘管切除术。对耳后瘘，应行乳突手术清理脓耳病灶（参考“脓耳变证”节中的“耳后附骨痈”）。

（5）艾条悬灸：点燃艾条，离瘘管局部皮肤约 1 寸远，悬灸半小时，每日 2 次。

3．其他治法

（1）中成药：① 龙胆泻肝软胶囊，每服 3 粒，1 日 3 次。② 清热解毒软胶囊，每服 3 粒，1 日 3 次。

（2）理疗：早期未成脓时，可配合热敷、超短波及微波理疗使炎症消退。

【预防和调护】

1．耳前瘘未染毒时，应注意局部清洁，忌挤压及搔刮，以防感染。

2．积极治疗脓耳，以免脓汁流窜形成瘘管。

3．耳瘘长期流脓不止者，应每日清洁后敷药，直至脓液干净为止。

4．耳瘘期间应避免进食发物。

第二节　耳廓痰包

耳廓痰包是指以耳廓局部的无痛性肿胀，肤色不变，按之柔软，穿刺可抽出淡黄色液体为主要特征的疾病。本病多发于青壮年，男性多于女性。西医学的

“耳廓假性囊肿”可参考本病进行辨证施治。

【病因病机】

本病多因脾胃功能失调，痰浊内生，复受风邪外袭，挟痰浊上窜耳廓，痰浊凝滞而为病。

【临床表现】

1. 症状

耳廓前面的局部突然肿起，逐渐增大。小者可无症状，大者可有胀感、灼热感或痒感，常无痛感。

2. 专科检查

耳甲腔、耳甲艇、舟状窝、三角窝等处可见局限性隆起，皮色不变，按之柔软，无压痛，透光度良好，穿刺可抽出淡黄色液体，抽液后肿胀消退，但不久又复肿起。

【诊断依据】

1. 耳廓前面的局部突然肿起，逐渐增大。有胀感、灼热感或痒感，常无痛感。

2. 耳甲腔、耳甲艇、舟状窝、三角窝等处可有局限性隆起，皮色不变，按之柔软，无压痛，透光度良好，穿刺可抽出淡黄色液体，抽后肿消，但不久又复肿起。

【鉴别诊断】

本病应与耳廓血肿、早期断耳疮相鉴别。

【治疗】

1. 辨证论治

痰浊凝滞，困结于耳

症状　常在无意中发现耳廓前面局部肿起，不热不痛，肿处皮色不变，按之柔软，透光度好，穿刺可抽出淡黄色液体，抽液后肿消，不久又复肿起；一般无明显全身症状；苔微黄腻，脉滑。

辨证要点　脾胃失调，湿浊阴邪内生，复感外邪，风邪挟痰浊上窜耳廓，故辨证以耳廓突然肿起，皮色不红、不热、不痛及痰浊凝滞证之舌脉为要点。

治法　祛痰散结，疏风通络。

方药　二陈汤加味。二陈汤燥湿化痰，可选加竹茹、枳实、胆南星等，加强祛痰之力；选加僵蚕、地龙、丝瓜络、丹参、柴胡等以疏风活血通络；若见纳食欠佳，可选加砂仁、白术、神曲、山楂等以健脾行气消食。

2. 外治

（1）在严格无菌操作下，穿刺抽出液体后，选择下列方法进行加压固定：① 石膏固定。② 异极磁铁于耳廓前后相对贴敷。③ 囊肿内注入适当的药物后加压包扎。

（2）可配合紫外线、超短波、射频、微波等物理治疗。

（3）经久不愈者，可考虑手术治疗。

【预防和调护】

1. 肿块不宜反复揉按，以防增加机械刺激，促使肿块扩大。

2. 一般不宜切开引流，以免染毒而转为断耳疮。穿刺抽液前应严格消毒，无菌操作，以防染毒。

第三节　耳带状疱疹

耳带状疱疹是指发生在耳及耳周皮肤的带状疱疹。以耳痛、耳部疱疹，甚或耳聋、眩晕、口眼歪斜为主要临床表现。本病多为单耳发病，青年及老年患者居多。

【病因病机】

1. 邪毒外袭

风热邪毒外袭，循经上犯，搏结于耳，致生疱疹。

2. 肝胆湿热

情志不畅，肝气不舒，郁而化火，肝胆热盛；或因饮食不节，内伤脾胃，脾失健运，湿浊内生，郁而化热，湿热内蕴；或因时邪外感，湿热邪毒壅盛传里，犯及肝胆，肝胆湿热循经上犯，困结于耳而为病。

【临床表现】

1. 症状

耳及耳周灼热感，疼痛剧烈，严重者可见口眼歪斜、耳鸣耳聋、眩晕等。

2. 专科检查

耳廓、外耳道、乳突部皮肤可出现疱疹，偶见于鼓膜上。皮疹如针头大小，密集成簇状，数日后可破溃流水、结痂，耳下可有臖核。

【诊断依据】

1. 可有受凉、过度疲劳等病史。

2. 耳及耳周灼热感，疼痛剧烈，严重者可见口眼歪斜、耳鸣耳聋、眩晕等。

3. 耳廓、外耳道、乳突部皮肤出现疱疹，偶见于鼓膜上。皮疹如针头大小，密集成簇状，数日后可破溃流水、结痂，耳下可有臖核。

【治疗】

1. 辨证论治

(1) 邪毒外袭

症状　耳廓、外耳道或耳后完骨处皮肤灼热、刺痛感，局部出现针头大小疱疹，密集成簇状，疱疹周围皮肤潮红；可伴发热、恶寒；舌质红，苔薄白，脉浮数。

辨证要点　风热邪毒外袭，上犯耳窍，故辨证以耳部皮肤灼热疼痛、潮红，渐生疱疹；发热恶寒，舌质红，苔薄白，脉浮数及风热邪毒外侵证之舌脉为要点。

治法　疏风散邪，清热解毒。

方药　银翘散加减。应用时可加龙胆草、黄芩、板蓝根、栀子以清热解毒；出现口眼歪斜者，选加僵蚕、全蝎、蜈蚣、蝉蜕、桃仁、红花、地龙等，以祛风活血通络。

(2) 肝胆湿热

症状　耳部灼热、刺痛，疱疹增大、溃破，黄水浸淫，结痂；伴口苦咽干，甚则口眼歪斜，耳鸣、耳聋；舌质红，苔黄腻，脉弦数。

辨证要点　肝胆湿热蒸灼耳窍肌肤，脉络闭阻，气滞血瘀；故辨证以疱疹，甚则溃破，黄水浸淫，口眼歪斜及肝胆湿热证之舌脉为要点。

治法　清泻肝胆，解毒利湿。

方药　龙胆泻肝汤加减。热毒盛者，加板蓝根以清热解毒；痛剧者，可加延胡索活血行气止痛。

2. 外治

(1) 初起可用大黄、黄柏、黄芩、苦参制成洗剂外涂，以清热解毒，兼以清洁局部。

(2) 疱疹溃破者，可用青黛散调敷以清热祛湿。

3. 其他治法

（1）中成药：① 银翘解毒片，每服 4 片，1 日 3 次，用于邪毒外袭证。② 龙胆泻肝丸，每服 1 丸，1 日 2 次，用于肝胆湿热证。

（2）针刺法：耳部剧痛者，可取翳风、曲池、合谷、太冲、血海、阳陵泉等穴，针刺，用泻法，每日 1 次，以祛邪行气止痛。口眼歪斜者，可取翳风、地仓、合谷、人中、承浆、颊车等穴，针刺，用泻法，每日 1 次，以祛风活血通络。耳鸣耳聋者，可取翳风、耳门、风池、听宫、听会、肾俞、关元等穴，针刺，用泻法，每日 1 次。

【预防和调护】

1. 注意休息，饮食宜清淡，忌食辛辣、腥酸、油腻之品。
2. 疱疹穿破后，注意保持局部皮肤干燥，以防染毒。

第四节　耳疖、耳疮

耳疖耳疮发病于外耳道。耳疖是指发生于外耳道的疖肿，以耳痛、外耳道局限性红肿、隆起如椒目为特征。古代医籍中尚有“耳疔”、“黑疔”等别称。耳疮是指以外耳道弥漫性红肿疼痛为主要特征的疾病，好发于夏秋季节。西医学的“外耳道疖”、“弥漫性外耳道炎”可参考本病进行辨证施治。二者在临床上较常见，其病因病机大致相同，故合并讨论。若积极治疗本病预后较好。

【病因病机】

1. 风热邪毒外侵

多因挖耳损伤耳道皮肤，风热湿邪乘机外犯，阻滞耳窍经脉与气血相搏，致生耳病；或因污水入耳，耳道不洁；或因脓耳脓液浸渍，引发本病。

2. 肝胆湿热上蒸

湿热邪毒壅盛，引动肝胆火热，循经上犯耳窍，蒸灼耳道，壅遏经脉，逆于肌肤而耳道红肿、疼痛。

【临床表现】

1. 症状

初起耳内发痒不适，继而灼热疼痛，甚则剧痛，张口、咀嚼时加重，严重者牵引同侧头痛，耳内流脓量少。全身可有发热、恶寒等症。

2. 专科检查

有耳屏压痛和/或耳廓牵拉痛。耳疖者，外耳道壁有局限性红肿，隆起如椒目状，肿甚者可堵塞外耳道，脓肿溃破后外耳道可见脓血。耳疮者，可见外耳道弥漫性红肿，可有少许分泌物。反复发作者，可见外耳道皮肤增厚、皲裂、脱屑，甚则外耳道狭窄，鼓膜正常。

3. 实验室及特殊检查

血常规检查可见白细胞总数及中性粒细胞增高。

【诊断依据】

1. 耳痛兼见外耳道局限性红肿，隆起如椒目者为耳疖。

2. 耳痛兼见外耳道弥漫性红肿，有少许分泌物者为耳疮。耳疮反复发作可以成为慢性炎症。

【鉴别诊断】

1. 本病应互相鉴别。

2. 耳疖耳疮应与脓耳相鉴别。

3. 耳疖耳疮应与风热湿邪浸渍所致的旋耳疮相鉴别。

【治疗】

1. 辨证论治

(1) 风热邪毒外侵

症状　耳痛，张口及咀嚼时加重，伴患侧头痛，常有耳痒，耳内灼热感，检查见患侧耳屏压痛，耳廓牵拉痛，外耳道壁局限性红肿，隆起如椒目状，或外耳道弥漫性红肿，或耳道潮湿，有少量渗液；全身可有发热、恶寒等症；舌质红，苔薄黄，脉浮数。

辨证要点　耳部经脉连及头部，挖耳伤及肌肤，风热邪毒乘机侵犯耳窍，阻滞经脉，气血凝聚，故辨证以耳道红肿疼痛，隆起如椒目或有渗液，甚者引起同侧头痛及风热初犯耳窍证之舌脉为要点。

治法　疏风清热，解毒消肿。

方药　五味消毒饮合银翘散加减。头痛甚者加白芷、黄芩解热止痛。发热甚者加山栀、板蓝根清热解毒。

(2) 肝胆湿热上蒸

症状　耳痛剧烈，痛引腮脑，或有听力减退，检查见外耳道局限性红肿，肿甚者可堵满外耳道，若耳疖成脓则顶部可见脓点，若溃破则外耳道可见黄稠脓液，或外耳道弥漫性红肿、糜烂，渗出黄色脂水，耳前后可有臖核；可伴有口苦，咽干，大便秘结、发热等症；舌质红，苔黄腻，脉弦数。

辨证要点 肝胆湿热上蒸耳道，熏灼肌肤，故辨证以耳道红肿疼痛剧烈及肝胆湿热证之舌脉为要点。

治法 清泻肝胆，利湿消肿。

方药 龙胆泻肝汤加减。脓已成者加皂角刺、穿山甲以加速疖疮穿溃脓液排出，或用仙方活命饮加减。大便干结者加大黄、火麻仁清泻内壅之热。

2. 外治

（1）滴耳：用清热解毒中药液或内服中药渣再煎，取汁滴耳。

（2）外敷：可用紫金锭调敷，或用内服中药渣再煎，取汁热敷患侧耳部，以清热解毒，活血消肿止痛。

（3）排脓：耳疖已成脓，未自行溃破者，可于局部消毒后用针头挑破脓头，取出脓栓，排出脓血，或切开排脓。要注意：① 疖肿柔软成熟后方可切开；② 切口方向必须与外耳道纵轴平行，以免形成外耳道狭窄。排出脓血后局部可敷紫金锭或黄连膏、如意金黄散等，每日换药（方法见第二十二章第一节外耳道疖切开术）。

（4）换药：耳疖破溃后，排尽脓液，为防止外耳道狭窄变形及肉芽组织增生，可用大小适当的碘仿纱条填压外耳道，1～2 日换 1 次，直至彻底痊愈。

3. 其他治法

（1）针灸疗法：耳部肿胀疼痛剧烈时，可取合谷、内关、少商等穴针刺，以疏通经脉，泻热消肿止痛。每日针刺 1 次，连续 2～4 次。针刺手法：合谷、内关强刺激，留针 20 分钟；红肿较剧，并有高热者，可取少商穴针刺出血。

（2）理疗：早期可配合红外线、微波理疗。

（3）中成药：① 龙胆泻肝软胶囊，每服 3 粒，1 日 3 次。② 清热解毒软胶囊，每服 3 粒，1 日 3 次。

【预防和调护】

1. 注意耳部卫生，戒除挖耳习惯。
2. 避免污水入耳，若有污水入耳，应外耳道口朝下，单足跳跃，使耳内积水倒出。或用干棉签拭干净。
3. 如疖肿成脓溃破，应清除脓液。睡眠时应侧卧，患耳朝下，以利脓液排出。
4. 及时治疗脓耳，以免脓液长期浸渍耳道而为病。
5. 患病期间，忌食辛燥之品，以防火热、湿热内蕴，加重病情。

第五节 旋耳疮

旋耳疮是指旋绕耳廓而发的湿疮。以耳部皮肤潮红、瘙痒、黄水淋漓或脱屑、皲裂为特征。本病以小儿多见。有急性与慢性之分。西医学的外耳湿疹可参考本病进行辨证施治。

【病因病机】

1. 风热湿邪犯耳

脓耳脓液浸淫，或邻近部位黄水疮蔓延，或接触某些刺激物，以致湿热邪毒积聚耳窍，引动肝经火热，循经上犯，风热湿邪蒸灼耳廓肌肤而为病。

2. 血虚生风化燥

患病日久，阴血耗伤，耳窍失养，加之血虚生风化燥，以致耳部瘙痒，缠绵难愈。

【临床表现】

1. 症状

外耳道、耳廓及其周围皮肤瘙痒、灼热感、有渗液。

2. 专科检查

外耳道口、耳甲腔、耳后沟，甚至整个耳廓皮肤潮红、糜烂、渗黄色脂水，干后结痂。或见外耳皮肤增厚、粗糙、脱屑、皲裂、结痂，表面粗糙不平，甚则外耳道狭窄。鼓膜正常。

【诊断依据】

耳部皮肤瘙痒、潮红、糜烂、渗黄色脂水，干后结痂。或见外耳皮肤增厚、粗糙、脱屑、皲裂。

【鉴别诊断】

本病应与断耳疮相鉴别。断耳疮系耳廓软骨膜的急性化脓性炎症，多为耳廓损伤后继发感染所致。

【治疗】

1．辨证论治

（1）风热湿邪犯耳

症状　初起耳部皮肤瘙痒、灼热，数日后出现小水疱，溃破后渗出黄色脂水，皮肤糜烂，甚则波及整个耳廓及其周围皮肤；舌质红，苔黄腻，脉弦数。

辨证要点　风热湿邪上犯，蒸灼耳窍，风盛则痒，湿热盛则起水疱、溃破、黄色脂水浸淫。故辨证以耳部皮肤瘙痒、灼热、潮红，甚则皮肤糜烂、渗出黄色脂水及风热湿邪内犯证之舌脉为要点。

治法　清热祛湿，疏风止痒。

方药　消风散加减。湿热壅盛者，可加黄柏、牡丹皮清热燥湿凉血，或用龙胆泻肝汤加减以清热解毒祛湿。湿重渗液多者，可加薏苡仁、滑石、通草、泽泻或选用萆薢渗湿汤加减。

（2）血虚生风化燥

症状　耳部瘙痒，缠绵难愈，检查见外耳道、耳廓及其周围皮肤增厚、粗糙、皲裂，上覆痂皮或鳞屑；可伴面色萎黄、纳差、身倦乏力等症；舌质淡，苔白，脉细缓。

辨证要点　由于本病反复发作，耗伤阴血，气血亏虚，久则血虚生风化燥，耳窍失养，故辨证以皮肤瘙痒、皲裂、增厚、粗糙及气血亏虚证之舌脉为要点。

治法　养血润燥，祛风止痒。

方药　地黄饮加减。“治风先治血，血行风自灭”，本方就是以治血为主，而取治风之效。痒甚者，加蝉蜕、地肤子、苦参等；血虚明显者，加用四物汤；气虚者，加党参、白术；纳差者，加薏苡仁、扁豆、砂仁等。

2．外治

（1）外洗及湿敷：可选用下列清热解毒，收敛止痒的中药煎水外洗或湿敷患部：① 桉树叶、桃叶、花椒叶等量。② 苦参、苍术、黄柏、白鲜皮各 15g。③ 马齿苋、黄柏、败酱草各 30g。

（2）涂敷法：① 湿热盛而见红肿、疼痛、瘙痒、出脂水者，可选用如意金黄散调敷以清热燥湿止痒。② 湿盛而见黄水淋漓者，可选用青黛散，以麻油调搽，以清热除湿，收敛止痒。③ 热盛而见有脓痂者，可选用黄连膏外涂或黄连粉撒布患处，以清热解毒。④ 患病日久而皮肤粗糙、增厚、皲裂者，可选用滋润肌肤、解毒祛湿的药物外涂，如穿粉散用香油调敷。

3．其他治法

（1）中成药：① 龙胆泻肝软胶囊，每服 3 粒，1 日 3 次，用于风热湿邪犯耳的证型。② 参苓白术丸，每服6g，每日3次，用于血虚生风化燥证型。

（2）针灸疗法：风热湿邪犯耳者，取督脉、手阳明、足太阴经穴为主，如陶道、曲池、肺俞、神门、阴陵泉等，针用补法；血虚生风化燥者，取足阳明、太阴经穴为主，如足三里、三阴交、大都、郄门等，针用泻法。

【预防和调护】

1. 注意耳部卫生，戒除挖耳习惯。
2. 耳病变部位渗液多时，不宜外敷油膏。
3. 患病期间，忌辛辣炙煿食物和鱼、虾发物以及有可能引起过敏的食物。
4. 发病期间避免任何局部刺激，忌用肥皂水洗涤患处。

第六节　耵　耳

耵耳是指耵聍堵塞外耳道引起的耳疾。耵聍俗称耳垢、耳屎，是耳道内的正常分泌物，多可自行排出而无不适。若耵聍分泌过多或排出受阻，耵聍凝结成核，阻塞耳道，则成耵耳，即耵聍栓塞。

【病因病机】

耳中津液结聚，而成耵聍。正常时，耵聍随下颌关节运动，向外排出脱落。若风热湿邪外犯耳窍，与耵聍搏结，集结成块，阻于耳道内，以致耳窍不通而为病。

【临床表现】

1. 症状

可有耳堵、耳胀、耳鸣、耳痛、听力减退、眩晕等症状。

2. 专科检查

可见棕黑色或黄褐色块状物堵塞外耳道，质地不等，有松软如泥，有坚硬如石。听力检查呈传导性聋。

【诊断依据】

1. 有耳堵、耳胀、耳鸣、耳痛、听力减退、眩晕等症状。
2. 外耳道见棕黑色或黄褐色块状物堵塞。
3. 有传导性耳聋。

【鉴别诊断】

本病应与外耳道异物、血痂等相鉴别。

【治疗】

本病的治疗以外治法为主。

1. 对可活动、部位浅、未完全阻塞外耳道的耵聍可用膝状镊或耵聍钩取出。

2. 耵聍较大而坚硬，难以取出者，先滴入5%碳酸氢钠，待软化后用吸引法或外耳道冲洗法清除之（方法见二十二章第一节外耳道冲洗法）。

3. 若伴有外耳道红肿疼痛、糜烂等症，应同时按“耳疖、耳疮”进行辨证治疗。

【预防和调护】

1. 一般少许耵聍，大多可自行排除，不必作特殊处理。

2. 若耵聍较多，堵塞耳道，应由专科医生处理，以免因处理方法不当而将耵聍推向深部或损伤外耳道及鼓膜。

3. 有脓耳史或鼓膜穿孔史者，忌用冲洗法。

第七节　耳胀、耳闭

耳胀耳闭是指以耳内胀闷堵塞感、听力下降为主要表现的中耳疾病。耳胀常由风邪侵袭所致，因此，古人又有“风聋”之称，多为病之初起，以耳内胀闷为主要表现，或兼有疼痛；耳闭多由耳胀反复发作，邪毒滞留耳窍，迁延日久转化而致，故古人又有“气闭耳聋”之称，多为病之久者，表现为耳内如物阻隔，清窍闭塞，听力明显下降。西医学的分泌性中耳炎、气压损伤性中耳炎等疾病可参考本病进行辨证施治。

历代文献中无耳胀病名，但有与耳胀相关的论述记载。如《诸病源候论·卷二十九》曰：“风入于耳之脉，使经气否塞不宣，故为风聋。”《太平圣惠方·卷三十六》有关“上焦风热，耳忽聋鸣”的论述，及至近代《大众万病顾问·下册》始立耳胀病名：“何谓耳胀？耳中作胀之病，是谓耳胀”，并列举了病源、症状及治法。耳闭作为病名，见于明代《医林绳墨·卷七》：“耳闭者，乃属少阳三焦之经气之闭也。”关于耳闭的治疗，在《灵枢·刺节真邪》有咽鼓管吹张法的最原始记载，《景岳全书·卷二十七》中则详细描述了耳闭的病因病机及治疗，并记载了鼓膜按摩法，一直沿用至今。

【病因病机】

耳胀多为病之初起，多由风邪侵袭，经气痞塞而致；耳闭多为耳胀反复发作，迁延日久，由邪毒滞留而致，与脏腑失调有关。因此，耳胀耳闭多为虚实夹杂之证。

1. 风邪外袭，痞塞耳窍

起居寒温失调，或过度疲劳，风邪乘虚侵袭。内犯于肺，耳窍经气痞塞而为病。风邪外袭多有兼夹，其属性不外寒热两类。风寒外袭，肺失宣降，津液不布，聚生痰湿，积于耳窍而为病；若风热外袭或风寒化热，循经上犯，结于耳窍，耳窍经气痞塞不宣而为病。

2. 肝胆湿热，上蒸耳窍

外感邪热，内传肝胆；或七情所伤，肝气郁结，气机不调，内生湿热，上蒸耳窍而为病。

3. 脾虚失运，湿浊困耳

久病伤脾，脾失健运，湿浊不化，内困于耳窍而为病。

4. 邪毒滞留，气血瘀阻

耳胀反复发作，或病情迁延，日久不愈，邪毒滞留于耳窍，阻于脉络，气血瘀阻以致闭塞失用，终成耳闭。

【临床表现】

1. 症状

以耳内胀闷堵塞感、耳鸣、听力下降为主要症状。病变有新久不同，耳胀者，患耳胀闷堵塞感，自听增强，或有微痛不适，耳鸣如机器声、风声，在打哈欠、喷嚏或擤鼻时稍觉好转。耳闭者，耳聋逐渐加重，耳鸣声低，耳内闭塞感。

2. 专科检查

早期可见鼓膜轻度充血、内陷，若中耳有积液，则可在鼓膜上见到液平面，或见鼓膜外突。若反复发作，可见鼓膜增厚凹陷，或见灰白色斑块，或萎缩、疤痕粘连。听力检查呈传导性聋，反复发作者可呈混合性聋。鼓室导抗图呈B型或C型。

【诊断依据】

1. 耳内胀闷堵塞感，低调耳鸣，自听增强。

2. 鼓膜轻度充血、内陷，中耳有积液时见到液平面。或见鼓膜增厚凹陷，或灰白色斑块，或萎缩、疤痕粘连。

3. 听力检查，鼓室导抗图呈 B 型或 C 型，纯音测听示传音性耳聋。

【鉴别诊断】

1. 本病应与外耳道异物、耵耳相鉴别。
2. 应与鼻咽肿物压迫咽鼓管引起的鼓室积液相鉴别。

【治疗】

本病初期多为实证，临床辨证多属风邪外袭，痞塞耳窍，或肝胆湿热，上蒸耳窍；病久则多为虚实夹杂证，临床辨证多属脾虚失运，湿浊困耳，或邪毒滞留，气血瘀阻。治疗方面，在辨证用药的基础上，应注意通窍法的运用。

1. 辨证论治

（1）风邪外袭，痞塞耳窍

症状　耳内作胀、不适或微痛，耳鸣如闻风声，听力减退，自听增强，患者常以手指轻按耳门，以求减轻耳部之不适，检查见鼓膜轻度内陷；舌淡红、脉浮。

辨证要点　风邪外袭，肺经受邪，肺失清肃，风邪循经上扰清窍，耳内经气痞塞失宣，鼻内邪聚失于通畅，故辨证以耳内作胀微痛，耳鸣如闻风声，听力突然减退、鼻塞不通为要点。

治法　疏风散邪，宣肺通窍。

方药　风寒偏重者，宜疏风散寒，宣肺通窍，方用荆防败毒散加减。方中人参，对体虚者有扶正祛邪之意，体实者可减去。方中可酌情加用石菖蒲、枳壳等药增强通窍之力；鼻塞不畅者加辛夷、苍耳子。风热外袭者，宜疏风清热，散邪通窍，方用银翘散加减。头痛甚者加桑叶、菊花；咳嗽咽痛加前胡、杏仁、板蓝根之类；耳胀堵塞甚者加石菖蒲、枳壳以加强散邪通窍之功；中耳积液多者加车前子、通草清热利湿。

（2）肝胆湿热，上蒸耳窍

症状　耳内胀闷堵塞感，耳内微痛，耳鸣如机器声，听力减退，自听增强，检查见鼓膜内陷，周边轻度充血，或见液平面，鼓膜穿刺可抽出黄色较黏稠的积液；患者烦躁易怒，口苦口干，胸胁苦闷；舌红苔黄腻，脉弦数。

辨证要点　肝胆湿热上蒸耳窍，故辨证以耳内胀闷堵塞而微痛，耳内鸣响如机器声，听力下降，鼓膜充血，或有鼓室积液及肝胆湿热证之舌脉为要点。

治法　清泻肝胆，利湿通窍。

方药　龙胆泻肝汤加减。本方药物多为苦寒之性，多服、久服皆非所宜，药到病除即止。若体质壮实者，可去当归；耳堵塞闭闷甚者可酌加石菖蒲、枳壳疏通耳部经气；中耳有积液者加通草、赤苓、薏苡仁加强利水之力。

（3）脾虚失运，湿浊困耳

症状　耳内胀闷堵塞感，日久不愈，听力渐降，耳鸣声嘈杂，检查见鼓膜内陷、混浊、增厚，鼓膜穿刺可抽出积液；可伴有胸闷纳呆，腹胀便溏，肢倦乏力，面色不华；舌质淡红，或舌体胖，边有齿印，脉细滑或细缓。

辨证要点　脾虚气弱，运化失职，湿浊滞留耳窍，故辨证以耳窍闭塞不通，耳鸣，中耳积液及脾气虚弱证之舌脉为要点。

治法　健脾利湿，化浊通窍。

方药　参苓白术散加减。耳窍积液黏稠量多者，可加藿香、佩兰以芳香化浊；积液清稀而量多者，宜加泽泻、桂枝以温化水湿；若肝气不舒，心烦胸闷者，可选加柴胡、白芍、香附以疏肝理气通耳窍；脾虚甚者，加黄芪以补气健脾。

（4）邪毒滞留，气血瘀阻

症状　耳内胀闷阻塞，甚则如物阻隔感，经久不愈，听力减退明显，逐渐加重，耳鸣如蝉，或嘈杂声，检查见鼓膜内陷明显，甚则粘连，或鼓膜增厚，有灰白色沉积斑，听力检查呈传导性聋或混合性聋，鼓室导抗图呈平坦型；舌质淡黯，或边有瘀点，脉细涩。

辨证要点　病久入络，邪毒滞留，脉络阻滞，气血瘀阻，故辨证以耳内胀闷堵塞感经久不愈，甚至如物阻隔；听力减退，逐渐加重；鼓膜失去正常光泽、增厚或粘连凹陷，有灰白色沉积斑及血瘀证之舌脉为要点。

治法　行气活血，通窍开闭。

方药　通窍活血汤加减。可加柴胡、升麻以助调理气机，散上部之邪；血瘀重者可稍用三棱、土元以破血、活血、开闭；病久气虚者，加用党参、黄芪补益气血。

瘀滞兼脾虚者，表现为少气纳呆，耳鸣日夜不断，舌质淡，脉细缓，可用益气聪明汤或补中益气汤配合通气散以健脾益气，活血行气开闭。

瘀滞兼肝肾阴虚者，表现为耳鸣如蝉，入夜为甚，口干，听力下降明显，可用耳聋左慈丸合通气散；偏肾阳虚者，可用肾气丸；鼓膜白斑，耳鸣耳聋明显者，可加龙骨、牡蛎、远志、石菖蒲以化痰开窍，定志安神。

2. 外治

（1）滴鼻：使用具有疏风消肿、通窍作用的中药液滴鼻，或用1%麻黄素滴鼻，使鼻窍及耳窍通畅，减轻堵塞，并促使耳窍积液的排出。

（2）鼓膜按摩：可采用徒手按摩法或用鼓气耳镜按摩法（方法见第二十二

章第一节鼓膜按摩法）。

（3）咽鼓管吹张术：可采用捏鼻鼓气法、波氏球法或导管法。若耳痛较甚，鼓膜充血，或鼻塞涕多者，不宜进行咽鼓管吹张。

① 捏鼻鼓气法：将一听诊管分别插入病人和医师的外耳道口，嘱病人用拇指和食指捏紧两鼻翼，吸气后闭紧嘴，再用力呼气，使呼出的气体沿两侧咽鼓管进入鼓室，医师可通过听诊管听到鼓膜振动声，了解鼓膜向外运动的情况，病人自己也能感受到鼓膜向外运动的振动声，但咽鼓管狭窄者则不出现上述情况。

② 波氏球吹张法：嘱受试者含水一口，检查者将鼓气球前端的橄榄头塞于受试者一侧前鼻孔，并压紧对侧前鼻孔。受试者吞咽水的瞬间软腭上举、鼻咽腔关闭、咽鼓管开放，检查者迅速挤压橡皮球，将气流压入咽鼓管达鼓室，检查者从听诊管内可听到鼓膜振动声，或可观察鼓膜的活动情况。

③ 导管吹张法：先用1%麻黄素和1%丁卡因收缩、麻醉鼻腔黏膜，将咽鼓管导管沿鼻底缓缓伸入达鼻咽部，将原向下的导管口向外侧旋转90°，并向外缓缓退出少许，越过咽鼓管圆枕，进入咽鼓管咽口。或在导管抵达鼻咽后壁时，将导管向内侧旋转90°，再缓缓退出至钩住鼻中隔后缘，再向下、向外旋转180°，进入咽鼓管咽口。然后左手固定导管，右手用橡皮球向导管内吹气，注意用力要适当，避免压力过大导致鼓膜穿孔。此时病人自己可感到有空气进入耳内，若将听诊管一端塞入受试耳外耳道，另一端塞入检查者外耳道，则吹气时可通过听诊管的声音判断咽鼓管是否通畅。临床上此法常用于对咽鼓管功能不良（如分泌性中耳炎）进行治疗。

（4）鼓膜穿刺抽液：若见有鼓室积液，可在严格无菌操作下，行鼓膜穿刺抽液。方法：成人可用鼓膜麻醉剂进行鼓膜表面麻醉，75%酒精外耳道及鼓膜表面消毒。以针尖斜面较短的7号针头，在无菌操作下从鼓膜前下象限（或后下象限）刺入鼓室，抽吸积液。必要时可重复穿刺，亦可于抽液后注入药物。

（5）鼓膜切开术：经反复鼓膜穿刺无效、液体较黏稠者，可行鼓膜切开术。方法：鼓室积液较黏稠，鼓膜穿刺不能吸出；小儿不合作，局麻下无法作鼓膜穿刺时，应作鼓膜切开术。手术可于局麻（小儿须全麻）下进行。用鼓膜切开刀在鼓膜前下象限做放射状或弧形切口，注意勿伤及鼓室内壁黏膜，鼓膜切开后应将鼓室内液体全部吸尽。

（6）鼓室置管术：病程迁延，长期不愈，经反复鼓膜穿刺无效，中耳积液黏稠者，可考虑用此法。方法：成人局麻，儿童采用全麻，在鼓膜或外耳道底壁置入通气管，使鼓室与外耳道相通，以改善中耳的通气引流。术后三天内，每日由外耳道加压通气一次（咽鼓管通畅者），1月内每周观察一次，以后每月观察一次，直至通气管脱落。

3. 其他治法

（1）中成药：① 防风通圣丸，每服 3～6g，每日 2 次，用于耳胀。② 黄连上清丸，每服 3～6g，每日 2 次，用于风邪外袭，痞塞耳窍或肝胆湿热，上蒸耳窍证型。

（2）针灸疗法：① 体针：可采用局部取穴与远端取穴相结合的方法。耳周取听宫、听会、耳门、翳风；远端可取合谷、内关，用泻法，留针 10～20 分钟，每日 1 次。耳闭而脾虚甚者，加灸足三里、脾俞、伏兔等穴；肾虚者，加刺三阴交、关元、肾俞，用补法或加灸。② 耳针：取内耳、神门、肺、肝、胆、肾等穴位埋针，每次选 2～3 穴；也可用王不留行子或磁珠贴压 3～5 日，经常用手轻按贴穴，以维持刺激。③ 穴位注射：取耳周穴耳门、听宫、听会、翳风等作穴位注射，药物可选用丹参注射液、当归注射液、柴胡注射液、毛冬青注射液等，每次选用 2 穴，每穴注射 0.5～1ml 药液，可隔日 1 次，5～7 次为 1 疗程。④ 穴位磁疗：对有耳鸣的患者，可在翳风、听宫等穴贴上磁片，或加用电流，以疏通经络气血，减轻耳鸣，每日 1 次，每次 20 分钟。

（3）超短波理疗、氦－氖激光照射：均有助于清除中耳积液，改善中耳的通气引流。

【预防和调护】

1. 加强体育锻炼，增强体质，积极防治感冒及鼻腔、鼻咽部的慢性疾病，是预防的关键。

2. 患伤风鼻塞、鼻窒、鼻渊等鼻病鼻涕多时应使用滴鼻药，以保持鼻腔及咽鼓管通畅。

3. 应及早彻底治疗耳胀，以免引起耳闭。

4. 采用正确的擤鼻方法，不宜用力过度，以免邪毒窜入耳窍。

5. 进行宣传教育，提高家长及教师对本病的认识，以加强对儿童听力的观察。有条件的地区，对 10 岁以下儿童定期行声导抗检测。

【预后及转归】

耳胀若能及时合理治疗，可不影响听力，预后良好。病程迁延，亦可转成耳闭或脓耳。如中耳有积液，反复发作者，可致鼓膜与鼓室内壁粘连，听力明显下降。

第八节　脓　耳

脓耳是指以鼓膜穿孔、耳内流脓、听力下降为主要特征的耳病。本病是耳科常见病、多发病之一，可发生于任何季节，而以夏季发病率较高。亦可发生于任何年龄，以小儿为多见。本病每致听力损害，影响患者学习、工作及生活，甚至可出现严重的合并症，危及生命。根据病程病情的不同，本病有急慢性之分。西医学的急、慢性化脓性中耳炎及乳突炎可参考本病进行辨证施治。

脓耳病名首见于《仁斋直指方·卷之二十一》："热气乘虚，随脉入耳，聚热不散，脓汁出焉，谓之脓耳。"古代医家对脓耳的论述较多，有聤耳、耳疳、耳底子、耳湿等名称，还有按脓色不同而命名的，其含义不尽相同，但共同的特征是耳内流脓。

【病因病机】

脓耳发病，其外因多为风热湿邪侵袭，内因多属肝、胆、脾、肾脏腑功能失调。

1．风热侵袭

风热外袭或风寒化热循经上犯，风热邪毒结聚耳窍而为病。

2．肝胆火盛

风热湿邪侵袭传里，引动肝胆之火，或肝胆素有内热，循经上蒸，热邪搏结于耳窍，火热炽盛，腐蚀鼓膜，化腐成脓。

3．脾虚湿困

素体脾气虚弱，健运失职，湿浊内生，加之正不胜邪，邪毒滞留，与湿浊困聚耳窍，以致脓耳缠绵难愈。

4．肾元亏损

先天不足，或后天肾精亏耗，以致肾元虚损，耳窍失养，邪毒乘虚侵袭或滞留，使脓耳迁延难愈，肾虚耳部骨质失养，不堪邪毒腐蚀，久之骨腐脓浊而臭，甚至邪毒内陷，导致脓耳变证。

【临床表现】

1．症状

急发者，以耳痛，听力下降，耳内流脓为主要症状；全身可有发热、恶风寒、头痛等；小儿急性发作者，症状较重，可见高热并伴有呕吐、泄泻或惊厥。

鼓膜穿孔流脓后，全身症状逐渐缓解。

病久者，常表现为耳内反复流脓或持续流脓，脓液呈黏液性，量多少不等，一般不臭，静止期则流脓停止。或为耳流脓黏稠，伴血性脓，常有臭味。或为耳流脓量少，甚至无明显脓液流出耳外，但有奇臭。听力下降。

2．专科检查

（1）鼓膜检查：发病初期，可见鼓膜充血，鼓膜穿孔前，局部可见小黄亮点；鼓膜穿孔后则有脓液溢出。病程迁延日久者，鼓室黏膜微红或苍白，鼓室内有分泌物，而静止期则鼓室内干燥。可见鼓膜紧张部或松弛部大小不等的穿孔；或见鼓室内息肉或肉芽。或见穿孔内有白色鳞屑状或豆腐渣样物。部分病例可见骨性外耳道后上壁塌陷或缺损。

（2）听力检查：纯音听力检查，呈传导性耳聋，部分可呈混合性耳聋。

3．实验室及特殊检查

（1）血常规检查：早期鼓膜穿孔前，白细胞总数明显偏高，鼓膜穿孔后血常规各项指标渐恢复正常。慢性者，血象可正常。

（2）影像学检查：急性期，乳突部呈云雾状模糊，但无骨质破坏。慢性期，乳突 X 线片或颞骨 CT 扫描可显示为硬化型乳突；或乳突片可有边缘模糊不清的透光区，CT 片上可见上鼓室、鼓窦及乳突内有软组织阴影，或有轻度骨质破坏。或示上鼓室、鼓窦或乳突有骨质破坏区，其边缘浓密、整齐。

【诊断依据】

1．急脓耳

（1）耳深部疼痛，鼓膜穿孔后耳痛顿减；鼓膜穿孔后耳内有分泌物流出，始为血水样，后渐变为黏脓或黄脓。

（2）耳镜检查早期见鼓膜充血，中期见鼓膜穿孔，有脓液溢出或呈灯塔征。

（3）听力检查呈传导性耳聋。

2．慢脓耳

（1）耳内长期持续或间歇性流脓，脓液清稀，量较多，无臭味；或流脓不畅，量不多，耳脓秽浊；或呈豆腐渣样，有恶臭气味，日久不愈，反复发作。

（2）耳镜检查见鼓膜混浊或增厚，有白斑，多有中央性大穿孔，通过穿孔部可窥及鼓室，见到肉芽、息肉，或见鼓膜边缘部或松弛部穿孔。

（3）听力检查呈传导性耳聋或混合性耳聋。

（4）结合颞骨 CT 扫描及乳突 X 线拍片结果，对病变类型作出明确诊断。

【鉴别诊断】

1．急脓耳应与下列疾病相鉴别

（1）急性外耳道炎及疖。

（2）大疱性鼓膜炎：耳痛较剧，外耳道深部皮肤及鼓膜有血疱，破溃后疼痛减轻，可流出少量血浆或血性分泌物，听力下降不明显。

2．慢脓耳应与下列疾病相鉴别

（1）结核性中耳乳突炎：耳内流脓清稀，听力下降明显。早期即可发生面瘫，鼓膜穿孔可为多发性，鼓室有苍白肉芽。肺部或其他部位有结核灶。肉芽病检可确诊。

（2）中耳癌：好发于中年以上患者，耳流脓，常为脓血性。鼓室内有新生物，触之易出血。颞骨CT或乳突X线片显示骨质破坏。活检可以确诊。

【治疗】

本病主要依据起病的缓急，脓液的质、量、色，结合所兼症状及舌脉等情况，综合辨证。一般来说，初期多为实证、热证；流脓日久，多属虚证或虚中夹实证。按其脓色，黄脓多为湿热，红脓多为肝胆火盛，白脓多为脾虚，流脓臭秽黑腐者，多为肾虚。临证治疗时，在辨证用药的基础上，应注意排脓法的运用。

1．辨证论治

（1）风热侵袭

症状　发病较急，耳痛进行性加重，听力下降，或有耳内流脓、耳鸣，检查可见鼓膜红赤或饱满，正常标志消失，或见鼓膜小穿孔及搏动性溢脓，听力检查呈传导性聋；可伴见周身不适，发热、恶风寒或鼻塞流涕；舌质偏红，苔薄白或薄黄，脉弦数。

辨证要点　风善行而数变，常挟寒或挟热，且多易从火化。风热外侵，肺卫受邪，风热壅滞耳窍化火，与气血搏结，腐蚀耳膜血肉，故辨证以发病急，耳内疼痛，耳鸣耳聋，鼓膜红赤，正常标志不清甚至穿孔流脓及上焦肺卫风热壅盛证之舌脉为要点。

治法　疏风清热，解毒消肿。

方药　蔓荆子散加减。全方以疏风清热为主，兼以利水祛湿而排脓，凉血清热去火邪。病初起风热偏盛者，可去生地、麦冬，加柴胡、薄荷；若鼻塞者可加辛夷、苍耳子；若鼓膜红赤肿胀、耳痛较甚者，为火热壅盛，可配合五味消毒饮，以加强清热解毒、消肿止痛之功。

（2）肝胆火盛

症状　耳痛甚剧，痛引腮脑，耳鸣耳聋，耳脓多而黄稠或带红色，检查可见患耳鼓膜红赤饱满，或鼓膜紧张部穿孔，耳道有黄稠或带红色脓液，量较多，听力检查为传导性聋；全身可见发热，口苦咽干，小便黄赤，大便干结，小儿症状较成人为重，可有高热、烦躁不安、惊厥等症；舌质红，苔黄，脉弦数有力。

辨证要点　内外邪热困结耳窍，热毒炽盛，伤腐血肉，故辨证以耳内疼痛，耳鸣耳聋，耳流脓稠黄或带血及肝胆火热证之舌脉为要点。

治法　清肝泻火，解毒排脓。

方药　龙胆泻肝汤加减。红肿痛甚者，加蒲公英、连翘加强清热解毒作用；火热炽盛，流脓不畅者，重在清热解毒，消肿排脓，可选用仙方活命饮加减；便秘者，加大黄、芒硝以泄热通便；脓多者为湿热盛，加车前子、地肤子、苦参以渗湿解毒。

小儿脓耳，热毒内陷，高热烦躁者，可在以上方剂中酌加钩藤、蝉蜕之属，以平肝熄风镇静；若出现神昏、惊厥、呕吐，应参考黄耳伤寒一节处理。小儿脏腑娇嫩，用药切忌过于苦寒，以免损伤正气。

（3）脾虚湿困

症状　耳内流脓缠绵日久，脓液清稀，量较多，无臭味，多呈间歇性发作，听力下降或有耳鸣，检查可见鼓膜混浊或增厚，有白斑，多有中央性大穿孔，通过穿孔部可窥及鼓室，或可见肉芽、息肉，听力检查多呈传导性聋；全身可有头晕、头重或周身乏力，面色少华，纳差，便溏等；舌质淡，苔白腻，脉缓弱。

辨证要点　脾虚运化失健，湿浊内生，困结耳窍，故辨证以耳脓清稀，量较多，缠绵日久而无臭味；耳鸣耳聋；或耳内滋生肉芽、息肉及脾虚失于运化，清阳之气不得营运证之舌脉为要点。

治法　健脾渗湿，补托排脓。

方药　托里消毒散加减。若周身倦怠乏力，头晕而沉重，为清阳之气不得上达清窍，可选用补中益气汤加减。若脓液清稀量多、纳差、便溏，为脾虚失于健运，可选用参苓白术散加减。若脓液多可加车前子、地肤子、生薏苡仁等渗利水湿之品；若脓稠或黄白相兼，鼓膜红肿，为湿郁化热，可酌加野菊花、蒲公英、鱼腥草等清热解毒排脓之药。

（4）肾元亏损

症状　耳内流脓不畅，量不多，耳脓秽浊或呈豆腐渣样，有恶臭气味，日久不愈，反复发作，听力明显减退，检查可见鼓膜边缘部或松弛部穿孔，有灰白色或豆腐渣样脓，听力检查呈传导性聋或混合性聋，颞骨 CT 或 X 线乳突摄片多示骨质破坏或有胆脂瘤阴影；全身可见头晕，神疲，腰膝酸软；舌淡红，苔薄白或少苔，脉细弱。

辨证要点　肾元亏损，耳窍失养，湿热邪毒滞留日久，蚀骨化腐成脓，故辨证以耳内流脓日久不愈，并反复发作；耳脓秽浊或呈豆腐渣样，并有恶臭气味；听力明显减退及肾元亏损证之舌脉为要点。

治法　补肾培元，祛腐化湿。

方药　肾阴虚者，用知柏地黄丸加减，常配伍祛湿化浊之药，如鱼腥草、金银花、木通、夏枯草、桔梗等。若肾阳虚者，用肾气丸加减。若湿热久困，腐蚀骨质，脓液秽浊，有臭味者，宜配合活血祛腐之法，可在前方基础上选用桃仁、红花、乳香、没药、泽兰、穿山甲、皂角刺、马勃、鱼腥草、板蓝根、金银花等。

2. 外治

（1）清除脓液：可用3%双氧水清洁外耳道，促使引流通畅，有助于局部药物的使用和吸收。也可用负压吸引的方法清除脓液。

（2）滴耳：一般选用具有清热解毒、消肿止痛作用的药液。如黄连滴耳液、鱼腥草注射液、银黄注射液等滴耳（方法见第二十二章第一节耳道滴药法）。

（3）吹耳：一般用可溶性药粉吹布患处。吹药前应先清除耳道积脓及残留的药粉。吹药时用喷粉器将药粉轻轻吹入，均匀散布于患处，一日1~2次，严禁吹入过多造成药粉堆积，妨碍引流。鼓膜穿孔较小或引流不畅时，应慎用药粉吹耳（方法见第二十二章第一节耳吹药法）。

（4）涂敷：脓耳引发耳前后红肿疼痛，可用紫金锭磨水涂敷，或如意金黄散调敷，以清热解毒，消肿止痛。

（5）滴鼻：鼓膜穿孔前，以0.5%~1%麻黄素溶液滴鼻，保持鼻腔通气和咽鼓管引流通畅。脓耳患者常因鼻塞流涕导致病情加重，或迁延不愈，也可用芳香通窍清热解毒的中药滴鼻剂滴鼻。

（6）清除肉芽、息肉：脓耳患者，外耳道或中耳腔有肉芽或息肉堵塞，可用药物腐蚀或手术摘除，以利脓液引流。

（7）手术：适用于脓耳长期不愈，反复流脓及听力下降者或骨疡型及胆脂瘤型中耳炎。术中仔细去除中耳息肉或肉芽。对于引流不畅的骨疡型、胆脂瘤型中耳炎，以及保守治疗无效的单纯性中耳炎，可根据中耳病变情况及听功能损害程度，选择施行上鼓室开放术、上鼓室鼓窦开放术、乳突改良根治术、乳突根治术等清除病灶，通畅引流，预防并发症。鼓室炎症消退，遗留鼓膜穿孔或并发听骨链中断者，可行鼓室成形术以重建中耳传音结构，提高听力。

3. 其他治法

（1）中成药：①龙胆泻肝软胶囊，每服3粒，每日3次，用于肝胆火旺者。②知柏地黄丸，每服3~6g，每日3次，用于肾虚火旺者。

（2）单方验方：① 耳疳散：出蛾蚕茧 10 个，冰片 0.15g，先把蚕茧放在火上烧存性加入冰片混合，研细面外用，日 1 次。② 蝎矾散：全蝎 6g，白矾 60g，冰片 3g。白矾锻制为细面，全蝎焙干，同冰片三味混合，备用。吹耳，日 1 次。③ 黄连 15g，蒲公英 30g，水煎服。

（3）针灸疗法：① 体针：以局部取穴为主，配合远端取穴。常用穴位有耳门、听会、翳风、外关、曲池、合谷、足三里、阳陵泉、侠溪、丘墟等穴。每日 1 次，每次留针 25～30 分钟。② 灸法：虚寒者选用翳风穴悬灸，每次约 1 分钟，灸至局部有热感，每天 1 次，亦可配合足三里艾灸。

【预防和调护】

1. 增强体质，积极预防上呼吸道疾病，是预防本病发生的关键，尤其是小儿患麻疹、疫喉痧等传染病后，抵抗力下降，更容易罹患本病，应尽早诊治。

2. 要注意擤鼻方法，防止擤鼻用力过度，邪毒窜入耳窍诱发脓耳。

3. 婴幼儿哺乳时，要注意保持正确体位，防止哺乳姿势和方法不当，乳汁误入咽鼓管诱发脓耳。

4. 戒除不良挖耳习惯，防止刺伤鼓膜导致脓耳。

5. 防止污水进入耳道。

6. 保持脓液的引流通畅，如注意滴耳药、吹耳药的合理使用。

7. 密切观察病情变化，尤其小儿和老人，若见剧烈的耳痛、头痛、发热和神志异常，提示有变证的可能，要及时处理。

8. 注意饮食，少食引发邪毒的食物。

【预后及转归】

脓耳若能及时合理治疗，预后良好。病情严重可并发脓耳变证或迁延难愈。

第九节　脓耳变证

脓耳变证，是指由脓耳变生的病证。多因脓耳邪毒炽盛，或治疗不当，邪毒久蕴扩散而致，病情较为复杂、严重，甚至可危及生命。

常见的脓耳变证有耳后附骨痈、脓耳面瘫、脓耳眩晕及黄耳伤寒等。

一、耳后附骨痈

耳后附骨痈是指脓耳邪毒炽盛，或失治、误治，邪毒侵蚀耳后完骨，溃腐成痈。以耳内流脓、耳后完骨部红肿疼痛、触之有波动感或溃破流脓为特征，因其痈深附完骨而称之，患者以儿童为多见。中医医籍中有耳后疽、耳根毒、夭疽锐毒、耳后发疽等病证的记载，可能与本病有关。西医学的化脓性中耳炎及乳突炎并发耳后骨膜下脓肿可参考本病进行辨证施治。

【病因病机】

本病在脓耳的基础上发生。急者多因脓耳火毒壅盛，缓者病程缠绵，多有气血亏虚。

1．热毒壅盛，灼腐完骨

脓耳火热邪毒炽盛，肝胆湿热内壅，脓毒本应循耳道外泻，若引流不畅，致热毒壅盛内攻，灼腐完骨，脓毒流窜耳后，血败肉腐而为痈肿。

2．气血亏虚，余毒滞耳

肾元虚损，邪毒滞耳，则耳后附骨痈反复发作，流脓不止；久病气血不足，耳后痈肿穿溃，疮口不敛，流脓不止，而形成耳后瘘管。

【临床表现】

1．症状

脓耳耳痛较剧，流脓黄稠，耳后红肿疼痛，伴高热和全身不适。

2．专科检查

耳后完骨红肿压痛，并有波动感，耳廓向前下方耸起，肿起处穿刺可抽出脓液。脓肿穿破骨膜和皮肤，可形成窦道和瘘管。外耳道可见肿胀，外耳道后上壁骨质塌陷，鼓膜穿孔，

3．乳突 X 线或 CT 扫描

显示有骨质破坏。

【诊断依据】

1．有脓耳病史。

2．脓耳耳痛较剧，流脓黄稠，耳后红肿疼痛，伴高热和全身不适。

3．耳后完骨红肿压痛，并有波动感，耳廓向外、前、下方耸起，肿起处穿刺可抽出脓液。脓肿穿破骨膜和皮肤，可形成窦道和瘘管。外耳道可见肿胀，外耳道后上壁骨质塌陷，鼓膜穿孔，有黄稠或污秽脓液。

4. 乳突 X 线或 CT 扫描有骨质破坏。

【鉴别诊断】

本病主要应与耳疖相鉴别。

【治疗】

本病应内治与外治相结合。以清热解毒、活血排脓为基本治疗原则。

1. 辨证论治

(1) 热毒壅盛，灼腐完骨

症状　脓耳病程中，耳内流脓突然减少，耳内或耳后疼痛加剧，检查见外耳道后上壁塌陷，有污秽脓液或肉芽，鼓膜穿孔，耳后完骨部红肿、压痛，甚则将耳廓推向前、下方，数天后肿处变软波动，穿溃溢脓；全身可有发热、头痛、口苦咽干、尿黄便秘等症；舌质红，苔黄厚，脉弦数或滑数。

辨证要点　热毒壅盛，脓液引流不畅，灼腐完骨，故辨证以脓耳病程中，耳流脓突然减少，耳内及耳后疼痛加剧，外耳道后上壁塌陷，有污秽脓液或肉芽，鼓膜穿孔，耳后完骨部红肿、压痛及邪热炽盛于少阳、阳明证之舌脉为要点。

治法　泻火解毒，祛腐排脓。

方药　仙方活命饮加减。便秘者，加大黄、芒硝通腑泄热；口苦咽干，烦躁易怒者，加龙胆草、栀子、青黛苦寒泻火；疮口已溃、脓液多者，去穿山甲、皂角刺，以免耗伤气血，加桔梗、薏苡仁以排脓。

(2) 气血亏虚，余毒滞耳

症状　脓耳日久，缠绵不愈，耳后流脓，或流出黑腐物，微臭，检查见耳后痈肿溃破，溃口经久不愈，形成瘘道，脓稀色白，疮口暗淡；全身并见头晕乏力，面色苍白；唇舌淡，脉细。

辨证要点　身体虚弱或久病耗伤，气血不足，正不胜邪，以致余毒滞耳，故辨证以脓耳日久，耳后流脓，或流出黑腐物，微臭，反复发作，缠绵不愈，形成瘘道及气血亏虚证之舌脉为要点。

治法　补益气血，托毒排脓。

方药　托里消毒散加减。若疮口暗淡，溢脓不断，脓液清稀，可加薏苡仁、白扁豆、车前子、地肤子以健脾渗湿；若脓稠排出不畅，可加蒲公英、桔梗、野菊花以解毒排脓，清除余毒；气血不足、头晕乏力者可选用补中益气汤加减。

2. 外治

(1) 耳局部处理：① 清洁法：应用 3% 双氧水清洁外耳道，使引流通畅，再行吹耳法或滴耳法，每日 1 次。② 吹耳法：吹药前先清除外耳道积脓或残留的药粉，用喷粉器将药粉轻轻吹入，均匀散布于患处，每日 1 ~2 次，严禁吹入过多造成药粉堆积，妨碍引流，鼓膜穿孔较小或引流不畅时，慎用药粉吹耳。③滴耳法：选用清热解毒、消肿止痛的药物，如黄连滴耳液滴耳，每日 3 ~5 次。

（2）外敷：耳后红肿者，可用如意金黄散、紫金锭等药以醋调敷患处，每日 1 次。

（3）排脓：痈肿表面波动成脓者，应予切开排脓，并放置引流条，每日换药；对已自行溃破者，应予扩创引流，每日换药。

（4）手术：可行乳突根治术清理脓耳乳突病灶，有耳后瘘道者，一并切除。

3. 其他治法

（1）针刺法：急性期，取风池、翳风、中渚、阳陵泉、行间、太冲等穴位，泻法，不留针，每日 1 次。溃后，取风池、翳风，泻法，留针 15 分钟；足三里、三阴交、关元，补法，留针 20 分钟，每日 1 次。

（2）放血法：急性期，取商阳、少商，点刺出血，每日 1 次。

【预防和调护】

1. 加强脓耳治疗，以防止发生耳后附骨痈。
2. 脓耳病程中，应定时清洗耳道，清除脓液脓痂，保持耳内引流通畅。
3. 忌服燥热助火食物，保持二便通畅。

【预后及转归】

本病如及时恰当治疗，一般均能治愈，故预后良好。若治疗不及时或体质虚弱，痈肿穿溃后长期溢脓可形成瘘道。若病变发展，耳后痈肿可流窜至颈深部、纵隔，甚至烂及血脉，危及生命。

二、脓耳面瘫

脓耳面瘫是指因脓耳失治，邪毒侵蚀耳内脉络，引起口角不正和目不紧合等症状的疾病。西医学的化脓性中耳炎及乳突炎并发面瘫可参本病进行辨证施治。

【病因病机】

面部脉络循行耳中及耳之前后，若脓耳失治，日久病深，邪毒潜伏于里，灼腐耳内脉络，致使脉络闭阻不通，则可导致面瘫。

1. 热毒壅盛，蒸灼脉络

肝胆热盛，热毒上攻，内困耳窍，与耳内气血搏结，痹阻脉络，肌肤失养，而致筋肉弛缓不收，以致口眼歪斜。

2. 气血亏虚，湿毒阻络

脓耳日久，气血亏虚，无力祛邪，湿毒困结耳窍，闭阻脉络，经筋失养，肌肉纵缓而为病。

【临床表现】

1. 症状

患者面肌运动功能减退或丧失，不能提额皱眉、闭眼，患侧鼻唇沟变浅或消失；嘴角歪向健侧，患侧口角下垂，鼓腮、吹口哨漏气；口涎外流，不能自收；在说话、发笑、闭眼、露齿时面容不对称。

2. 专科检查

鼓膜穿孔多位于松弛部或紧张部边缘，鼓室内有污秽黏脓及豆腐渣样物或肉芽，味臭。

3. X线或CT扫描

示乳突有骨质破坏。听力检查呈传导性聋或混合性聋。泪腺分泌试验、味觉试验、面神经电图、面肌电图等检查有助于判断面神经损害部位及程度。

【诊断依据】

1. 有脓耳病史。

2. 患者面肌运动功能减退或丧失，不能提额皱眉、闭眼，患侧鼻唇沟变浅或消失；嘴角歪向健侧，患侧口角下垂，鼓腮、吹口哨漏气；口涎外流，不能自收；在说话、发笑、闭眼、露齿时面容不对称。

3. 鼓膜穿孔多位于松弛部或紧张部边缘，鼓室内有污秽黏脓及豆腐渣样物或肉芽，有臭味。

4. X线或CT扫描示乳突有骨质破坏。听力检查呈传导性聋或混合性聋。泪腺分泌试验、味觉试验、面神经电图、面肌电图等检查有助于判断面神经损害部位及程度。

【鉴别诊断】

本病应与中枢性面瘫及其他原因所致的耳面瘫相鉴别。

中枢性面瘫临床表现为病变的对侧面下部表情肌麻痹，如鼻唇沟变浅，露齿时口角下垂，不能吹口哨及鼓腮。本病为周围性面瘫，表现为病变的同侧有眼裂增大，不能皱额、皱眉、闭眼、露齿、鼓腮、吹口哨、鼻唇沟变浅，口角下垂且向健侧偏斜。

【治疗】

本病热毒壅盛时，当清泄脓毒，以内外结合治疗脓耳为主；如脓耳病情明显改善，口眼歪斜仍存，则以治口眼歪斜为主，常内治配合针灸治疗。

1. 辨证论治

（1）热毒壅盛，蒸灼脉络

症状 耳内流脓，耳内疼痛剧烈，口眼歪斜，检查见耳内脓液引流不畅，或耳道深处后上壁红肿下塌，鼓膜充血、穿孔，流脓稠厚味臭，完骨部有叩压痛；全身可见发热头痛，口苦咽干，尿赤便秘；舌质红，苔黄，脉弦滑数。

辨证要点 热毒炽盛，搏结耳窍，气血化腐成脓，脓毒内攻，损及脉络，气血阻滞，故辨证以口眼歪斜、耳流脓、耳痛、完骨疼痛、鼓膜充血、穿孔，流脓稠厚味臭，完骨部有叩压痛及肝胆火热证之舌脉为要点。

治法 清热解毒，活血通络。

方药 龙胆泻肝汤加减。脓液黄浊量多者，加蒲公英、野菊花、牛蒡子清热解毒；脓液引流不畅者，加皂角刺、穿山甲活血排脓。

（2）气血亏虚，湿毒阻络

症状 耳内流脓日久，流脓量少，发生面瘫，初起者面部运动失灵，弛缓不收，日久患侧肌肤麻木，肌肉萎僻，检查见鼓膜松弛部或边缘性穿孔，脓液污秽臭味，有肉芽或息肉；全身见食少便溏，肢倦无力，颜面无华；舌质淡，边有瘀点，脉细弱或涩。

辨证要点 脓耳日久，气血亏虚，加之湿毒闭阻脉络，致使面部肌肤失养，故辨证以耳内流脓日久，渐发生面瘫，初起者面部运动失灵，弛缓不收，日久患侧肌肤麻木，肌肉萎僻，鼓膜松弛部或边缘性穿孔，脓液污秽臭味，有肉芽或息肉及气血亏虚证之舌脉为要点。

治法 托毒排脓，祛瘀通络。

方药 托里消毒散合牵正散加减。脓多者，可加入薏苡仁、冬瓜仁、车前草等；面瘫日久，气血亏虚，脉络瘀阻者，可用补阳还五汤。

2. 外治

（1）耳局部处理：同“耳后附骨痈”。

（2）外敷法：取鲜鳝鱼血涂于患侧面部，每日 4 ~6 次，每次保留 30 分钟。

（3）乳突手术：行根治性中耳乳突手术清理脓耳病灶。

（4）面神经减压术：如面神经肿胀而未离断，可行局部或全程减压术；如探查面神经已离断，可行面神经改道吻合术，如缺损较多者可行耳大神经移植术。

3. 其他治法

（1）中成药：① 龙胆泻肝丸，每服 1 丸，每天 2 次，用于病初热毒壅盛，蒸灼脉络者。② 大活络丸，每服 1 丸，每天 2 次，用于病久气血亏虚，脉络瘀阻者。

（2）针刺法：取听宫、听会、翳风、风池、下关、四白、太阳、迎香、地仓、颊车、承浆、合谷、足三里，每次选 2～3 穴，平补平泻，或用电针。

（3）灸法：取地仓、颊车，温和灸 15～20 分钟，每日 1 次。用于病程较久者。

（4）水针法：取颊车、地仓、下关、曲池、翳风、外关等穴位，每次 1～2 穴，进针至有酸麻感后，注入药液 1～2ml，每日 1 次。药物可用维生素 B_1、维生素 B_{12} 注射剂，或用当归、丹参、红花等制剂。

（5）梅花针：用梅花针叩击患处，每日 1 次。

（6）电磁疗法：选用上穴，行电磁疗法，每日 1 次。

（7）穴位敷贴：取颊车、地仓、下关、曲池、翳风、外关等穴，用蓖麻仁捣烂，敷贴穴位，用纱布胶布固定，每日换帖 1 次。

【预防和调护】

1. 根治脓耳，是预防本病的关键。
2. 注意眼部防护，如白天带眼罩，晚上涂眼膏。
3. 每日按摩患侧面肌数次，有利于防止或减轻面部肌肉萎缩。
4. 食物残渣易滞留齿颊间，故应注意保持口腔清洁。

【预后及转归】

本病预后视面瘫轻重程度和治疗是否及时而不同。若病变轻而治疗及时，则预后良好；若病变重或失治，则难愈或遗留功能不全，可致眼睑闭合不全而发生患侧角膜炎、结膜炎，面肌萎缩可影响面容。

三、脓耳眩晕

脓耳眩晕是指因脓耳失治，邪毒流窜内耳引起的眩晕。病情轻重不等，可反复发作。西医学的化脓性中耳炎及乳突炎并发迷路炎可参考本病进行辨证施治。

【病因病机】

1. 肝胆热盛，风扰耳窍

肝胆热毒炽盛，热盛生风，风火相煽，扰乱清窍而为病。

2．脾虚湿困，蒙蔽耳窍

脓耳病久，脾气虚弱，运化失职，湿浊内困耳窍，耳窍功能受损而发眩晕。

3．肾精亏损，邪蚀耳窍

肾精亏损，骨失所养，脓耳邪毒长期蚀损骨质，内攻耳窍，致平衡失司，眩晕频作。

【临床表现】

1．症状

发作性眩晕，感觉自身及外物旋转，恶心呕吐，喜闭目静卧，稍事活动则眩晕更甚；眩晕可由转身、行车、低头屈体、挖耳、压耳屏等动作激发；脓耳发作期症状加重；听力下降。

2．专科检查

鼓膜穿孔多位于松弛部或边缘部，鼓室内有污秽黏脓及豆腐渣样物或肉芽，味臭；听力检查为传导性聋或混合性聋，瘘管试验阳性；眩晕发作时可见自发性水平性眼震，早期快相向患侧，后期快相转为向健侧。

【诊断依据】

1．有脓耳病史。

2．鼓膜穿孔多位于松弛部或边缘部，鼓室内有污秽黏脓及豆腐渣样物或肉芽，味臭。

3．听力检查为传导性聋或混合性聋，瘘管试验阳性。

4．眩晕发作时可见自发性水平性眼震，早期快相向患侧，后期快相转为向健侧。

【鉴别诊断】

本病应与耳眩晕及前庭神经元炎相鉴别。

耳眩晕为眩晕突然发作，自觉天旋地转，身体有向一侧倾倒的感觉，站立不稳，体位变动或睁眼时眩晕加重，神志清楚，多伴有恶心呕吐、出冷汗、耳鸣耳聋等症状，但无脓耳病史。

前庭神经元炎为眩晕突然发作，可有感冒史，无耳鸣、耳聋等症状，自发性眼震向健侧，白细胞可升高，但无脓耳病史。

【治疗】

本病应内治与外治相结合。以清热泻火、补肾健脾、熄风止眩为基本治疗原则。

1. 辨证论治

（1）肝胆热盛，风扰耳窍

症状　眩晕剧烈，恶心呕吐，动则尤甚，耳痛，耳内流脓黄稠，耳鸣耳聋；伴口苦咽干，急躁易怒，便秘尿赤，或有发热、头痛、目赤；舌质红，苔黄，脉弦数。

辨证要点　脓毒内聚，火热引动肝风，以肝火为主，故辨证以眩晕剧烈，恶心呕吐，动则尤甚，耳痛，耳内流脓黄稠，耳鸣耳聋及肝胆热盛证之舌脉为要点。

治法　清热泻火，解毒熄风。

方药　龙胆泻肝汤合天麻钩藤饮加减。两方合用以泻脓耳之热毒，止内耳之眩晕。

（2）脾虚湿困，蒙蔽耳窍

症状　眩晕反复发作，头额重胀，耳鸣失聪，耳内流脓日久，缠绵不愈，脓液腐臭；可伴胸闷泛恶，痰涎多，倦怠无力，纳少便溏，面色萎黄；舌质淡红，苔白润，脉缓弱或濡滑。

辨证要点　湿浊脓毒稽留，蒙蔽耳窍，以脾虚为主，故辨证以眩晕反复发作，头额重胀，耳鸣失聪耳内流脓日久，缠绵不愈，脓液腐臭及脾虚失运证之舌脉为要点。

治法　健脾祛湿，涤痰止眩。

方药　托里消毒散合半夏白术天麻汤加减。湿浊盛者可加泽泻、薏苡仁、石菖蒲以加强利湿化浊的作用。

（3）肾精亏损，邪蚀耳窍

症状　眩晕时发，或走路不稳，耳鸣耳聋，耳内流脓持续，经久不愈，脓液污秽味臭，或有豆腐渣样物；或伴精神萎靡，腰膝酸软，健忘多梦；舌质淡红或红绛，脉细弱或细数。

辨证要点　肾虚髓海不足，清窍失养，又因邪毒流窜内耳，使耳失衡失聪，以肾虚为主，故辨证以眩晕时发，或走路不稳，耳鸣耳聋，耳内流脓持续，经久不愈，脓液污秽味臭，或有豆腐渣样物及肾虚证之舌脉为要点。

治法　补肾培元，祛邪排毒。

方药　偏于肾阴盛者，可用六味地黄丸加减。可加石决明、生牡蛎以滋阴潜阳止眩；加蒲公英、金银花、皂角刺等以祛邪排毒。偏于阳盛者可用金匮肾气丸加减。

2. 外治法

（1）耳局部处理：同“脓耳”。

（2）手术：脓耳眩晕发作症状控制后应行中耳乳突手术清理病灶并封闭迷路瘘管。

3. 针灸疗法

参考“耳眩晕”。

【预后及调护】

1. 彻底根治脓耳，是预防本病发生的关键。

2. 脓耳眩晕发作期，应卧床静养，注意观察病情变化，以防发生黄耳伤寒。

【预后及转归】

本病若及时治疗，并进行手术根治，预后良好；若失治误治，邪毒侵入颅内，可引起黄耳伤寒，甚则危及生命。

四、黄耳伤寒

黄耳伤寒是指由于脓耳邪毒炽盛，深入营血，内陷心包，引动肝风而致的疾病。临床以寒战高热、头痛呕吐、项强抽搐、神昏谵语等危重症状为特征，是脓耳变证的重候，若治之不及时，可危及生命。西医学的化脓性中耳乳突炎颅内并发症可参考本病进行辨证施治。

黄耳伤寒症状的最早记述见于《诸病源候论·卷二十九》，文中描述了耳疼痛猝然发生脊强背直的症状及其病机。而“黄耳伤寒”病名，则由明代《赤水玄珠·卷十九》提出：“凡耳中策策痛者，皆是风入于肾经也。不治，流入肾则卒然变恶寒发热，脊强背直如痉之状，曰黄耳伤寒也。”

【病因病机】

脓耳急性发作，风火邪毒炽盛，热入心包，扰乱神明，引动肝风而致本病，或脓耳日久病深邪毒稽留耳窍，浸渍腐蚀骨质，渐成缝隙暗道，一旦流脓不畅，或复感外邪，脓毒炽盛，脓汁沿腐骨裂隙流窜周围，以致邪毒深陷，入于营血，闭阻心包，引动肝风而为病。

1. 热在营血

脓耳失治，火热炽盛，困结耳内，热毒深伏于里，内陷营血，心神受扰而致病。

2. 热入心包

脓耳热毒深陷，困结耳内，耗血伤津，内闭心包，引动肝风而致病。

3. 热盛动风

脓耳热毒炽盛，引动肝风，上扰神明，痰阻脉络而为病。

【临床表现】

1. 症状

脓耳病程中出现剧烈耳痛及头痛，喷射状呕吐，寒战高热，项强，神志不清，甚至抽搐、肢瘫。

2. 专科检查

耳内流脓不畅，脓液污秽味臭，鼓膜松弛部或紧张部边缘性穿孔，透过穿孔或可见豆腐渣样物。

【诊断依据】

1. 有脓耳病史，近期有急性发作史。

2. 脓耳病程中出现剧烈耳痛及头痛，喷射状呕吐，寒战高热，项强，神志不清，甚至抽搐、肢瘫。

3. 乳突X照片或CT扫描有骨质破坏，颅脑MRI检查有助于诊断。

【鉴别诊断】

本病应与流行性脑膜炎、结核性脑膜炎、脑肿瘤等病相鉴别。

(1) 流行性脑膜炎：在流行季节，有流行病史，皮肤、黏膜上有瘀斑、瘀点。脑脊液涂片及细菌培养结果为脑膜炎双球菌。

(2) 结核性脑膜炎：起病缓慢，早期可有发热、盗汗、消瘦、食欲减退等症状。可伴有身体其他组织器官的结核病灶，脑脊液检查以淋巴细胞为主。

(3) 脑肿瘤：病情发展缓慢，无感染症状，颞骨CT示中耳乳突无骨质破坏或炎性改变。

【治疗】

本病应以手术治疗为主，配合内服、外治法治疗脓耳。内治，以泻火解毒为主，兼以开心窍、熄肝风之法。

1. 辨证论治

(1) 热在营血

症状　耳内流脓臭秽黑腐，突然脓液减少，耳痛剧烈；头痛如劈，项强，呕吐，憎寒壮热，心烦躁扰，但神志尚清；舌质红绛，少苔或无苔，脉细数。

辨证要点　脓毒沿侵蚀骨质流窜入脑，入于营血，故辨证以耳内流脓臭秽，突然脓液减少，耳痛剧烈，头痛如劈，项强，呕吐，憎寒壮热，心烦躁扰，但神志尚清及热伤营阴证之舌脉为要点。

治法 清营凉血，泻热解毒。

方药 清营汤加减。大便秘结者可加大黄、芒硝以通腑泄热；小便黄赤短少者加滑石、车前、木通以清利下焦。

（2）热入心包

症状 耳内流脓臭秽黑腐，耳痛；头痛剧烈，高热不退，颈项强直，呕吐，嗜睡，神昏谵语；舌质红绛，脉细数。

辨证要点 热毒炽盛，内陷心包，神明被扰，故辨证以耳内流脓臭秽，耳痛、头痛剧烈，高热不退，颈项强直，呕吐，嗜睡，神昏谵语及心营热盛证之舌脉为要点。

治法 清心开窍。

方药 清宫汤送服安宫牛黄丸或紫雪丹、至宝丹。痰热盛可加竹沥、瓜蒌等。安宫牛黄丸、紫雪丹、至宝丹均为清心开窍之成药，具有苏醒神志之效。安宫牛黄丸重于清热解毒，紫雪丹兼能熄风，至宝丹则重于芳香开窍，可酌情选其中之一。

（3）热盛动风

症状 耳内流脓臭秽黑腐，耳痛；头痛剧烈，高热，手足躁动，甚则神志昏迷，筋脉拘急，四肢抽搐，颈项强直，或肢软偏瘫；舌质红绛而干，脉弦数。

辨证要点 邪毒内陷上逆，热扰心神，故辨证以耳内流脓臭秽，耳痛、头痛剧烈，高热，手足躁动，甚则神志昏迷，筋脉拘急，四肢抽搐，颈项强直，或肢软偏瘫及热盛阴伤证之舌脉为要点。

治法 清热解毒，凉肝熄风。

方药 羚角钩藤汤加减。热盛可加生石膏、知母；便秘加大黄、芒硝；口干、舌红绛加水牛角、丹皮、紫草、板蓝根凉血解毒；如有抽搐可选加全蝎、地龙、蜈蚣以熄风止痉；痰涎壅盛者加竹沥、生姜汁，也可加服安宫牛黄丸；若见身热骤降，大汗淋漓，汗出如珠，四肢厥冷，精神萎靡，面色苍白，呼吸微弱，脉微欲绝等亡阳危重证候，急用回阳固脱之法，服独参汤或参附汤等。

2．外治

（1）耳局部处理同“脓耳”。

（2）尽早行乳突根治手术治疗，彻底清除中耳乳突病灶，改善引流，如脑脓肿可通过穿刺抽脓。

【预防和调护】

1．治疗脓耳是预防本病的关键。

2．本病变化迅速而危重，应密切观察病情变化，保持生命体征稳定，采取积极治疗以使病情转轻向好。

【预后及转归】

本病若能及时诊断，及时治疗，多可治愈，晚期若不及时抢救可致死亡。

第十节　耳鸣、耳聋

耳鸣是指患者自觉耳中鸣响而周围环境中并无相应的声源。它可发生于单侧，也可发生于双侧。有时患者自觉鸣声来自头颅内部，则为“颅鸣”或“脑鸣”。《外科证治全书·卷二》云：“耳鸣者，耳中有声，或若蝉鸣，或若钟鸣，或若火熇熇然，或若流水声，或若簸米声，或睡着如打战鼓，如风入耳。”在中医古籍中还有聊啾、苦鸣、蝉鸣、耳数鸣、耳虚鸣、暴鸣、渐鸣等不同的名称。

耳聋是指不同程度的听力减退。程度较轻者也称“重听”，重者全然不闻外声，则为全聋。《杂病源流犀烛·卷二十三》云：“耳聋者，声音闭隔，竟一无所闻者也；亦有不至无闻，但闻之不真者，名为重听。”根据发病的时间长短以及病因病理等不同，在中医古籍中又有暴聋、猝聋、厥聋、久聋、渐聋、劳聋、虚聋、风聋、火聋、毒聋、气聋、湿聋、干聋、聩聋、阴聋、阳聋等不同的名称。

耳鸣与耳聋临床上常常同时或先后出现，如《杂病源流犀烛·卷二十三》谓：“耳鸣者，聋之渐也，唯气闭而聋者则不鸣，其余诸般耳聋，未有不先鸣者。”二者的病因病理及中医辨证施治原则也基本相似，故本节将耳鸣与耳聋合在一起进行论述。它们既是多种耳科疾病乃至全身疾病的一种常见症状，有时也可单独成为一种疾病。西医学的突发性聋、爆震性聋、传染病中毒性聋、噪声性聋、药物中毒性聋、老年性聋，以及原因不明的感音神经性聋、混合性聋及耳鸣等疾病，均可参考本节进行辨证施治。

【病因病机】

耳鸣耳聋有虚实之分，实者多因外邪或脏腑实火上扰耳窍，或瘀血、痰火蒙蔽清窍；虚者多为脏腑虚损、清窍失养所致。

1. 风热侵袭

寒暖失调，外感风热，或风寒化热，肺失宣降，致外邪循经上犯耳窍，清空之窍遭受蒙蔽，失去"清能感音，空可纳音"的功能，而致耳聋或耳鸣。

2. 肝火上扰

情志抑郁，或暴怒伤肝，致肝失条达，气郁化火，肝气上逆，清窍受扰，发为耳鸣、耳聋。

3. 痰火郁结

饮食不节，过食肥甘厚味，脾胃受损，或思虑过度，伤及脾胃，致水湿不运，聚而生痰，久则痰郁化火，痰火郁于耳中，上壅清窍，导致耳鸣耳聋。

4. 气滞血瘀

耳部外伤，突闻巨响、情志失调，致肝气郁结，气机不畅，气滞则血瘀，瘀血内停；或久病入络，均可造成耳窍经脉壅阻，清窍闭塞，发生耳鸣或耳聋。

5. 肾精亏损

先天肾精不足，或后天病后失养，恣情纵欲，伤及肾精，或年老肾精渐亏等，均可导致肾精亏损。肾虚则耳窍失养，功能失利，发为耳鸣、耳聋。

6. 气血亏虚

饮食不节，饥饱失调，或劳倦、思虑过度，致脾胃虚弱，清阳不升，气血生化之源不足，而致气血亏虚，不能上奉于耳，耳窍经脉空虚，导致耳鸣或耳聋。或大病之后，耗伤心血，心血亏虚，则耳窍失养而致耳鸣耳聋。

【临床表现】

1. 症状

（1）耳鸣：可急性起病，亦可缓慢起病；既可为单侧亦可为双侧；可呈持续性，也可呈间歇性；耳鸣的音调可呈高音调（如蝉鸣声、汽笛声、口哨声等），亦可呈低音调（如机器声、隆隆声等）；一般在夜间或安静时加重，严重时可影响睡眠及对生活、工作、情绪产生干扰；多数耳鸣患者伴有听力下降。

（2）耳聋：轻者听音不清，重者完全失听。突发耳聋者以单侧为多见，可伴有耳鸣及眩晕，少数亦有双侧同时发生者；缓慢发生的渐进性耳聋可为双侧性。部分耳聋可呈波动性听力下降。

2. 专科检查

（1）外耳道及鼓膜检查。

（2）听力学检查：如音叉试验、纯音测听、耳声发射、声导抗测试等。

（3）影像学检查：如颞骨及颅脑 X 线、CT、MRI 等检查。

【诊断依据】

1. 以耳鸣、耳聋为主诉，通过病史及检查，能查出引起耳鸣、耳聋的原发疾病者，应下相应的疾病诊断。

2. 以耳鸣为主诉，无明显听力下降，通过检查不能确定原发疾病者，可诊断为耳鸣。

3. 突然发生的明显的听力减退，伴或不伴耳鸣、眩晕，排除外耳、中耳疾病后，可诊断为暴聋。

4. 缓慢发生并逐渐加重、病程较长的耳聋，排除外耳、中耳疾病后，可诊断为久聋（或渐聋）；若同时伴有明显的耳鸣，可诊断为耳鸣耳聋。

【鉴别诊断】

本病应与耳胀、耳闭、听神经瘤所致的耳鸣、耳聋症状相鉴别，其内容详见表19－1。

表19－1　耳鸣、耳聋的鉴别诊断

病名	耳鸣耳聋	耳胀	耳闭	听神经瘤
病史	渐起或爆发，多见于噪声损伤、老年人、爆震或无明显诱因	常因感冒引起	渐起，有耳胀反复发作史	渐起，无明显诱因，发病年龄多在35～40岁，女性多于男性
症状	耳鸣多为高音调，声细。不同程度听力减退	耳内胀闷感、堵塞感，耳鸣，自声增强，多伴有风寒或风热表证	听力中度减退，耳鸣多为低音调，声粗	单侧渐进性耳鸣耳聋，头晕或摇摆不稳感，患侧耳道深处或乳突部疼痛，外耳道后壁麻木感
专科检查	鼓膜正常	鼓膜完整，轻微充血、内陷，或有鼓室积液	鼓膜完整，明显内陷，或有增厚、混浊，或粘连，振动度差	鼓膜正常
听力检查	听力正常或感音神经性聋	传导性聋	传导性聋，晚期可为混合性聋	感音神经性聋

【辨证及治疗】

耳鸣耳聋可分为实证和虚证两大类，一般来说，起病急、病程短者以实证为多见，常见于风热侵袭、肝火上扰、痰火郁结、气滞血瘀等证型；起病缓慢、病程较长者以虚证为多见，如肾精亏损或气血亏虚等。

1. 辨证论治

（1）风热侵袭

症状　突起耳鸣，如吹风样，昼夜不停，听力下降，或伴有耳胀闷感；全身可伴有鼻塞、流涕、咳嗽、头痛、发热恶寒等；舌质红，苔薄黄，脉浮数。

辨证要点　风热之邪上犯蒙蔽清窍，以风邪为甚，故辨证以突起耳鸣，如吹风样，听力下降、耳内胀闷及风热证之舌脉为要点。

治法　疏风清热，宣肺通窍。

方药　银翘散加减。应用时可加入蝉蜕、石菖蒲以疏风通窍；若无咽痛、口渴，可去牛蒡子、淡竹叶、芦根；伴鼻塞、流涕者，可加苍耳子、白芷；头痛者，可加蔓荆子。

（2）肝火上扰

症状　耳鸣如闻潮声或风雷声，耳聋时轻时重，多在情志抑郁或恼怒之后耳鸣耳聋加重；伴口苦，咽干，面红或目赤，尿黄，便秘，夜寐不宁，胸胁胀痛，头痛或眩晕；舌红苔黄，脉弦数有力。

辨证要点　肝火循经上扰耳窍，以肝火为甚，故辨证以耳鸣如闻潮声或风雷声，耳聋时轻时重，多在情志抑郁或恼怒之后耳鸣耳聋加重及肝火上扰证之舌脉为要点。

治法　清肝泻热，开郁通窍。

方药　龙胆泻肝汤加减。应用时可加石菖蒲以通窍。若肝气郁结之象较明显而火热之象尚轻者，亦可选用丹栀逍遥散加减。

（3）痰火郁结

症状　耳鸣耳聋，耳中胀闷，头重头昏；或见头晕目眩，胸脘满闷，咳嗽痰多，口苦或淡而无味，二便不畅；舌红，苔黄腻，脉滑数。

辨证要点　痰火郁结，蒙蔽清窍，以痰火为主，故辨证以耳鸣耳聋、耳中胀闷、头重头昏或头晕目眩及痰火郁结证之舌脉为要点。

治法　化痰清热，散结通窍。

方药　清气化痰丸加减。应用时，可加石菖蒲以开郁通窍。

（4）气滞血瘀

症状　耳鸣耳聋，病程可长可短，全身可无明显其他症状；或有爆震史；舌质暗红或有瘀点，脉细涩。

辨证要点　气机阻滞、瘀血停滞，耳窍经脉痞塞，故辨证以耳鸣耳聋，病程可长可短，或有爆震史及气滞血瘀证之舌脉为要点。

治法　活血化瘀，行气通窍。

方药　通窍活血汤加减。可加丹参、香附等以加强行气活血之功。

（5）肾精亏损

症状　耳鸣如蝉，昼夜不息，安静时尤甚，听力逐渐下降；或见头昏眼花，腰膝酸软，虚烦失眠，夜尿频多，发脱齿摇；舌红少苔，脉细弱或细数。

辨证要点　肾精亏损，不能上奉于耳，以肾虚为主，故辨证以耳鸣如蝉，昼夜不息，安静时尤甚，听力逐渐下降及肾虚证之舌脉为要点。

治法　补肾填精，滋阴潜阳。

方药　耳聋左慈丸加减。用杞菊地黄丸或左归丸等加减。

若偏于肾阳虚，治宜温补肾阳，可选用右归丸或肾气丸加减。

（6）气血亏虚

症状　耳鸣耳聋，每遇疲劳之后加重；或见倦怠乏力，声低气怯，面色无华，食欲不振，脘腹胀满，大便溏薄，心悸失眠；舌质淡红，苔薄白，脉细弱。

辨证要点　气血亏虚，耳窍失养，以气血亏虚为主，故辨证以耳鸣耳聋，每遇疲劳之后加重及气血亏虚证之舌脉为要点。

治法　健脾益气，养血通窍。

方药　归脾汤加减。气虚为主者，亦可选用益气聪明汤加减。

2. 其他治法

（1）中成药：① 银翘解毒片，每服4片，每日3次。用于风热侵袭证。② 龙胆泻肝丸，每服1丸，每日2次。用于肝火上扰证。③ 银杏叶片，每服1丸，每日2次，用于气滞血瘀证。④ 六味地黄丸，每服1丸，每日2次，用于肾精亏损偏于肾阴虚证。⑤ 金匮肾气丸，每服1丸，每日2次，用于肾精亏损偏于肾阳虚证。⑥ 归脾丸，每服1丸，每日2次，用于气血亏虚证。

（2）针灸疗法：① 体针：局部取穴与远端辨证取穴相结合，取耳区和少阳经穴为主，主穴：耳门、听宫、听会、翳风、翳明；配穴：中渚、外关、曲池、三阴交、阳陵泉、足三里。每次选主穴2～3个，配穴2个，风热侵袭者，可加合谷、大椎；肝火上扰可加太冲、丘墟；痰火郁结可加丰隆、大椎；气滞血瘀可加膈俞、血海；肾精亏损加肾俞、关元；气血亏虚加气海、脾俞。实证用泻法，虚证用补法，或不论虚实，一律用平补平泻法，每日针刺1次。② 耳针：取内耳、神门、皮质下、内分泌、肾、肝等穴位，埋针或针刺，留针20分钟左右。亦可用王不留行子贴压以上穴位，以调理脏腑功能。③ 穴位注射：可选用听宫、翳风、完骨、耳门等穴，药物可选用当归注射液、丹参注射液、维生素 B_{12} 注射液等，针刺得气后注入药液，每次每穴注入 0.5～1ml。④挑提法：取翳风、听宫、听会，挑提前在穴位处做常规消毒，并在局部皮下注射 1% 利多卡因 1ml，然后用粗针，以每分钟 90 次左右的频率挑提 200～300 次，每次 1 穴，每日 1 次，双侧交替进行，30 天 1 疗程，疗程间歇 1 周。⑤穴位敷贴：用吴茱萸、乌头尖、大黄三味为末，温水调和，敷贴于涌泉穴，有引火下行的作用，适用于肝火、痰火、虚火上扰所致耳鸣耳聋。

（3）导引法：①“营治城郭”法：以两手按耳轮，一上一下摩擦之，每次做 15 分钟左右。②除耳鸣功：平坐伸一腿屈一腿，横伸两臂，直竖两掌，向前若推门状，扭头项左右各 7 次。③“鸣天鼓”法（方法见第二十二章第一节“鸣天鼓”法）。④鼓膜按摩法，以手食指（或中指）置外耳道口，轻轻捺按，两侧各捺按 15～30 次，每日 3 次。具有引动气血流通的作用。

【预防和调护】

1. 保持心情舒畅，节制饮食，戒烟，少饮或不饮酒，节制房事。

2. 耳鸣耳聋是多种疾病的常见症状之一，积极防治引起耳鸣耳聋的各种疾病。

3. 避免使用耳毒性药物，如链霉素、卡那霉素、氨基甙类抗生素、袢利尿剂（如速尿、利尿酸等）等，勿用新霉素滴耳。

4. 避免噪声刺激。

5. 注意饮食有节，起居有常，保持心情舒畅。

6. 睡前忌饮浓茶、咖啡等刺激性饮料，晚上睡前用热水洗脚，有引火归原作用，有助于减轻耳鸣症状。

第十一节　耳眩晕

耳眩晕是指由耳窍病变所引起的以头晕目眩、如坐舟车、天旋地转为主要特征的疾病。西医学的内耳疾病所引起的眩晕，如梅尼埃病、良性阵发性位置性眩晕、前庭神经元炎、迷路炎等均可参考本病进行辨证施治。

眩晕是目眩和头晕两种症状的合称。目眩指眼前昏花缭乱；头晕又称头旋，指头部运转不定的自我感觉。二者可单独出现，若同时并见，称为眩晕。在中医文献中尚有眩运、眩冒、旋晕、头眩、掉眩、脑转、风眩、风头眩、头晕、昏晕等别称。

早在《内经》已有类似耳眩晕的记载，如《灵枢·海论》："髓海不足，则脑转耳鸣，胫酸眩冒，目无所见，懈怠安卧。"《丹溪心法·卷四》则描述得更为形象："眩者言其黑运转旋，其状目闭眼暗，身转耳聋，如立舟船之上，起则欲倒。"

【病因病机】

本病有虚有实，多属风、火、痰、虚为患，以内伤为主，与肝、脾、肾三脏关系最为密切。虚者多为肾、脾之虚，如髓海不足，上气不足等；实者，可见于外邪、痰浊、肝阳、寒水等上扰清空为患。

1. 风邪外袭

风性主动，若因气候突变，或起居失常，遭致风邪外袭，引动内风，上扰清窍，则可致平衡失司，发为眩晕。

2. 痰浊中阻

饮食不节，或劳倦、思虑过度，损伤脾胃，致脾失健运；不能运化水湿，内生痰饮。痰浊阻遏中焦，则气机升降不利清阳不升，浊阴不降，清窍为之蒙蔽，发为眩晕。

3. 肝阳上扰

情志不遂，致肝气郁结，气郁化火生风，风火上扰清窍，则生眩晕；若素体阴虚，水不涵木，则肝阳上亢，扰乱清空，亦可导致眩晕。

4. 寒水上泛

素体阳虚，或久病及肾，肾阳衰微，阳虚则生内寒，不能温化水湿，寒水内停，上泛清窍，发为眩晕。

5. 髓海不足

先天禀赋不足，或后天失养，年老体弱，房劳过度，耗伤肾精，则肾精亏损，髓海空虚，不能濡养清窍，而发为眩晕。

6. 上气不足

脾气虚弱，运化失常，则气血生化之源不足，且升降失常，清阳不升，可致上部气血不足，清窍失养，而发为眩晕。

【临床表现】

1. 症状

眩晕突然发作，自觉天旋地转，身体有向一侧倾倒的感觉，站立不稳，体位变动或睁眼时眩晕加重，但神志清楚，多伴有恶心呕吐、出冷汗、耳鸣耳聋等症状。

2. 专科检查

（1）外耳道及鼓膜检查：多无异常发现。

（2）自发性眼震：眩晕发作时可见自发性水平型或水平旋转型眼球震颤，快相向病侧或健侧，发作过后眼震逐渐消失。

（3）听力检查：反复进行听力学检查，部分患者可显示波动性感音性听力减退，即眩晕。发作期听力减退，间歇期听力好转。

（4）前庭功能检查：初次发作者，可显示病侧前庭功能亢进，或有向病侧的优势偏向；多次发作者，则病侧前庭功能减退甚至消失，或有向健侧的优势偏向。部分患者虽有多次发作，前庭功能可正常。

【诊断依据】

1. 本病大多有反复发作史。

2. 眩晕发作时的典型症状是诊断本病的主要依据。

3. 外耳道及鼓膜检查多无异常发现，反复进行听力学检查，部分患者可显示波动性感音性听力减退；自发性眼震阳性。

【鉴别诊断】

本病应与中枢性眩晕以及突聋、头昏、头重脚轻感或莫可名状的头部不适感等病证相鉴别。

【治疗】

本病在发作期以标实为主，多属风、火、痰、虚实夹杂证；在发作间歇期以本虚为多见，多属髓海不足、上气不足等证。临床上应针对不同情况进行辨证论治。

1. 辨证论治

（1）风邪外袭

症状　突发眩晕，如坐舟车，恶心呕吐；可伴有鼻塞流涕，咳嗽，咽痛，发热恶风；舌质红，苔薄黄，脉浮数。

辨证要点　风邪外袭，引动内风，上扰清窍，以风邪为甚，故辨证以眩晕突发，如坐舟车，恶心呕吐及风邪外袭证之舌脉为要点。

治法　疏风散邪，清利头目。

方药　桑菊饮加减。眩晕较甚者，加天麻、钩藤、白蒺藜以熄风；呕恶较甚者，加半夏、竹茹以降逆止呕。

（2）痰浊中阻

症状　眩晕而见头重如蒙，胸中闷闷不舒，呕恶较甚，痰涎多；或见耳鸣耳聋，心悸，纳呆倦怠；舌苔白腻，脉濡滑。

辨证要点　痰浊中阻，蒙蔽清窍，痰浊为甚，故辨证以眩晕而见头重如蒙，胸中闷闷不舒，呕恶较甚，痰涎多，或见耳鸣耳聋及痰浊中阻证之舌脉为要点。

治法　燥湿健脾，涤痰止眩。

方药　半夏白术天麻汤加减。湿重者，倍用半夏，加泽泻；痰火互结者，加黄芩、胆南星、黄连；呕恶较甚者，加竹茹。亦可选用泽泻汤加味。

眩晕缓解后，应注意健脾益气、调理脾胃以杜绝生痰之源，防止复发，可用六君子汤加减以善后。

(3) 肝阳上扰

症状　眩晕每因情绪波动、心情不舒、烦恼时发作或加重；常兼耳鸣耳聋，口苦咽干，面红目赤，急躁易怒，胸胁苦满，少寐多梦；舌质红，苔黄，脉弦数。

辨证要点　肝阳上扰清窍，以肝火为主，故辨证以眩晕每因情绪波动、心情不舒、烦恼时发作或加重，常兼耳鸣耳聋及肝阳上扰证之舌脉为要点。

治法　平肝熄风，滋阴潜阳。

方药　天麻钩藤饮加减。眩晕较甚，偏于风盛者，可加龙骨、牡蛎以镇肝熄风；偏于火盛者，可加龙胆草、丹皮以清肝泻热，或用龙胆泻肝汤以清泻肝胆之火。

因阳亢火盛，每致伤阴，故眩晕缓解后，应注意滋阴养液，以潜降肝阳，可用杞菊地黄丸调理善后。

(4) 寒水上泛

症状　眩晕时心下悸动咳嗽痰稀白，恶心欲呕，或频频呕吐清涎；耳鸣耳聋，腰痛背冷，四肢不温，精神萎靡，夜尿频而清长；舌质淡胖，苔白滑，脉沉细弱。

辨证要点　肾阳衰微，寒水上泛清窍，故辨证以眩晕时心下悸动，咳嗽，痰稀白，恶心欲呕，或频频呕吐清涎，耳鸣耳聋，腰痛背冷，四肢不温及肾阳衰微证之舌脉为要点。

治法　温壮肾阳，散寒利水。

方药　真武汤加减。寒甚者，可加川椒、细辛、桂枝、巴戟天等药，以加强温阳散寒的作用。

(5) 髓海不足

症状　眩晕经常发作；耳鸣耳聋，腰膝酸软，精神萎靡，失眠多梦，记忆力差，男子遗精，手足心热；舌质嫩红，苔少，脉细数。

辨证要点　肾精亏损，髓海不足，清窍失养，以肾虚为主，故辨证以眩晕经常发作，耳鸣耳聋，腰膝酸软，精神萎靡，失眠多梦，记忆力差及肾精亏损，髓海不足证之舌脉为要点。

治法　滋阴补肾，填精益髓。

方药　杞菊地黄丸加减。还可加入白芍、何首乌以柔肝养肝；眩晕发作时加石决明、牡蛎以镇肝潜阳；精髓空虚较甚者，加鹿角胶、龟板胶以增强填补精髓之力。

（6）上气不足

症状　眩晕时发，每遇劳累时发作或加重；可伴耳鸣、耳聋，面色苍白，唇甲不华，少气懒言，倦怠乏力，食少便溏；舌质淡，脉细弱。

辨证要点　脾气虚弱，上气不足，清窍失养，以脾虚为主，故辨证以眩晕时发，每遇劳累时发作或加重，可伴耳鸣、耳聋及脾虚证之舌脉为要点。

治法　补益气血，健脾安神。

方药　归脾汤加减。血虚较明显，可选加枸杞、何首乌、熟地、白芍等以加强养血之力；以气虚为主，中气下陷者，可用补中益气汤以益气升阳。

2. 其他治法

（1）针刺法：① 体针：根据不同的病因病机，循经取穴，根据病情虚实而采用不同的手法。可选用百会、头维、风池、风府、神门、内关等穴位。若风邪外袭者，可配合谷、外关；若痰浊中阻者，可配丰隆、中脘、解溪；若肝阳上扰者，可配行间、侠溪、肝俞；若寒水上泛者，可配肾俞、命门；若髓海不足者，可配三阴交、关元、肾俞；若上气不足者，可配足三里、脾俞、气海。实证用泻法，虚证用补法，并可配合灸法。每日1次。② 耳针：可选神门、皮质下、交感、内分泌、肾上腺、肾、肝、脾、内耳、等穴，每次取2~3穴，中强刺激，留针20~30分钟，间歇捻针，每日1次。或用王不留行子贴压刺激以上穴位。③ 头皮针：取晕听区、平衡区针刺，每日1次，5~10次为1疗程。

（2）穴位注射：可选用合谷、太冲、内关、风池、翳风、四渎等穴，每次取2~3穴，每穴注射5%葡萄糖液1~2ml，或维生素B_{12}注射液0.2ml，隔日1次。

（3）灸法：眩晕发作时，直接灸百会30~50壮，或温和灸15~30分钟，每日1~2次。

【预防和调护】

1. 向患者解释本病的特点，症状虽严重，但不会危及生命，消除病人的恐惧心理，注意劳逸结合。
2. 眩晕发作期间应让病人卧床休息，防止起立时因突然眩晕而跌倒。
3. 卧室应保持安静，减少噪音，光线宜暗，但空气要流通。
4. 眩晕发作期，宜进低盐饮食。
5. 禁烟、酒、咖啡及浓茶。
6. 锻炼身体，增强体质，起居有时。

第二十章 鼻科疾病

鼻位于肺系之前端，接气道，下通于肺。鼻通过经络与五脏六腑发生密切的联系。许多鼻病的发生，与外感、内伤等多种因素有关，故治疗鼻病须辨证求因，审因论治，内治的同时应结合滴鼻、吹鼻等外治法，使药物直达病所，以确保疗效。

第一节 鼻 疔

鼻疔是指发生在鼻尖、鼻翼及鼻前庭部位的疖肿。以局部红肿疼痛，呈粟粒状突起，坚硬胀痛，顶有脓点为特征。《外科证治全书·卷四》说："疔疮者，言其疮形如钉盖之状也。"本病又名白疔、白刃疔、鼻尖疔、鼻柱痈等。多在挖鼻、拔鼻毛损伤肌肤后，染毒而生。一般在数日内自行破溃，脓出而愈，但若处理不当，或邪毒壅盛，正气虚弱，以致邪毒内陷，可转成疔疮走黄重证。

鼻疔相当于西医学的鼻疖，为外鼻及鼻前庭毛囊、皮脂腺或汗腺的局限性化脓性炎症。

【病因病机】

鼻疔的形成多因肺胃热盛，火毒循经上犯，结聚鼻窍而为病。

1．邪毒外袭，火毒上攻

因挖鼻、拔鼻毛等损伤鼻窍肌肤或毛根，风热邪毒乘机而入，郁而化火，壅聚鼻窍而生鼻疔。或因恣食膏粱厚味、辛辣炙煿，致使肺胃积热成毒，循经蒸灼鼻窍，毒聚不散，气血凝滞而发本病。

2．火毒炽盛，内陷营血

正气虚弱，火毒势猛，正不胜邪，或治疗不当，妄行挤压，以致邪毒走窜，内陷营血及心包，而成疔疮走黄危证。

【临床表现】

1. 症状

初起鼻尖或鼻前孔部发胀、疼痛，或麻或痒，继之疼痛加重，触之更甚。成脓时局部跳痛，或痛引脑门。全身或有恶寒发热、头痛、周身不适等症状。

2. 专科检查

可见鼻尖、鼻翼或鼻前庭处有丘状隆起，周围发红发硬，成脓后，顶部有黄白色脓点。病情重者，可引起同侧上唇、面部、下睑等处肿胀。如为疔疮走黄，则见鼻疔疮头紫暗、顶陷无脓、根脚散漫，鼻肿如瓶，目胞合缝等症。

3. 实验室及特殊检查

血常规检查可见白细胞总数及中性粒细胞增高。

【诊断依据】

1. 鼻部发胀，焮热疼痛，触之痛甚。

2. 鼻尖、鼻翼或鼻前庭有丘状隆起，红赤发硬，压痛拒按，或顶有白色脓点。严重者红肿波及口唇、面部，甚至出现高热痉厥，神昏谵语等危重证候。

【治疗】

本病多因热毒结聚鼻部而发，故治疗以清热解毒、消肿止痛为主。火毒内陷者，则应泻热解毒、清营凉血。外治常选清热解毒凉血之品外敷，以消肿止痛。

1. 辨证论治

（1）邪毒外袭，火毒上攻

症状　初起鼻尖、鼻翼或鼻前孔局部红肿、疼痛，逐渐加重，或有跳痛，或麻或痒，并有粟米样突起，形如钉状，其根坚硬而深。3～5 日后，疮顶出现黄白色脓点，顶高根软，若脓溃肿消则痛减；全身可见恶寒发热，头痛，口渴，便秘溲赤；舌红，苔白或黄，脉数等。

辨证要点　火毒结聚鼻部，故辨证以鼻部红、肿、热、痛及里热炽盛证之舌脉为要点。

治法　清热解毒，消肿止痛。

方药　五味消毒饮加减。若恶寒发热者，加荆芥、防风、薄荷以疏风散邪；疼痛甚者，加当归尾、赤芍、丹皮以活血止痛；若脓成不溃者，加穿山甲、皂角刺以助消肿溃脓；若发热、口渴者，加竹叶、生石膏、玄参、花粉以清热生津；大便秘结者，加玄明粉以通腑泄热。病情重者，可配合黄连解毒汤加减。

（2）火毒炽盛，内陷营血

症状　鼻部红肿疼痛，疮头紫暗，顶陷无脓，根脚散漫，鼻肿如瓶，目胞合缝；可伴有头痛如劈，高热烦躁，口渴，呕恶，便秘，甚至神昏谵语，痉厥等症；舌质红绛，苔厚黄燥，脉洪数。

辨证要点　火毒炽盛，壅聚鼻部，内陷营血，扰及心包，故辨证以局部红肿剧痛、鼻肿如瓶及高热、头痛、呕恶、烦躁、昏谵等及热盛扰心证之舌脉为要点。

治法　泻热解毒，清营凉血。

方药　黄连解毒汤合犀角地黄汤加减。前方泻火解毒，后方清营凉血。如出现神昏谵语，加服安宫牛黄丸或至宝丹、紫雪丹以清心开窍，镇痉熄风；若病程日久，气阴耗伤者，当配用生脉散以益气养阴。

2．外治

（1）敷药：用药物外敷局部，以清热解毒，托毒外泄，消肿止痛。① 用内服中药渣再煎水，用纱布蘸药水热敷患处，适用于鼻疔初起，或已成脓而未溃者。② 紫金锭、四黄散等药用水调涂敷患处。③ 野菊花、仙人掌、芙蓉花叶、苦地胆等捣烂敷患处。

（2）手术：脓成顶软者，在局部消毒后，以尖刀片挑破脓头，用小镊子钳出或吸引器吸出脓栓。本法只要在脓成之后方可实施，并且忌将疮顶切开过深过大，或挤压排脓，以免脓毒走散。

3．其他治法

（1）中成药：① 银翘解毒片，每服 4 片，每日 3 次。用于本病初起有表证者。② 黄连上清丸，每服 6g，每日 2 次。用于火毒内盛者。

（2）针刺法：毫针刺，用泻法。常用身柱、灵台、合谷、委中、商阳、曲池等穴。每次针刺身柱、灵台为主，配合其他穴位，以泻火热毒邪。每日 1 次。

（3）挑治：在背部脊柱两旁，寻找丘疹样红色或淡红色突起一个或数个，消毒后用针挑破，挤出血水及黏液。每日 1 次。

（4）放血疗法：取同侧耳尖或耳垂，用三棱针点刺放血，或取少商、商阳、中冲点刺放血，以泻热解毒。

【预防和调护】

1．戒除挖鼻、拔鼻毛的不良习惯。
2．及时治疗鼻腔、鼻窦的疾患。
3．忌食辛辣炙煿、醇酒厚味，多食蔬菜、水果，多饮水，保持大便通畅。
4．禁忌挤压、按揉、触碰患处。

5. 忌艾灸患处。

6. 忌用挑刺及早期切开引流，以免脓毒扩散，入侵营血，犯及心包，而成疔疮走黄之危证。

【预后及转归】

鼻疔如能得到及时恰当的治疗，多可痊愈。若治疗不当，妄加挤压、触碰、艾灸或过早切开，易致脓毒扩散，引起疔疮走黄重证，甚至危及生命。

第二节　鼻　疳

鼻疳是以鼻前庭皮肤红肿糜烂、渗液结痂、刺痒疼痛或皲裂，并反复发作为主要特征的鼻病。古医籍中有鼻疮、鼻䘌疮、鼻䘌、䘌鼻、疳鼻、疳虫蚀鼻生疮等称。本病好发于小儿。

鼻疳相当于西医学的鼻前庭炎及鼻前庭湿疹等病。西医认为其形成多因鼻病的分泌物或有害粉尘的刺激及局部损伤继发感染所致。

【病因病机】

鼻疳的形成，主要为鼻窍肌肤被肺热或湿热之邪熏蒸所致。

1. 肺经蕴热，邪毒外袭

肺经素有蕴热，复受风热邪毒的侵袭，或因挖鼻损伤肌肤，或因鼻疾脓涕经常浸渍肌肤，邪毒乘机而入，外邪引动肺热，上灼鼻窍，熏蒸肌肤发为鼻疳。

2. 脾胃失调，湿热郁蒸

饮食不节，恣食辛辣肥甘，脾胃运化失调，以致湿浊内停，郁而化热，湿热循经上犯，熏蒸鼻窍肌肤而发；或兼有风热之邪外袭，风热夹杂内湿，熏蒸鼻窍肌肤而成；小儿因脾胃气弱，肌肤娇嫩，易积食化热成疳，疳热上攻，熏蒸鼻窍肌肤而致病。

3. 阴虚血燥，鼻窍失养

病久不愈，邪热滞留，内耗阴血，阴虚血燥，鼻窍失养；血虚生风，虚热上攻，久蒸鼻窍而致鼻疳日久难愈。

【临床表现】

1. 症状

鼻前孔皮肤灼热干焮，微痒微痛，或漫肿潮红，溃烂浸淫、流水，积结痂块，反复发作，时轻时重，缠绵难愈。小儿可兼有纳呆、腹胀、便溏、哭啼不安等。

2. 专科检查

初起，鼻前庭皮肤出现粟粒状小丘，继则浅表糜烂，微红结痂，甚至皲裂，或见鼻前孔潮红，焮肿，渗流脂水，皮肤粗糙增厚，结痂皲裂，甚者病损波及鼻翼和口唇，久则鼻毛脱落。

【诊断依据】

1. 鼻前孔皮肤灼热干焮，渗流脂水，肿痛或痒，有异物感，反复发作。

2. 检查见鼻前庭皮肤红肿、糜烂、流脂水、皲裂，附有干痂或脓痂。病损可波及鼻翼及上唇皮肤。

【治疗】

本病与肺、脾关系比较密切。内治常以清热泻肺，疏风解毒，或健脾调中，清热燥湿为主；外治常选清热解毒，除湿止痒收敛的药物洗、敷患处。

1. 辨证论治

（1）肺经蕴热，邪毒外袭

症状　鼻前庭及周围皮肤灼热发干，微痒微痛，皮肤出现粟粒样小丘，继而浅表糜烂，渗出少许黄色脂水，或有结痂，周围皮肤潮红或皲裂，病久则鼻毛脱落；全身一般无明显症状，偶有头痛、发热、鼻息气热、咳嗽、便秘；舌红，苔黄，脉数。小儿可见啼哭躁扰，搔抓鼻部，以至血水淋漓。

辨证要点　肺经风热，蒸灼鼻窍肌肤，故辨证以局部皮肤灼热干焮，微痒微痛及舌红，苔黄，脉数或兼有咳嗽、便秘等及肺经风热证之舌脉为要点。

治法　疏风散邪，清热解毒。

方药　黄芩汤加减。若热毒壅盛，焮热痛甚者，可加黄连、丹皮，以清热解毒，凉血止痛；便秘者，可加生大黄、全瓜蒌以通腑泻热；红肿甚者，加大青叶、板蓝根等以清热解毒消肿；渗液多而痒甚，小便黄赤者，加地肤子、车前子、黄柏等以清热利湿，祛风止痒。

（2）脾胃失调，湿热郁蒸

症状　鼻前孔皮肤糜烂、潮红微肿，常溢脂水，或结黄浊厚痂，瘙痒，甚者可侵及鼻翼和口唇，病久不愈或反复发作；全身可兼见纳呆、腹胀、便溏、尿黄浊等；舌质红，苔黄腻，脉滑数。

辨证要点　脾胃功能失调，湿热郁蒸鼻窍，故辨证以鼻前庭皮肤潮红、糜烂、常溢脂水、结黄浊痂及脾胃湿热证之舌脉为要点。

治法　清热燥湿，解毒和中。

方药　萆薢渗湿汤加减。湿热盛而糜烂甚者，加黄连、苦参、土茯苓以增清热燥湿之力；兼风邪而痒甚者，加荆芥、防风、白鲜皮、地肤子以祛风除湿止痒；若正虚邪恋，病情缠绵，反复发作者，加黄芪、白术、金银花以扶正解毒；小儿脾胃虚弱，纳呆、腹胀、便溏者，可合用参苓白术散以健脾消积除湿；虫积疳热者，选加使君子、槟榔、榧子等以祛虫解毒。

（3）阴虚血燥，鼻窍失养

症状　鼻前孔及其周围瘙痒，灼热干痛，异物感，检查见鼻前庭皮肤粗糙、增厚或皲裂，或有少许干痂，鼻毛脱落；或伴口干咽燥，大便干结；舌质红，少苔，脉细数。

辨证要点　阴虚血燥致鼻窍失养，故辨证以患处皮肤粗糙或皲裂、灼热干痛，舌红少苔，脉细数等症状为要点。

治法　滋阴润燥，养血熄风。

方药　四物消风饮加减。若鼻部肌肤干燥、皲裂甚者，加玄参、麦冬、玉竹等以滋阴润燥；血虚生风而瘙痒甚者，酌加蝉蜕、防风以祛风止痒；虚热上攻而肌肤色红、干燥疼痛者，酌加金银花、菊花、丹皮等以解毒祛邪。

2．外治

（1）外洗：① 内服药渣再煎水外洗患处。② 苦楝树叶、桉树叶各30g，或菊花、蒲公英各30g 煎水洗局部，用于热毒偏盛者。③ 苦参、苍术、白鲜皮、地肤子各15g 煎水外洗，用于湿热盛者。④ 明矾3g，生甘草10g，煎水外洗，用于湿盛脂水多者。

（2）外敷：① 苦参、枯矾各15g，研末，生地黄汁适量，调敷患处，有清热燥湿、止痒敛疮之效。② 青蛤散调涂患处，每日3～4次。用于局部红肿糜烂、渗流脂水者。③ 黄连膏涂敷患处，每日3～4次。用于患处灼热、肿痛或干燥、皲裂者。④ 糜烂日久不愈者，可用瓦松或五倍子适量，烧灰存性，研末，撒布患处。

3．其他治法

（1）中成药：防风通圣丸，每次口服3～6g，每日2次，用于肺胃蕴热者。

（2）针灸疗法：① 体针，取合谷、曲池、外关、少商等穴，针刺用泻法，每日1次。② 耳针，取鼻、肺、胃、下屏间等穴，穴位埋线。或用王不留行子贴压，经常用手轻按贴穴，维持刺激。

（3）理疗：局部配合红外线或氦－氖激光照射，有消肿止痛之功。

【预防和调护】

1. 戒除挖鼻、拔鼻毛等不良习惯。

2. 积极治疗鼻腔、鼻窦疾病，以免诱发本病。

3. 小儿应注意饮食调养，防治各种寄生虫病，以免疳热上攻。

4. 忌食辛辣炙煿、肥甘厚腻及鱼、虾、蟹等发物。

5. 患病中忌用手指挖鼻、扯痂皮、搔抓患处，有结痂者要待其自行脱落。

第三节 伤风鼻塞

伤风鼻塞是指伤于风邪所致的以鼻塞、流涕、喷嚏为主要症状的鼻病。常伴有发热、恶寒、头痛等全身症状。俗称“伤风”或“感冒”。本病四时均可发生，但以冬春两季为多，病程较短，一般数日可愈，但若感邪过重，或失治、误治，可发展成为鼻窒、鼻渊以及耳胀、耳闭或脓耳等病。

伤风鼻塞类似于西医学之急性鼻炎，西医认为本病是由病毒感染引起的鼻黏膜急性炎性病变，也可合并细菌的继发感染。

【病因病机】

肺为娇脏，外合皮毛，开窍于鼻。风为百病之长，易袭肺系卫表，且可夹寒夹热或夹暑湿等邪犯人，但以风寒、风热为多。主要病机为肺失宣肃，邪滞鼻窍。

1. 风寒犯鼻

起居失常，寒温不调，过度疲劳，致使腠理疏松，卫表不固，风寒之邪乘机而入，皮毛受邪，内犯于肺，肺失宣肃，风寒之邪壅塞鼻窍而为病。

2. 风热犯鼻

鼻为肺窍，是呼吸之门户，风热邪毒从口鼻而入，内犯于肺，或风寒之邪束表，郁而化热犯肺，以致肺失清肃，风热邪毒壅遏鼻窍，鼻失宣畅而为病。

【临床表现】

1. 症状

初起，鼻微塞，鼻内干燥灼热，鼻痒，喷嚏，常有全身不适，微恶寒，发热，头痛，1～2天后，鼻塞逐渐加重，流多量清稀鼻涕，喷嚏频作，嗅觉减退，语声重浊，全身伴发热、头痛、食欲不振，约持续2～7天，后期鼻涕渐少，若无并发症整个病程约 7 ~ 10 天。

2. 专科检查

初期鼻黏膜充血、干燥，进而鼻黏膜充血肿胀，鼻腔内有清稀鼻涕或黏性鼻涕潴留，后期鼻黏膜逐渐恢复正常。

3. 实验室及特殊检查

细菌继发感染时，中性粒细胞增多。

【诊断依据】

1. 以鼻塞、喷嚏、流清水样或黏液样鼻涕为主要症状，伴有恶寒、发热，头痛等。

2. 鼻腔检查可见鼻黏膜充血，鼻甲肿大，鼻腔内分泌物增多。

【鉴别诊断】

本病应与时行感冒、鼻鼽、呼吸道急性传染病的前驱期相鉴别。

【治疗】

伤风鼻塞与内科感冒基本相同。风寒犯鼻者，宜辛温通窍，疏风散寒，风热犯鼻者宜辛凉通窍，疏风清热。还应配合滴鼻、吹鼻等外治法，以宣通鼻窍。

1. 辨证论治

(1) 风寒犯鼻

症状　鼻塞声重，喷嚏频作，涕多清稀，检查见鼻黏膜淡红肿胀，鼻腔内积有清稀涕液；恶寒发热，头痛，无汗；舌淡红，苔薄白，脉浮紧。

辨证要点　风寒袭肺，卫表不和，鼻窍不利，故辨证以鼻流清涕，恶寒重、发热轻，头痛，无汗，脉浮紧等风寒表证为要点。

治法　辛温解表，散寒通窍。

方药　通窍汤加减。方中川椒大热，不利表散，可去而不用。咳嗽痰多者，加法夏、白前、紫菀、款冬花以化痰止咳。若寒从热化，出现涕黄咽干等热象者，酌加黄芩、连翘、玄参、牛蒡子等以清热利咽。

(2) 风热犯鼻

症状　鼻塞，喷嚏，鼻流黄涕黏稠，鼻气焮热，检查见鼻黏膜色红肿胀，鼻内有黄涕；发热，头痛，微恶风，口渴，咽痛，咳嗽，痰黄黏稠；舌质红，苔薄黄，脉浮数。

辨证要点　风热犯肺，卫表失和，风热上扰鼻窍，故辨证以鼻流黄涕黏稠，发热，恶风，咽痛，脉浮数等风热表证为要点。

治法　辛凉解表，清肺通窍。

方药　银翘散加减。若鼻涕黄黏者，加黄芩、桑白皮、栀子、冬瓜仁以清热除涕；头痛甚者，加蔓荆子、桑叶、菊花以清利头目；咳嗽痰多者，选加杏仁、贝母、鱼腥草、瓜蒌、前胡以止咳化痰；咽部红肿疼痛者，选加玄参、板蓝根、山豆根、马勃等以清热利咽；耳内有胀闷闭塞感者，加柴胡、香附、川芎以疏利少阳，通窍开闭。

2. 外治

（1）滴鼻：用芳香通窍类中药滴鼻剂滴鼻，或用1%麻黄素液滴鼻，每次1～2滴，每天3～4次（方法见第二十二章第二节鼻滴药法）。

（2）吹鼻、塞鼻：用苍耳子散或辛夷花、薄荷适量，研末，每用少许吹鼻或塞入鼻内（方法见第十八章第二节中的吹药法）。

（3）蒸汽或雾化吸入：用内服中药渣或薄荷、辛夷等煎煮蒸汽熏鼻，或用疏风解表，芳香通窍的中药煎煮过滤后作超声雾化吸入。

3. 其他治法

（1）中成药：① 川芎茶调散，每服3～6g，每日2次，用于风寒犯鼻者。② 银翘解毒丸，每服8粒，每日3次，用于风热犯鼻者。

（2）针灸疗法：属风寒犯鼻者，取列缺、风门、风池、合谷穴，毫针浅刺，用泻法。属风热犯鼻者，取大椎、曲池、合谷、鱼际、外关，毫针浅刺，用泻法。除辨证取穴外，还可配合迎香、印堂、攒竹、上星等局部穴位治疗，以宣通鼻窍。

【预防和调护】

1. 锻炼身体，增加营养，增强机体抵抗力。
2. 起居有常，寒暖适宜，劳逸结合，避免受寒、受湿。
3. 在本病流行期间，应少出入公共场所，并可用贯众、大青叶、板蓝根、金银花等适量，水煎服。
4. 患病期间，要适当休息，多饮开水，进食易消化食物。
5. 注意擤鼻方法，鼻塞时，不可强力擤鼻，以免邪毒入耳，引发耳疾。

第四节　鼻　窒

鼻窒是以鼻塞时轻时重，或交替鼻塞，流涕嗅减，反复发作为特征的慢性鼻病。

鼻窒一名，首见于《素问·五常政大论》："大暑以行，咳嚏，鼽衄，鼻窒。"历代还有"鼻齆塞"、"鼻齆"、"鼻窍不利"等名称。《刘河间医学六书·素问玄机原病式》卷一说："鼻窒，窒塞也"，又说："但见侧卧上窍通利，下窍闭塞"，指出了鼻窒的主要症状特点。本病为常见多发病，无明显的地区性，男女老幼均可发病，以青少年较为多见。

鼻窒类似于西医学的慢性鼻炎。西医认为，本病多由急性鼻炎治不彻底或反复发作迁延而成。也可因长期接触粉尘、有害气体及鼻腔用药不当等引起。

【病因病机】

本病多因脏腑功能失调，邪毒壅滞鼻窍，鼻失宣通而成。

1. 肺经蕴热，壅塞鼻窍

伤风鼻塞失于调治，或反复发作，迁延不愈，邪伏于肺，蕴郁化热，上壅鼻窍，鼻失宣通，气息出入受阻而为病。

2. 肺脾气虚，邪滞鼻窍

久病体虚，肺气不足，卫表不固，外邪易袭而难除，邪毒留滞鼻窍而为病。或饥饱劳逸，损伤脾胃，致使脾虚失运，清阳不升，浊阴不降，湿浊留滞鼻窍，发为鼻窒。

3. 邪毒久留，血瘀鼻窍

正虚之人，外邪屡犯鼻窍，邪毒久留不去，阻于鼻窍脉络，气血运行不畅，以致鼻塞日重而难愈。

【临床表现】

1. 症状

以鼻塞为主要症状。鼻塞时轻时重，或呈间歇性，或双侧交替堵塞，病情重者可持续鼻塞。鼻涕黏而不易擤出，病久者可伴嗅觉减退。

2. 专科检查

早期鼻黏膜色红或暗红，下鼻甲肿胀，表面光滑湿润，触之柔软，弹性好，对血管收缩剂敏感；病久则鼻黏膜肿胀不消，色暗红，鼻甲表面凹凸不平，似桑椹状，触之硬实，弹性差，对血管收缩剂不敏感。病变以下鼻甲为甚。总鼻道、下鼻道等处有分泌物潴留。

【诊断依据】

1. 鼻塞日久，可呈交替性、间歇性或持续性。
2. 鼻内黏膜肿胀，以下鼻甲为重，甚至鼻甲硬实不消，凹凸不平。

【鉴别诊断】

本病应与鼻渊、鼻息肉等病鉴别。

【治疗】

当内外兼治，扶正祛邪。肺脾气虚，邪滞鼻窍者，宜补益脾肺，通利鼻窍；邪毒久留，血瘀鼻窍者，宜调和气血，行滞化瘀，并配合芳香通窍之法。

1. 辨证论治

(1) 肺经郁热，邪壅鼻窍

症状　鼻塞时轻时重，多为交替性或间歇性，鼻涕色黄量少，鼻窍干燥焮热，检查见鼻黏膜充血，下鼻甲肿胀，表面光滑，柔软有弹性；全身可见口干欲饮，咳嗽痰黄；舌尖红，苔薄黄，脉数。

辨证要点　肺热上壅鼻窍，故辨证以鼻燥、口干、痰涕色黄，舌尖红等及肺经郁热证之舌脉为要点。

治法　清热散邪，宣肺通窍。

方药　黄芩汤加减。口渴多饮者，加石膏、知母，以清热养阴；鼻中燥甚，加百合、麦冬、北沙参等以濡润肺阴。

(2) 肺脾气虚，邪滞鼻窍

症状　鼻塞时轻时重，或呈交替性，涕白而稀黏，天冷益甚，检查见鼻黏膜及鼻甲淡红肿胀，触之柔软；可伴头昏闷沉重，面白无华，体倦乏力，少气懒言，或恶风自汗，咳嗽痰稀，易于感冒，或大便溏薄；舌淡苔白，脉缓弱。

辨证要点　肺脾气虚，卫表不固，湿浊内盛，邪滞鼻窍，故辨证以鼻塞时轻时重，鼻内肌膜肿胀色淡及肺脾气虚证之舌脉为要点。

治法　补益脾肺，散邪通窍。

方药　以肺气虚为主者，宜补肺益气，祛风通窍，用温肺止流丹加减，可加五味子、白术、黄芪以增强补肺固表之力。以脾气虚为主者，宜健脾益气，渗湿通窍，可用参苓白术散健脾渗湿，酌加石菖蒲、苍耳子、藿香等以芳香化浊通窍。

(3) 邪毒久留，血瘀鼻窍

症状　鼻塞较甚，呈持续性，涕黏量多，或黄或白，嗅觉减退，语声重浊，检查见鼻黏膜暗红肿胀，鼻甲肥大硬实，表面凹凸不平，呈桑椹状；或有头胀闷隐痛，耳鸣重听；舌质暗红，或有瘀点，脉弦细。

辨证要点　本证为病久而血瘀鼻窍，故辨证以鼻塞重而持久，鼻甲暗红肿胀、肥大硬实，舌质暗红或有瘀点等瘀阻症状为要点。

治法　活血化瘀，行气通窍。

方药　通窍活血汤加减。鼻塞甚，嗅觉迟钝者，选加辛夷花、白芷、石菖蒲、丝瓜络以助辛散通窍；头胀痛、耳鸣重听者，加柴胡、蔓荆子、白芷、菊花以散邪利头目。

2. 外治

（1）滴鼻：可用芳香通窍的中药滴鼻剂滴鼻，或用1%麻黄素滴鼻。每次1～2滴，每日2～3次。

（2）吹鼻：用碧云散吹鼻，每日3～4次，有芳香通窍，散邪解毒之功。

（3）超声雾化吸入：可用苍耳子散等中药煎煮液，或用柴胡、当归、丹参注射液等作超声雾化经鼻吸入。

（4）下鼻甲注射：鼻甲肥大者，可选用当归、川芎、黄芪、复方丹参注射液等，作双侧下鼻甲注射。方法：按常规行鼻腔黏膜表面麻醉后，进行下鼻甲注射，每次每侧注射1～2ml，5～7日1次，5次为1疗程（方法见第二十二章第二节下鼻甲注射法）。

（5）下鼻甲部分切除术：对下鼻甲肥大硬实，诸法治之不效者，可行下鼻甲部分切除术。

3. 其他治法

（1）中成药：鼻炎康片，每次口服4片，1日3次，用于肺经郁热，邪壅鼻窍者。

（2）针灸疗法：① 针刺，主穴：迎香、合谷、上星、百会、太渊。配穴：风池、太阳、印堂。每次取主穴、配穴各1～2个，中等强度刺激，留针15分钟，每日或隔日1次。有疏解外邪，清利头目，宣通鼻窍的作用。② 灸法，取迎香、人中、印堂、风府、百会等穴。肺气虚者，配肺俞、太渊；脾气虚者，配脾俞、足三里。灸至局部发热潮红为度，隔日灸1次。有温经通窍的作用。③ 耳针，取鼻、内鼻、肺、脾、内分泌、皮质下等穴，用耳针针刺或用王不留行子贴压耳穴。两耳交替，隔日1次，10次为1疗程。

（3）可配合超声波理疗、激光、冷冻、微波或射频等治疗。

【预防和调护】

1. 锻炼身体，增强体质，提高机体抵抗能力。应避免感受风寒，积极防治伤风鼻塞。

2. 戒除烟酒，注意饮食卫生和环境的改善，避免有毒和有刺激性的气体及粉尘对鼻窍的长期刺激。

3. 积极治疗邻近器官的疾病，如鼻渊、慢乳蛾、慢喉痹等。

4. 避免长期使用血管收缩剂，如麻黄素、滴鼻净等，以免引起药物性鼻炎。

第五节 鼻 槁

鼻槁是指以鼻内干燥、黏膜萎缩、鼻腔宽大、嗅觉减退为主要特征的慢性鼻病。鼻槁，即鼻内干枯之意，或作鼻藁，又有鼻槁腊、鼻干燥之名。若病情严重，脓痂、涕液臭秽者，又称为臭鼻证。本病发病缓慢，病程较长，以女性为多。气候干燥、寒冷、环境空气污染、体质虚弱等因素容易引发本病或使病情加重。

鼻槁相当于萎缩性鼻炎，西医学认为本病的形成可能与内分泌功能紊乱、营养不良、免疫缺陷、特殊细菌感染、鼻腔手术损伤组织过多，或高温、粉尘、有害气体的刺激等因素有关。

【病因病机】

本病病因与燥邪、阴虚、气虚有关。主要病机是津液损伤、鼻窍失养。

1. 燥热犯肺

肺开窍于鼻，在气候干燥或多尘、高温的环境中，燥热之邪犯肺伤鼻，耗伤津液，蒸灼肌膜，致使鼻窍失养，肌膜干燥、枯槁，发为本病。

2. 肺肾阴虚

素体阴虚，或热病伤阴，病后失养，可致肺肾阴虚。肺阴不足，津液不能上输于鼻，鼻失滋养；肺肾阴虚，水不制火，虚火上炎，灼伤鼻窍肌膜，致使鼻窍干燥，肌膜枯萎发为鼻槁。

3. 脾气虚弱

饮食不节，劳倦过度或久病失养，以致脾胃损伤，脾失健运，气血不足，土不生金，鼻窍失养，肌膜萎缩，发为鼻槁。若脾虚生湿，湿郁化热，湿热熏蒸鼻窍肌膜，渐致肌膜枯萎而成本病。

【临床表现】

1. 症状

鼻腔及咽部干燥，有堵塞感，嗅觉减退或消失，鼻气臭秽，伴头痛、头昏、鼻衄等。

2. 专科检查

鼻内黏膜枯槁、干燥，鼻甲不同程度的缩小，尤以下鼻甲为甚，鼻腔宽大，鼻腔内可积存大量黄绿色或灰绿色浓稠鼻涕及痂皮，或有特殊恶臭。除去痂皮，黏膜干燥、充血，触之易出血。若病变向下发展，咽部肌膜也出现干燥、萎缩等病变。

【诊断依据】

1. 鼻腔及鼻咽部干燥，嗅觉减退。
2. 鼻黏膜干燥、萎缩，鼻甲缩小，鼻腔宽大，积有黄绿色痂皮。
3. 起病缓慢，病程较长。可有慢性鼻病史或有害粉尘、气体长期刺激史。

【治疗】

本病进展缓慢，内治当根据其病因病机采用清燥润肺，滋补肺肾及健脾益气，清热利湿等法，并配合洗鼻、滴鼻等外治法以清洁、润养鼻窍。

1. 辨证论治

（1）燥热犯肺

症状　鼻内干燥，灼热疼痛，鼻涕污秽，涕痂带血，咽痒咽痛，时而咳嗽，检查见鼻黏膜充血或有痂块；舌质红，苔黄少津，脉细数。

辨证要点　燥热犯肺伤津，鼻窍失养，故辨证以鼻内干燥、灼热，舌红少津，脉细数，鼻黏膜干燥、充血、痂皮多等及津伤鼻燥证之舌脉为要点。

治法　清肺润燥，宣肺散邪。

方药　清燥救肺汤加减。咽痒咳嗽者，加川贝、蝉蜕以润肺散邪；鼻衄者加白茅根、茜草以凉血止血。

（2）肺肾阴虚

症状　鼻内及鼻咽部干燥、灼热，鼻衄，嗅觉减退，干咳少痰，或痰带血丝，检查见鼻黏膜色红干燥，鼻甲萎缩，有黄绿色痂皮积留；腰膝酸软，手足心热，头晕，耳鸣；舌红少苔，脉细数。

辨证要点　肺肾阴虚，虚火上灼，故辨证以鼻内干燥灼热，腰膝酸软，手足心热，舌红苔少，脉细数，鼻黏膜色红萎缩等及肺肾阴虚证之舌脉为要点。

治法　滋养肺肾，生津润燥。

方药　百合固金汤加减。鼻黏膜萎缩较甚者，酌加何首乌、阿胶、天冬、北沙参等以滋阴润燥；鼻衄加白茅根、旱莲草、藕节、侧柏叶以凉血止血；腰膝酸软者加怀牛膝、杜仲、菟丝子以补肾强腰。

（3）脾气虚弱

症状　鼻内干燥，鼻涕黄绿腥臭，痂皮多，嗅觉减退或消失，鼻气腥臭，头昏重而痛，检查见鼻黏膜色淡、干萎较甚，鼻腔宽大，涕痂积留；兼见面色萎黄，倦怠无力，食少腹胀，大便时溏；舌淡，苔白，脉缓弱。

辨证要点　脾虚失运，湿热蒸灼，故辨证以鼻内干燥，鼻涕黄绿及倦怠、食少、腹胀、便溏，舌淡等及脾气虚弱之证舌脉为要点。

治法　健脾益气，祛湿化浊。

方药　补中益气汤加减。鼻涕黄绿腥臭、痂皮多者，酌加薏苡仁、土茯苓、黄芩、鱼腥草等以清热祛湿化浊；纳差腹胀，加砂仁、麦芽等助脾运化；大便溏者，加山药、炒薏苡仁等以健脾祛湿。

本病属慢性疾患，除按上述三型辨证用药外，还应根据临床表现加减用药。如嗅觉失灵者，可选加苍耳子、辛夷花、白芷、薄荷、鹅不食草等以宣发肺气，芳香开窍；鼻涕腥秽，鼻气臭秽者，可选加桑白皮、黄芩、冬瓜仁、桔梗、鱼腥草、藿香、佩兰等以清热化湿；久病不愈，易夹瘀滞，可选加丹参、泽兰、当归、川芎、桃仁、红花、赤芍、水蛭、穿山甲、土元等以活血通络，化瘀生肌。

2. 外治

（1）鼻腔冲洗：用温生理盐水或中药（黄芩、菊花、麦冬、赤芍、甘草、硼砂等适量）煎水冲洗鼻腔，可清除鼻内痂皮及减少臭气。方法：将盆内盛以冲洗液，低头由鼻将其吸入，然后经口吐出，反复多次，每天冲洗1~2次，洗涤后再滴药或吹药（方法见第二十二章第二节鼻腔冲洗法）。

（2）滴鼻：用蜂蜜、芝麻油加冰片少许滴鼻，每日2~3次，每次3~5滴。有滋养润滑肌膜，减轻黏膜干燥的作用。

（3）吹鼻：鱼脑石散吹鼻，每日2~3次，有散邪避秽的作用。

（4）蒸汽及超声雾化吸入：可用内服中药再煎水，或用鱼腥草注射液，做蒸汽或雾化吸入，每日1~2次。

3. 其他治法

（1）中成药：① 补中益气丸，每次口服8~10粒，每日3次，用于脾气虚弱者。② 六味地黄丸，每次口服8粒，每日2次，用于肺肾阴虚者。

（2）针灸治疗：① 体针，选取迎香、禾髎、足三里、三阴交、内庭、合谷、公孙、曲池、肺俞、脾俞等，中弱刺激，留针10~20分钟，10次为1疗程。② 耳针，取内鼻、肺、肾、内分泌等穴针刺，或用王不留行子贴压。③ 艾灸，取百会、迎香、肺俞、足三里等穴，悬灸至局部发热，皮肤红晕为止，每日或隔日1次。有温通经络，通窍除涕之功效。④ 穴位埋线，取迎香穴。常规消毒后，每侧穴位注射1%普鲁卡因1~2ml，用特制的埋线针将羊肠线埋入穴位皮下，或用三角缝合针将羊肠线穿过穴位。不能将线头露出皮肤表面，以防感染。术后用消毒纱布敷盖3日，1个月后做第2次埋线，连续埋3~6次。

（3）下鼻甲注射：选当归注射液或丹参注射液做双侧下鼻甲注射，每侧0.5~1ml，3~5日注射1次。

【预防和调护】

1. 加强营养，多食蔬菜、水果、动物肝脏及豆类食品，忌食辛辣炙煿燥热之物，戒除烟酒。

2. 积极锻炼身体，提高身体素质，增强抗病能力。

3. 积极防治各种鼻病及全身性慢性疾病。

4. 改善生活与工作环境，减少粉尘吸入，保持鼻腔清洁湿润。

5. 鼻内涕痂多者，应经常冲洗鼻腔，及时清除鼻内涕痂。

6. 禁用血管收缩剂滴鼻。

第六节　鼻　鼽

鼻鼽是指以突然和反复发作的鼻痒、打喷嚏、流清涕、鼻塞为主要特征的鼻病。又称鼽嚏、鼽鼻、鼽水、鼻流清涕等。《素问玄机原病式·卷一》谓："鼽者，鼻出清涕也"，"嚏，鼻中因痒而气喷作于声也"。本病为鼻科常见多发病之一，临床上不分男女老幼，均可发病，多有家族性。可常年性发作，也可季节性发作，多发于夏秋或秋冬季节变换时；或在气温突变，如早晨起床穿衣不及，接触到外界冷空气时即发作；亦可在突然闻到刺激性气体，或受到粉尘、皮毛等异物刺激时发作。

鼻鼽与西医学的变应性鼻炎相似。西医学认为本病患者多为过敏性体质，在遇到常年性或季节性变应原后，引起鼻黏膜明显的组织反应。另外，血管运动性鼻炎、嗜酸性粒细胞增多性非变应性鼻炎等亦可参考本病辨证施治。

【病因病机】

本病多因肺脾气虚，肾阳亏损，气津不布，鼻失温养，风寒、异气等邪乘虚侵袭鼻窍而成。

1. 肺气虚弱，感受风寒

肺主气，开窍于鼻，外合皮毛。若久病咳喘、劳倦过汗等，致肺气虚弱，卫表不固，腠理疏松，则风寒之邪乘虚而入，犯及鼻窍，邪正相搏，肺气失宣，水津不布，遂致鼻痒、鼻塞、打喷嚏、流清涕而成本病。

2. 脾气虚弱，清阳不升

脾主运化升清，为后天之本。若思虑过度，或饮食劳倦所伤，致脾气虚弱，运化升清无力，精气不足，肺失充养，卫表不固，则外邪、异气乘虚侵入，使肺失宣降，邪聚鼻窍，发为鼻鼽。再者，脾失健运，水湿停聚，清阳不升，浊阴不降，致使寒湿久凝鼻部，略感风寒，则发鼻塞、喷嚏、清涕不止。

3. 肾阳不足，温煦失职

肾阳为一身阳气之本，若禀赋不足，或久病、过劳致肾阳亏虚，则肺失温煦，卫阳不足，腠理、鼻窍失于温养，易受风寒、异气侵袭；又因肾为主水之脏，若命门火衰，不能温化、固摄水液，寒水上泛，不能收敛，以致内外邪气壅滞鼻窍发为鼻鼽。

4. 肺经伏热，上犯鼻窍

多见于本病初发者。肺经素有郁热，肃降失职，邪热上犯鼻窍，壅阻气机，鼻窍不利，易受外邪侵袭而发为鼻鼽。

【临床表现】

1. 症状

发作时先觉鼻腔奇痒，甚则眼、咽喉、上腭等处亦作痒不适，继则鼻内胀闷堵塞，进而连续打喷嚏数个甚至数十个，并流出大量水样清涕，可伴嗅觉减退、头痛，流泪、耳鸣等，每于晨起时发作，诸症来去迅速，症状消失后如常态，但常反复发病。

2. 专科检查

发作期间可见黏膜水肿，湿润，呈苍白色或淡蓝色，亦可充血色红，鼻甲肿大，鼻腔有较多清水样分泌物。间歇期间以上特征不明显。部分病程较长、病情较重的患者，鼻黏膜可呈息肉样变或形成息肉。

【诊断依据】

1. 部分患者有过敏史及家族史。常因环境，温度变化，接触粉尘、花粉、皮毛、化学性气体等物质而发病。

2. 阵发性鼻痒、鼻塞、喷嚏频作、清涕如水量多，具有突然发作和反复发作的特点。

3. 发作期鼻黏膜水肿、湿润，呈苍白色或淡蓝色，下鼻甲肿胀，鼻腔有大量清水样分泌物。间歇期可正常。

【鉴别诊断】

本病应与伤风鼻塞相鉴别。

【治疗】

以内治为主，着重调补肺、脾、肾之不足，酌配辛温通窍之剂以宣通鼻窍。外治宜用辛散风寒、行气活血、芳香通窍的药物滴鼻、吹鼻或塞鼻。

1. 辨证论治

（1）肺气虚弱，感受风寒

症状　鼻窍奇痒，喷嚏频频，继则流大量清涕，鼻塞不适，嗅觉减退，每遇风寒即发，检查见鼻黏膜淡白或灰白，下鼻甲肿大光滑，鼻道有水样分泌物；平素恶风怕冷，易感冒，倦怠乏力，气短懒言，面色无华，或咳嗽痰稀；舌质淡，苔薄白，脉虚弱。

辨证要点　肺气虚弱，卫气不固，易遭风寒，故辨证以鼻鼽症状遇风寒即发，平素恶风怕冷，自汗，易感冒等及肺卫不足证之舌脉为要点。

治法　温补肺脏，祛风散寒。

方药　温肺止流丹加减。若鼻痒甚，加僵蚕、蝉蜕以散风止痒；畏风怕冷，清涕如水，加桂枝、干姜、大枣以温化水饮。本证型亦可用玉屏风散合苍耳子散加减。

（2）脾气虚弱，清阳不升

症状　鼻塞鼻胀较重，鼻痒，继而喷嚏频作，鼻涕清稀或黏白，淋漓而下，嗅觉迟钝，检查见下鼻甲肿大光滑，黏膜淡白或灰白，或呈息肉样变，有清稀分泌物；面色萎黄，平素有头重头昏，倦怠乏力，少气懒言，纳呆腹胀，便溏；舌质淡或淡胖，边有齿痕，苔薄白，脉弱无力。

辨证要点　脾虚失运，鼻窍失养，故辨证以鼻痒，频嚏，鼻涕清稀或黏白，淋漓而下，鼻塞，嗅觉迟钝；纳呆便溏，倦怠乏力及脾虚证之舌脉为要点。

治法　益气健脾，升阳通窍。

方药　补中益气汤加减。可加辛夷花、白芷以宣通鼻窍，诃子、五味子以收敛肺气。若清涕如水、点滴而下者，酌加干姜、山药、砂仁以温化水湿；若畏风怕冷，遇寒嚏作者，酌加桂枝、防风以御散风寒；若鼻黏膜肿胀较甚，或呈息肉样改变者，可选加车前子、泽泻、浙贝母、瓜蒌仁、浮海石等以利湿祛痰散结。

（3）肾阳不足，温煦失职

症状　多为常年发作，冬季较甚，鼻塞，鼻痒，喷嚏频作，清涕难敛，早晚易发，每次发作时间较长，检查可见下鼻甲肿大光滑，黏膜淡白，鼻道有水样分泌物；面色淡白，神疲乏力，畏寒肢冷，腰膝酸软，小便清长，夜尿频多，或阳痿早泄；舌质淡嫩，苔白润，脉沉细无力。

辨证要点　肾阳虚衰，温煦无力，故辨证以鼻塞、鼻痒、喷嚏频作，清涕难敛，早晚易发，每次发作时间较长；腰膝酸软，畏寒肢冷，夜尿频多及肾阳不足证之舌脉为要点。

治法　温补肾阳，固肾纳气。

方药　肾气丸加减。若喷嚏甚多者，加地龙、蝉蜕、蛇蜕、全蝎等以止痉镇嚏；清涕长流不止者，可加乌梅、五味子等以敛肺止涕；鼻黏膜苍白者，可加细辛、肉桂、川椒等以温通鼻窍；稍遇风寒即发者，可合用玉屏风散以益气固表；腰膝酸软明显者，可加枸杞子、菟丝子、杜仲、续断等以补肝肾、强筋骨；兼食少、腹胀、便溏者，加人参、黄芪、白术、砂仁等以健脾化湿。

（4）肺经伏热，上犯鼻窍

症状　鼻痒，喷嚏频作，鼻塞，流清涕，常在闷热天气中或进热食时发作，检查见鼻黏膜色红或暗红，鼻甲肿胀；全身或见咽痒，咳嗽，口干，烦热；舌质红，苔白或黄，脉数。

辨证要点　本证为肺经伏热犯鼻所致，故辨证以鼽涕遇热易发，口干、烦热等及肺经伏热证之舌脉为要点。

治法　清宣肺气，通利鼻窍。

方药　辛夷清肺饮加减。

2. 外治

（1）吹鼻法：主要用辛温通窍，行气活血的药物粉剂吹鼻内，每日3～4次。①碧云散，辛温通窍，适用于鼻黏膜苍白者。②瓜蒂散，利湿消肿，适用于鼻黏膜充血水肿者。③鹅不食草干粉辛散风寒，适用于鼻黏膜肿胀，清涕难止者。

（2）滴鼻法：选用芳香通窍的药物，如辛夷、葱白等制剂滴鼻内，每日2～3次。

（3）涂鼻法：鹅不食草干粉加入凡士林，制成100%药膏，涂入鼻腔，或用干姜、荜茇适量，研末，蜜调涂鼻内，每日2～3次。均有祛风散寒通窍之功。

（4）嗅法：可用白芷、辛夷、细辛、川芎适量，共研细末，贮瓶内，时时嗅之。

3. 其他治法

（1）中成药：①补中益气丸，每次口服8～10粒，每日2次，用于脾气虚弱，清阳不升者。②金匮肾气丸，每次口服8粒，每日2次，用于肾阳不足，温煦失职者。

（2）针灸疗法：①针刺法，主穴：迎香、印堂、百会、风府、风池；配穴：合谷、上星、足三里、阳白、攒竹、肺俞、脾俞、肾俞。每次主穴、配穴各选1～2个，每天针刺1次，留针20分钟，针用补法，7～10天为1疗程。②艾灸法，主穴为百会、上星、印堂、身柱；配穴为膏肓、命门、肺俞、肾俞、足三里、三阴交、气海等穴。用艾条悬灸或隔姜灸，每次选主穴及配穴各1~2个，每穴灸20分钟，10次为1疗程。③耳针，选神门、内分泌、内鼻、肺、脾、肾等穴埋针，或以王不留行子贴压以上穴位，两耳交替，隔日1次，10次为1疗程。

（3）贴敷法：①涌泉穴贴敷，用生附子捣烂，用葱叶内黏液适量调和，临睡前敷足心涌泉穴。②背俞贴敷，白芥子20g，甘遂、细辛各10g，共为末，加麝香0.6g，和匀，在夏季三伏中分3次用姜汁调敷肺俞、膏肓、百劳等穴，约1~2小时方可去之，每10日敷1次。3年为1疗程。③内关穴贴敷，用斑蝥虫研粉，取少许撒于胶布上，敷贴于内关穴（或印堂穴），约12~24小时后去除（或视皮肤反应程度而定）。若有水泡可待其自然吸收，或用注射器抽吸水泡。每周1次，3次为1疗程。

（4）穴位注射：通过针刺及药物对穴位的刺激和药理作用，以疏通经络，调整机体功能。常用药物有当归注射液、丹参注射液、胎盘组织液、维丁胶性钙、维生素B_1、维生素B_{12}、10%葡萄糖等。常用穴可选迎香、合谷、风池、足三里、三阴交、肺俞、脾俞、肾俞等，每次选1穴（双侧），每天或隔天1次，10次为1疗程。方法：穴位常规消毒后，选用5~7号针头，直刺穴内，一般深度5~7分，当病人得气有酸、麻、胀感时，停止进针，抽吸无回血后，将药液缓缓注入穴内，每次每穴注入0.5~1ml。

（5）按摩：通过按摩以疏通经络，使气血畅通，祛邪外出，宣通鼻窍。先将双手鱼际互相摩擦至发热，再以双手鱼际贴于鼻两侧，沿鼻根至迎香穴往返按摩至局部发热为度；或以两手中指于鼻梁两边摩擦20~30次，令表里俱热；然后再由攒竹向太阳穴推擦至局部发热，每日2~3次。另外，可于每晚睡前自行按摩足底涌泉、足三里、三阴交等穴，以期通经活络，扶正培元。

【预防和调护】

1. 锻炼身体，增强体质，提高抵御外邪的能力。
2. 保持环境清洁卫生，避免或减少粉尘、花粉等的刺激。
3. 避免接触引起个人过敏的食物、药物，如鱼虾、皮毛等。
4. 宜长期坚持冷水洗脸，以增强御寒能力。
5. 平时应少食寒凉、生冷食物，宜食温补之品。

【预后及转归】

本病经积极防治，可控制症状，但容易反复。部分患者可并发鼻窦炎、鼻息肉、哮喘等疾病。

第七节 鼻 渊

鼻渊是指以鼻流浊涕、量多不止为主要特征的鼻病。临床上常伴有头痛、头闷、鼻塞、嗅觉减退等症状。鼻渊病名，最早见于《内经》，如《素问·气厥论》说："胆移热于脑，则辛頞鼻渊，鼻渊者，浊涕下不止也。"历代还有"脑漏"、"脑渗"、"脑崩"、"脑泻"等病名。鼻渊为鼻科常见多发病之一，无季节性，任何年龄均可发病，但多发于正处于生长发育期的青少年，严重影响青少年之生长发育及生活学习。本病有虚证、实证之分，实证起病急，病程短；虚证病程长，缠绵难愈。

鼻渊类似于西医学的急、慢性鼻窦炎。可由多种原因导致局部细菌感染所致。

【病因病机】

鼻渊急性者属实证，多为肺、胆、脾三经热盛，蒸灼鼻窍所致；慢性者多为虚证或虚实夹杂证，常因肺脾两脏虚损，风寒、湿浊等邪滞留鼻窍而成。

1. 肺经风热

肺主皮毛，开窍于鼻。起居不慎或过度疲劳，风热袭表伤肺，或外感风寒，郁久化热，内犯于肺，肺热壅盛，失于清肃，邪热循经上壅鼻窍，蒸灼鼻窦肌膜而发病。

2. 肝胆郁热

肝胆互为表里，内寄相火，其性刚烈。若情志不遂，恚怒失节，肝胆失于疏泄，气郁化火，或他脏蕴热，传于肝胆，致肝胆热盛，火热之邪循经上蒸鼻窍，伤及鼻窦，灼腐肌膜而成本病。

3. 脾胃湿热

脾与胃相表里，胃脉循于鼻侧。若饮食失节，嗜食辛辣炙煿、肥甘厚味，致使湿热内生，郁困脾胃，运化失常，清气不升，浊阴不降，湿热邪毒循经上蒸，灼腐鼻窦肌膜而为病。另外，脾胃湿热，可酝酿成痰，痰热壅阻于肺，上犯鼻窍，也可发为鼻渊。

4. 肺气虚寒

久病体弱，或病后失养，致肺脏虚损，肺卫不固，抗邪无力，邪毒易袭；而正虚清肃无力，则邪毒久留难除，停聚鼻窦，腐蚀肌膜发为本病。

5. 脾气虚弱

久病失养，或饮食不节、思虑劳倦过度，损伤脾胃，致使脾胃虚弱，运化失健，气血精微化生不足，清阳不升，鼻窍失养，加之脾虚生湿，湿浊上犯，困结鼻窍，浸淫鼻窦，腐蚀肌膜而为病。

【临床表现】

1. 症状

鼻塞、嗅觉减退，鼻流脓涕量多，症状可见于一侧，也可双侧发生。常伴有头痛或头昏，头痛部位可局限于前额、鼻根部或颌面部、眼球深部或头顶、枕部等，疼痛发作可有一定规律性。急性发作者，或可伴有恶寒发热、头身不适等全身症状。

2. 专科检查

鼻黏膜充血肿胀，尤以中鼻甲及中鼻道为甚，或色淡红，中鼻甲肥大或呈息肉样变，中鼻道、嗅沟、下鼻道或后鼻孔可见脓涕，鼻底也可见脓涕积留。前额部、颌面部或鼻根部可有压痛。

3. 实验室及特殊检查

急性发作时白细胞总数及中性粒细胞增高；鼻窦X线或CT检查常显示窦腔模糊、密度增高及混浊，或可见液平面。

【诊断依据】

1. 鼻流大量黏性或脓性分泌物，鼻塞、头痛或头昏，嗅觉减退。
2. 急性鼻渊发病迅速，病程较短，若治不彻底则迁延为慢性鼻渊，病程较长。
3. 鼻腔检查黏膜充血、肿胀，中鼻道、上鼻道、嗅裂有黏性或脓性分泌物。
4. X线检查有阳性表现。

【鉴别诊断】

本病应与鼻窒及鼻菌等病相鉴别。

鼻菌是指发生于鼻腔、鼻窦的恶性肿瘤。临床以鼻内肿块、鼻塞、流污秽脓血涕、头痛、颈部恶核为主要特征。多发于40～60岁的成年人。鼻腔内可见菜花样的肿块，触之易出血。可结合鼻部X线、CT或MRI检查及取活体组织进行病理检查以明确诊断。

【治疗】

宜内外兼治。本病急性者多为热盛所致，分别采用疏风清热、清泻胆热及清脾泻热等治法；慢性者以肺脾两脏虚损为主，治以补益脾肺为要，均应配以芳香通窍、行气活血之品。外治常用利湿消肿、排脓除涕、芳香通窍的药物滴鼻、吹鼻，或药物灌注；上颌窦穿刺也是治疗本病的重要方法。

1. 辨证论治

(1) 肺经风热

症状　鼻塞，鼻涕量多白黏或黄稠，嗅觉减退，检查见鼻黏膜红赤肿胀，尤以中鼻甲为甚，中鼻道或嗅沟可见黏性或脓性分泌物。头额、眉棱骨或颌面部有叩击痛或压痛；全身可伴发热、微恶风寒，头痛，口干咽痛，或有咳嗽痰多；舌质红，苔薄黄，脉浮数。

辨证要点　风热犯及肺卫，上壅鼻窍，故辨证以鼻塞、涕多，鼻黏膜红肿，发热、微恶风寒、脉浮数等及肺卫风热证之舌脉为要点。

治法　疏风清热，宣肺通窍。

方药　银翘散加减。若鼻塞较甚，可加苍耳子、辛夷花以散邪通窍；鼻涕量多者，可加蒲公英、鱼腥草、瓜蒌根、冬瓜仁等以增清热利湿排脓涕之功；头痛明显者，可选加藁本、菊花、柴胡、蔓荆子等以散邪止痛；咳嗽痰多者，加杏仁、前胡、瓜蒌仁以化痰止咳。

(2) 肝胆郁热

症状　鼻涕量多，黄浊黏稠如脓样，或带血丝，气味腥臭，鼻塞、嗅觉减退，头痛剧烈，或为前额眉间疼痛，或为头额两侧疼痛，检查见鼻黏膜充血肿胀，中鼻道、嗅沟或鼻底可见黏性或脓性分泌物潴留，头额、眉棱骨或颌面部可有叩击痛或压痛；全身可兼见发热，面赤，口苦咽干，耳鸣耳聋，烦躁易怒，便秘溲赤；舌质红，苔黄，脉弦数。

辨证要点　肝胆郁热，循经上犯鼻窍，故辨证以鼻涕黄稠、鼻黏膜红赤肿胀及口苦、烦躁易怒等及肝胆实热证之舌脉为要点。

治法　清泻肝胆，利湿通窍。

方药　龙胆泻肝汤加减。可配用奇授藿香丸，既能清泻肝胆，又能芳香行气，辟浊化湿。若鼻塞甚，可加苍耳子、辛夷花、薄荷等以宣通鼻窍；若涕中带血，可选加白茅根、仙鹤草、茜草、大蓟等凉血止血；头痛甚者，选加菊花、蔓荆子、夏枯草等以清利头目；大便秘结者，酌加大黄、玄明粉以泻热通便。

(3) 脾胃湿热

症状　鼻涕黄浊而量多，涓涓流出，或涕带臭味，鼻塞重而持续，嗅觉减退，检查见鼻黏膜红肿，尤以肿胀为甚，中鼻道、嗅沟或鼻底有黏性或脓性分泌物，颌面、额头或眉棱骨有压痛；全身可见头昏闷疼痛，或胀重不适，肢体困倦，纳呆食少，脘腹胀满，小便黄短，或有便溏不爽；舌质红，苔黄腻，脉滑数。

辨证要点　脾胃湿热内盛，上蒸壅聚鼻窍，故辨证以鼻涕黄浊量多，鼻塞重而持久，鼻黏膜红赤、肿胀明显，及纳呆食少、脘腹胀满，舌苔黄腻等及脾胃湿热证之舌脉为要点。

治法　清利湿热，化浊通窍。

方药　甘露消毒丹加减。鼻塞甚者，可加苍耳子、辛夷花以芳香通窍；热盛者加黄连、石膏、大黄以增清热之力；头痛甚者，加白芷、菊花、川芎以散邪通络止痛；若涕中带血者，加仙鹤草、白茅根、鱼腥草等以凉血止血。

（4）肺气虚寒

症状　鼻塞时轻时重，鼻涕白黏，嗅觉减退，稍遇风冷则喷嚏时作，鼻塞加重，鼻涕增多，检查见鼻黏膜淡红肿胀，中鼻甲肥大或息肉样变。中鼻道可见有黏性分泌物；全身可见面白无华，自汗畏风，头昏头胀，体倦乏力，气短懒言；舌质淡，苔薄白，脉缓弱。

辨证要点　肺气虚寒，卫表不固，腠理疏松，邪滞鼻窍，故辨证以气短乏力，自汗畏风，稍遇风冷则鼻塞加重、鼻涕增多等及气虚、卫表不固证之舌脉为要点。

治法　温补肺脏，散寒通窍。

方药　温肺止流丹加减。可加辛夷花、苍耳子、白芷以芳香通窍。易感冒者，可合用玉屏风散以益气固表；头额冷痛者，可加川芎、藁本、白芷以散寒止痛；若畏寒肢冷、遇寒加重者，加桂枝、防风以辛温散寒；鼻涕多者，选加薏苡仁、半夏、陈皮以化湿降浊；兼咳嗽痰多者，加杏仁、半夏、紫菀以化痰止咳。

（5）脾气虚弱

症状　鼻涕白黏或黄稠，量多，鼻塞较重，嗅觉减退，检查见鼻黏膜淡红或红，中鼻甲肥大或息肉样变，中鼻道、嗅裂或鼻底有黏性或脓性分泌物潴留；全身伴见面色萎黄，头昏重或闷胀，肢困乏力，食少纳呆，脘腹胀满，大便溏薄；舌质淡，苔薄白，脉缓弱。

辨证要点　脾虚失运，湿滞鼻窍，故辨证以鼻塞涕多，伴面黄食少，腹胀便溏，肢困乏力等及脾气虚弱证之舌脉为要点。

治法　健脾益气，利湿通窍。

方药　参苓白术散加减。若鼻涕浓稠量多者，可选加半夏、枳壳、瓜蒌等以降浊化痰；鼻塞甚者，加苍耳子、辛夷花以芳香通窍；湿浊久郁化热而见鼻涕黄稠者，酌加金银花、连翘等以清热散结；若涕中带血者，酌加仙鹤草、白茅根以凉血止血。

2. 外治

（1）吹鼻法：可选用瓜蒂散、碧云散、苍耳子散等药物粉剂吹入鼻内，每天3~4次，有行气活血、辛温通窍之功。

（2）滴鼻法：用芳香通窍的中药如藿香、薄荷、辛夷花等煎取浓汁滴鼻，以疏通鼻窍，利于引流。

（3）熏鼻法：用芳香通窍、行气活血的药物，如苍耳子散、辛夷散、川芎茶调散等，放入砂锅内，加水2000ml，煎至1000ml，令患者用鼻吸入热蒸汽，从口中呼出，反复多次，每日早晚各1次，每日1剂，7天为1疗程。

（4）鼻窦穿刺法：多用于上颌窦病变者，穿刺冲洗后，注入适宜药物，每周1次（方法见第二十二章第二节上颌窦穿刺冲洗法）。

（5）置换法：用负压吸引法将鼻窦内的分泌物吸出来，再将适宜药物置换入鼻窦，以达到治疗目的（方法见第二十二章第二节鼻窦置换疗法）。

（6）手术治疗：保守治疗日久无效者，可考虑手术治疗。

3. 其他治法

（1）中成药：① 千柏鼻炎片，每服3~4片，每日3次，用于肺经风热者。② 藿胆丸，每服3~6g，每日2次，用于风寒化热，胆火上攻者。③ 龙胆泻肝丸，每服1丸，1日2次，用于肝胆郁热者。④ 补中益气丸，每服8~10粒，每日2次，用于脾气虚弱，清阳不升者。

（2）针灸疗法：① 针刺法，主穴：迎香、攒竹、上星、禾髎、印堂、阳白等；配穴：合谷、列缺、足三里、三阴交、阳陵泉。每次选主穴和配穴各1~2个，实证用泻法，虚证平补平泻，每日针刺1次，7~10日为1疗程。② 艾灸法，一般用于虚寒证。主穴：囟会、前顶、迎香、四白、上星等；配穴：足三里、三阴交、肺俞、脾俞、肾俞、命门等。每次取主穴及配穴各1~2个，悬灸20分钟，灸至皮肤潮红、患者感觉局部焮热为度，每日1次，7~10日为1疗程。

（3）穴位按摩：自我按摩迎香、太阳、合谷等穴，每次5~10分钟，每日1~2次，有通鼻窍、止头痛的作用。亦可以两手大鱼际沿鼻梁两侧上下按摩至发热，每日数次。

（4）理疗：配合局部超声波或红外线等物理治疗。

【预防和调护】

1. 锻炼身体，增强体质，预防感冒。

2. 及时治疗伤风鼻塞及鼻部邻近器官的疾病。

3. 注意正确的擤鼻方法，鼻塞甚时，不可强行擤鼻，以免邪毒逆入耳窍导致耳病。

4. 注意保持鼻腔通畅，患者可多做低头、侧头运动，以利窦内分泌物排泄。

5. 戒除烟酒，禁食辛辣燥热之品。

第八节　鼻　衄

鼻衄，即鼻出血，是临床常见症状之一。它可由鼻病引发，也可因全身多种疾病使脏腑功能失调所致。此外，鼻部外伤亦常引起鼻衄（在“鼻损伤”一节中论述）。

历代医家根据病因和症状不同对鼻衄有不同的命名。如伤寒鼻衄、时气鼻衄、温病鼻衄、虚劳鼻衄、经行鼻衄、酒食衄、红汗、鼻洪、鼻大衄、脑衄等。

【病因病机】

1. 肺经热盛

外感风热或燥热之邪，内犯于肺，致肺经郁热，失于肃降，邪热壅盛，循经上犯鼻窍，损伤阳络，血溢清道而为衄。

2. 胃热炽盛

胃经素有积热，或因暴饮烈酒，过食辛燥，致胃热炽盛，火热内燔，循经上炎，损伤阳络，迫血妄行而为鼻衄。

3. 肝火上逆

情志不舒，肝气郁结，郁久化火，循经上炎，或暴怒伤肝，肝火上逆，血随火动，灼伤鼻窍脉络，血溢脉外而为衄。

4. 心火亢盛

由于情志抑郁，气郁化火，内炽于心，致使心火亢盛，迫血妄行，发为鼻衄。

5. 肝肾阴虚

素体阴虚，或劳损过度，久病伤阴，而致肝肾阴虚，水不涵木，肝不藏血，水不制火，虚火上炎，损伤鼻窍阳络，血溢脉外而衄。

6. 脾不统血

久病不愈，忧思劳倦，饮食不节，内伤脾土，致脾气虚弱，统摄无权，气不摄血，血不循经，离经外渗于鼻窍而致衄。

【临床表现】

1. 症状

鼻中出血。多为单侧出血，亦可双侧。可表现为间歇反复出血，亦可持续出血。可由鼻而出，亦可经口而出。出血量多少不一，轻者仅擤鼻涕或回缩涕中带血；较重者，渗渗而出或点滴而下；严重者，血涌如泉，鼻口俱出，甚至可出现休克。反复出血可导致贫血。伴有原发疾病的相应症状。

2. 专科检查

在前鼻镜、间接鼻咽镜或鼻内窥镜下，可找到出血点或渗血面。在鼻腔任何部位均可出血，也可发生于鼻咽顶部、咽隐窝等部位，但以鼻中隔前下方的易出血区及鼻腔后部的鼻-鼻咽静脉丛较为多见。

3. 实验室及特殊检查

血液系统、心血管系统检查或许有阳性发现。

【诊断依据】

1. 鼻中出血或回缩涕中带血。
2. 鼻腔、鼻咽部检查可发现出血。

【鉴别诊断】

本病应与肺、胃、咽喉等部位的出血（如咯血、吐血等）经由鼻腔流出者相鉴别。由肺、胃、咽喉等部位的出血经由鼻腔流出者，往往出血量偏多，但鼻部检查往往找不到出血部位。

由咯血而致的鼻衄多有慢性咳嗽、痰喘、肺痨等肺系病证。由肺、气道而来的血经咳嗽而出，患者常觉喉痒胸闷一咯即出，血色鲜红，或夹泡沫，或痰血相兼、痰中带血。胸部X线检查、支气管镜检查或造影、胸部CT等有助于进一步明确病因。

由吐血而致的鼻衄多有胃痛、胁痛、黄疸、癥积等宿疾。其发病急骤，吐血前多有恶心、胃脘不适、头晕等症。血随呕吐而出，常夹有食物残渣等胃内容物，血色多为咖啡色或紫暗色，也可为鲜红色。纤维胃镜、上消化道钡餐造影、B超等检查有助于进一步明确吐血病因。

咽喉部出血常经口而出，咽部及喉镜检查可查见出血部位。

【治疗】

鼻衄属于急症，临床治疗要遵循“急则治其标”、“缓则治其本”之原则，同时应稳定病者的情绪，以利于配合治疗和检查。有虚脱者，应及时抢救处理。

1. 辨证论治

（1）肺经热盛

症状　鼻中出血，点滴而下，色鲜红，量不甚多，鼻腔干燥、灼热感；多伴有鼻塞涕黄，咳嗽痰少，口干身热；舌质红，苔薄白而干，脉数或浮数。

辨证要点　邪热壅肺，循经上犯鼻窍阳络，故辨证以出血量不多，点滴而下，色鲜红，鼻腔干燥、灼热感及肺经热盛证之舌脉为要点。

治法　疏风清热，凉血止血。

方药　桑菊饮加减。可加丹皮、白茅根、栀子炭、侧柏叶等凉血止血。

（2）胃热炽盛

症状　鼻中出血，量多，色鲜红或深红，检查见鼻黏膜色深红而干；多伴有口渴引饮，口臭，或齿龈红肿、糜烂出血，大便秘结，小便短赤；舌质红，苔黄厚而干，脉洪数或滑数。

辨证要点　胃火炽盛，循经上炎，损伤鼻络，故辨证以出血量多，色鲜红或深红，鼻黏膜色深红而干及阳明热盛证之舌脉为要点。

治法　清胃泻火，凉血止血。

方药　凉膈散加减。若大便通利，可去芒硝。热甚伤津伤阴者，可加麦冬、玄参、白茅根之类以助养阴清热生津。

（3）肝火上逆

症状　鼻衄暴发，量多，血色深红，检查见鼻黏膜色深红；常伴有头痛头晕、耳鸣，口苦咽干，胸胁苦满，面红目赤，烦躁易怒；舌质红，苔黄，脉弦数。

辨证要点　肝火上逆，灼伤鼻窍脉络，故辨证以鼻衄暴发，量多，血色深红，鼻黏膜色深红及肝火上逆证之舌脉为要点。

治法　清肝泻火，凉血止血。

方药　龙胆泻肝汤加减。可加白茅根、仙鹤草、茜草根等加强凉血止血之功；加石膏、黄连、竹茹、青蒿等以清泻上炎之火。若便秘、口干甚者，加麦冬、玄参、知母、葛根等以清热养阴生津。

若暴怒伤肝，或肝火灼阴，致肝阳上亢而见头晕目眩、面红目赤、鼻衄、舌质干红少苔者，可用豢龙汤加减。

（4）心火亢盛

症状　鼻血外涌，血色鲜红，检查见鼻黏膜红赤；伴有面赤，心烦失眠，身热口渴，口舌生疮，大便秘结，小便黄赤；舌尖红，苔黄，脉数。甚则神昏谵语，舌质红绛，少苔，脉细数。

辨证要点　心火亢盛，迫血妄行，故辨证以鼻血外涌，血色鲜红，鼻黏膜红赤及心火亢盛证之舌脉为要点。

治法　清心泻火，凉血止血。

方药　泻心汤加减。可加白茅根、侧柏叶、茜草根等加强凉血止血之效；心烦不寐、口舌生疮者，加生地、木通、莲子心以清热养阴，引热下行。

（5）肝肾阴虚

症状　鼻衄色红，量不多，时作时止，检查见鼻黏膜色淡红而干嫩；伴口干少津，头晕眼花，耳鸣，五心烦热，健忘失眠，腰膝酸软，或颧红盗汗；舌红少苔，脉细数。

辨证要点　肝肾阴虚，水不制火，虚火损伤鼻窍阳络，故辨证以鼻衄色红，量不多，时作时止，鼻黏膜色淡红而干嫩及阴虚火旺证之舌脉为要点。

治法　滋补肝肾，养血止血。

方药　知柏地黄汤加减。可加旱莲草、阿胶等滋补肝肾，养血；加藕节、仙鹤草、白及等收敛止血。

（6）脾不统血

症状　鼻衄常发，渗渗而出，色淡红，量或多或少，检查见鼻黏膜色淡；全身症见面色无华，少气懒言，神疲倦怠，食少便溏；舌淡苔白，脉缓弱。

辨证要点　脾气虚弱，统摄无权，故辨证以鼻衄常发，渗渗而出，色淡红，量或多或少，鼻黏膜色淡及脾气虚弱证之舌脉为要点。

治法　健脾益气，摄血止血。

方药　归脾汤加味。可加阿胶以补血养血，加白及、仙鹤草以收敛止血。纳差者加神曲、麦芽等。

此外，不论属何种原因引起的鼻衄，总因出血耗伤营血，故出血多者，每见血虚之象，如神疲、心悸、面色苍白、脉细等，故辨证用药时，应配合和营养血之法，适当加入黄精、何首乌、桑椹子、生地等养血之品，若因鼻衄势猛不止，阴血大耗，以致气随血亡，阳随阴脱，证见汗多肢凉、面色苍白、四肢厥逆，或神昏、脉微欲绝者，宜急用独参汤或参附汤回阳益气、固脱摄血，以救逆扶危。

2．外治

对活动性鼻出血病人，要遵照“急则治其标”的原则，先问清哪一侧鼻腔出血或先出血，然后立即查找出血点并止血。可酌情选用如下止血方法：

（1）冷敷：取坐位，以冷水浸湿的毛巾敷于患者的前额或颈部，夏天可用冰袋或冰毛巾冷敷，以达凉血止血的目的。

（2）压迫：适用于出血量少者。可直接用食指将出血侧鼻翼向内后方施压，压迫出血侧鼻中隔，3～5 分钟后轻轻放开；若出血较多，可擤出血块后塞入棉花，再用上法压迫，备有麻黄素液者，用药棉塞鼻压迫，疗效更佳。此法可重复使用，一般可收到止血之功。或用手指掐压患者入前发际正中线1~2寸处，以达止血目的。

（3）导引：将病人双足浸入温水中，或以大蒜捣成泥，贴于脚底涌泉穴。亦可用吴茱萸为末，炒热后用醋调敷涌泉穴，有引火下行的作用，以协助止血。

（4）滴鼻：用血管收缩剂滴鼻。

（5）吹鼻或塞鼻：选用云南白药、蒲黄、血余炭、马勃粉、田七粉等具有收涩止血作用的药粉吹入鼻腔，粘附于出血处，而达到止血目的。亦可将上述药物放在棉片上，贴于出血处或填塞鼻腔。

（6）烧灼：适用于反复少量出血且能找到固定出血点者。用30%~50%硝酸银或30%三氯醋酸烧灼出血点，应避免烧灼过深，烧灼后局部涂以软膏。此外，还可用电灼法或YAG激光烧灼出血点（方法见第二十二章第二节鼻腔黏膜烧灼法）。

（7）鼻腔填塞：用上述方法未能止血者，可用此法，以持续加压达到止血目的，包括前鼻孔填塞法、后鼻孔填塞法、前后鼻孔填塞法以及鼻内窥镜下鼻腔微填塞法（方法见第二十二章第二节鼻腔填塞法及后鼻孔填塞法）。

另外还可在鼻内窥镜下行高频电凝止血、微波凝固止血或激光止血治疗。

（8）手术：对严重鼻出血上述方法治疗无效者，可行手术治疗。常用的有颈外动脉结扎术、筛前动脉结扎术、蝶腭动脉结扎术、上颌动脉结扎术等。

3. 其他治法

（1）中成药：① 银翘解毒片，每服4片，每日3次，用于肺经热盛证。② 归脾丸，每服9g，每日2次，用于脾不统血证。③ 黄连上清丸，每服6g，每日2次，用于胃热炽盛证。④ 龙胆泻肝丸，每服6g，每日2次，用于肝火上逆证。⑤ 黄连口服液，每服1支，每日3次，用于心火亢盛证。⑥ 知柏地黄丸，每服9g，每日2次，用于肝肾阴虚证。

（2）体针：肺经风热者，取少商、迎香、尺泽、合谷、天府等穴；胃热炽盛者，取内庭、二间、天枢、大椎等穴；心火亢盛者，取阴郄、少冲、少泽、迎香等穴；肝火上逆者，取巨髎、太冲、风池、阳陵泉、阴郄等穴，伴高血压者，加人迎或曲池；肝肾阴虚者，取太溪、太冲、三阴交、素髎、通天等穴；脾不统血者，取脾俞、肺俞、足三里、迎香等穴。实证用泻法；虚证用补法，或平补平泻法。

（3）耳针：取内鼻、肺、胃、肾上腺、额、肝、肾等穴，每次2~3穴，捻转1~2分钟，每日1次。

（4）放血：实证可点刺少冲、少泽、少商等穴出血。

(5) 火柴灸：用火柴对准少商穴划燃后，迅速瞬时灸少商，至听到“啪”即止，可较好减缓出血。

(6) 按摩：指压百劳穴，揉2～5分钟，可止鼻衄。

【预防和调护】

1. 鼻衄时，患者多较烦躁、紧张，因此，医生和家属必须镇静，以利患者情绪安定，配合检查治疗，必要时可给予镇静剂。

2. 对鼻衄的病人，一般采用坐位或半卧位，有休克者，应取平卧低头位。嘱患者尽量勿将血液咽下，以免刺激胃部引起呕吐，同时可估计出血量。

3. 检查操作时，动作要轻巧，忌粗暴，以免加重损伤，造成新的出血点。

4. 患者宜少活动，多休息，忌食辛燥刺激之物，以免资助火热，加重病情。另多食蔬菜水果，保持大便通畅。

5. 平日注意锻炼身体，预防感邪；注意情志调养，保持心情舒畅，忌忧郁暴怒。

6. 戒除挖鼻等不良习惯。

【预后及转归】

如能及时控制出血，并针对病因进行治疗，取得疗效，大多预后良好。反复出血或出血量多者可致贫血，甚则可危及生命。

第九节　鼻息肉

鼻息肉是指鼻内光滑柔软、状如葡萄或荔枝肉样的赘生物。本病常并发于鼻渊、鼻鼽等鼻病，好发于筛窦、上颌窦、中鼻甲游离缘、中鼻道内的钩突、筛泡、半月裂等处。

鼻息肉一名，首见于《灵枢·邪气脏腑病形》：“若鼻息肉不通”，原是指鼻塞症状而言，至隋代《诸病源候论·卷二十九》始列为病名，并对其病机、症状做了扼要论述。后世医家对本病的论述也较多，并且尚有鼻痔、鼻瘜肉等别名。

【病因病机】

1. 寒湿凝聚鼻窍

肺气素虚，卫表不固，腠理疏松，易受风寒异气的侵袭，肺气虚寒，通调宣肃无力则鼻窍不利，寒湿凝聚鼻窍，日久则形成息肉。

2. 湿热蕴积鼻窍

湿热邪毒侵袭，肺经蕴热，失于宣畅，湿热邪浊壅结积聚于鼻窍，日久形成息肉。

【临床表现】

1. 症状

症状轻重与息肉大小和部位有关，常见症状有：一侧或两侧鼻窍渐进性鼻塞，逐渐呈持续性，嗅觉减退，闭塞性鼻音，多涕，头闷、头痛，睡眠时打鼾等症。若有后鼻孔息肉，则早期可致呼气时鼻阻塞感；若息肉阻塞咽鼓管咽口，可引起咽鼓管阻塞症状。

2. 专科检查

前鼻镜检查，一侧或双侧鼻腔可见单个或多个表面光滑、灰白色或淡红色的半透明赘生物，触诊柔软不痛，可移动，一般不易出血。巨大或多发性息肉，因塞满鼻腔，可使鼻背饱满，以致外鼻增宽，形成蛙鼻。息肉向前可突出于前鼻孔，向后可伸入鼻咽部。后鼻孔检查和鼻内窥镜检查可明确鼻息肉的部位和范围。

【诊断依据】

1. 渐进性或持续性鼻塞。

2. 鼻腔内可见单个或多个表面光滑、灰白色或淡红色的半透明赘生物，可移动。

【鉴别诊断】

本病应与鼻腔恶性肿瘤（鼻菌）、先天性脑膜－脑膨出、鼻腔内翻性乳头状瘤相鉴别。

鼻腔恶性肿瘤：一侧鼻腔内新生物，粗糙不平，触之易出血。呈单侧进行性鼻塞，反复鼻出血，或有血性脓涕且臭，并伴面部麻木，剧烈偏头痛。活检可确诊。

先天性脑膜－脑膨出：发生于新生儿或幼儿，系部分脑膜和脑组织通过筛板的先天性缺损处向鼻腔内突出所致。肿块多位于鼻腔顶部、嗅裂或鼻中隔的后上部，表面光滑，触之柔软，有弹性，不能移动，为单一肿物，无蒂。不可贸然活检，可作颅骨侧位或颅底 X 线拍片检查，亦可作 X 线额部断层拍片，或行 CT 扫描、MRI 检查，以助诊断。

鼻腔内翻性乳头状瘤：外形如多发性鼻息肉，色灰白或淡红，但表面常粗糙不平，可恶变。多发于一侧鼻腔，手术时易出血。

【治疗】

鼻息肉的治疗以手术摘除为主。中医药辨证论治有助于控制病情，缓解症状。

1. 辨证论治

（1）寒湿凝聚鼻窍

症状　渐进性或持续性鼻塞，嗅觉减退或丧失，流涕清稀或白黏，喷嚏多，易感冒，畏风寒，检查见鼻黏膜色淡或苍白，鼻息肉色白透明；舌质淡，苔白腻，脉缓弱。

辨证要点　风寒屡袭，寒湿滞留鼻窍，故辨证以渐进性或持续性鼻塞，嗅觉减退或丧失，流涕清稀或白黏，喷嚏多，鼻黏膜色淡或苍白，鼻息肉色白透明及气虚寒湿证之舌脉为要点。

治法　温化寒湿，散结通窍。

方药　温肺止流丹加减。鼻塞甚者，加辛夷花、白芷芳香通窍；常感冒者，可合玉屏风散。

（2）湿热蕴积鼻窍

症状　持续性鼻塞，嗅觉减退，涕液黄稠，检查见鼻黏膜色红，息肉灰白、淡红或暗红，鼻道有稠脓涕；或有头痛头胀、纳呆腹胀、大便黏滞、口干等全身症状；舌质红，苔黄腻，脉滑数。

辨证要点　湿热壅滞鼻窍，清窍不通，故辨证以持续性鼻塞，嗅觉减退，涕液黄稠，鼻黏膜色红，息肉灰白、淡红或暗红，鼻道有稠脓涕及湿热内蕴证之舌脉为要点。

治法　清热利湿，散结通窍。

方药　辛夷清肺饮加减。可去方中百合、麦冬，以免甘寒养阴碍湿，加车前子、泽泻、僵蚕、浙贝母以助清热祛湿；加鱼腥草、败酱草以清热解毒除涕；头痛明显者，可加蔓荆子、菊花以清利头目；息肉暗红者，加桃仁、红花、川芎等以活血散结。

2. 外治

（1）滴鼻：用芳香通窍的中药滴鼻剂滴鼻以疏通鼻窍，如可用白芷、辛夷、杏仁、甘遂各20g，芝麻油250ml。药放油内炸至黑黄色，去药渣，加冰片、薄荷各1.5g，溶化过滤后，滴鼻，每日2~3次。

（2）涂敷：①用有腐蚀收敛作用的中草药末，如硇砂散、明矾散、苍耳子散加冰片、明矾、苦丁香、细辛，研成细末，用水或香油调和，放于棉片上，敷于息肉根部或表面，每日 1 次，7 ~ 14 日为 1 疗程。或于息肉摘除后一星期敷药，可减少复发。② 苦丁香、甘遂各 18g，青黛、草乌、枯矾各 3g，共研细末，麻油调和，点涂于息肉上，每日 1 次。或用瓜蒂、细辛等分，研末，每用少许吹息肉处。

（3）息肉内注射：可用消痔灵注射液等药，每次用药液 2 ~ 3ml 注射于息肉内，3 日 1 次。每周 1 ~ 2 次，5 ~ 7 次为 1 疗程。

（4）熏鼻法：使用中药煎水作蒸气喷鼻或超声雾化喷鼻，方药如：① 当归 10g，川芎 10g，香附 10g，细辛 6g，辛夷花 6g。有温经通络，散寒通窍的作用。② 白芷 10g，藿香 10g，苍耳子 10g，藁本 10g，薄荷 6g。有化湿通窍的作用。

（5）手术治疗。

3. 其他治法

（1）中成药：① 玉屏风散每服 1 袋，每日 3 次，用于寒湿凝聚鼻窍证。② 辛芩冲剂每服 1 袋，每日 3 次，用于寒湿凝聚鼻窍证。③ 藿胆丸，每服 6g，每日 2 次，用于湿热蕴积鼻窍证。

【预防和调护】

1. 积极防治各种慢性鼻病，如鼻鼽、鼻渊等，预防并发鼻息肉。
2. 锻炼身体，增强机体抗病能力，预防伤风感冒，以免加重症状。
3. 注意饮食起居有节，戒烟酒，忌辛辣厚味，预防术后息肉再发。

第十节　鼻异物

鼻异物是指异物误入并滞留鼻窍。异物留存于鼻内，可致鼻塞、流秽臭脓血涕、头痛等症状。本病多见于小儿。

【病因病机】

儿童患者因无知或不慎将细小物件塞入鼻腔；进食不慎，或呕吐时食物经鼻咽部进入鼻腔；外伤、枪弹伤或爆炸伤致异物留于鼻内；露宿野外，小昆虫偶然进入鼻内；医源性异物遗留在鼻内；精神病患者自行塞入异物等常引发本病。常见异物有三类：

1. 植物类

如黄豆、花生粒、玉米、瓜子、果核等异物滞留鼻腔，可致鼻塞流涕，若滞留时间较长，异物遇水膨胀，则症状加重。

2．生物类

小昆虫、蚂蚁、水蛭等进入鼻腔，爬行骚动，可致疼痛、出血。

3．非生物类

纸团、橡皮、玻璃球、粉笔、纽扣、泡沫、沙石、弹头、弹片等滞留鼻内，阻塞鼻窍，可致鼻塞流涕，甚者染毒溃烂。

【临床表现】

1．症状

单侧性鼻塞、流秽臭脓血涕、头痛。

2．专科检查

鼻腔检查或可发现异物。

3．实验室及特殊检查

X线摄片可发现金属异物。

【诊断依据】

1．有异物入鼻史。

2．因其异物的种类、大小及滞留时间长短而有不同的临床表现。异物滞留，可出现患侧鼻塞不通，流黏脓涕或脓血涕，并有臭味。昆虫类异物，常有骚动爬行感。若异物进入的位置较深，损伤部位较广时，可有出血、头痛、视力障碍。儿童单侧鼻塞及流脓血涕且伴秽臭者，应首先考虑鼻腔异物。

3．鼻腔检查发现异物可确立诊断。疑有金属异物时，可行X线摄片协助诊断。

【鉴别诊断】

小儿不能明确提供异物入鼻病史者，应注意与鼻渊相鉴别。

【治疗】

本病的治疗以外治为主，可根据异物的性质、形态、大小及存留的位置，采取适当的取出法。小儿不合作者，可考虑在全麻下取出。有合并感染者，可参考相关章节内治。

1．细小异物

可用通关散吹鼻，借喷嚏将异物喷出。此法不适于幼儿，以免异物倒吸入咽喉。

2. 圆形异物

如珠子、豆子、纽扣等，可用异物钩或小刮匙，绕至异物后方，由后向前拨出。不可用镊子夹取，以免将异物推向深处。

3. 质软或条状异物

如纸团、纱条等，可直接用镊子夹取。

4. 形态不整或体形较大的异物

可夹碎分次取出。如经前鼻孔难以取出之异物，可取仰卧低头位，将异物推向鼻咽部，经口腔取出。

5. 动物性异物

须先将其麻醉或杀死后再用钳取出。

6. 较深的金属异物

需在X线荧光屏观察下手术取出。

异物取出后，如局部黏膜有糜烂、破损者，可用减充血剂滴鼻，以防粘连；已有粘连，则分离后填入明胶海绵或凡士林纱条。

【预防和调护】

1. 教育儿童不要将异物塞入鼻内。

2. 提高对儿童鼻腔异物的警惕性，发现长期单侧的鼻塞、流臭秽涕等症状，要及时到医院诊治，以免贻误时间，加重病情。

3. 医务人员在取出鼻腔填塞物后，应仔细检查，并清点填塞物，以免有所遗留。

4. 发现异物，不要慌张，尤其是小儿患者，要防止异物滑入气管，引起窒息。

5. 嘱病人不可盲目用手或其他不恰当器械自行挖取异物，以免将异物推向深处，造成不必要的损伤。

【预后及转归】

本病如及时处理，预后良好。如黏膜红肿甚，不作适当处理，可致粘连；异物停留日久，可并发鼻窒、鼻渊等病证；异物留置日久可形成鼻石；鼻石压迫，可致鼻甲萎缩或鼻中隔穿孔。如异物取出方法不当，可被推向鼻咽部滑入口咽，有吸入气管或吞入胃内的可能。

第十一节　鼻损伤

鼻损伤是指鼻部遭受外力作用而致的损伤。由于外力作用大小及受力方式不同，损伤的程度也不同，常见的有鼻部挫伤、裂伤、鼻骨骨折、鼻外伤所致的鼻出血等。若伤势较重，可危及生命。

中医学对损伤致病的认识有悠久的历史，如宋代《三因极一病证方论·卷之九》："或堕车马，打仆伤损，致血淖溢，发为鼻衄，名折伤衄。"明、清时代，对鼻损伤有进一步认识，认为其病因主要有跌仆、撞击、金创等；伤损表现主要有"出血"、"鼻梁凹陷"、"伤开孔窍"、"鼻破歪落"等等，并形成了比较完善的治法，如敷贴法、整复法、内服药法等。

【病因病机】

鼻突于面中，易受外来暴力碰撞，鼻损伤常见于跌仆、撞击、弹击、爆炸等事故中，由于外力大小以及受力方式不同，因此损伤的病理变化及损伤的轻重也不同。

1. 鼻伤瘀肿

单纯钝力挫伤，因受力广而分散，故皮肉不破，表现为外鼻软组织肿胀及皮下瘀血。

2. 皮肉破损

多因锐器损伤，致皮肉破损、裂开，甚至部分缺损。

3. 鼻骨骨折

因强力撞击，如拳击殴打，跌仆冲撞等，致鼻梁骨折断而畸形，鼻梁骨折者往往合并瘀肿疼痛。

4. 鼻伤衄血

外力伤鼻，以致鼻部皮肉破损，伤及脉络，血液溢出，或鼻骨骨折，脉络破裂而出血。

此外，枪弹与爆炸弹片等飞物所伤，常为穿透性，造成异物残留于内，严重者，还可波及颅脑。

【临床表现】

1. 症状

疼痛，或有鼻塞、鼻出血。

2．专科检查

鼻部及周围组织肿胀，皮下青紫，触痛明显；或见鼻中隔膨隆、紫暗，光滑柔软；或见鼻部表皮擦伤、皮肉破损撕裂，甚至部分脱落成缺损，局部有出血；或见鼻梁歪斜或塌陷如马鞍状，触诊可有骨擦音；或有捻发音。

3．实验室及特殊检查

鼻骨正侧位X线拍片或可发现鼻骨骨折。

【诊断依据】

1．有鼻外伤史。

2．主要表现为不同程度的疼痛，或有鼻塞、衄血。

3．可见鼻部瘀肿或衄血，触诊有压痛，或有皮下气肿、捻发音；严重者，皮肉破损，或部分脱落缺损，甚至鼻中隔脱位，或鼻骨骨折。中隔脱位者，见鼻中隔偏离中线，突向一侧鼻腔，或伴有鼻中隔血肿。鼻骨骨折者，移位性骨折可见鼻梁歪斜或塌陷，触之或有骨擦音；非移位性骨折则外形不变，触之骨折线处有明显压痛和变形。鼻骨正侧位X线拍片有助于诊断。

【治疗】

鼻损伤是鼻科急症，临证时应注意损伤程度及病情变化，及时采用不同的外治和内治方法。

1．辨证论治

（1）鼻伤瘀肿

症状　局部疼痛。可有鼻塞，额部胀痛，鼻梁压迫感，检查见鼻部肿胀，皮下青紫，可连及眼睑，触痛明显，或见鼻中隔膨隆、紫暗，光滑柔软，若继发染毒，则形成脓肿，出现发热、局部疼痛加重，或呈跳痛等。

辨证要点　由于钝力碰撞，致筋肉受伤，脉络破损，血溢脉外，瘀积于皮肉之间，故辨证以局部疼痛，鼻部肿胀，皮下青紫和触痛明显为要点。

治法　活血通络，行气止痛。

方药　桃红四物汤加减。可加香附、延胡索、丹皮行气消肿而止痛。若血肿染毒者，可合五味消毒饮，以清热解毒。

（2）皮肉破损

症状　局部有出血或疼痛。损伤轻者检查见鼻部表皮擦伤，重者皮肉破损撕裂，甚至部分脱落成缺损，

辨证要点　钝力或锐器损伤，使皮肉破损，故辨证以鼻部表皮擦伤，或皮肉破损撕裂，甚至部分脱落成缺损为要点。

治法　活血祛瘀，消肿止痛。

方药　桃红四物汤加减。出血者，加仙鹤草、白及、栀子炭、三七等止血药；因染毒而见伤口边缘红肿者，宜合五味消毒饮以清热解毒。

（3）鼻骨骨折

症状　局部疼痛，检查见鼻部有触痛。若骨折而无移位者，可仅见局部肿胀；若骨折已移位，可见鼻梁歪斜或塌陷如马鞍状，触诊可有骨擦音；若伤后空气进入皮下，可形成皮下气肿，触之有捻发音；严重者，可有鼻中隔骨折、脱位，偏离中线，突向一侧鼻腔以致鼻塞。

辨证要点　鼻骨远端轻薄且脆，钝力撞击鼻梁，容易折断鼻骨，故辨证以鼻部疼痛、触痛，或肿胀；甚至鼻梁歪斜或塌陷如马鞍状，触诊可有骨擦音等为要点。

治法　所谓“血不活则瘀不去，瘀不去则骨不能接”，故初期宜活血祛瘀，行气止痛。中期瘀肿疼痛减轻，但断骨尚未接稳，动则作痛，治宜行气活血，和营生新。后期瘀肿疼痛已消，但断骨初愈，尚未坚实，气血虚弱，治宜补气养血，坚骨壮筋；又因筋伤则内动于肝，骨伤则动于肾，因此宜配合滋补肝肾。

方药　初期用活血止痛汤加减，方中以乳香、没药、苏木活血祛瘀、消肿止痛，以红花、三七、地鳖虫破血逐瘀消肿，配以当归、川芎养血活血，助以赤芍、落得打、紫金藤清热凉血祛瘀，陈皮行气健胃，以防苦寒伤胃。有出血者，加仙鹤草、白及、栀子炭等，或用桃红四物汤，或七厘散。

中期用正骨紫金丹加减，方中红花、当归、丹皮、大黄活血消肿，血竭、儿茶祛瘀止痛，生新接骨。亦可用续断紫金丹。

后期可用人参紫金丹加减，方中人参、茯苓、甘草、当归健脾补气血而养肝，五加皮、血竭、没药散瘀消肿，定痛生肌，丁香、骨碎补、五味子理气补肾壮筋骨。

（4）鼻伤衄血

症状　鼻部受伤时鼻孔内流血，其量或多或少，甚至出血量多，持续难止，出现面色苍白，脉微欲绝，血压下降等危症；或受伤后数日，仍有反复衄血。

辨证要点　由于鼻部外伤，血脉破损，鼻窍黏膜破裂，故辨证以鼻孔流血为要点。

治法　敛血止血，和血养血。

方药　在各型鼻损伤的用方中，选择加入白及、蒲黄、仙鹤草、栀子炭、侧柏叶、白茅根、藕节、三七等药；对失血过多者，宜加何首乌、干地黄、桑椹子、当归、黄精等，以和血养血，或配合生脉散以益气养血；对鼻伤后大衄不止而见面色苍白，脉微欲绝，血压下降者，应根据“无形之气须当急固”的原则，治以益气敛阳固脱，用独参汤，或生脉散合参附龙牡汤主之，并配合西医抢救措施。

2. 外治

（1）外敷：鼻伤瘀肿者，鼻伤初起，24小时以内，宜予冷敷，以帮助止血或制止瘀血扩散。24小时以后，可改用热敷或内服中药渣再煎汤热敷，以活血散瘀，消肿止痛。

（2）清创缝合：皮肉破损者，轻证只需用生理盐水或双氧水清洗伤口。伤口较深较长者，应仔细清理创口，取出异物，尽可能保留皮瓣，再予缝合，并应注射破伤风抗毒素。皮肤缺损严重者应予植皮。

（3）穿刺引流：鼻中隔血肿，血肿小者，可穿刺抽吸；血肿大者，宜在表麻下，沿血肿下方作一与鼻底平行的切口，吸尽瘀血后以消毒凡士林纱条紧密填塞鼻腔，防止再出血。同时注意预防感染化脓。

（4）复位：鼻中隔脱位者应予复位。用复位钳伸入两侧鼻腔夹住鼻中隔，将其扶正复位后，双侧鼻腔填塞凡士林纱条。若难以复位者，日后可行鼻中隔黏膜下矫正术或黏膜下切除术，以矫正其偏曲。鼻骨骨折有移位形成畸形者，应及早进行复位。若因鼻肿较剧，复位有困难者，也可稍延迟数日，待肿胀消退，再行复位，但最迟不宜超过14天，以免骨痂形成太多，或错位愈合，则不易整复（方法见第二十二章第二节鼻骨骨折整复法）。

（5）止血：鼻伤衄血以止血为主，方法参见“鼻衄”一节。

【预防和调护】

1. 对损伤有瘀肿者，不要用力揉擦患处，以免加重损伤或引起出血。

2. 对损伤有伤口者，要注意保持局部清洁，以免感染邪毒而加重病情。

3. 对损伤有骨折者，要防止再度碰撞或按压，以免骨折端移位，难以愈合或形成畸形。

4. 重视进行各项安全宣传教育，避免意外事故发生，是预防本病的关键。

【预后及转归】

本病伤势较轻者，预后较好。但若伤势较重，或延误治疗，则可遗留畸形，影响面容或呼吸功能。若合并有邻近器官损伤（眼眶壁、牙槽突、脑震荡等）或颅底骨折、硬脑膜撕裂伤等，则可遗留其他功能障碍，甚至危及生命。

第二十一章 咽喉科疾病

第一节 喉 痹

喉痹是指以咽痛、灼热、干痒、异物不适感等为主要症状，咽部肌膜红肿，或喉底呈帘珠状突起，肌膜肥厚，或肌膜干萎为主要特征的咽部疾病。喉痹一词，最早见于帛书《五十二病方》，《内经》也多次论述了喉痹，《素问·阴阳别论》曰："一阴一阳结，谓之喉痹。"痹者，闭塞不通也。古代医家对喉痹的认识不一，其概念较复杂，归纳起来主要有三个方面的含义：一是指咽喉口齿疾病的总称；二是指以咽喉肿塞、水浆不得入等为主要症状的咽喉危重症；三是指咽喉疼痛。随着临床实践的深入，后世医家逐渐将喉痹作为一种独立的疾病而与乳蛾、喉痈、喉风等病区分开，如《喉科心法·单蛾双蛾》指出："凡红肿无形为痹，有形是蛾"；又如《医林绳墨·卷七》说："近于上者，谓之乳蛾、飞蛾，近于下者，谓之喉痹……近于咽嗌者，谓之喉风。"根据喉痹的病因以及咽部表现的不同，又有风热喉痹、虚火喉痹、红喉、帘珠喉痹等不同病名。本病为常见多发病，常为上呼吸道感染的一部分，在机体抵抗力下降、受凉、疲劳、烟酒过度、用嗓过度、粉尘、有害气体的刺激时，常易患本病。

喉痹相当于西医学的急、慢性咽炎，是由病毒感染、细菌感染、理化因素、职业因素、全身因素以及上呼吸道慢性炎症刺激引起的咽部黏膜及黏膜下组织的急、慢性炎症。在幼儿急性咽炎常为急性传染病的伴发症状或先驱症状。

【病因病机】

1. 风邪侵袭

外感风热从口鼻而入，内犯于肺，宣降失司，风热上壅咽喉，灼伤咽喉肌膜而为喉痹；外感风寒外束肌表，肺气不宣，卫阳被遏，风寒壅结咽喉，亦可发为喉痹。

2．肺胃热盛

外邪失治，壅盛传里；或过食辛辣煎炒、醇酒之类，致肺胃积热；或素体阳盛，复感外邪，外邪引动内热，内外邪热搏结，蒸灼咽喉而为喉痹。

3．肺肾阴虚

热病伤阴，或房劳过度，或理化因素刺激，耗伤肺肾阴液，使咽喉肌膜失于阴液滋养，加之阴虚虚火上炎，蒸灼咽喉，发为喉痹。

4．脾胃虚弱

因思虑劳倦，损伤脾胃；或饮食不节，或久病致脾胃虚弱，水谷精微生化不足，津不上承，咽喉失养，发为喉痹。

5．脾肾阳虚

因房劳过度，或劳倦过甚，或久病过服寒凉之品，致脾肾阳虚，肾阳虚则虚阳上越，上扰咽喉；或脾肾阳虚，温运无力，寒邪凝闭，阳气无以上布于咽喉而为喉痹。

6．痰凝血瘀

久病脾胃虚弱，运化失常，水湿停聚，湿聚为痰，凝结咽喉；或喉痹反复发作，余邪滞留，经脉阻滞，气血瘀滞咽喉而为喉痹。

【临床表现】

1．症状

起病急者，初起表现为咽干、灼热，继而咽痛，吞咽时加重，全身症状一般较轻，严重者可出现发热、头痛、纳差、周身不适；病久者，咽部可有各种不适感，时轻时重，可表现为咽干、咽痒或痒咳、微痛或灼热感、异物感、梗阻感等各种咽喉不适的症状，全身症状或不明显。

2．专科检查

起病急者，咽部肌膜色红肿胀，腭弓、悬雍垂红肿，喉底小瘰红肿或小瘰中央见黄白色脓点；病久者，或见咽部肌膜肥厚、潮红，喉底小瘰帘状隆起；或见咽部肌膜干燥欠津或干萎。

3．实验室及特殊检查

起病急者，血常规检查可见白细胞总数正常或下降、淋巴细胞增高，或白细胞总数增高、中性粒细胞增高；病久者，血常规检查可正常或白细胞总数增高、中性粒细胞增高。

【诊断依据】

1．有外感病史，或咽痛反复发作史，可表现为咽痛，或咽干、痒或痒咳、微痛或灼热感、异物感、梗阻感等种种咽喉不适的症状。

2. 咽部肌膜色红肿胀，腭弓、悬雍垂红肿，喉底小瘰红肿或其中央见黄白色脓点；或见咽部肌膜肥厚、潮红，喉底小瘰帘珠状隆起；或见咽部肌膜干燥欠津或干萎。

【鉴别诊断】

本病须与乳蛾相鉴别。

两者局部和全身症状相似，但乳蛾症状较重，喉痹的发病部位主要在咽部肌膜，乳蛾的病变部位主要在喉核，同时又有咽部肌膜的病变，《喉科心法·单蛾双蛾》曰："凡红肿无形为痹，有形是蛾。"

【治疗】

喉痹起病急者，多属风热或肺胃热盛证，《丹溪心法·卷四》指出"喉痹大概多见痰热"，故施治时宜适当配伍清热化痰利咽之品。若久病不愈，反复发作，为阴虚、气虚、阳虚、痰瘀等不同证候，宜补益脏腑，祛痰化瘀。

1. 辨证论治

(1) 外邪侵袭

症状　起病较急，初起表现为咽干、灼热，继而咽部疼痛，吞咽不利。偏于风热者，咽痛较重，吞咽时痛甚，全身可伴发热，恶风，头痛，咯痰黄稠。检查可见咽部肌膜色红、肿胀，或喉底小瘰红肿。舌质偏红，苔薄黄，脉浮数。偏于风寒者，咽痛较轻，全身可伴恶寒，发热，身痛，咳嗽痰稀。检查见咽部肌膜淡红。舌质淡红，苔薄白，脉浮紧。

辨证要点　风寒之邪壅结咽喉，风寒为盛，故辨证以咽痛较轻，咽部肌膜色淡，及风寒证之舌脉为要点；风热上壅咽喉，风热为盛，故辨证以咽痛明显，咽部肌膜色红、肿胀及风热证之舌脉为要点。

治法　疏风散邪，宣肺利咽。

方药　风热外袭者，宜疏风清热，解毒利咽，用疏风清热汤加减。风寒外袭者，宜疏风散寒，宣肺利咽，可用六味汤加味。若咳嗽痰多者，可加杏仁、前胡、苏叶；若鼻塞、流涕者，可加苍耳子、辛夷花、鹅不食草。

(2) 肺胃热盛

症状　起病急者，咽部疼痛较甚，咳痰黄黏，吞咽困难，全身可见发热，口干欲饮，口气臭秽，大便秘结，小便黄赤。检查见咽部肌膜红肿明显，喉底小瘰红肿或中央有黄白色脓点，颌下有臀核，压痛明显。舌质红，苔黄，脉洪数。

辨证要点　肺胃热盛燔灼咽喉，热毒为盛，故辨证以咽部红肿较甚，疼痛较重，咳痰黄黏及肺胃热盛证之舌脉为要点。

治法　泻火解毒，消肿利咽。

方药　清咽利膈汤加减。若咳嗽痰黄、颌下臖核痛甚，可加杏仁、瓜蒌、浙贝母、射干、竹茹。

（3）肺肾阴虚

症状　病久者，咽部干燥，灼热，微痛，午后较重，或咽部哽哽不适异物感，干咳痰少而黏，或痰中带血丝，午后手足心热。检查见咽部肌膜潮红或暗红，干燥欠津，喉底小瘰帘状隆起；或见咽部肌膜干燥欠津或干萎。舌红欠津或苔少，脉细数。

辨证要点　肺肾阴虚，虚火上灼咽喉，故辨证以咽部干灼，微痛，午后较重，肌膜潮红或暗红，干燥欠津，喉底小瘰帘状隆起；或见咽部肌膜干燥欠津或干萎及肺肾阴虚证之舌脉为要点。

治法　滋养肺肾，降火利咽。

方药　肺阴虚为主者，宜养阴清肺利咽，可用养阴清肺汤加减。若喉底小瘰呈颗粒样，可酌情选加郁金、桔梗、瓜蒌、浙贝母、海藻、昆布、莪术、牡蛎等以解郁散结消瘰。

肾阴虚为主宜滋阴补肾，清利咽喉，可选用六味地黄丸加百合、玄参、麦冬、沙参。若咽部干燥灼热较重，大便秘结，虚火亢盛，可用知柏地黄汤加减。

（4）脾胃虚弱

症状　病久者，咽喉异物梗阻或痰黏着感，咽干不适而不欲饮或欲温饮而量少，劳累、多言则症状加重。全身或见倦怠乏力，胃纳欠佳，或少气懒言，或腹胀，大便不调。检查见咽部肌膜淡红或微肿，喉底小瘰隆起呈扁平状或融合成块且色淡。舌质淡或舌体胖大边有齿痕，苔薄白，脉细弱。

辨证要点　脾胃虚弱，运化失司，津液不能上输濡养咽喉，痰湿阻滞，气血运行不畅，故辨证以咽喉异物梗阻或痰黏着感，咽干不欲饮，咽部肌膜色淡，喉底小瘰呈扁平状或融合成块且色淡及脾胃虚弱证之舌脉为要点。

治法　益气健脾，升清利咽。

方药　补中益气汤加减。咽干较甚、苔干欠津者，可加玄参、花粉、麦冬、百合等以生津利咽；痰黏者可加贝母、瓜蒌、桔梗化痰利咽；若咽部脉络充血，黏膜肥厚者，可加丹参、赤芍、郁金、川芎以活血行气；若纳差、腹胀、便溏、苔腻者，宜用参苓白术散以健脾利湿化浊。

（5）脾肾阳虚

症状　病久者，咽部异物不适感，咳吐痰涎稀白或泡沫样，劳倦或进服寒凉之品后加重，上午症状明显，全身或见面色苍白，形寒肢冷，腰酸背冷，腹胀纳呆，下利清谷，夜尿频长。检查见咽部肌膜色淡，微肿或肥厚，喉底小瘰肿胀色淡。舌质淡嫩，舌体胖大，边有齿痕，苔白，脉沉细弱或虚大无力。

辨证要点　脾肾阳虚，寒湿内生，咽喉失于温养，故辨证以咽部异物感，梗阻不适，痰涎稀白或泡沫样，上午症状明显，咽部肌膜色淡及脾肾阳虚证之舌脉为要点。

治法　补益脾肾，温阳利咽。

方药　附子理中丸加减。若咽部不适、痰涎清稀量多者，可加陈皮、半夏、茯苓、薏苡仁等；若腰酸背冷者，可加杜仲、川断、牛膝、枸杞子等；若腹胀纳呆者，可加砂仁、茯苓、薏苡仁、木香等。

（6）痰凝血瘀

症状　病久者，咽部异物梗阻感，或咽微痛或刺痛感，痰黏难咯，咽干不欲饮。检查见咽部肌膜暗红，喉底小瘰增生或融合成片，或咽部肌膜肥厚色暗红。舌质暗红，或有瘀斑瘀点，苔白腻或微黄，脉弦滑。

辨证要点　痰凝血瘀咽喉，故辨证以咽部异物感，或咽微痛或刺痛感，咽部肌膜色暗红，或肥厚及痰凝血瘀证之舌脉为要点。

治法　活血祛瘀，化痰利咽。

方药　会厌逐瘀汤加减。加贝母、瓜蒌、桔梗化痰利咽，陈皮、茯苓健脾利湿。

2．外治

（1）含漱：① 中药煎水含漱。如：漱口方煎水，或银花、连翘、桔梗、薄荷、菊花、甘草煎水。② 复方硼砂溶液或呋喃西林溶液含漱。

（2）吹喉：将中药制成粉剂，直接吹喷于咽喉患部，以清热消肿，利咽止痛，可用冰硼散、珠黄散、锡类散。

（3）含服：将中药制成丸或片剂含服，使药物直接作用于咽喉，以清热利咽，可用六神丸、喉症解毒丸、草珊瑚含片、银黄含片、金嗓子喉宝等。

（4）蒸汽或雾化吸入：① 中药针剂或药液置入超声雾化器中进行雾化吸入，如鱼腥草针剂、清开灵针剂、双黄连针剂，或银花、连翘、野菊花、薄荷、板蓝根、蒲公英等煎水过滤。② 内服之中药煎水装入保温杯中，趁热吸入药物蒸汽。

（5）涂敷：用棉签蘸复方碘甘油或硼酸甘油涂于咽部肌膜。

3．其他治法

（1）中成药：① 银翘解毒片，每服 4 片，每日 3 次。用于风热侵袭证。② 黄连上清丸，每服 6 克，每日 2 次。用于肺胃热盛证。

（2）针刺法：实证喉痹可选用合谷、内庭、曲池、天突、少泽、少商、鱼际。用泻法，每日 1 次，5～10 次为 1 疗程。虚证喉痹可选用足三里、三阴交、肺俞、太溪、照海。用补法或平补平泻，每日 1 次，5～10 次为 1 疗程。

（3）灸法：主要用于脾胃虚弱或脾肾阳虚者，可选合谷、足三里、脾俞、肾俞等穴，悬灸或隔姜灸，每次 2～3 穴，每次 20 分钟，10 次为 1 疗程。

（4）耳针：可选咽喉、肺、脾、胃、肾上腺、神门等穴，可用王不留行子或磁珠贴压，隔日 1 次，10 次为 1 疗程。

（5）穴位注射：可选人迎、扶突、水突等穴，每次 1 穴（双侧），药物可用双黄连注射液、鱼腥草注射液、清开灵注射液、丹参注射液，或维生素 B_1、B_{12} 等，每穴 0.5～1ml，隔日 1 次，5～10 次为 1 疗程。

（6）按摩：于喉结旁开 1～2 寸，亦可沿颈部第 1～7 颈椎棘突旁开 1～3 寸按摩。用食指、中指、无名指沿纵向平行线上下轻轻揉按，每次 10 分钟，10 次为 1 疗程。

（7）导引法：每日晨起或入睡前盘腿静坐，双目微闭，全身放松，排除杂念，舌抵上腭几分钟后叩齿，连续 36 下，然后舌在口中搅动 36 下，口中渐生津液，再鼓腮含漱津液 9 次，用意念送至脐下丹田。

（8）烙治：喉底小瘰呈团块状，可用烙治法治。用烧红的小烙铁头蘸香油后，点烙肿大的小瘰。

【预防和调护】

1. 加强体育锻炼，增强抗病能力，可预防或减少本病的发生。

2. 饮食有节，不妄作劳，寒暖适宜，起居有时，戒除烟酒，忌食辛辣刺激及醇酒、肥甘厚味之品。

3. 改善环境，治理空气污染，尽量避免接触多尘、有毒的气体。

4. 积极治疗邻近器官的疾病以防诱发本病，如伤风鼻塞、乳蛾、鼻渊、鼻窒、龋齿等。

第二节　乳　蛾

乳蛾是指以咽痛或干灼微痛、痒咳、异物不适感为主要症状，局部喉核红肿或核上有黄白色脓点，或喉核潮红或核上有细白星为主要特征的咽部疾病。又名单蛾、双蛾、喉蛾、烂乳蛾、石蛾、连珠乳蛾、阴蛾、阳蛾等。《儒门事亲·卷三》称之为乳蛾，曰：“热气上行，结搏于喉之两旁，近外肿作，以其形似，是谓乳蛾。”本病为常见病多发病，患者以儿童及青壮年较多见。好发于季节交替、冷热气温突变之时，有传染性。素体虚弱或阳盛之体在受凉、劳倦、过食辛辣厚味、邻近窍官病变、烟酒过度、有害气体刺激时，常易患本病。

乳蛾相当于西医学的急、慢性扁桃体炎，主要是由病毒、乙型溶血性链球菌、葡萄球菌引起腭扁桃体的急、慢性炎症。其发病可诱发喉关痈及痹证、水肿、心悸等并发症。

【病因病机】

1. 风热侵袭

风热邪毒从口鼻入侵咽喉，结聚于喉核；或肺经风热循经上犯咽喉，气血壅滞与邪毒互结喉核，发为乳蛾。

2. 肺胃热盛

外邪壅盛传里，致肺胃热盛，火毒上攻，灼腐喉核而为乳蛾；或嗜食辛辣醇酒，致脾胃蕴热，热毒上攻，蒸灼喉核而为乳蛾。

3. 肺肾阴虚

邪毒滞留，耗伤阴液；或温热病后，余邪未清，灼伤肺肾阴液，阴虚虚火上炎，与余邪互结喉核而为乳蛾。

4. 脾胃虚弱

素体脾胃虚弱，气血生化不足，津不上承，喉核失养；或脾不化湿，湿浊内生，结聚于喉核而为乳蛾。

5. 痰瘀互结

余邪滞留，灼津成痰，阻滞经脉，日久气机不畅，气滞血瘀，痰瘀互结喉核而为乳蛾。

【临床表现】

1. 症状

起病急者，表现为咽痛剧烈，吞咽困难，严重时疼痛连及耳窍；全身可伴有畏寒、高热、头痛、周身不适、纳差、乏力、便秘等症状；小儿可有高热、抽搐等症状。迁延日久者，常有咽痛，或咽干、痒咳、咽异物感；全身可伴有乏力、低热、头痛等症状。

2. 专科检查

起病急者，咽部肌膜红肿，以喉核、腭舌弓、腭咽弓明显，喉核上可有黄白色脓点，重者腐脓连成片覆盖喉核表面，且松软易擦去，颌下有臖核。迁延日久者，可见喉关、喉核潮红或暗红，喉核表面凹凸不平，上有白色干酪样物，挤压腭舌弓，有白色腐物自喉核隐窝口溢出。

3. 实验室及特殊检查

起病急者，血常规检查可见白细胞总数明显增高，中性粒细胞增高；病久者，血常规检查可正常或白细胞总数增高，中性粒细胞增高；“病灶”型患者，血沉、抗“O”、心电图检查可有异常。

【诊断依据】

起病急者：

1. 咽痛剧烈，吞咽困难。

2. 喉核红肿，或喉核上有黄白色脓点，重者腐脓连成片，覆盖喉核表面。

3. 血常规检查可见白细胞总数明显增高、中性粒细胞增高。

迁延日久者：

1. 常有咽痛，或咽干、痒咳、咽异物感。

2. 喉核潮红或暗红，表面凹凸不平，挤压腭舌弓，有白色腐物自喉核隐窝口溢出。

【鉴别诊断】

1. 起病急者应与喉痹、白喉等疾病相鉴别

（1）喉痹（见本章第一节喉痹）。

（2）咽白喉：咽痛轻，假膜范围常超出喉核，且紧韧不易擦去；全身症状表现为低热、精神萎靡、面色苍白、脉微弱。血液检查白细胞一般无变化，咽拭子涂片可查到白喉杆菌。

2. 迁延日久者应与喉核生理性肥大、喉核角化症、喉核肿瘤等疾病相鉴别

（1）喉核生理性肥大：喉核肥大，表面光滑、色淡，质地柔软，隐窝口无分泌物，无自觉症状，多见于儿童和青少年。

（2）喉核角化症：喉核隐窝口见白色沙粒样物，质地较硬，不易擦去。

（3）喉核肿瘤：一侧喉核迅速肿大或喉核肿大表面溃疡，同侧颈淋巴结肿大，需行病变组织活检以确诊。

【治疗】

本病起病急者，多为实热证，治宜清热解毒，消肿利咽；病程迁延日久或反复发作者，多为虚证或虚实夹杂证，应调理脏腑功能，祛邪利咽。

1. 辨证论治

（1）风热侵袭

症状　病初起咽喉干燥、灼热、疼痛，吞咽时加重，检查见喉核及舌腭弓红肿，连及周围咽部肌膜；全身可见发热，头痛，微恶风，咳嗽；舌质红，苔薄黄，脉浮数。

辨证要点　风热邪毒蒸灼咽喉，结聚喉核，故辨证以咽喉干燥、灼痛，喉核红肿及风热表证之舌脉为要点。

治法　疏风清热，消肿利咽。

方药　疏风清热汤加减。

（2）肺胃热盛

症状　咽痛剧烈，甚者连及耳窍，吞咽困难，痰涎较多，检查见喉核红肿，隐窝口见黄白色脓点，甚者喉核表面腐脓成片，咽部肌膜红肿，颌下有臖核；全身可见高热，咳痰黄稠，口渴喜凉饮，口臭，大便秘结，小便黄赤；舌质红，苔黄厚，脉洪大而数。

辨证要点　肺胃热盛，火毒上攻咽喉及喉核，故辨证以咽痛剧烈，吞咽困难，喉核红肿化脓及肺胃热盛证之舌脉为要点。

治法　泻热解毒，消肿利咽。

方药　清咽利膈汤加减。若咳嗽痰黄稠，可加前胡、射干、瓜蒌、浙贝母以清热化痰；若喉核腐脓成片，加马勃、山豆根、蒲公英以祛腐解毒；烦渴喜凉饮，加生石膏、芦根以清热生津。

（3）肺肾阴虚

症状　咽部干焮，痒咳，微痛，哽哽不舒，午后症状加重，检查见喉核潮红，表面不平，可见白色络纹，或有细白星，挤压腭舌弓隐窝口有酪样物溢出；全身可见午后手足心热，失眠多梦，或干咳痰少而黏，腰膝酸软，耳鸣眼花，大便干结；舌质红少苔或欠津，脉细数。

辨证要点　肺肾阴虚，虚火上炎，蒸灼喉核，故辨证以咽部干焮，痒、微痛、哽哽不适，喉核潮红，隐窝口有细白星，及肺肾阴虚证之舌脉为要点。

治法　滋养肺肾，清利咽喉。

方药　百合固金汤加减。偏于肺阴虚者，宜用养阴清肺汤加减。偏于肾阴虚者宜用六味地黄汤加减，虚火明显可用知柏地黄汤。以上方可加玄参、麦冬、桔梗以养阴利咽。

（4）脾胃虚弱

症状　咽干痒、异物梗阻感，咳嗽痰白，检查见喉核淡红或微暗，肥大，或隐窝口有细白星，挤压腭舌弓隐窝口有少量白黏腐物溢出；易恶心呕吐，纳差，腹胀，便溏；舌质淡，苔白腻，脉缓弱。

辨证要点　脾胃虚弱，喉核失养；或湿浊结聚于喉核，故辨证以咽干痒、异物梗阻感，易恶心呕吐，喉核淡红或微暗，肥大及脾胃虚弱证之舌脉为要点。

治法　健脾和胃，祛湿利咽。

方药　参苓白术散加减。喉核肿大加生牡蛎、浙贝母化痰散结。

（5）痰瘀互结

症状　咽干涩不适，或刺痛，异物梗阻感，迁延不愈，检查见喉关暗红，喉核肥大，表面凹凸不平；舌质暗或有瘀点或瘀斑，苔白腻，脉弦涩。

辨证要点　久病入络致气机不畅，气滞血瘀，痰瘀互结喉核，故辨证以咽干涩或刺痛，异物感，迁延不愈，喉核肥大，喉关暗红及痰瘀互结证之舌脉为要点。

治法　活血化瘀，化痰利咽。

方药　会厌逐瘀汤加减。喉核暗红肥大者，加海浮石、海藻、昆布、三棱、莪术；复感热邪加黄芩、金银花、射干、蒲公英等。

2．外治

（1）含漱：用金银花、菊花、桔梗、甘草适量含漱，每日数次。

（2）吹药：可选用冰硼散、锡类散等药吹至患处以清热解毒，利咽消肿，每日数次。

（3）含服：可用六神丸、喉症丸等药含服以清热解毒利咽。

（4）雾化吸入：用鱼腥草、双黄连等清热解毒的中药注射液或清热解毒利咽的中草药煎水，雾化吸入，每日1～2次，每次10～15分钟。

（5）烙法：喉核肥大反复发作者，可用烙治法烙除病灶。

（6）手术：对于喉核多次反复发病，或病程迁延或引发并发症时，在炎症控制后可行扁桃体摘除术。

3．其他治法

（1）中成药：① 银翘解毒片，每服4片，每日3次。用于风热侵袭证。② 黄连上清丸，每服6克，每日2次。用于肺胃热盛证。

（2）针灸疗法：① 体针：实热证选合谷、曲池、内庭，配少泽、鱼际，每次2～4穴，用泻法，每日1次。虚证选三阴交、足三里、鱼际、太溪，平补平泻，留针20分钟，每日1次。② 耳针：实热证取扁桃体、咽喉、肺、胃，或取扁桃体穴药物或磁珠贴压，每日按压数次；虚证取咽喉、肾上腺、皮质下、脾、肾等穴贴压。③ 放血法：喉核红肿疼痛，可点刺少商或商阳穴，每穴放血数滴，每日1次，以泻热消肿止痛；或可点刺扁桃体、耳尖等处或耳背静脉放血数滴，每日1次。④ 穴位注射：实热证者选曲池、孔最、天突等穴，每次取一侧穴位，注射双黄连注射液、鱼腥草注射液或柴胡注射液2ml；虚证者选一侧脾俞、肩井、孔最、天突等穴，注射10%葡萄糖2ml；两侧交替注射，7天为1个疗程。

【预防和调护】

1. 锻炼身体，增强体质，以预防或减少本病的发作。

2. 饮食有节，少食辛辣、醇酒、厚味之物，以免脾胃积热；起居有时，不妄作劳，以免虚火内生。

3. 乳蛾急性发作应彻底治愈，以免迁延日久，缠绵难愈。

4. 注意口腔卫生，及时治疗邻近组织疾病。

【预后及转归】

乳蛾急性发作经正确有效治疗可获痊愈；反复发作，失治误治，缠绵难愈，可引起局部及全身多种并发症。局部并发症有耳胀、喉痹、喉关痈等，全身并发症有痹证、心悸、水肿、低热等。

第三节　喉　痈

喉痈是指发生在咽喉及其邻近部位痈肿的总称。本病因病位在呼吸、饮食之要道，病情发展迅速，易致咽喉肿塞，甚则呼吸梗阻，危及生命，为咽喉病的危急重症。故又名猛疽、大红喉痈、锁喉痈等。《诸病原候论·卷三十·喉痈候》称之为喉痈，曰："六腑不和，血气不调，风气客于喉间，为寒所折，气壅而不散，故结而成痈。"

根据其发病部位，生于喉关的称喉关痈或骑关痈，相当于西医学的扁桃体周围脓肿；生于会厌的称会厌痈，相当于会厌脓肿；生于喉底的称里喉痈，相当于咽后脓肿；生于颌下的称颌下痈，相当于咽旁脓肿。本病以喉关痈、会厌痈较常见，好发于青壮年。里喉痈多见于 3 岁以下的幼儿，大多发生于周岁以下婴儿，成年人多为结核（冷脓肿）。本病多由临近器官或组织化脓性炎症扩散，或医源性感染，或咽部外伤、异物导致扁桃体周围间隙，或咽后隙，或咽旁隙等处的局部炎症和化脓性病变。

【病因病机】

本病多因嗜食辛辣、醇酒厚味，致脾胃积热，或又感风热邪毒，或异物、创伤致伤口染毒，内外热毒上攻咽喉，灼腐咽喉肌膜，气血壅阻，热盛肉腐而成痈肿。

1．外邪侵袭，热毒搏结

风热外邪乘虚侵袭，循口鼻直入肺系，结聚咽喉，邪毒与气血搏结，导致气血壅滞而成痈肿。

2．热毒壅盛，化腐成脓

外邪不解，壅盛传里，引动脾胃积热上攻，内外热毒搏结，上壅咽喉，灼腐咽喉肌膜，气血壅盛，热盛肉腐而化腐成脓。

【临床表现】

1．症状

（1）喉关痈：乳蛾发病3～4日后，发热仍持续或继续加重，一侧咽痛加剧，吞咽时疼痛向同侧耳窍放射，吞咽困难，口涎外溢，吞咽时汤水易从鼻中溢出，讲话言语含糊不清似口中含物，甚则张口困难。

（2）会厌痈：起病较急，发热畏寒，咽喉疼痛剧烈，吞咽困难，张口流涎，严重时可出现吸气性呼吸困难，讲话言语含糊不清，甚至窒息。

（3）里喉痈：急性起病者，多见于3岁以下婴幼儿，起病较急，发热，畏寒，咳嗽，咽痛，吞咽困难，哭闹拒食，吸奶时呛逆，烦躁不安，讲话言语含糊不清似口中含物，入睡时可有鼾声，严重时可出现吸气性呼吸困难。慢性起病者多见于成年人，伴有肺痨的全身症状，无明显咽痛，脓肿增大患者逐渐出现咽部阻塞症状。

（4）颌下痈：起病较急，高热，畏寒，头痛，咽痛及颈侧剧烈疼痛，吞咽困难，讲话言语含糊不清，张口困难，严重时可呈衰竭状。

2．专科检查

（1）喉关痈：患者呈急性重病容状，患侧腭舌弓红肿明显隆起，软腭红肿，悬雍垂红肿被推向对侧。前上型表现为腭舌弓上方隆起，患侧喉核被推向内下方；后上型表现为腭舌弓红肿呈圆柱形，患侧喉核被推向前下方；张口困难，头偏向患侧，若患处红肿高突，触之有波动感，表明痈肿已成脓。

（2）会厌痈：患者呈急性重病容状，口咽部检查多无明显异常，喉镜检查见会厌明显红肿，或肿胀如半球状；如痈肿已形成，则见红肿隆起处有黄白色脓点。

（3）里喉痈：患者呈急性病容状，喉底一侧红肿隆起，痈肿较大者，可将患侧腭咽弓向前推移。颌下臖核肿大，有明显压痛。慢性者多为喉底中央肿胀隆起，肌膜色淡。

（4）颌下痈：患者呈急性重病状，颈部僵直，活动受限，患侧颈部、颌下肿胀，触之发硬，压痛明显，成脓后可有波动感。患侧喉核及咽侧壁向咽中线突起，但喉核无红肿。严重者肿胀可向上至腮腺，向下至胸锁乳突肌、颈前中线、锁骨上窝，向后至项部。

3．实验室及特殊检查

血常规检查可见白细胞总数及中性粒细胞明显增高。会厌痈喉部 X 线侧位片显示会厌肿胀。里喉痈急性者颈侧位 X 线检查，咽后壁可见隆起的软组织阴影，有时尚可见到液平面；慢性者颈侧位 X 线检查，可见有骨质破坏，肺部 X 线检查可见有结核病变。颌下痈颈部 B 超或 CT 扫描可显示脓肿部位与大小。

【诊断依据】

根据各种喉痈的局部和全身症状特点及体征，以及实验室检查和 X 线等检查作出相应的诊断。

【鉴别诊断】

1．应与颌下痈、智齿冠周炎相鉴别。颌下痈痈肿位于咽侧及颈部、颌下肿胀，患侧喉核及咽侧壁被推向对侧，但喉核无红肿。智齿冠周炎表现为阻生智齿周围的牙龈组织红肿或溃疡、化脓，可致咽弓染毒，但喉核无红肿。

2．里喉痈应与咽后隙淋巴结核或颈椎结核形成的冷脓肿相鉴别。后者肿胀色淡，颈侧位 X 线检查可有骨质破坏，肺部 X 线检查有结核病灶。

3．颌下痈应与喉关痈、里喉痈及咽旁肿瘤等相鉴别。咽旁肿瘤可行咽部 CT 或 MRI 以了解病变的范围，依据活检确定性质。

【治疗】

喉痈初期局部漫肿、疼痛剧烈、触之较硬为未成脓，应清热解毒，消散痈肿；发病 3～5 天局部红肿高突，红晕紧束，呈跳痛或钻痛、触之有波动感为已成脓，宜切开排脓。《外科正宗·卷二》曰：“凡喉闭不刺血，喉风不倒痰，喉痈不放脓……此皆非法。”

1．辨证论治

（1）外邪侵袭，热毒搏结

症状　喉痈初起，咽痛明显，吞咽时疼痛尤甚，吞咽困难，检查可见患处肌膜色红漫肿，触之较硬；发热恶寒，头痛，周身不适；舌质红，苔薄黄，脉浮数。

辨证要点　风热邪毒搏结于咽喉，热毒初聚在表，故辨证以咽痛明显，肌膜色红漫肿，触之较硬尚未成脓及风热表证之舌脉为要点。

治法　清热解毒，消肿止痛。

方药　五味消毒饮加减。可加荆芥、防风、连翘、黄芩、桔梗以加强疏风清热，解毒消肿之力；大便秘结加生大黄。

（2）热毒壅盛，化腐成脓

症状　咽痛剧烈，钻痛或跳痛，痛引耳窍，吞咽困难，口涎外溢，或张口困难，言语含糊不清如口中含物，或咽喉肿塞，吸气困难，检查可见患处红肿局限高突隆起，触之有波动感，穿刺可抽出脓液，颌下或颈部有臖核肿胀，压痛明显；伴高热，头痛，口臭，大便秘结，小便黄赤；舌质红，苔黄厚，脉洪数有力。

辨证要点　热毒壅盛，热盛肉腐，故辨证以咽痛剧烈，钻痛或跳痛，患处红肿高突隆起，触之有波动感及胃腑热盛证之舌脉为要点。

治法　清热解毒，消肿排脓。

方药　仙方活命饮加减。红肿痛甚者，加蒲公英、紫花地丁、连翘、黄芩以加强清热解毒之力；大便秘结加生大黄、芒硝；高热伤津者，去白芷、陈皮，加玄参、花粉、石斛；痰涎壅盛，可加天竺黄、胆南星等以豁痰消肿。

若出现高热烦躁、神昏谵语，为热毒入侵营血，热扰心神，可用犀角地黄汤，以清营凉血解毒，或配伍安宫牛黄丸、紫雪丹、至宝丹，以开窍安神。

若出现痰鸣气促，吸气困难者，应按急喉风处理，必要时可行气管切开术。

2. 外治

（1）吹药：可用清热解毒、消肿止痛的中药冰硼散、珠黄散、冰麝散吹咽喉红肿处，每日数次。

（2）含服：可用清热解毒、利咽止痛的中药含服，如六神丸、喉症解毒丸等。

（3）含漱：可用金银花、菊花、桔梗、甘草煎水或用内服中药第三煎之药液，凉后含漱，每日数次。

（4）雾化吸入：可用内服中药、漱口方或金银花、连翘、蒲公英、紫花地丁、黄芩、黄连、板蓝根各10克，煎水200ml，每次用10～15ml作超声雾化吸入，每日1～2次，每次10～15分钟。

（5）外敷：颌下肿痛明显者，可用紫金锭或金黄膏涂敷，每日1次。

（6）排脓：喉痈如已成脓，应及时排脓。可行穿刺抽脓，或切开排脓。喉关痈前上型者，可在隆起软化处穿刺或切开排脓，后上型者，在腭咽弓处切开排脓；切开黏膜及表浅组织后，用长弯钳向后外方沿纤维走向分离直达脓腔；穿刺时进针不宜超过1.5cm，以防伤及周围大血管；里喉痈应采取仰卧垂头位，并在准备好吸痰器以及气管切开器械的情况下进行，以防脓肿突然破裂，脓液涌入气道，导致窒息。

3. 其他治法

（1）针刺：咽喉肿痛甚者，针刺合谷、内庭、曲池、天突、少泽等穴以清热消肿止痛，用泻法，每日1次。

（2）放血：痈肿未成脓时，用三棱针于局部红肿黏膜表面浅围刺使其出血，以泻热消肿止痛。高热者，用三棱针刺少商、商阳或耳尖，每穴放血数滴，以泻热解毒，消肿止痛。

【预防和调护】

1. 积极治疗咽喉及邻近部位急慢性感染疾病，保持口腔卫生。

2. 患病时应多饮水，保持大便通畅，注意休息，忌食辛辣醇酒厚味。

3. 吞咽困难未成脓者，宜进半流质或全流质饮食，以养护胃气；已成脓者，脓肿切开前宜禁食。

4. 积极治疗，密切观察病情变化。脓已成应及时排脓，保持引流通畅，根据病情需要做好气管切开的准备。

【预后及转归】

多数患者经积极有效治疗，痈肿消散或脓液排出后，红肿渐消，疮口愈合而痊愈。极少数患者因体质虚弱，或失治、误治等原因，致脓毒蔓延，可引发急喉风；或热入营血，热极动风，引发高热、抽搐；或侵蚀脉络导致大出血等危症。

第四节　梅核气

梅核气是指以咽部异物梗阻感，如梅核絮样，咯之不出，咽之不下为主要症状的咽部疾病。又有梅核、梅核风等别名。《金匮要略·妇人杂病脉证并治》最早描述了“妇人咽中如有炙脔”的症状，用半夏厚朴汤治疗此病并沿用至今。《仁斋直指方》称之为梅核气，曰：“梅核气者，窒碍于咽喉之间，咯之不出，咽之不下。如梅核之状是也……”本病多发于中年女性，多与七情郁结、情志不畅有关。

梅核气相当于西医学的咽部神经官能症或癔球症，由精神因素或更年期内分泌失调而引起的咽异感症。

【病因病机】

1．肝气郁结

平素情志不畅或抑郁，或中年女性经、孕、产、乳耗血，血不养肝，致肝失疏泄条达，肝气郁结，循经上逆，阻滞于咽喉而为病。

2．痰气互结

忧愁思虑伤脾，或肝木乘土犯脾，以致脾失健运，痰湿内生，痰气互结于咽喉而为病。

【临床表现】

1．症状

咽部异物梗阻感，或如梅核，咯之不出，咽之不下，对饮食及呼吸无妨碍。多于情志不舒畅、心情抑郁时症状明显或加重。

2．专科检查

咽喉检查无异常表现，食道X线或食道镜检查亦无异常发现。

【诊断依据】

1．咽部异物梗阻感，对饮食及呼吸无妨碍，与情志波动有明显关系。

2．咽喉及食道检查无异常发现。

【鉴别诊断】

本病应与咽喉炎症或肿瘤、周围器质性疾病（如茎突过长、甲状软骨上角过长、颈综合征、甲状腺疾病等）、远处器官疾病（如消化道疾病或肿瘤，左心室肥大，高血压性心脏病，主动脉瘤，气管、支气管炎，肺肿瘤和脓肿等）、全身因素（如严重的缺铁性贫血、自主神经功能紊乱等）相鉴别。

【治疗】

起病急者，多以肝气郁结为主，宜疏肝解郁；反复发作或病程长者，多为肝郁乘脾，痰气互结，甚或气滞血瘀、痰瘀互结，宜行气导滞，散结除痰；同时还应注意对患者进行耐心解释、安慰或心理疏导。

1．辨证论治

（1）肝气郁结

症状　咽喉异物梗阻感，或如梅核，咯之不出，咽之不下，但不妨碍饮食及呼吸，症状时轻时重，与情志波动有明显关系，检查咽喉、食道无异常发现；患者常见情志抑郁或多疑，或烦躁，或喜叹息，或胁肋胀痛；脉弦。

辨证要点　肝气郁结，循经上逆，气机阻滞于咽喉，故辨证以咽喉异物梗阻感，症状时轻时重，与情志波动有关，病程较短或反复发作，咽喉、食道检查无异常及肝气郁结证之舌脉为要点。

治法　疏肝解郁，理气利咽。

方药　逍遥散加减。可选加香附、陈皮、青皮、苏叶以理气利咽；烦躁易怒者可加丹皮、山栀；情志抑郁明显者，可合越鞠丸加减；心烦失眠者可加甘麦大枣汤。

（2）痰气互结

症状　咽喉异物梗阻感，或痰黏着感，时轻时重，检查咽喉、食道无异常发现；或见情志抑郁，失眠多梦，胸胁满闷，乏力纳差，嗳气；舌质淡，苔白腻，脉弦滑。

辨证要点　肝郁乘脾，痰气互结于咽喉，故辨证以咽喉痰黏着感，时轻时重，与情志波动有关，咽喉、食道检查无异常，病程较长或反复发作及痰气互结证之舌脉为要点。

治法　行气解郁，化痰利咽。

方药　半夏厚朴汤加减。精神抑郁、多疑多虑者，可加甘麦大枣汤；痰多者加贝母、杏仁、瓜蒌；纳呆、苔白腻者加砂仁、白术、茯苓、陈皮；若兼脾虚者，可合参苓白术散加减；病程较长，舌质暗者，宜活血理气，可合会厌逐瘀汤加减。

2．外治

（1）吹药：冰硼散、珠黄散、锡类散少许吹于咽部，每日2~3次。

（2）含服：银黄含片、金嗓子喉宝等药含咽，每日3~4次，每次1片。

3．其他治法

（1）中成药：① 逍遥丸，每服6克，每日2次。用于肝气郁结、痰气互结证。② 金嗓散结丸，每服6克，每日2次。用于痰气互结证。

（2）针灸疗法：① 体针：取廉泉、天突穴，每日1次。② 灸法取膻中、脾俞穴，灸3~5壮，每日1次，用于痰气互结证。

（3）心理治疗：进行认真详细检查后，应耐心解释，解除患者恐癌多虑等思想负担，增强其对治疗的信心。

【预防和调护】

1．保持心情舒畅，避免情志抑郁及精神刺激，以防复发或加重病情。

2．应对病人进行认真检查，细心开导，耐心解释本病的特点及病机，消除其疑虑，减轻心理压力，增强其对本病治疗的信心。

3. 戒除烟酒，少食辛辣刺激、肥甘厚味、生冷之品。

第五节　咽喉菌

咽喉菌是指以咽喉异物感、吞咽梗阻感、咽喉疼痛、声音嘶哑、咯痰带血、颈部恶核等为主要症状的咽喉部恶性肿瘤。中医将恶性肿瘤又称为恶核、石疽、失荣、岩等。《尤氏喉科秘书》、《咽喉脉证通论》等有“喉菌”的论述，但其多指咽部的恶性肿瘤，《咽喉脉证通论·喉菌》曰：“此证因食膏粱炙煿厚味过多，热毒积于心脾二经，上蒸于喉，结成如菌，面厚色紫，软如猪肺，或微痛，或木而不痛，梗塞喉间，饮食有碍。”本病多见于中年以上者。病变发生于口咽部与喉咽部者称咽菌，发生于喉部者称喉菌。

咽喉部恶性肿瘤的发病原因目前尚不清楚，可能与长期过量吸烟、饮酒以及病毒感染等因素有关。

【病因病机】

1. 肝气郁结，气血凝滞

忧思恚怒，情志不遂，致肝气郁结，气机不畅，日久气血凝滞，结聚成癌。

2. 肝脾不和，痰浊结聚

肝木乘土，或常食霉变腐败之物，或思虑劳倦过度伤脾，致脾虚运化失司，痰浊内生，日久结聚成癌。

3. 脾胃积热，火毒内困

过食辛辣、肥甘厚腻之物，或长期嗜好烟酒，致脾胃积热，湿浊不化，湿热交结，火毒内困，阻滞咽喉脉络，日久结聚成癌。

【临床表现】

1. 症状

（1）咽菌：早期多无自觉症状，或仅有咽部不适感或异物感，随着肿物增大，逐渐出现咽部异物梗阻感，吞咽疼痛甚或吞咽困难，或局部疼痛，或引发一侧耳痛、头痛、张口困难、面部麻木或面瘫、呛咳等症状。

（2）喉菌：主要表现为声音嘶哑，甚则失音，咳嗽、痰中带血，或有咽异物感、口臭、吞咽困难等症状，晚期可出现吸气期呼吸困难、咳嗽、咯血、喉鸣等症状。

2. 专科检查

喉核、软腭、会厌、声带、喉室或披裂等处可见局部肿胀突起呈结节样或菜花样，或见肿物溃烂，表面附着污秽分泌物，喉菌晚期可见声带固定，扪及喉关节摩擦音及关节移动感消失，颈部或有恶核。

3. 实验室及特殊检查

纤维喉镜检查可发现咽喉早期的肿瘤病变，并可在纤维喉镜直视下取病变组织进行活检，以确诊病变性质；咽喉 CT 扫描及 MRI 等检查有助于了解肿物的大小及范围。

【诊断依据】

1. 咽喉不适、异物感、咽痛、吞咽困难，或声嘶、痰中带血呈渐进性加重。
2. 咽喉部见局部肿胀突起呈结节样或菜花样，或见肿物溃烂，表面附着污秽分泌物。
3. 病变组织活检呈恶性病变。

【鉴别诊断】

本病应与咽喉瘤、喉癣相鉴别。

1. 咽喉瘤

咽瘤较小时多无症状表现，可在检查咽部其他疾病时被发现，肿物较大时可有咽部异物感，甚则出现吞咽困难、呼吸不畅、语言含糊不清如口中含物；喉瘤主要表现为声音嘶哑，甚则可出现呼吸困难和喉鸣音。诊断主要以病理组织活检来确诊。

2. 喉癣

主要症状表现为喉痛、声音嘶哑，上述症状呈渐进性加重。喉镜下见喉部肌膜红肿或苍白肿胀，溃疡表现为虫蚀样，底部有肉芽。诊断主要以病理组织活检来确诊。

【治疗】

1. 辨证论治

(1) 肝气郁结，气血凝滞

症状　咽喉异物梗阻感，吞咽困难，或声音嘶哑，痰中带血，甚则痰鸣气喘，呼吸困难，检查见咽喉部肿物呈结节状或菜花样，色暗红，触之易出血，颈部或有恶核；全身症见烦躁易怒，胁肋胀痛，头痛，耳鸣，胸闷；舌质暗红或有瘀点、瘀斑，苔白或微黄，脉弦细涩。

辨证要点　肝气郁结，气机不畅，日久气血凝滞，结聚成癌，故辨证以咽喉部肿物呈结节状或菜花样，色暗红，触之易出血及肝气郁结，气血凝滞证之舌脉为要点。

治法　舒肝解郁，活血散结。

方药　会厌逐瘀汤合加味逍遥散加减。可酌加三棱、莪术、泽兰、水蛭、牡蛎等以加强活血散结之力。

（2）肝脾不和，痰浊结聚

症状　咽喉异物梗阻感，吞咽困难，或声音嘶哑或失声，痰中带血，甚则痰鸣气喘，呼吸困难，检查见肿物多呈结节状，色淡红，颈部恶核较大；全身症见头昏头重，胸闷，倦怠，纳差；舌体胖大，边有齿痕，苔腻，脉弦滑。

辨证要点　脾虚运化失司，痰浊内生，日久结聚成癌，故辨证以咽喉部肿物呈结节状，色淡红及肝脾不和，痰浊结聚证之舌脉为要点。

治法　健脾利湿，化浊散结。

方药　参苓白术散合清气化痰丸加减。加山慈菇、鸡内金、龙骨、牡蛎、海藻等以加强化浊散结之力。

（3）脾胃积热，火毒内困

症状　咽喉疼痛、异物梗阻感，甚或吞咽困难，或声音嘶哑、痰中带血、甚则痰鸣气喘，呼吸困难，检查见肿物多呈烂菜花状，表面溃烂污秽，颈部或有恶核；全身症见口臭，腹胀便秘，或耳鸣耳聋，肢体困重，口干不欲饮；舌质红，苔黄腻，脉滑数。

辨证要点　脾胃积热，湿浊不化，湿热交结，火毒内困，阻滞咽喉脉络，日久结聚成癌。故辨证以咽喉部肿物多呈烂菜花状，表面溃烂污秽及脾胃积热，火毒内困证之舌脉为要点。

治法　泻火解毒，消肿散结。

方药　黄连解毒汤合甘露消毒饮加减。可加山慈菇、土茯苓、白花舌蛇草、七叶一枝花等药以加强清热散结之力。

以上证型如出现声音嘶哑，可选用诃子、木蝴蝶、蝉蜕、僵蚕、射干等。

癌肿后期，患者脏腑功能失调，又加之放疗、化疗的损害，导致正气虚损，邪毒滞留，气血津液亏耗，正虚邪恋，故治宜扶正固本，祛邪外出。如气血亏虚，可选用八珍汤加减；津液亏损，可选用大补阴丸加减；肾阳不足，可选用金匮肾气丸；脾胃虚弱，可选用补中益气汤加减。

2. 外治

（1）吹药：可用硇砂散、麝香散药粉吹患处，以清热解毒，祛腐生肌。

（2）含漱：溃烂腐臭者，可用金银花、菊花、桔梗、生甘草煎水漱口。

3. 其他治法

（1）目前常采用中西医结合的方法治疗本病，即根据病情选择化疗、放疗、手术或生物治疗等方法，结合中医辨证治疗。

（2）根据病情可选用以下抗癌中草药

① 祛痰散结药：山慈菇、猫爪草、黄药子、浙贝母、海藻、昆布、生南星等。

② 活血散结药：水蛭、虻虫、土鳖、三棱、莪术、桃仁、红花、三七等。

③ 清热解毒药：半枝莲、白花舌蛇草、七叶一枝花、青黛、虎杖、山豆根等药。

④ 镇痉止痛药：全蝎、僵蚕、蜈蚣、露蜂房、马钱子等药。

【预防和调护】

1. 积极开展肿瘤普查工作，争取早发现，早诊断，早治疗。

2. 加强环境治理，避免有毒致癌物污染环境，注意个人防护。

3. 注意精神调养，保持心情愉快，避免情志抑郁、思虑忧伤等不良刺激。

4. 注意饮食卫生，避免过食辛辣炙煿之物，节制烟酒，禁忌食用发霉、致癌有毒之物。

【预后及转归】

喉菌如能早发现，早诊断，并及时采取中西医结合治疗，一般预后尚好。咽菌大多预后较差。

第六节　骨　鲠

骨鲠即各种骨类或其他异物梗于咽、喉或食道等部位。“骨鲠”一名最早见于《礼记·内则》。又名“骨梗”、“骨哽”、“误吞诸物”、“诸物哽喉”。历代医家根据所鲠之物不同分别有“谷贼”（即谷鲠）、“鱼骨鲠”、“鸡骨哽”、“发鲠”、“肉鲠”、“误吞针铁骨鲠”、“误吞水蛭”等病名。骨鲠梗于咽部者称咽异物，梗于喉部者称喉异物，梗于食道者称食道异物。本病为临床上常见的急症之一，喉异物多发于儿童。

【病因病机】

多因饮食不慎，儿童嬉戏、哭闹，或精神异常、昏迷、癫痫发作、酒醉后误吞异物或吸入喉部；老年人假牙松脱坠入下咽；或企图自杀，有意吞入异物所致。

常见异物有鱼刺、骨片、果核、针、钉、钱币、小玩具、假牙、竹刺，较大的异物如果冻、花生米、蚕豆、肉块等。异物梗于咽喉，阻于水谷之道，或刺伤黏膜，或压迫局部脉络，致局部气血凝滞，甚者邪毒外侵，内外邪毒蕴结，产生红肿、腐烂、化脓而成痈证。

【临床表现】

1. 症状

咽异物可出现咽异物感、咽喉疼痛及吞咽困难，尖锐异物可致针刺样痛，非尖锐异物则多为钝痛，巨大异物可引起吞咽及呼吸困难，小儿可出现流涎、呕吐、呛咳。食道异物可出现吞咽梗阻感，疼痛剧烈，甚者痛及胸背。喉异物常有剧烈咳嗽，并可出现呼吸困难甚至窒息。尖锐异物停留咽部或喉部，刺伤黏膜，可引起疼痛，吐痰带血。异物停留日久，损伤染毒，则局部黏膜红肿糜烂，或有出血。全身可有发热。

2. 专科检查

咽喉异物多存留在前、后腭弓与扁桃体间、舌根、会厌谷、梨状窝、咽侧壁、声门附近等处，口咽部检查、间接喉镜或直接喉镜检查常可发现。食道异物多停留在食道入口及胸上段，间接喉镜检查，或可见梨状窝积液。

3. 实验室及特殊检查

食道较小的透光异物可行食道吞钡棉 X 光透视或拍片协助诊断，食道镜检查可发现异物。细小难见的咽喉异物，可行纤维喉镜检查仔细察看。

【诊断依据】

1. 有误吞或吸入异物史。儿童异物史可能不明显。

2. 有局部异物感、疼痛感及吞咽困难；或剧烈咳嗽，甚至出现呼吸困难、窒息等症。

3. 局部检查可发现异物。

【治疗】

本病的治疗以及时取出异物为基本原则，根据梗阻的部位，采取不同的外治法。

1. 咽部异物

异物位于扁桃体、咽侧索、咽后壁等处，可用镊子取出。部位较低，位于舌根，会厌、梨状窝等处的异物，可在间接喉镜下用咽异物钳取出。鼻咽部异物则需确定异物位置、大小、形状和硬度，然后取仰卧头低位，牵引软腭，以后鼻孔弯钳取出异物，或在鼻内窥镜下取出。已并发咽部脓肿者，宜在仰卧头低位切开脓肿，吸净脓液，然后取出异物；或行颈侧切开排脓后取出异物。

2. 食道异物

在食道镜检查时取出异物。

3. 喉异物

在直接喉镜或纤维喉镜下取出异物。

4. 较小尖锐异物存留部位隐蔽，检查未能发现，但咽喉疼痛、吞咽更甚者，可用软化、松脱骨鲠法：威灵仙30g，水两碗煎成半碗，加醋半碗徐徐咽下，日服1～2剂。

如黏膜损伤，外感邪毒则配合内治，宜清热解毒，消肿止痛，服三黄凉膈散。并用金银花、甘草煎水嗽涤患处以清热解毒。或口服抗生素以抗感染。

【预防和调护】

1. 进食时应细心咀嚼，切莫在哭、笑时进食，对有骨刺的食物更要倍加注意。

2. 教育儿童不要将玩具、硬币等异物入口，以防发生误吞。

3. 骨鲠患者应及时到医院诊治，不可自行用手掏取或用食物强行下咽，以免将异物推向深处。切忌盲目自服“化骨”水进行治疗，以免延误病情。

4. 异物取出后，对黏膜损伤者，在1～2天内视病情予以禁食或进食流质饮食，可减轻疼痛及防止染毒。

第七节　急喉喑

急喉喑是指急性发作的以声音嘶哑为主要特征的喉部疾病。又名“暴瘖”、“卒瘖”、暴言难、卒失音等。《内经》中始用“瘖”作病名，并有“暴瘖”、“卒瘖”等病名记载。本病常发生于感受外邪后。儿童患者症状常较成人偏重，且易并发吸气性呼吸困难。

急喉喑相当于西医学的急性喉炎，属上呼吸道的急性感染性疾病之一。男性多于女性，以冬春季节发病较多。

【病因病机】

急喉喑多属实证。多由风寒、风热、痰热犯肺，肺气不宣，邪滞喉窍，声门开合不利而致，即所谓“金实不鸣”、“窍闭而瘖”。

1. 风寒袭肺

风寒外袭，壅遏肺气，肺失宣散，气机不利，风寒之邪凝聚于喉，阻滞脉络，致声门开合不利，发为喉喑。

2. 风热犯肺

风热外袭，肺失清肃，气机不利，邪热上蒸，壅结于喉，致声门开合不利，发为喉喑。

3. 痰热壅肺

肺胃积热，复感风热，内外邪热互结，灼津为痰，痰热壅肺，肺失宣肃，致声门开合不利，发为喉喑。小儿脏腑娇弱，喉腔较窄，患有本病时，痰热壅肺，易致气道阻闭，演成急喉风。

【临床表现】

1. 症状

声音不扬，或嘶哑，或声嘶重浊，或失音；喉微痛，或喉干痛，或咽喉痛甚；咳嗽声重，或咽痒咳嗽，或咳嗽痰黄。或见全身发热，恶寒，头痛等症。

2. 专科检查

喉黏膜微红肿，或红赤，或深红；声带充血或呈紫红色，或声带焮红发亮，声带黏膜可有出血，或室带、声带深红肿胀，声带上有黄白色分泌物附着。

【诊断依据】

1. 多有受凉感冒史或过度用声史。
2. 以声音嘶哑为主要症状，可伴有咽喉疼痛。
3. 喉黏膜及声带充血肿胀。

【鉴别诊断】

本病应与癔病性失音和喉白喉相鉴别。

癔病性失音：常为突然失音，或仅有耳语声，与情志变化有关，但咳嗽、哭笑声音正常；声带色泽形态正常，嘱发“衣”音时，双侧声带不能向中线靠拢，但咳嗽时声带运动正常。

喉白喉：儿童多见，起病较缓，干咳，声嘶显著，全身中毒症状明显，面色苍白，精神萎靡，低热；咽、喉部黏膜表面有较厚不易剥离的灰白色假膜，堵塞声门时可发生喉阻塞。分泌物涂片或培养可找到白喉杆菌。

【治疗】

本病多为实证，临床辨证多属风寒、风热或痰热犯肺，肺失宣肃。在辨证用药同时应注意配合利喉开音法的运用。

1．辨证论治

(1) 风寒袭肺

症状　猝然声音不扬，甚则嘶哑、失音，喉微痛微痒，咳嗽声重，检查见喉黏膜微红肿，声带充血或呈紫红色；全身兼发热，恶寒，头身痛，无汗，鼻塞，流清涕，口不渴；舌苔薄白，脉浮紧。

辨证要点　风寒壅闭于喉，致声门开合不利，故辨证以猝然声音不扬，甚则嘶哑、失音，声带充血或呈紫红色及风寒表证之舌脉为要点。

治法　疏风散寒，宣肺开音。

方药　三拗汤加减。可加半夏、僵蚕、生姜散寒祛痰，石菖蒲消肿通窍开音。

(2) 风热犯肺

症状　声音不扬，甚则嘶哑，喉痛不适，干痒而咳，检查见喉黏膜红赤，声带焮红发亮，声带黏膜可有出血；全身兼发热，微恶寒，头痛；舌边微红，苔薄黄，脉浮数。

辨证要点　邪热壅结于喉，致声门开合不利，故辨证以声音不扬，甚则嘶哑，喉痛不适，喉黏膜红赤，声带焮红发亮及风热表证之舌脉为要点。

治法　疏风清热，利喉开音。

方药　疏风清热汤加减。可加蝉蜕、木蝴蝶、胖大海以利喉开音。若痰黏难出者，可加瓜蒌皮、杏仁以清化痰热。

(3) 痰热壅肺

症状　声音嘶哑重浊，甚则失音言语不出，咽喉痛甚，咳嗽痰黄。全身兼口渴，大便秘结。检查见喉黏膜及室带、声带深红肿胀，声带上有黄白色分泌物附着。舌质红，苔黄厚，脉滑数。

辨证要点　痰热壅阻于肺、喉，致声门开合不利，故辨证以声音嘶哑重浊，甚则失音言语不出，咽喉痛甚，咳嗽痰黄，检查见喉黏膜及室带、声带深红肿胀，声带上有黄白色分泌物附着及痰热壅肺证之舌脉为要点。

治法　清热泻肺，利喉开音。

方药　泻白散加减。可加黄芩、杏仁以加强本方清肺热、宣肺利气之功；加瓜蒌仁、贝母、天竺黄、竹茹以清热化痰；加蝉蜕、木蝴蝶以利喉开音；大便秘结者，可加大黄。

2. 外治

（1）含服：选用具有清利咽喉的中药制剂含服，有助于消肿止痛开音。

（2）蒸汽或超声雾化吸入：根据不同证型选用不同的中药水煎，取过滤药液20ml作蒸气吸入或超声雾化吸入，每次15分钟，每日2次。如风寒袭肺者，可用紫苏叶、香薷、蝉蜕等；风热犯肺或痰热壅肺者，可用柴胡、葛根、黄芩、生甘草、桔梗、薄荷等；肺肾阴虚者，可用乌梅、绿茶、甘草、薄荷等。

（3）离子导入：用红花、橘络、乌梅、绿茶、甘草、薄荷，水煎取汁，作喉局部直流电离子导入治疗，每次20分钟，每日1次，有利喉消肿开音的作用，适用于各证型喉喑。

3. 其他治法

（1）中成药：① 午时茶，每服1包，每日1次，煎服，用于风寒袭肺证。② 银黄口服液，每服2支，每日3次，用于风热犯肺证。③ 牛黄解毒片，每服2片，每日3次，用于痰热壅肺证。

（2）体针：可采用局部与远端取穴相结合的方法。局部取穴：人迎、水突、廉泉、天鼎、扶突，每次取2～3穴；远端取穴：病初起者，可取合谷、少商、商阳、尺泽，每次取1～2穴，用泻法，每日1次，留针20分钟。

（3）刺血：用三棱针刺两手少商、商阳、三商（奇穴，别名大指甲根）等穴，每穴放血1～2滴，每日1次，有泻热开窍、利喉开音的作用。

（4）耳针：取咽喉、声带、肺、大肠、神门、内分泌、皮质下、平喘等穴，每日1次。

【预防和调护】

1. 加强体育锻炼，增强体质，积极防治感冒及鼻腔、鼻窦、鼻咽、口腔疾病。
2. 禁声，注意休息。
3. 避免不良刺激。

第八节　慢喉喑

慢喉喑是指久病声音不扬，甚至嘶哑失音。又称为“久瘖”、“久无音”、“久嗽声哑”、“久病失音”、“虚哑喉”、“金伤声碎”、“哑劳”等。

慢喉喑相当于西医学的慢性喉炎，声带小结与声带息肉。本病为常见多发病，多因长期不良因素刺激而发病。多见于脾气急躁、讲话较多者。

【病因病机】

本病多属虚证。多因脏腑虚损，喉窍失养，声户开合不利而致，即所谓“金破不鸣”。

1. 肺肾阴虚

素体虚弱，燥热伤肺，过劳伤肾，或久病失养，以致肺肾阴亏，肺津无以上布，肾阴无以上承；又因阴虚生内热，虚火上炎，蒸灼于喉，致声门失健，开合不利，发为喉喑。

2. 肺脾气虚

素体虚弱，过度用嗓，气耗太甚，加之久病失调，或劳倦太过，致肺脾气虚，无力鼓动声门，发为喉喑。

3. 血瘀痰凝

患病日久，余邪未清，结聚于喉，阻滞脉络；或用嗓太过，耗气伤阴，喉部脉络受损，经气郁滞不畅，气滞则血瘀痰凝，致声带肿胀或形成小结及息肉，妨碍声门开合，则久瘖难愈。

【临床表现】

1. 症状

声嘶迁延不愈，咽喉干涩微痛，痰少而黏，不时清嗓；讲活费力，难以持久，劳则加重。声带小结者声嘶较轻，以声音沙哑、音质较差为主，发高音时尤甚，发低音时不明显。声带息肉者声嘶常较重，呈破擦音。息肉大者可致失音或出现呼吸困难。喉内有异物感或有痰黏着感，常需清嗓，胸闷不舒。

2. 专科检查

喉黏膜及室带、声带微红肿或暗红，声带边缘肥厚，或喉黏膜及声带干燥、变薄；喉黏膜色淡不红，声带肿胀或不肿胀，松弛无力；喉黏膜及室带、声带、杓间区暗红肥厚，或声带前中 1/3 交界处的边缘有小结，或声带中前段有带蒂或呈宽蒂或广基之半透明状，灰白色或淡红色息肉状组织突起，常有黏液附着其上。

【诊断依据】

1. 多有过度用声史，或声音嘶哑反复发作史。
2. 以声音嘶哑日久为主要症状，伴有咽喉不适。

3．喉黏膜及声带肥厚、边缘有小结或息肉，声门闭合不全；或喉黏膜及声带干燥、变薄；或声带活动受限、固定；或声带松弛无力。

【鉴别诊断】

本病应与喉癣、喉瘤、喉菌等相鉴别。

喉癣：多继发于肺结核。以声音嘶哑为主要症状，吞咽时明显喉痛。可有低热、咳嗽、消瘦、贫血等；病变常发生于声带后端、披裂表面，以一侧声带为著，黏膜苍白水肿，边缘不整，严重时呈虫蚀状溃疡。痰液培养可助鉴别。

喉瘤：多发于儿童，亦可见于成人，病程较长，声嘶呈渐进性，肿瘤长大可出现喘鸣和呼吸困难；肿瘤呈灰白色或淡红色，表面不平，呈乳头状，常位于声带或室带处，活检可确诊。

喉菌：多见于中年以上的男性，进行性声音嘶哑、咳嗽、痰中带血。肿物堵塞声门则引起喉阻塞；肿物多发于声带、室带或会厌等部位，呈菜花样或结节状，表面可有溃疡。如侵犯环杓关节，则声带运动障碍，部分病人有颈淋巴结转移。活检可确诊。

【治疗】

本病多为虚证或虚实夹杂证。多因脏腑虚损，喉窍失养，声户开合不利而致。临床辨证多属肺肾阴虚、肺脾气虚或血瘀痰凝，喉窍失养。治疗时亦应注意配合利喉开音法的运用。

1．辨证论治

（1）肺肾阴虚

症状　声音嘶哑日久，咽喉干涩微痛，喉痒干咳，痰少而黏，时时清嗓，症状以下午明显，检查见喉黏膜及室带、声带微红肿或暗红，声带边缘肥厚，或喉黏膜及声带干燥、变薄；可兼有颧红唇赤、头晕耳鸣、虚烦少寐、腰膝酸软、手足心热等症；舌红少津，脉细数。

辨证要点　肺肾阴虚，虚火上炎，喉失濡养，故辨证以声门开合不利，声嘶日久难愈及阴虚火旺、津伤液耗证之舌脉为要点。

治法　滋阴降火，润喉开音。

方药　百合固金汤加减。可加木蝴蝶、蝉蜕利喉开音。若虚火旺者，加黄柏、知母以降火坚阴；若以声嘶、咽喉干痒、咳嗽、焮热感为主的阴虚肺燥之证，宜甘露饮以生津润燥。

（2）肺脾气虚

症状　声嘶日久，语音低沉，高音费力，不能持久，劳则加重，上午症状明显，检查见喉黏膜色淡不红，声带肿胀或不肿胀，松弛无力，声门闭合不全；可兼有少气懒言、倦怠乏力、纳呆便溏、面色萎黄等症；舌体胖有齿痕，苔白，脉细弱。

辨证要点　肺脾气虚，无力鼓动声门，故辨证以声嘶日久，讲话费力，语音低弱，劳则加重，上午症状明显，声带松弛无力，声门闭合不全及肺脾气虚证之舌脉为要点。

治法　补益肺脾，益气开音。

方药　补中益气汤加减。可加生诃子收敛肺气、利喉开音；加石菖蒲通窍开音；若声带肿胀，湿重痰多者，可加半夏、茯苓、扁豆燥湿除痰，消肿开音。

（3）血瘀痰凝

症状　声嘶日久，讲活费力，喉内异物感或有痰黏着感，常需清嗓，胸闷不舒，检查见喉黏膜及室带、声带、杓间暗红肥厚，或声带边缘有小结及息肉状组织突起，常有黏液附其上；舌质暗红或有瘀点，苔薄白或薄黄，脉细涩。

辨证要点　气滞血瘀痰凝，结聚喉咙，故辨证以声嘶日久，喉内异物感或有痰黏着感，常需清嗓，胸闷不舒，声带边缘有小结及息肉状组织突起为要点。

治法　行气活血，化痰开音。

方药　会厌逐瘀汤加减。若痰多者，可加贝母、瓜蒌仁、海浮石以化痰散结。

此外，根据患者之肺肾阴虚或肺脾气虚情况，可分别配合应用百合固金汤或补中益气汤等。

2. 外治

（1）含服：选用具有清利咽喉的中药制剂含服，有助于消肿止痛开音。

（2）蒸汽或超声雾化吸入：选用乌梅、绿茶、甘草、薄荷等的中药水煎，取过滤药液20ml作蒸汽吸入或超声雾化吸入，每次15分钟，每日2次。用于肺肾阴虚者。

（3）离子导入：红花、橘络、乌梅、绿茶、甘草、薄荷，水煎取汁，作喉局部直流电离子导入治疗，每次20分钟，每日1次，有利喉消肿开音的作用，适用于各证型喉喑。

（4）手术治疗：声带小结或息肉长期不愈者，可手术摘除。

3. 其他治法

（1）中成药：① 补中益气丸，每服15粒，每日3次，用于肺脾气虚证。② 百合固金丸，每服9g，每日3次，用于肺肾阴虚证。③ 黄氏响声丸，每服5g，每日3次，用于血瘀痰凝证。

（2）体针：可采用局部与远端取穴相结合的方法。局部取穴：人迎、水突、廉泉、天鼎、扶突，每次取2~3穴；远端取穴：若肺脾气虚可取足三里，若肺肾阴虚可取三阴交，用平补平泻法或补法。每日1次，留针20分钟。

（3）耳针：取咽喉、声带、肺、大肠、神门、内分泌、皮质下、平喘等穴，脾虚者加取脾、胃，肾虚者加取肾，每次3~4穴，针刺20分钟；隔日1次。也可用王不留行子或磁珠贴压，每次选3~4穴，贴压3~5日。

（4）穴位注射：取喉周穴如人迎、水突、廉泉，每次选2~3穴作穴位注射，药物可选用复方丹参注射液、当归注射液等，每次注射0.5~1ml药液，隔日1次。

（5）穴位磁疗：取喉周穴位，如人迎、水突、廉泉，每次选2~3穴，贴放磁片，或加用电流，每次20分钟，每日1次。

（6）氦-氖激光穴位照射：取喉周穴位，如人迎、水突、廉泉等，每次选2~3穴，局部直接照射，每次每穴照射5分钟，每日1次。

【预防和调护】

1. 积极治疗急性喉炎，减少复发。
2. 注意声带休息，避免用声过度。
3. 避免粉尘及有害化学气体的刺激。
4. 节制烟酒，少食辛辣炙煿之品及冷饮。

第九节　急喉风

急喉风是指以吸气性呼吸困难为主要特征的急性咽喉疾病。因其发病急、变化快、病情重而命名。此外，尚有缠喉风、锁喉风、紧喉风、走马喉风、呛喉风、哑瘴喉风等多种名称。本病属危急重症，可发生于任何年龄，但以儿童为多见，且病势更急，严重者短时间即可发生窒息死亡，应高度重视并立即抢救。

急喉风相当于西医学的急性喉阻塞，是喉部及其邻近组织病变导致的喉通气道的急性狭窄、阻塞，发生不同程度的呼吸困难甚至窒息。

【病因病机】

本病多由咽喉痈肿、小儿急喉喑、外伤、异物、过敏、白喉等各种急性咽喉病发展所致，其病机多为热毒、痰浊或风寒痰浊互结咽喉，阻塞气道。

1. 风热外袭，热毒内困

素有肺胃蕴热，复感风热外邪；或时行疫疠之邪侵入人体，风热邪毒引动肺胃之火上升，风火相煽，内外邪热搏结，聚于咽喉而为病。

2. 热毒熏蒸，痰热壅结

火毒炽盛，火动痰生，痰火邪毒结聚于咽喉而为病。

3. 风寒痰浊，凝聚咽喉

素体虚弱，或禀质过敏，风寒异气乘虚而入，壅阻于肺，肺失宣肃，津液不行，化为痰浊，风寒痰浊凝聚咽喉而为病。

【临床表现】

1. 症状

吸气性呼吸困难，吸气期喉鸣、声音嘶哑、痰涎壅盛、语言难出、汤水难下等症状。

2. 专科检查

根据病情轻重程度，呼吸困难分为四度：

Ⅰ度　患者安静时无症状，活动或哭闹时出现喉鸣和鼻翼煽动，吸气时天突（胸骨上窝）、缺盆（锁骨上窝）及肋间等处轻度凹陷，称三凹征（甚则剑突下及上腹部软组织也可凹陷，故亦称四凹症）。

Ⅱ度　安静时亦出现上述呼吸困难表现，活动时加重，但不影响睡眠和进食。

Ⅲ度　呼吸困难明显，喉鸣较响，并因缺氧而呈烦躁不安、自汗、脉数等，三（四）凹症显著。

Ⅳ度　呼吸极度困难，病人坐卧不安，唇青面黑，额汗如珠，身汗如雨，甚则四肢厥冷，脉沉微欲绝，神昏，濒临窒息。

【诊断依据】

1. 多有急性咽喉病或咽喉异物、外伤、过敏等病史。
2. 有吸气性呼吸困难、吸气期喉鸣、声音嘶哑、咽喉疼痛等症。
3. 专科检查有不同程度的呼吸困难。

【鉴别诊断】

吸气性呼吸困难应与呼气性呼吸困难及混合性呼吸困难相鉴别。因此，本病应与支气管哮喘、肺气肿、急慢性支气管炎、肺炎、器官肿瘤等相鉴别，其内容详见表21－1，图21－1，图21－2。

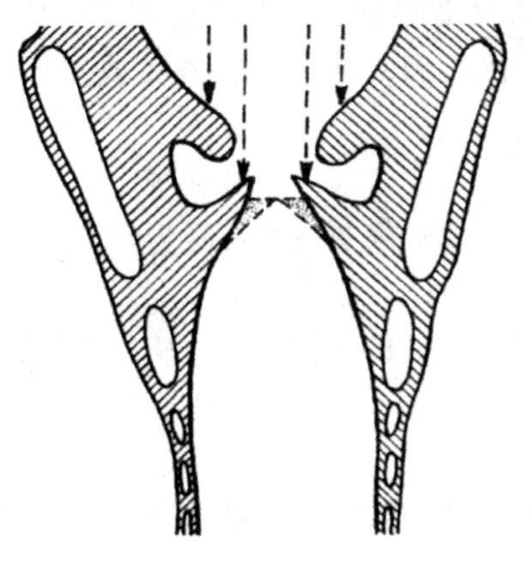

图 21－1　吸气期呼吸困难示意图

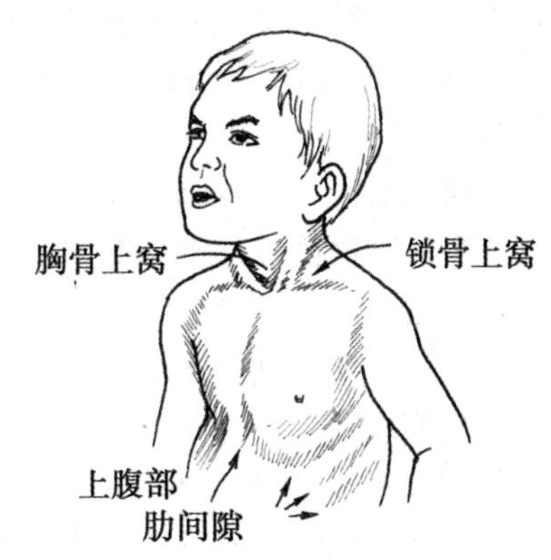

图 21－2　吸气期四凹征示意图

表 21－1　呼吸困难的鉴别

类　型	病　因	呼吸特征	三凹征	呼吸声音	咽喉及肺部检查
吸气性呼吸困难	见于咽、喉、气管上端狭窄或阻塞性疾病	吸气运动加大、延长，吸气深而慢，呼气正常，呼吸频率不变或减慢	吸气时有明显三凹征	吸气时有喉鸣	咽喉检查可发现阻塞病变，肺部有充气不足的体征
呼气性呼吸困难	见于支气管狭窄或阻塞性疾病，	呼气运动增强、延长，呼气困难，吸气正常	无三凹征	呼气时有哮鸣音	咽喉检查正常，肺部可见充气过多的体征
混合性呼吸困难	见于气管中、下段阻塞病变，或上、下呼吸道同时有狭窄或阻塞病变。	吸气与呼气均费力，显示空气出入均有困难	一般无三凹征，但以上呼吸道阻塞为主者可有	一般无明显声音	咽喉检查正常，但肺部听诊可有哮鸣音

【治疗】

本病特点为发病急，变化快，治疗时应严密观察呼吸情况，针对病因，及时解除呼吸困难，因此，掌握病变阶段，准确辨证施治是治疗本病的关键。

1. 辨证论治

（1）风热外袭，热毒内困

症状　咽喉肿胀疼痛，吞咽不利，继之咽喉紧涩，汤水难下，强饮则呛，语言不清，痰涎壅盛，咽喉堵塞，呼吸困难，检查见咽喉黏膜呈鲜红色或紫红色，声门区红肿显著；全身可见乏力，恶风，发热，头痛；舌质红，苔黄或黄厚，脉数。

辨证要点　火毒结聚于喉，以致喉腔肿胀狭窄，故辨证以咽喉肿胀疼痛，吞咽不利，呼吸困难，咽喉黏膜及声门区红肿显著及热毒内蕴证之舌脉为要点。

治法　疏风泻热，解毒消肿。

方药　清咽利膈汤加减。若痰涎壅盛者加瓜蒌、贝母、竹沥、前胡、百部等清热化痰之药。

（2）热毒熏蒸，痰热壅结

症状　咽喉突然肿胀，疼痛难忍，喉中痰鸣，声如拽锯，喘息气粗，声音嘶哑，或语言难出，检查可见咽喉极度红肿，会厌或声门红肿明显，痰涎多或有腐物，并可见鼻翼煽动，天突、缺盆、肋间及上腹部在吸气时出现凹陷；全身可见憎寒壮热，或高热心烦，汗出如雨，口干欲饮，大便秘结，小便短赤；舌质红绛，苔黄或腻，脉数或沉微欲绝。

辨证要点　痰涎火毒壅阻喉腔，塞于气道，故辨证以咽喉肿胀疼痛难忍，喉中痰鸣，喘息气粗，天突、缺盆、肋间及上腹部在吸气时出现凹陷及痰热壅结证之舌脉为要点。

治法　泻热解毒，祛痰开窍。

方药　清瘟败毒饮加减。痰涎壅盛者，加大黄、贝母、瓜蒌、葶苈子、竹茹等清热化痰散结，并配合六神丸、雄黄解毒丸、紫雪丹、至宝丹以清热解毒、祛痰开窍；大便秘结者，可加大黄、芒硝以泄热通便。

（3）风寒痰浊，凝聚咽喉

症状　猝然咽喉憋闷，声音不扬，吞咽不利，呼吸困难，或兼有咽喉微痛，检查见喉关无红肿，会厌可明显肿胀甚至如球状，声门处黏膜苍白水肿，声门开合不利；全身可见恶寒、发热、头痛、无汗、口不渴等症；舌苔白，脉浮。

辨证要点　风寒痰浊凝聚咽喉，气道受阻，故辨证以声音不扬，吞咽不利，呼吸困难，咽喉微痛，会厌肿胀明显甚至如球状，声门处黏膜苍白水肿及风寒外侵证之舌脉为要点。

治法　祛风散寒，化痰消肿。

方药　六味汤加味。可加苏叶、桂枝以助疏散风寒；加半夏、天南星、白附子等以燥湿祛风化痰；加蝉蜕祛风开音；加茯苓、泽泻健脾祛湿消肿。

2．外治

（1）雾化吸入：可用金银花、菊花、薄荷、葱白、藿香等中药，适量煎煮过滤，取药汁进行雾化吸入，以祛风清热，消肿通窍。亦可加入适量抗生素及激素一并使用。

（2）中药离子透入：可用黄芩、栀子、连翘、赤芍、丹皮、贝母、天竺黄、大黄等药浓煎后，借助于离子透入仪将药从颈前部皮肤导入至喉部病变部位。

（3）吹药：用清热解毒、利咽消肿的中药粉剂吹入患处，以消肿止痛，适用于喉关及口咽部病变。

（4）含漱：咽部红肿者可用清热解毒、消肿利咽的中药煎水含漱。

3. 其他治法

（1）中成药：① 紫雪丹，每服1.6g，每日2次，用于热毒熏蒸，痰热壅结证。② 六神丸，每服10粒，每日3次，用于热毒熏蒸，痰热壅结证。

（2）针灸治疗：急刺合谷、尺泽、天突、丰隆、少商等穴，泻法强刺激不留针。

（3）耳针：选用神门、咽喉、平喘等穴，针刺、留针15～30分钟，每日1～2次。

（4）吹鼻：牙关紧闭，口噤不开，汤药不能入者，可予通关散（牙皂、川芎）吹鼻取嚏。或以巴豆油于纸上，捻条烧熏鼻部，以开关通窍。

（5）放血：以三棱针点刺少商、十宣穴，放血少许，可迅速缓解病情。

（6）气管切开：根据病因及呼吸困难的程度，适时地进行气管切开，及时解除呼吸困难，是治疗本病的重要方法。一般来说，Ⅰ、Ⅱ度呼吸困难，以病因治疗为主，做好气管切开的准备；Ⅲ度呼吸困难，应在严密观察下积极使用药物治疗，随时做好气管切开的准备，若药物治疗未见好转，全身情况较差，或估计短时间内难以消除病因，则应及时进行气管切开术；Ⅳ度呼吸困难，宜立即行气管切开术（方法见第二十二章第三节气管切开术），必要时可行紧急气管切开术或环甲膜切开术（方法见第二十二章三节环甲膜切开术），为进一步处理赢得时机。

（7）擒拿：根据病情，Ⅰ、Ⅱ度呼吸困难可酌情配合擒拿法（方法见第十八章第三节中的咽喉科擒拿导引法）。

【预防和调护】

1. 加强锻炼身体，增强体质，积极防治外感，可有效减少急喉风的发生。
2. 密切观察病情变化，做好充分准备，随时进行抢救。
3. 为了避免加重呼吸困难症状，应尽量少讲话，少活动，多安静休息，并应采取半卧位。
4. 忌食辛辣及肥甘厚腻之物，以免助长火势及滋生痰湿，使病情加重。
5. 戒除烟酒，以免刺激咽喉，加重病情。

6. 进食或服药应缓缓下咽，以免引起呛咳，如咽喉疼痛应进流质或半流质饮食。

7. 气管切开后应保持套管内管通畅，一般每4~6小时清洗1次；保持合适的室内温度（22℃左右）及湿度（90%以上）；定时进行蒸汽吸入，稀释痰液，维持下呼吸道通畅；防止伤口感染，及时换药；注意防止外管脱出，以免发生窒息；拔管前应先堵管24~48小时，待病人呼吸平稳后方可拔管，伤口不必缝合，用蝶形胶布将创缘拉拢，数日即可自愈。

【预后及转归】

古人有“走马看咽喉，不待稍倾”之说，形容本病病情危急，变化迅速，严重者瞬息间可引起窒息死亡。若抢救及时，掌握好气管切开的时机，并进行恰当的治疗，则可转危为安。

第十节　咽喉瘤

咽喉瘤是指发生于咽部或喉部的良性肿瘤。发生于咽部者称“咽瘤”，发生于喉部者称“喉瘤”。咽瘤可以无症状，或有咽异物感；喉瘤多有声音嘶哑，甚至失声。肿瘤大者，可出现喘鸣及呼吸困难。

在清代的喉科医著中，有喉瘤的论述，但其所指是生长于口咽部的赘生物。

【病因病机】

1. 肺胃蕴热，痰浊结聚

素有肺胃蕴热，又值过食辛辣，或外感邪毒，多语耗气，以致内外邪热相搏，肺胃火热循经上蒸咽喉，痰热交蒸，久滞咽喉而成肿块。

2. 肝气郁结，气滞血瘀

七情所伤，导致肝气郁结，疏泄失常，气机阻滞不畅，久则气滞血瘀而成肿块。

【临床表现】

1. 症状

咽喉哽哽不利，或声音嘶哑，讲话费力，甚则失声，气喘痰鸣。

2. 专科检查

咽喉部有淡红色、灰白色、红色或暗红色肿物。

【诊断依据】

（1）咽瘤多为偶然发现。

（2）咽瘤较大时可有咽异物感不适，喉瘤多有声嘶或失音，严重者可伴有咳嗽、喘鸣、呼吸困难。

（3）在口咽部、喉咽部或喉腔可见到大小不一、形状各异的赘生物或肿块，颜色呈淡红色、灰白色、红色或暗红色。病理组织检查可明确肿物性质。

【鉴别诊断】

本病应与咽喉菌相鉴别。

咽喉菌常见症状有咽部异物感，进食后有食物残留感觉，常持续不消。或有吞咽不畅，进食时易呛咳。有渐进性单侧咽喉疼痛，部位较明确，可放射至耳部。可相继出现进行性声嘶、吞咽与呼吸困难、痰中带血诸症，伴有贫血，消瘦、衰竭等恶病质表现。咽喉部检查见隆起之肿块色灰白或淡红，周围黏膜稍有充血，多呈菜花状或溃疡型表现。颈部检查早期可有无痛性肿块，有时为首发症状，多为单侧，少数为双侧性。喉外形可有变化、喉部可有摩擦感。根据病理检查可以进行鉴别。

【治疗】

咽喉瘤虽然是咽喉部的良性肿瘤，但部分肿瘤有恶变可能。因此，在辨证论治的同时要密切观察，必要时须进行手术治疗。

1．辨证论治

（1）肺胃蕴热，痰浊结聚

症状　咽喉不适，喉中哽哽不利，或声音不扬，声音嘶哑，甚则气喘痰鸣，检查见咽部或喉部肿物色红；可伴有咽干舌燥，便秘溲赤；舌质红苔黄，脉弦或弦滑数。

辨证要点　肺胃蕴热，火热上攻咽喉，痰热久滞，积结咽喉而成肿块；故辨证以咽喉哽哽不利，或声音嘶哑；咽部或喉部有红色肿物为要点。

治法　清泻肺胃，化痰散结。

方药　清咽双和饮合二陈汤加减。可加瓜蒌仁、山慈菇等以加强化痰散结之力。

（2）肝气郁结，气滞血瘀

症状　咽喉哽哽不利，或声音嘶哑，讲话费力，甚则失声，气喘痰鸣，检查见咽部或喉部肿物色暗红；口苦咽干，胸闷不舒；舌质红或暗红，舌边或有瘀点，苔微黄，脉弦或弦滑数。

辨证要点　情志不调，肝气郁结，久则气滞血瘀，阻塞咽部或喉部经脉，日久形成肿瘤；故辨证以咽喉哽哽不利，或声音嘶哑，讲话费力，口苦咽干，胸闷不舒，咽部或喉部有暗红肿色肿物为要点。

治法　疏肝解郁，活血化瘀。

方药　会厌逐瘀汤加减。可加香附、郁金、青皮以加强疏肝解郁理气之功；痰多者加浙贝、瓜蒌仁、山慈菇；声音嘶哑加蝉蜕、木蝴蝶等。

2．外治

（1）烙治：适用于口咽部较小的肿瘤，如乳头状瘤等（方法见第十八章第二节中的烙治法）。

（2）手术切除：根据肿瘤的不同部位及大小采用不同的手术方法切除。

此外，烙治或手术切除后，可用鸦胆子油涂抹肿瘤基部，以防止复发。

【预防和调护】

1．注意饮食有节，少食辛辣刺激之品，戒烟酒等不良嗜好。

2．喉瘤者应注意声带休息。

3．一旦发现咽喉瘤，应及早进行病理检查并彻底治疗，以防误诊、延误治疗。

【预后及转归】

咽喉瘤一般预后良好，但可复发。儿童喉部乳头状瘤，极易复发，若蔓延到气管，可阻塞气道，甚至危及生命，成人喉部乳头状瘤则有癌变的可能。

第十一节　鼻咽癌

鼻咽癌是指发生于鼻咽部的癌肿。临床上以涕血（特别是晨起缩鼻时第一口痰中带瘀血）、耳内胀闷、耳鸣耳聋、颈部恶核及鼻塞、头痛等为主要症状。鼻咽癌是我国高发肿瘤之一，尤以广东、广西、湖南、福建等省（自治区）发病率较高，男性发病率约为女性的2～3倍，30～60岁为高发年龄组。

由于鼻咽癌病变部位较隐蔽，古代缺乏必要的器械进行检查，因此没有专门的论述，但对鼻咽癌的常见症状，古医著中有所记载，如在“失荣”、“上石疽”、“瘰疬”、“真头痛”等病证中就有类似鼻咽癌常见症状的描述。

【病因病机】

本病的发生，与气候、环境、不良嗜好、情志等因素有关。由于各种不良刺激，使肺、脾、肝、肾等脏腑功能失调，出现了气血凝滞、痰浊结聚、火毒困结等病理变化，以致经络壅阻，结聚而成肿块。

1. 气血凝滞

情志不遂，以致肝气郁结，疏泄失常，气机不调，气滞则血瘀，气血凝滞于颃颡，日久形成肿块。

2. 痰浊结聚

因长期受不洁空气、粉尘、化学气体的刺激，热毒蕴肺，炼津灼液而为痰，痰浊困结于颃颡而为癌肿；或因七情所伤，肝脾不和，脾胃升降失常，痰浊内生，痰气互结于颃颡而为癌肿。

3. 火毒困结

长期饮食不节，或常食发霉腐败有毒食物，以致脾胃积热，或因肝郁化火，火毒循经上逆颃颡而结为癌肿。

4. 正虚毒滞

禀赋不足，或因年老体弱，以致体内阴阳失调，机体不能适应外界的各种刺激，防御六淫邪毒侵袭之力减弱，邪毒乘虚入侵，滞留于颃颡而为癌肿。

【临床表现】

1. 症状

涕血（特别是晨起缩鼻时第一口痰中带瘀血）、耳内胀闷、耳鸣耳聋、鼻塞、头痛。

2. 专科检查

颈部恶核及鼻咽顶后壁或咽隐窝有结节状或菜花状的新生物。

3. 实验室及特殊检查

CT 或 MRI 可显示肿块大小及浸润范围。病理检查可明确诊断。EB 病毒血清学检查可显示不同程度的阳性。

【诊断依据】

（1）可有家族史。

（2）早期可有回吸涕中带血（特别是晨起缩鼻时第一口痰中带瘀血）或擤出带血鼻涕；逐渐出现单侧或双侧鼻塞，单侧耳鸣、耳内堵塞感、听力下降，颈部肿块；晚期可出现一侧持续性、部位固定的头痛，甚至剧烈头痛，或可出现面部麻木、视物模糊甚至失明、复视、眼睑下垂、食入反呛、声嘶、伸舌偏斜等症状。

(3) 鼻咽检查可见鼻咽顶后壁或咽隐窝有结节状或菜花状隆起的新生物。颈部可触及无痛性肿块，质硬，固定不移。CT 或 MRI 可显示肿块大小及浸润范围。病理检查可明确诊断。EB 病毒血清学检查可作为鼻咽癌诊断的辅助指标。

【鉴别诊断】

本病应与慢性鼻咽炎、鼻咽部良性肿块相鉴别。

慢性鼻咽炎：鼻咽有干燥不适感、异物感、黏痰附着感，常欲咳出，故有频繁咯痰动作，但痰液较少，时有痰中带血丝。可伴有声嘶、头痛等。鼻咽黏膜充血、增厚，淋巴组织增生或有糜烂、溃疡，表面有膜状分泌物附着，或黏膜干薄发亮，或有咽侧束红肿。如以咽拭子在局部摩擦，鼻咽擦痛较明显，并常有血迹粘附于咽拭子上。

腺样体肥大：局部表现可有鼻阻塞，张口呼吸，睡眠不安，鼾声明显，听力减退，耳鸣，耳闷，耳流脓，全身可有厌食，呕吐，消化不良，发育差，鸡胸，或出现贫血，消瘦，低热，反应迟钝，注意力不集中，头痛，夜惊，磨牙，遗尿等症。检查可见腺样体面容（由于长期张口呼吸，影响颌、面颅骨发育不良，致上颅骨狭长，腭骨高拱变窄，牙列不齐，咬合不良，上下唇不闭合呈半张口状，表情淡漠，面容呆板），咽部黏膜充血，咽后壁可附有脓性分泌物。鼻咽顶及后壁有明显增生肥厚的分叶状淋巴组织，形如半个剥了皮的橘子。鼻咽部指诊，可扪及柔软块状物。从前鼻镜检查时，少数患儿也可通过后鼻孔窥见肿大的腺样体下垂，与软腭背面相接触，或其间仅有少许空隙。耳镜检查或可见鼓室积液征。

鼻咽血管纤维瘤：多发于青少年。肿瘤生长缓慢，大小不一，表面呈结节状，质地较硬。易出血，常有大出血史。肿瘤较大时可将软腭推向下移。

鼻咽部肉瘤：鼻咽部可见较大肿块堵塞，生长迅速，可有淋巴结转移。病理组织学检查为确诊的主要依据。

【治疗】

鼻咽癌多为邪实正虚证。早期往往以邪实为主，晚期则以正虚为主，所以在治疗过程中，或攻补兼施，或先攻后补，或先补后攻，应根据病情灵活施治。

1. 辨证论治

(1) 气血凝滞

症状　鼻涕带血，耳内胀闷或耳鸣耳聋，鼻塞，检查见鼻咽肿块暗红，或有血脉缠绕，触之易出血，颈部或有硬实肿块；头痛，或胸胁胀痛；舌质暗红或有瘀斑瘀点，舌苔白或黄，脉弦细或涩缓。

辨证要点　气血凝滞，清窍闭塞，瘀阻脉络，日久结聚颃颡而为癌肿，故辨证以鼻涕带血，耳内胀闷或耳鸣耳聋，鼻塞，头痛，鼻咽肿块色暗红，颈部或有硬实肿块为要点。

治法　行气活血，软坚散结。

方药　丹栀逍遥散加减。可加三棱、莪术、穿山甲以攻坚散结；加昆布、牡蛎以软坚散结。

（2）痰浊结聚

症状　鼻塞涕血，检查见鼻咽肿块色淡红或有分泌物附着，颈部多有较大肿块；头痛头重，耳内胀闷，或痰多胸闷，体倦嗜睡，恶心纳呆；舌质淡红，舌体胖或有齿印，舌苔白或黄腻，脉弦滑。

辨证要点　痰浊结聚，蒙蔽清窍，阻滞脉络，日久形成肿块，故辨证以鼻塞，涕血，头痛头重，耳内胀闷，鼻咽部有淡红色肿块，或有分泌物附着，颈部多有较大肿块为要点。

治法　清化痰浊，行气散结。

方药　清气化痰丸加减。可加山慈菇、浙贝、海藻等软坚散结。

（3）火毒困结

症状　痰涕带血较多，污秽腥臭，检查见鼻咽肿块溃烂，或呈菜花状，颈部或有硬实肿块；耳鸣耳聋，头痛剧烈，或视蒙复视，咳嗽痰稠，心烦失眠，口干口苦，小便短赤，大便秘结；舌质红，脉弦滑数。

辨证要点　火毒亢盛，扰乱清窍，困结于颃颡而为癌肿，故辨证以痰涕带血较多，污秽腥臭，耳鸣耳聋，头痛剧烈，或视蒙复视，鼻咽肿块溃烂，或呈菜花状，颈部或有硬实肿块为要点。

治法　泻火解毒，疏肝散结。

方药　柴胡清肝汤加减。若火毒盛极，宜配用山豆根、青黛、苦地胆等以苦寒泻热毒；若体虚胃纳欠佳，加白术、鸡内金；若火毒伤阴，加沙参、玄参、白茅根。

（4）正虚毒滞

症状　鼻塞涕血，检查见鼻咽部肿块隆起，色红或淡红，或血丝缠饶，或脓血涕附着，颈部或可扪及恶核；耳鸣耳聋，头痛眩晕，形体瘦弱，或有盗汗，五心烦热，腰膝酸软；舌红少苔，脉细。

辨证要点　素体虚弱或年老体弱，邪毒乘虚而入，伤阴耗气，气血虚损不能上荣清窍，邪毒久积颃颡而为肿块。故辨证以鼻塞涕血，耳鸣耳聋，头痛眩晕，形体瘦弱，鼻咽部肿块隆起，色红或淡红，或血丝缠饶，或脓血涕附着，颈部或可扪及恶核为要点。

治法　调和营血，扶正祛邪。

方药　和荣散坚丸。

上述各型治疗还应根据临床出现的不同症状加减用药。如出现鼻衄或痰血等，可选加旱莲草、白茅根、仙鹤草、紫珠草、藕节、白及、马勃、阿胶等止血药；如颈部肿块巨大、痰多者，可选加生南星、生半夏等以攻坚逐痰散结；肿块大而硬实者，可选加虻虫、土鳖、红花、桃仁、泽兰以破血逐瘀散结；如头痛剧烈者，可选加露蜂房、五灵脂、沉香、木香、蔓荆子、藁本等，亦可配服云南白药，以活血祛瘀，行气止痛；如肿物溃烂，腐败污脓多，可加鱼腥草、马勃、穿山甲、皂角刺等清热利湿排脓之药；若脉络痹阻，出现口眼歪斜、复视、伸舌不正、言语不清、面麻瘫痪等症，可配合牵正散以祛痰止痉，或选加干地龙、蝉蜕、蜈蚣、白芍、钩藤等，以通络止痉；年老体弱的鼻咽癌患者，或鼻咽癌后期，伤阴耗气，气血衰败，应根据病情变化，配合补虚扶正，以达到扶正祛邪的目的。

2. 外治

（1）滴鼻：涕多腥臭污秽者，可用清热解毒、芳香通窍的滴鼻剂滴鼻。鼻咽癌放疗后，鼻咽黏膜萎缩，干燥痂多者，可用滋养润燥的滴鼻剂滴鼻。

（2）外敷：放射性皮炎，轻者皮肤粗糙、瘙痒，重者起颗粒，皮肤增厚水肿、发红、丘疹，甚则皮损难愈。可外敷黄连膏。皮损渗液者，可掺珍珠层粉以收敛生肌。

（3）鼻衄者，应按“鼻衄”外治处理。

【预防和调护】

1. 开展肿瘤普查，争取早期诊断，早期治疗。

2. 向病人做好解释工作，消除病人的恐惧心理，为疾病的治疗康复创造有利条件。

3. 鼻咽癌晚期，由于颅神经损害和多系统的远处转移，可出现持续而剧烈的疼痛，应及时给予镇痛处理。

4. 病人有复视者，应用纱布覆盖患眼，以减轻复视。并嘱咐病人勿擅自外出，以免发生意外。

5. 对口臭、流涕污秽者，应加强口腔、鼻及鼻咽护理，可用药液含漱，清洁口腔，配合滴鼻，冲洗鼻腔、鼻咽等。

6. 出现鼻衄时，可参考“鼻衄”一节进行护理。

【预后及转归】

本病若能早期发现，早期治疗，五年生存率可达60%以上。局部复发与转移是主要死亡原因。

第二十二章　耳鼻咽喉科常用治疗操作方法

第一节　耳部常用治疗操作

一、外耳道冲洗法

1. 目的

冲出外耳道深部不易取出的细小异物或碎软耵聍。

2. 方法

患者头略偏向对侧，患耳稍向上，患者手托弯盘紧贴耳垂下颈部皮肤，操作者左手将耳廓向后上牵拉（如是婴幼儿则向后下方牵拉），使外耳道成一直线，右手持注射器，将接近体温的温水对着外耳道后上壁注入。用力不要过猛。冲洗后用棉签将外耳道拭干，并用75%酒精消毒外耳道。检查外耳道及鼓膜有无损伤，若有损伤应及时处理。

3. 注意事项

（1）鼓膜穿孔，或有耳流脓而疑有鼓膜穿孔者，禁用冲洗法。

（2）鼓膜及外耳道有炎症时，也不宜冲洗，以免炎症扩散。

（3）冲洗时不可正对鼓膜冲击，以免损伤鼓膜。

（4）冲洗时不能堵塞外耳道口，以免水不能流出而胀破鼓膜。

二、鼓膜按摩法

1. 目的

治疗鼓膜内陷。

2. 方法

用中指在外耳道口轻轻按捺，随捺随放，捺之数次。或将一段橡皮管套在鼓气耳镜的耳镜小口端上，然后一手将鼓气耳镜置入外耳道并固定，使之形成一密闭空腔，以另一手轻轻捏放橡皮球按摩鼓膜。

3. 注意事项

(1) 耳部急性炎症时不宜行此治疗。

(2) 用鼓气耳镜按摩者用力不宜过大，以免损坏鼓膜。

三、"鸣天鼓"法

1. 目的

预防耳鸣、耳聋。

2. 方法

将两手心紧贴两耳，两手食指、中指、无名指、小指对称横按在枕部，两中指间相接触，再将两食指翘起叠在中指上面然后将食指从中指上用力滑下，重重叩击脑后枕部，可听到洪亮清晰如击鼓的声音，先左手24次，再右手24次，最后两手同时叩击48次。

3. 注意事项

须长期坚持每天治疗多次。

四、耳周穴位注射法

1. 目的

行气活血，滋养经络，通络助聪。

2. 方法

选耳门、听宫、听会、翳风、瘈脉、完骨等穴，每次每侧选1～2个穴位，每穴注入药液0.5～1ml，每日一次。一般10天一个疗程。

3. 药物

细胞生长肽、复方丹参注射液、当归注射液、维生素 B_1、维生素 B_{12} 等。

五、耳道滴药法

1. 目的

治疗中耳炎，外耳道炎，或用于软化外耳道耵聍。

2. 方法

先用棉签蘸3%双氧水洗净外耳道中分泌物并擦干，患者侧卧，患耳向上，顺外耳道后壁缓缓滴入药液3～5滴，然后轻按耳屏数次，使药液进入中耳腔，保持侧卧数分钟，然后塞一棉球于外耳道口，坐起。

3. 药物

氯霉素甘油、泰利必妥滴耳液、碳酸氢钠滴耳液等。

4. 注意事项

(1) 如系耵聍栓塞，滴药前不用清洗外耳道，每次滴药稍多，以不超出外耳道口为度，每天滴4~5次，2~3天后可取出。

(2) 如果系昆虫类异物在耳内，可滴入酒精或乙醚（鼓膜穿孔者禁用），也可用油类（如甘油、2%酚甘油、植物油等）使昆虫足、翅黏着而不利活动，并因与空气隔绝而窒息。一般滴药后数分钟便可取出。

六、耳吹药法

1. 目的

清热解毒，敛湿祛脓，多用于鼓膜大穿孔之慢性化脓性中耳炎、外耳道湿疹等分泌物不多者。

2. 方法

先用双氧水将耳内脓液洗净，拭干后用喷粉器将药粉少许吹入耳内。每天吹药1~2次。

3. 药物

青黛散、氯冰散、冰硼散等。

4. 注意事项

每次吹药不可过多（宁少勿多），以免药物堆积，妨碍引流，而且在每次吹药前，应先将上次吹入之药物残渣清洗干净。

七、鼓膜穿刺抽液法

1. 目的

诊断和治疗鼓室积液。

2. 方法

先消毒外耳道，再用小棉球浸湿鼓膜麻醉剂，置于鼓膜表面10分钟。用鼓膜穿刺针于鼓膜前下方刺入抽液。若抽出液黏稠者，可注入α-糜蛋白酶1mg（溶于等渗盐水0.5ml内）。注药后用手指按压耳屏进行鼓膜按摩，使药液到达中耳各处，并与中耳积液混合。

3. 注意事项

(1) 穿刺后耳内勿进水。

(2) 术后每天行咽鼓管吹张术1~2次，持续1~2周。

(3) 多次穿刺抽吸后仍有积液者，可施行鼓膜切开、置管。

八、鼓室置管术

1. 目的

改善中耳通气引流。

2. 方法

耳廓及耳周常规消毒。成人用2%丁卡因或Bonain液作鼓膜表面麻醉，小儿用全身麻醉。在鼓膜或外耳道底壁置入通气管，使鼓膜与外耳道相通以改善中耳的通气引流，并通过此管吸出积液。留置时间不定，一般经半年后咽鼓管功能确已恢复即可取除。如咽鼓管功能未恢复前通气管自行脱出，可重新置入。

九、咽鼓管导管吹张法

1. 目的

检查咽鼓管是否通畅，治疗咽鼓管阻塞。

2. 方法

先用1%麻黄素等渗盐水与1%丁卡因棉签充分收缩与表面麻醉患耳一侧的鼻黏膜，将特制金属导管从前鼻孔进入，导管顶端指向下方，沿鼻底伸入，抵达鼻咽后壁，向外旋转90°，再向前拉，使导管顶端离开咽隐窝，越过咽鼓管圆枕，落入咽鼓管咽口内，再将导管向外上转45°，即插入咽鼓管咽口，并使其固定不动。用橡皮球连接于导管外端打气吹张。吹张完毕后放松导管，从鼻腔取出。

3. 注意事项

（1）上呼吸道有急性炎症者，鼻腔、鼻咽腔有脓液者，鼻咽腔有溃疡、肿瘤者不宜使用此法。

（2）吹张时用力不可过猛，以免损伤鼓膜。

（3）注意防止在吹张过程中，因患者反射性咳嗽、吞咽、噎气等，造成导管猛烈异位而引起咽鼓管咽口创伤。

十、鼓膜切开术

1. 目的

排除鼓室积液或积脓，改善中耳通气引流。

2. 方法

先用酒精消毒外耳道皮肤。再用小棉球浸湿鼓膜麻醉剂，置于鼓膜表面15分钟。用鼓膜切开刀于鼓膜后下部作一弧形切口。切口位于鼓脐与鼓膜周边之中点，长约占鼓膜周边1/3。用鼓气耳镜吸出鼓室内积脓或积液，然后将排出的脓液拭抹干净。

3. 注意事项

鼓膜切开时注意不可刺入太深，以免损伤听小骨。

十一、外耳道疖切开术

1. 目的

使脓成未破的外耳道疖肿得到及时的排脓。

2. 方法

先用酒精消毒外耳局部皮肤。再选取疖肿波动明显处用尖头刀作一纵形切口，直至脓液排出，切口内放置小橡皮引流条或小纱条引流并加纱布覆盖。每日换药一次。

3. 注意事项

（1）切口必须纵行，不可作环状，以免耳道狭窄。

（2）每日换药一次，引流条应保持至脓液排尽，感染控制为止。

十二、外耳道异物取出术

1. 目的

清除耳内异物。

2. 方法

对昆虫等动物性异物，可先在耳道内滴入油类溶液（如硼酸甘油），待昆虫窒息后，再用耳道冲洗器以消毒水自耳道后上壁向深部冲洗，使液体在异物与鼓膜间产生一定压力，迫使异物冲出。亦可用镊子直接取出。对豆类等植物性异物，可用耳道冲洗器冲洗出来，也可选用钩或钳，自异物与耳道壁空隙内伸入，将异物钳取或钩出。对珠子、小玻璃球等非生物性异物，应选用适合异物形状的钳或钩取出。如异物过大，不能取出时，可作耳内切口取出。对一般的耵聍可用耵聍钩取出。对过硬的耵聍可用3%苏打液滴入，每日3～4次，2～3天后，待耵聍软化后，再用耵聍钳取出或以耳道冲洗器洗出。

3. 注意事项

（1）冲洗时一定要将液体注向耳道后上壁，以迫使异物冲出。

（2）用异物钳或异物钩时，自空隙处伸入，注意避免损伤耳道皮肤及鼓膜，并要留意勿使异物向深出推入。

（3）异物取出后，耳内如有损伤，需加用抗菌药物控制感染。

十三、鼓膜修补术（烧灼法）

1. 目的

减少中耳感染机会，提高听力。适用于较小型鼓膜穿孔。

2. 方法

先用一小棉球浸以0.1%硫柳汞酊或75%酒精仔细消毒外耳道及残存鼓膜，再用2%丁卡因棉片敷贴于残存鼓膜的表面15~20分钟。然后用以细探针做的小棉签蘸以50%三氯醋酸，在鼓膜边缘仔细涂抹，使产生0.5~1.0mm的白色烧伤圈。烧灼目的是去除在鼓膜穿孔边缘处的内卷上皮及瘢痕，促进鼓膜再生。烧灼后，压以含1%酚甘油的棉球，促进创面形成新鲜肉芽。术后应嘱病人每天滴以1%酚甘油或5%尿素等渗溶液，1~2小时滴一次，使棉球保持湿润。1周后取出棉球，在放大镜下仔细观察烧伤圈上是否有新鲜肉芽面形成，穿孔是否缩小或已闭合。如有新鲜肉芽面形成，可不必烧灼，仍压以1%酚甘油棉球，继续观察。如未见肉芽面形成，或肉芽趋于枯萎，重又上皮化，则再次烧灼，直至穿孔完全闭合。烧灼法常需反复数次，应耐心坚持，勿轻易放弃，半途而废。

3. 注意事项

（1）消毒时，注意勿使消毒液溢入鼓室内。

（2）烧灼鼓膜时，涂抹范围应严格掌握，切勿过多损伤上皮。

第二节　鼻部常用治疗操作

一、鼻滴药法

1. 目的

改善鼻腔通气，消炎，抗过敏主要用于急、慢性鼻炎，鼻窦炎，过敏性鼻炎等。

2. 方法

滴药前先轻轻擤出鼻内分泌物。后组鼻窦炎或鼻炎者采用仰卧垂头位。患者仰卧，肩下垫枕，颈伸直，头后仰，使颏隆凸与外耳道口的连线和台面垂直，前组鼻窦炎者，采用侧头位，患者卧向患侧，肩下垫枕，使头偏患侧并下垂，每侧滴入药液3~4滴，保持仰卧或侧卧3~5分钟，然后捏鼻起立。

3. 药物

常用药物有血管收缩剂，抗过敏或抗菌药。

二、鼻腔冲洗法

1. 目的

冲洗鼻腔内脓痂，主要用于萎缩性鼻炎。

2. 方法

将盛有温冲洗液的冲洗器悬挂于患者耳部等高或略高处。患者取坐位，头前倾30°，张口自然呼吸。一手捧脸盆，一手将连接冲洗器的橄榄头塞入一侧鼻前庭，打开冲洗器的活塞，冲洗液缓缓流入鼻腔，经鼻咽部和对侧鼻腔而由对侧前鼻孔排出，部分经口吐出。两侧交替进行，一般先冲洗鼻塞较重侧。冲洗结束后头前倾，轻轻擤鼻，以助排净。

3. 药物

常用冲洗液为等渗盐水，加温至38℃左右，也可用0.05%呋喃西林液。

4. 注意事项

（1）冲洗器不能悬挂太高，以免压力过大，水灌入咽鼓管内，导致中耳炎。

（2）患上呼吸道和中耳急性感染时不宜冲洗，以免炎症扩散。

（3）冲洗时勿讲话，不要做吞咽或擤鼻动作。若冲洗时出现咳嗽、打喷嚏，应立即停止，休息片刻后再冲洗。

三、鼻窦置换疗法

1. 目的

促进鼻窦引流，并将药液带入鼻窦内，主要用于慢性鼻窦炎。

2. 方法

先将中鼻道及嗅裂黏膜收缩，鼻内分泌物及痂皮清理干净。患者仰卧，肩与治疗台缘相齐，伸颈，头尽量后垂，使颏部与双外耳道口处于垂直面上。从一侧前鼻孔慢慢滴入微温的0.5%麻黄素等渗盐水，量以淹没所有窦口为度。吸引器皮管接空心橄榄头。治疗者用手按住未滴药一侧鼻孔，另一手持橄榄头塞住另一侧鼻孔，开启吸引器，并让患者慢慢均匀地发“开”音，使软腭上举。每塞1～2秒钟后快速将橄榄头移开，反复操作约1分钟。做完一侧，以同法进行对侧治疗。治疗后患者起立，15分钟内不擤鼻及弯腰。一般2～3天治疗一次，5次为一疗程。

3. 药物

0.5%麻黄素等渗盐水。

4. 注意事项

（1）鼻腔肿瘤、急性鼻炎、急性鼻窦炎不宜行此治疗。

（2）高血压患者及有易出血倾向者不做此治疗。

（3）吸引器负压不宜过大，以不超过180mmHg为度。

（4）治疗时间不宜过长，以免引起头痛、耳痛、鼻出血。

四、上颌窦穿刺冲洗法

1. 目的

诊断和治疗慢性化脓性上颌窦炎。

2. 方法

先用1%麻黄素等渗盐水充分收缩下鼻甲，再将1%丁卡因棉片或棉签（内含少许0.1%肾上腺素液）置于下鼻道穿刺部位约10分钟。穿刺时，操作者一手固定患者头部，另一手持穿刺针，拇指、食指、中指捏住针柄中段，掌心顶住穿刺针后端，针尖斜面朝向鼻中隔，经前鼻孔伸入下鼻道，针尖抵达距下鼻甲前端约1.5cm下鼻甲附着处，固定针尖，向同侧眼外眦方向稍用力刺穿骨壁，进入窦腔后，再前进少许。进入窦内后有一种进入空腔感。拔出针芯，将橡皮管有接头一端接穿刺针，另一端接注射器。嘱患者低头张口自然呼吸。冲洗前先回抽有无空气或脓液，以确定针尖在窦腔内，再徐徐注入温生理盐水。如有上颌窦积脓，冲洗中可见脓涕随水流出，连续冲洗至洗出液澄清为止。脓多者，可在冲洗干净后注入抗菌消炎药物。冲洗完毕后拔出针头，用棉签压迫穿刺处以止血，并根据脓液性质（黏性、脓性、蛋花样、米汤样）、臭味和脓量（少、中、多）记录冲洗结果。

3. 药物

冲洗液选温等渗盐水，窦腔注入药物可选甲硝唑，庆大霉素，或清热解毒、燥湿活血为主的中药制剂。

4. 注意事项

（1）穿刺部位穿刺方向及深度要正确，防止刺入眶内及面颊部组织，以免引起眼眶或面颊部并发症。

（2）如果冲洗时阻力较大，无水流出，可能是穿刺针不在窦内，或穿入窦内的软组织中（如肥厚的黏膜、上颌窦息肉），也可能是窦口阻塞。若确认针在窦内，可改变针的位置，并以1%麻黄素等渗盐水棉片收缩中鼻道以开放窦口。如仍有阻力，则不可勉强冲洗。

五、鼻腔黏膜烧灼法

1. 目的

止血。主要用于反复少量出血且能找出出血点者，动脉性出血无效。

2. 方法

先用1%丁卡因（含少许0.1%肾上腺素液）施行烧灼部位表面麻醉，再用小棉签或探针，蘸少许50%硝酸银或50%三氯醋酸烧灼出血点，以局部出现白膜为度。

3. 注意事项

（1）蘸药不可过多，以免流至他处，造成大面积灼伤。

（2）烧灼范围不宜过大。

（3）不可同时烧灼鼻中隔两侧相对应处的黏膜。

六、鼻腔填塞法

1. 目的

止血及支撑骨折复位后的鼻骨。主要用于出血较剧烈、出血点不明的鼻衄及鼻骨骨折复位后。

2. 方法

先用1%丁卡因加肾上腺素棉片收缩鼻黏膜，以利于看清出血点和减轻填塞时的疼痛。若大出血时也可直接填塞。将凡士林纱条的一端双叠10cm左右，放入鼻腔后上方嵌紧，再将折叠部分上下分开，使短段平贴鼻腔上部，长段平贴鼻底，形成一向外开口的“口袋”，然后将长段纱条的末端以上下折叠的形式从后向前逐一填塞，使纱条填满整个鼻腔。填好后检查口咽部，如仍有血液不断流下，应撤出纱条重填。填妥后，剪去前鼻孔外多余纱条，用一干棉球将短端纱条填入前鼻孔内。

3. 注意事项

（1）填塞时不可暴力操作，以免损伤鼻黏膜。

（2）填塞时间一般不超过48小时。若出血剧烈者，也可填塞1周左右，但须使用大剂量抗生素以防继发感染。

七、后鼻孔填塞法

1. 目的

止血。主要用于经鼻腔填塞而未能止血者及后鼻孔、鼻咽部出血。

2. 方法

表面麻醉鼻腔和口腔黏膜后，先沿出血侧鼻底插入细长导尿管到口咽部，以血管钳夹其头端从口中拉出，再将预制的锥形凡士林纱布球尖端的两根线缚于导尿管头端，向外回抽导尿管尾端，借助止血钳的帮助，使纱布球越过软腭，拉到后鼻孔处，另用凡士林纱条行鼻腔填塞，将纱球尖端线拉紧并缚于小纱块上，固定在前鼻孔处。纱布球底部一线自口引出，松松固定于口角边，或将线剪断悬留于软腭后面，2～3 天后牵拉此线即可将纱布球从后鼻孔取出。如仍出血则要重填。

3. 注意事项

（1）须无菌操作，并于填塞后予足量抗生素以预防感染。

（2）填塞不宜过久。若要久填，在严格控制感染情况下也不应超过 6 天，以免引起并发症。

八、鼻骨骨折整复法

1. 目的

对有异位的骨折鼻骨进行复位。

2. 方法

清理鼻腔后，以 1% 丁卡因（加少许 0.1% 肾上腺素）棉片充分表面麻醉鼻黏膜，用鼻骨复位钳或套上乳胶管的枪状镊，伸入鼻腔，置于塌陷的鼻骨下方，并稍超过骨折缝，均匀用力，向上向外抬起，此时常可听到鼻骨复位时所发出的“咔嚓”声。若双侧鼻骨骨折，可从两侧鼻腔同时进行复位。复位后用凡士林纱条行鼻腔填塞，3～4 天后抽除，以便止血和固定骨折。

3. 注意事项

（1）复位应及时进行。若外鼻肿胀严重，复位有困难者，待肿消后再复位。但不应超过 2 周，以免骨痂形成，或已错位愈合，难以整复如故。

（2）鼻骨复位钳伸入鼻腔不应超过两眼内眦连线，以免损伤筛状板。

（3）复位后严防鼻部再受碰撞，避免擤鼻，以防骨折片再度移位。

九、下鼻甲注射法

1. 目的

减轻鼻甲肿胀，以利通气。主要用于下鼻甲肥大者。萎缩性鼻炎也可于下甲注射促进血液循环的药物。

2. 方法

先用 1% 丁卡因棉片表面麻醉鼻甲，将注射针自下鼻甲前端向后刺入黏膜下，直至下鼻甲后端处，然后边注射药物边缓慢退针，至拔出针头之前药物注完。7～10 天后可重复注射，一般 3 次为一疗程。

3. 药物

选用 50% 葡萄糖、80% 甘油、复方丹参注射液等。

4. 注意事项

(1) 注射针头宜选5号，注射回抽有血时，应改换注射部位。

(2) 一次注射量不宜过多，以免引起黏膜坏死。

(3) 如注射时患者紧张，有出汗、面色苍白、心悸等症状，应立即停止注射，使患者平卧，头稍低，一般休息片刻即可恢复。

十、鼻腔活组织检查术

1. 目的

明确诊断。

2. 方法

先用1%丁卡因肾上腺素棉片敷于新生物表面。也可把棉片分别置于鼻顶与鼻腔后部，麻醉筛前和蝶腭神经约10分钟。用鼻腔活检钳咬取活组织一块，必要时可多取1~2块。最好在新生物的深部钳取。如新生物是单个的突起，可用圈套器摘下。取出的活体组织放在10%甲醛溶液中固定送病理检查。创面如有出血，用肾上腺素棉片收敛止血；若出血较多，可用凡士林纱条填塞。

3. 注意事项

如鼻腔新生物拟诊纤维血管瘤或黑色素瘤，则不应作活检，因纤维血管瘤可引起严重出血，黑色素瘤可以引起血行性扩散。

第三节　咽喉部常用治疗操作

一、扁桃体周围脓肿切开排脓法

1. 目的

使脓液得到及时的排出，根据脓液做细菌培养和药物敏感试验的结果，选用适合的抗生素药物。

2. 方法

在1%利多卡因局麻下，选择脓肿最隆起或最软处切开。若无法确定脓肿部位者，可先行穿刺抽脓，并将针头留置于抽到脓液处，然后切开黏膜与浅层组织，用血管钳顺着穿刺针逐层分离，直达脓腔，充分排脓，术后不置引流。也可穿刺抽尽脓液后，将庆大霉素8万U或林可霉素注入脓腔。

3. 注意事项

(1) 切开或用针穿刺时，不可用力过猛，以免进入过深，伤及大血管。

（2）术后予以足量抗生素。

二、咽后脓肿切开排脓法

1. 目的

使脓液得到及时的排出，根据脓液做细菌培养和药物敏感试验的结果，选用适合的抗生素药物。

2. 方法

患者仰卧垂头位。成人用丁卡因表面麻醉数次，小儿可不作麻醉。先用麻醉喉镜或压舌板将舌根压于口底，在脓肿最隆起处进行穿刺抽吸。若有脓液，尽量吸净，然后在脓肿最隆起处至最低部位（近喉咽一端）做一垂直切口，用血管钳插入作钝性分离，扩大创口，排出脓液并吸尽。切开后不置引流条。

3. 注意事项

（1）切开前备好气管切开包，以防急用。

（2）切开时如有大量脓液涌出而来不及吸引，立即将患者转身俯卧，小儿则将其头足倒置，将脓液吐出，不使进入下呼吸道。

（3）使用麻醉喉镜或压舌板时，不可用力过大过猛，以免脓肿突然破裂，或引起迷走神经反射，出现呼吸、心跳停止。

（4）术后保持咽腔清洁。如果脓液不能一次排尽，应逐日扩创，排尽脓液，至无脓为止。

三、雾化吸入法

1. 目的

减轻黏膜充血肿胀与炎症反应，促进患处血液循环。

2. 方法

将雾化用药物20ml置于雾化药杯中，雾化量调至适中，定时间为20分钟，开启机器。待药物喷出后咬住喷嘴，做吸烟动作以吸入药雾。

3. 药物

西药雾化可用等渗盐水20ml，庆大霉素8万U，地塞米松5mg；中药雾化可选清热利咽、活血散瘀药煎成浓缩液，每次20ml。

四、含漱法

1. 目的

清热解毒，清洁口腔。多用于咽喉溃烂，口秽不洁，咽喉手术前后。

2. 方法

将药液含于口中，不时鼓动，一般5~10分钟，每天含漱多次。

3. 药物

西药有朵贝尔液，口泰含漱液；中药以清热解毒利咽药物煎水含漱。

五、咽部涂药法

1. 目的

局部消炎，止痛，烧灼，润滑及表面麻醉。

2. 方法

患者张口，用压舌板将舌前2/3压于口底，将浸有药液的棉卷子涂搽患处。

3. 药物

碘甘油、硝酸银、丁卡因等。

六、扁桃体烙治法

1. 目的

使扁桃体体积缩小，使病变的扁桃体消除。适用于慢性扁桃体炎、扁桃体肥大。

2. 方法

用特制烙铁，其头部大小约0.5cm×0.5cm左右，有长形、方形、圆形，用时放于酒精灯上将烙铁头烧红，蘸香油后，迅速烙于扁桃体上，每次烙10~20铁，一般约需20次，经烙后扁桃体渐小，至平复为止。

3. 注意事项

（1）烙时注意慎勿触及其他部位。

（2）如病人感觉疼痛，可先搽麻药于扁桃体上，以减轻疼痛。

七、气管切开术

1. 目的

解除喉阻塞性呼吸困难；减轻呼吸阻力，减少呼吸死腔，建立输氧通道，消除下呼吸道阻塞，改善气体交换；便于气管内给药或气管、支气管异物的取出。

2. 方法

（1）术前准备

①器材准备：包括常规手术器械、氧气、吸引器、气管插管器械以及床边急救药品等。器械宜事先检查并保证能正常使用。气管导管的选择可依病人情况事先准备好（图22－1、22－2、22－3），气管导管大小的选择可参照表22－1。

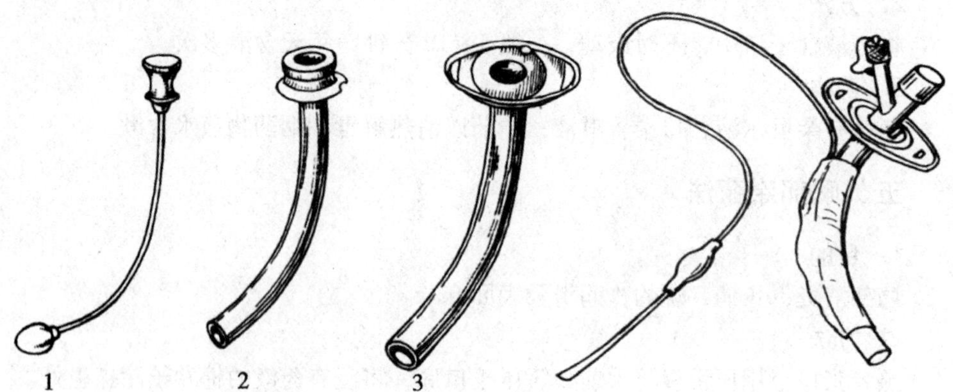

图 22－1　气管套管

1. 管芯　2. 内管　3. 外管

图 22－2　带气囊的气管套管

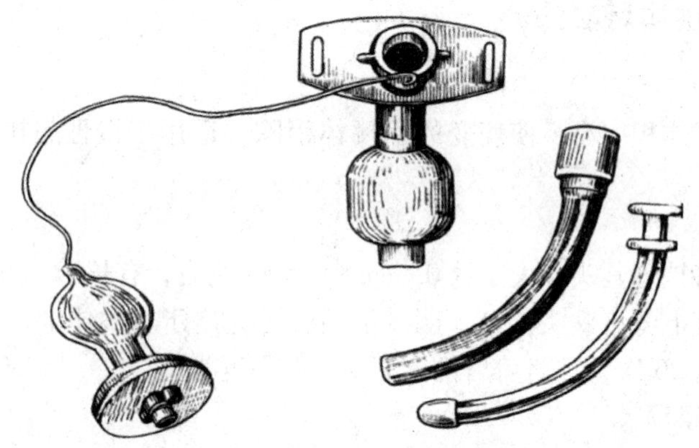

图 22－3　低压气管套管

表 22－1　气管导管选用表

型号	00	0	1	2	3	4	5	6
内径（mm）	4	4.5	5	6	7	8	9	10
长度（mm）	40	45	55	60	65	70	75	80
适合年龄	1～5 个月	6 月～1 岁	2 岁	3～5 岁	6～12 岁	13～18 岁	成年女	成年男

② 患者准备：要了解病情及病人的颈部情况，熟悉其气管的周边关系以及可能存在的影响气管切开的因素。一般不予术前用药。

（2）手术方法

① 体位：取仰卧位，肩下垫枕，头部后仰，尽量暴露气管，但不宜过度后

仰，以防加重呼吸困难。应始终保持气管在中线位置（图 22－4）。

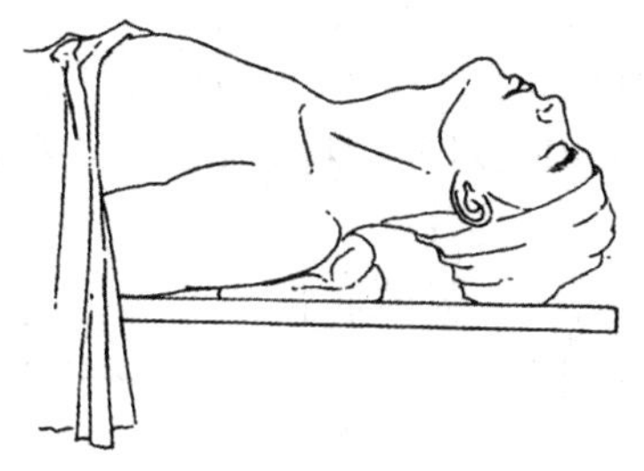

图 22－4　气管切开的体位

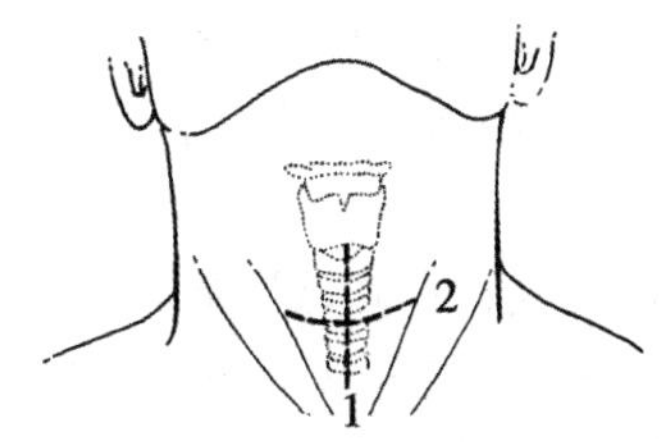

图 22－5　皮肤切口位置示意图

1. 竖切口　2. 横切口

② 麻醉：病情危急或昏迷病人，为争取时间，可不用麻醉，一般情况下采用局麻。以 1% 普鲁卡因于颈前中线，自甲状软骨下缘至胸骨上切迹行浸润麻醉，并注射于气管前及气管两侧。儿童或缺氧严重者，宜先行气管插管全身麻醉，然后再行常规气管切开术。

③ 切口：一般采用直切口，自甲状软骨下缘至近胸骨上窝处，沿中线切开皮肤及皮下组织。横切口可选在环状软骨下 3cm 处，沿皮纹作 4～5cm 切口，分开皮下组织后仍采取纵向分离（图 22－5）。

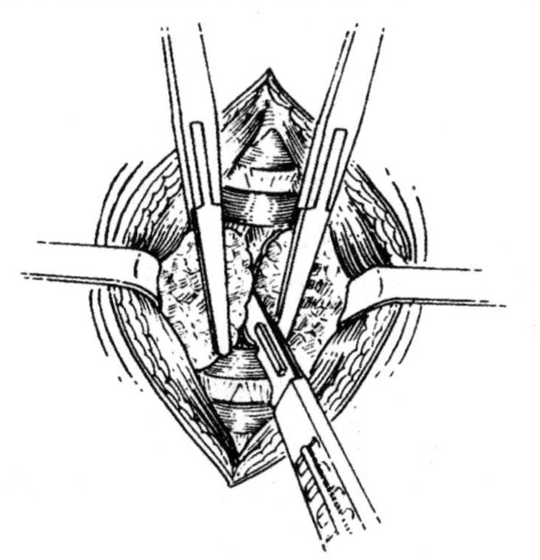

图 22－6　切断甲状腺峡部

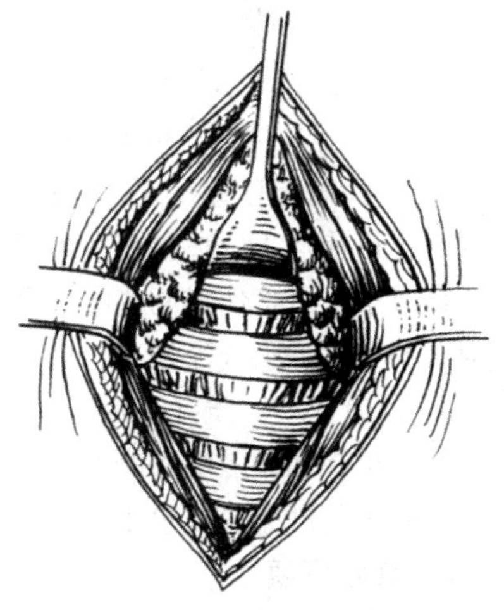

图 22－7　组织分离后暴露的气管环

④ 分离气管前组织：将胸骨舌骨肌、胸骨甲状肌从中线作纵行分离。怒张的静脉可予结扎、切断。甲状腺峡部过宽者，在其下缘、气管前稍加分离后，用拉钩牵引向上，亦可分离峡部作褥式缝扎后切断，以充分暴露气管（图 22－6）。

分离过程中，务必注意两侧拉钩力量均衡，使气管始终保持中线位，并随时以手指触摸环状软骨及气管环，防止分离时偏离方向。

⑤ 确认气管：分离达气管前筋膜后，可看到气管环，气管前筋膜不再分离（图 22－7）。小儿气管柔软，有时确认困难，可用注射器穿刺证实，防止误伤颈部大血管。

⑥ 切开气管：确认气管后，以 11#刀片尖端将气管前筋膜、2～3 气管环自下向上一并挑开（图 22－8）。切开气管环时应避免切伤第一气管环及气管后壁以防形成气管狭窄和气、食管瘘。

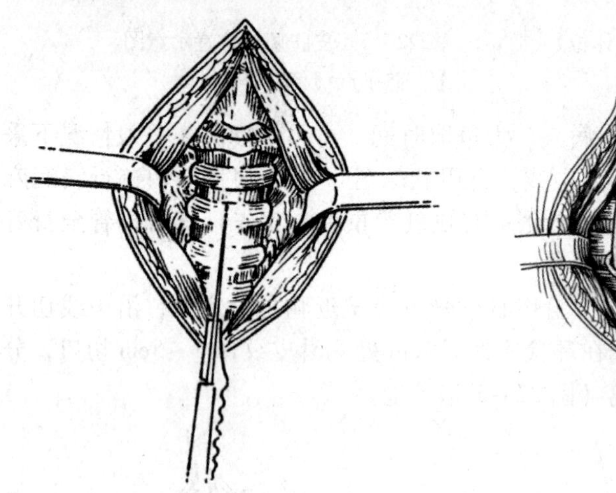

图 22－8　切开气管环

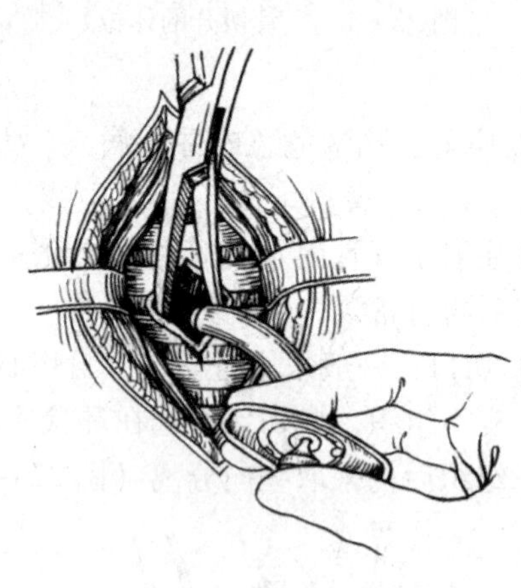

图 22－9　插入气管套管

⑦ 插入气管套管：气管切开后，将弯血管钳或气管扩张钳插入气管切口并撑开，再迅速插入合适的气管套管（图 22－9），拔除管芯，放入内套管。如气管切口过小，可将切口两侧的软骨环切除少许，以扩大切口（图 22－10）。插管后应观察管口呼吸气流情况，以证实套管确在气管内，否则应重新插入。

⑧ 创口处理：插好管后，将套管带子牢固地系于颈侧部以固定套管。如切口较长，可在切口上端缝合 1～2 针，但不宜缝合过紧，防止形成皮下气肿。继以剪开一半的纱布块插垫于皮肤与套管垫板之间，保护皮肤切口（图 22－11）。

3. 注意事项

（1）手术范围应始终保持在中线位置，随时以手指触摸环状软骨及气管环，防止偏向分离。

（2）小儿气管柔软，有时确认困难，可用注射器穿刺证实，防止误伤颈部大血管。

（3）切开气管环时，刀刃应向上刺入气管，并注意进刀深度，避免切伤第

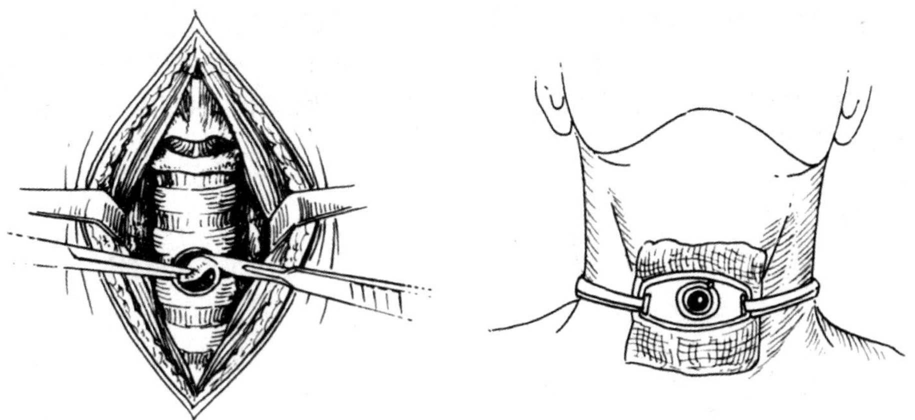

图 22-10　扩大气管环切开口　　　图 22-11　安放并固定于颈部的气管套管示意图

一气管环及气管后壁以防形成气管狭窄和气、食管瘘。

（4）插管后应观察管口呼吸气流情况，以证实套管确在气管内。

（5）插好管后，将套管带子牢固地系于颈侧部以固定套管，防止套管滑脱。

八、环甲膜切开术

1. 目的

短时间内迅速解除呼吸梗阻。

2. 方法

取气管切开术体位。在紧急情况下，亦可将患者颈部仰卧于术者膝部进行操作。术者左手摸清患者甲状软骨与环状软骨之间的间隙，并以拇食指固定其甲状软骨。右手用小刀在甲状软骨与环状软骨之间作一横行 3～4cm 的皮肤切口（图 22-12），再以刀尖切开环甲膜，或一刀直接切入喉内，立即插入血管钳撑开切口，再插入任何可用的空心管如塑料管、笔套等，以暂时维持呼吸，随后改插气管导管。在十分紧急的情况下，亦可选用 18# 粗大注射针头，经环甲膜刺入声门下，以暂时缓解症状。

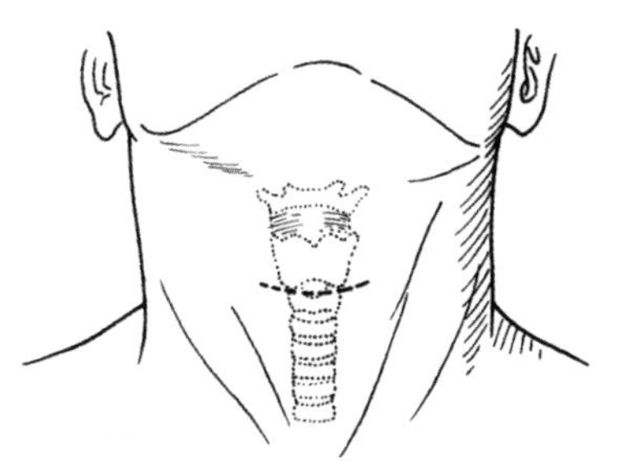

图 22-12　环甲膜切开术切开部位示意图

3. 注意事项

（1）尖刀或粗大注射针头刺入的方向要垂直，以免刺入组织中而未达声门下腔。

（2）刺入的深度要控制，不能太深，以免穿至气管后壁。

（3）环甲膜切开后，插管时间一般不宜超过24小时。病情缓解后应立即拔管，以免环状软骨因压迫过久而发生坏死，造成术后喉狭窄。否则应及时补作常规气管切开术。

下篇　中医口腔科学

总　论

第二十三章　口腔颌面部解剖生理

口腔颌面部位于颅脑的下前方，解剖范围上界起于额部发际线，下界止于舌骨，左右至颞骨乳突连线。一般划分为上、中、下三部分，以两眼瞳孔间连线以及口裂水平线作为分界标志。瞳孔以上至发际为颌面部上三分之一；瞳孔至口裂水平线为中三分之一；口裂水平线以下至舌骨到颞骨乳突连线为下三分之一。口腔颌面部主要由中、下三分之一组成。

在解剖生理上，口腔颌面部含有眼、耳、鼻和口腔等器官。位置表浅外露，当外伤患病时容易引起视、听、咀嚼、语言、表情以及呼吸等功能障碍，容易早发现。颌面部血运丰富，彼此吻合成网状，因此抗感染力强。伤口愈合快；颌面部皮肤薄而柔软，易于伸展，有利于成型手术；颌面部有较多的筋膜间隙与腔隙，如有感染处理不当时，感染容易向深层筋膜间隙或颅内蔓延而造成严重的后果。颌面部含有三叉神经、面神经以及腮腺等器官，当患病时，易引起面部畸形及异常。牙齿是颌面部独有的组织，患病有其独特的表现。

第一节　颌面部解剖生理

一、颌骨

（一）上颌骨

上颌骨位于颜面中部，左右各一，互相对称，由一体部与四突起所组成。额突及颧突分别与额骨、颧骨相连接；腭突在腭中缝连合，并与其后的腭骨水平部共同构成口腔顶部的硬腭；两侧的牙槽突相连形成上牙槽弓。体中心为空腔，称上颌窦。窦的下壁与牙槽突近邻，上颌第一磨牙与第二尖牙的牙根尖与上颌窦下壁距离最近，其根尖感染容易波及上颌窦，引起上颌窦炎。在拔牙或取断根手术时，也可使口腔与上窦穿通或将牙根推入上颌窦内，临床上应加注意（图23－1）。

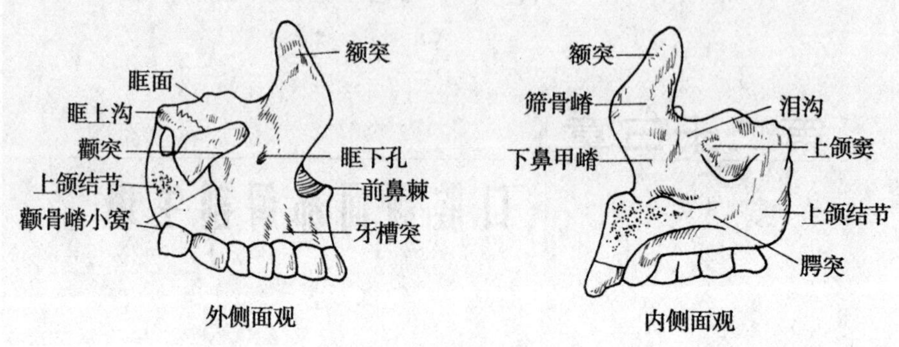

图23－1　上颌骨

（二）下颌骨

下颌骨呈马蹄形，分为下颌体与下颌支两部分。下颌体的上缘为牙槽突，前牙区的牙槽骨板较后牙区疏松，后牙区的牙槽骨板，颊侧较舌侧厚，此对麻醉方法的选择及拔牙施力方向有临床意义。下颌体外面双尖牙区有一颏孔，颏神经、血管经此穿出。下颌支内侧面中央有一骨孔，称下颌孔，是下牙槽神经、血管的入口。下颌支后缘与下缘相交的部分，称下颌角。下颌支的上端有两个突起，前方是喙突，后方是髁状突。髁状突与颞骨的关节凹构成颞下颌关节。喙突与髁状突之间的凹陷称为乙状切迹（图23－2）。

二、肌肉

颌面部肌肉可分表情肌和咀嚼肌，其具有语言、表情、咀嚼、吞咽等功能。

（一）表情肌

位于皮下组织内，起于骨面，止于皮肤，围绕于各孔、裂周围，收缩时，皮肤出现皱褶，出现各种表情。

（二）咀嚼肌

为开口肌群、闭口肌群和翼外肌三组。开口肌群包括二腹肌、下颌舌骨肌和

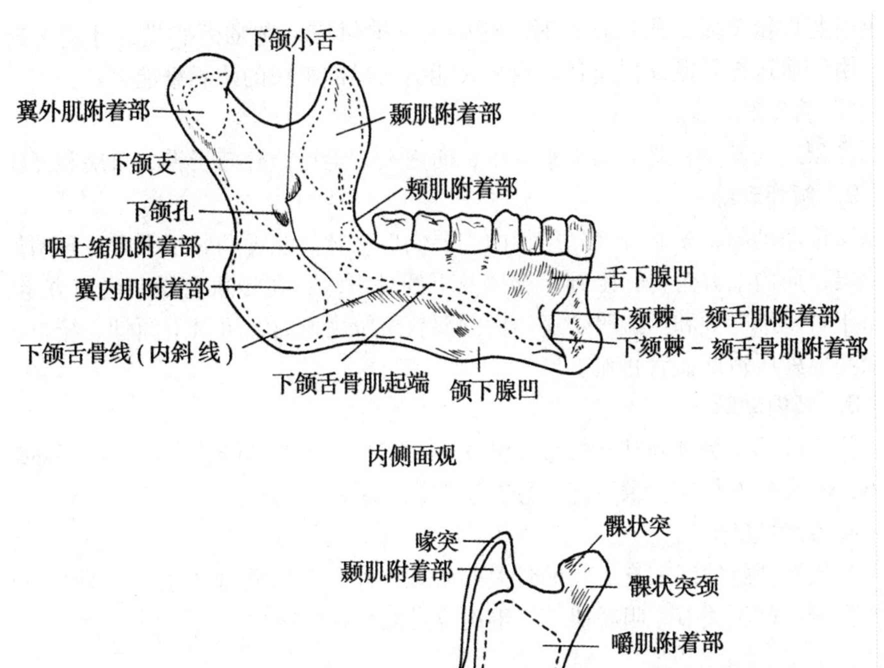

图 23－2 下颌骨

颏舌骨肌，其着力点主要在颏部，肌肉收缩时，降下颌骨，使口张开。闭口肌群包括嚼肌、翼内肌、颞肌等，主要附着于下颌角。闭口肌群肌肉发达，收缩力强，使口闭合，翼外肌主要附着于下颌髁突颈部、下颌关节盘等，单侧收缩时，使下颌向对侧运动，双侧收缩时，使下颌前伸。

三、血管

（一）动脉

颌面部血液供应特别丰富，主要来自颈外动脉的分支，有舌动脉、颌外动脉、颌内动脉和颞浅动脉等。各分支间和两侧动脉间彼此吻合成网状，外伤及手术可引起大量出血，压迫止血时，还必须压迫供应动脉的近心端，才能暂时止血。由于血运充足既能促进伤口愈合又能提高局部组织的抗感染能力。

1．舌动脉

自颈外动脉平舌骨大角水平分出，向内上方走行，分布于舌、口底和牙龈。

2．颌外动脉

又称面动脉，是颌面部软组织的主要供血动脉。在舌动脉稍上方，自颈外动脉分出，向内上方走行，经颌下腺体及下颌骨下缘，在嚼肌前缘向内前方走行，分布于唇、颊、颏和内眦等部。当面颊部软组织出血时，可以下颌骨下缘与嚼肌前缘交界处压迫此血管止血。

3．颌内动脉

位置较深，是颈外动脉的最大分支，在相当于下颌骨髁状突颈部自颈外动脉分出，向内前方行走至颞下窝，分布于上、下颌骨和咀嚼肌。

4．颞浅动脉

是颈外动脉的终末支。在颞骨关节后方、外耳道软骨前方上行，发出分支，营养腮腺、颞颌关节、咀嚼肌等，继而绕过颧弓达颧部皮下。

（二）静脉

颌面部静脉较复杂且变异大。可分深浅两个静脉网，浅静脉网由面前静脉和面后静脉组成；深静脉网主要为翼静脉丛。深浅静脉彼此吻合成网状。颌面部静脉的特点是静脉瓣较少或无瓣膜，当肌肉收缩或挤压时，血液易反流。故颌面部的感染，尤其是鼻根部和口角连线三角区内的感染，若处理不当，细菌和毒素可经面部静脉逆行扩散入颅，引起海绵窦血栓性静脉炎等严重并发症。

1．面前静脉

起于内眦静脉，沿鼻旁口角外到嚼肌前下角，在颊部有面深静脉与翼静脉丛相通；向下越颌下腺浅面，在下颌角附近与面后静脉前支汇成面总静脉，横过颈外动脉浅面，最后汇入颈内静脉。因此面前静脉借内眦静脉和翼静脉丛与颅内海绵窦相通。

2．面后静脉

由颞浅静脉和颌内静脉汇合而成。它穿过腮腺，在下颌角下方分为两支：前支与面前静脉汇合成面总静脉，后支与耳后静脉汇合成颈外静脉。颈外静脉经颈后三角区，在锁骨上窝深面汇入锁骨下静脉。

3．翼丛

又称翼静脉丛，位于颞下窝内，分布在翼内、外肌和颞肌之间。在行上颌结节麻醉时，应正确地掌握注射的方向、角度和深度，避免刺破翼静脉丛而发生血肿。它收纳颌骨、咀嚼肌、鼻内和腮腺等处静脉血液，经颌内静脉汇入面后静脉。翼静脉丛可通过卵圆孔和破裂孔与颅内海绵窦相通。

四、淋巴组织

颌面部的淋巴组织极其丰富，淋巴管汇集成网，收纳淋巴液，汇入淋巴结，共同构成颌面部的重要防御系统。在正常情况下，淋巴结与软组织的硬度相似，故一般不易触及，但当炎症时，该淋巴结就会肿大并伴疼痛。如果是肿瘤侵及，淋巴结就会出现无痛性肿大，故淋巴结在颌面部炎症和肿瘤的诊断、治疗及预后都有重要的临床意义。

五、神经

与口腔颌面部有关的主要神经，有运动神经和感觉神经。

（一）运动神经

主要有面神经、舌下神经和三叉神经第三支（下颌神经）的前股纤维。

1. 面神经

即第七对颅神经。自茎乳孔出颅后进入腮腺，穿行在腮腺之间，分支并互有吻合，交织成网，出腮腺后呈扇形分布于颌面，分为颞支、颧支、颊支、下颌缘支及颈支。支配面部表情肌的活动。在颜面作切口时，应了解神经各支的行径，以免损伤。

2. 舌下神经

即第十二对颅神经，分布至所有的舌肌，支配舌的运动。

3. 三叉神经

第三支（下颌神经）的前股发出的运动神经分布于咀嚼肌、颞肌和翼内外肌（图 23－3）。

（二）感觉神经

主要为三叉神经，其是第五对脑神经也是最大的一对脑神经。三叉神经起于脑桥臂是由感觉神经和运动神经组成的混合神经，以感觉神经为主，支配颌面部感觉和咀嚼肌运动。三叉神经经半月神经节发出三支感觉神经：眼神经、上颌神经和下颌神经。下颌神经中有运动神经加入，组成混合神经。其中上、下颌神经与口腔科关系最为密切。

1. 上颌神经

从半月神经节发出，经圆孔出颅，入翼腭窝、眶下裂、眶下沟、眶下管、出

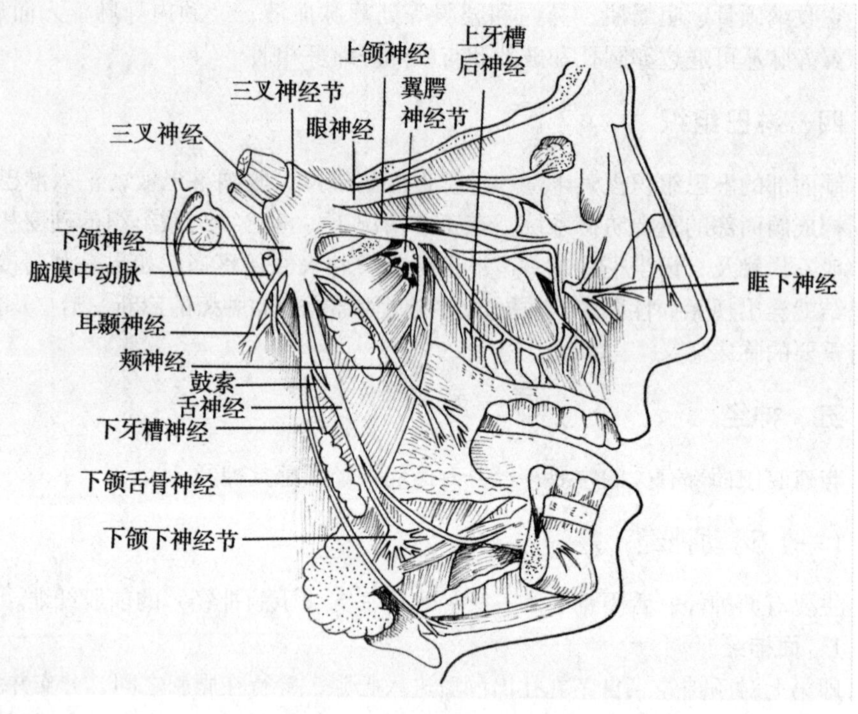

图 23－3　三叉神经的分布

眶下孔后称眶下神经。上颌神经在行程中沿途分出各支。

（1）颧神经：在翼腭窝中分出，向前经眶下裂入眶，并分为颧面和颧颞两支，穿过颧骨分布于颧部、颧弓和颞部皮肤。

（2）蝶腭神经：上颌神经在翼腭窝内分出两小支进入蝶腭神经节，再由此发出四个分支。

① 鼻腭神经：穿过蝶腭孔后沿鼻中隔向前下行走出切牙孔，分布于上颌两侧切牙、尖牙腭侧的黏骨膜和牙龈，并与腭前神经在尖牙腭侧交叉。

② 腭前神经：为最大的一个分支，经翼腭管出腭大孔，在腭部向前分布于一侧磨牙、前磨牙区的黏骨膜、牙龈，并与鼻腭神经在尖牙区交叉。

③ 腭中和腭后神经：经翼腭管出腭小孔，分布于软腭、悬雍垂和腭扁桃体。

（3）上牙槽后神经：上颌神经由翼腭窝向前行，在上颌结节后壁处，发出数小支，有的分布于上颌磨牙颊侧黏膜及牙龈；有的经上牙槽后神经孔入上颌骨内，在内分出 2～3 支，分布于一侧的上颌磨牙（不包括第一磨牙近中颊根）牙周膜、牙槽骨及上颌窦后外壁的黏膜；并在第一磨牙近中颊根处与上牙槽中神经交叉。

（4）上牙槽中神经：在上颌神经刚入眶下管处发出，沿上颌窦外侧壁下行，分布于上颌前磨牙、第一磨牙近中颊根及牙槽骨、颊侧牙龈和上颌窦黏膜，并与上牙槽前、后神经交叉。

（5）上牙槽前神经：由眶下神经出眶下孔前发出，沿上颌窦前壁进入牙槽，分布于上颌切牙、尖牙、牙槽骨和唇侧牙龈，并与上牙槽中神经和对侧上牙槽前神经交叉。

2. 下颌神经

是颅内三叉神经半月节发出的最大分支，含有感觉和运动两种神经纤维，属混合神经。下颌神经出卵圆孔后，分前、后两段。

（1）前股：较小，多系运动神经，主要支配咀嚼肌运动。其唯一的感觉神经是颊长神经，分布于下颌磨牙的颊侧牙龈、颊后部黏膜和皮肤。

（2）后股：较大，多系感觉神经，主要分三大支，有耳颞神经、舌神经和下牙槽神经。

①耳颞神经：分布至颞下颌关节、腮腺、耳廓前部、外耳道及颞部皮肤。

②舌神经：循下牙槽神经的前内侧下行，达下颌第三磨牙骨板的舌侧，进入口底向前，分布于舌前2/3、下颌舌侧牙龈和口底黏膜。

③下牙槽神经：位于舌神经的后外侧，经翼下颌间隙内下行，距舌神经1cm处进入下颌孔，与同名血管伴行在下颌管内。沿途发出分支至同侧全部牙龈和牙槽骨，并在中线与对侧下牙槽神经交叉。部分神经纤维出颏孔称颏神经，分布于第二前磨牙前面的牙龈、下唇、颊黏膜和皮肤，在下唇和颏部正中与对侧颏神经分支相交叉。

以上神经在翼颌间隙内，颊长神经位于前外侧，舌神经居中，下牙槽神经居后，了解这种关系，对下颌阻滞麻醉有一定的临床意义。

六、涎腺

涎腺又称唾液腺，分浆液腺、黏液腺和混合腺，分大、小两种。小唾液腺又称无管腺，分布于唇、舌、颊、腭等处的黏膜固有层和黏膜下层，主要为黏液腺。大的唾液腺有三对，即腮腺、颌下腺和舌下腺，各有导管开口于口腔。唾液腺有湿润口腔黏膜、消化食物、杀菌、调和食物便于吞咽以及调节机体水分平衡等作用。

1. 腮腺

是最大的一对唾液腺，属浆液腺。位于两侧耳垂前下方和颌后窝内。腮腺由浅叶、深叶和峡部组成。

2. 颌下腺

位于颌下三角，形似小核桃，是分泌浆液和黏液的混合腺，以浆液为主。腺体被覆筋膜。颌下腺深层延长部，经下颌舌骨肌后缘进入口内，其导管长约5cm，起自深面，从下后方向前上方行走，开口于舌系带两侧的舌下肉阜。

3. 舌下腺

位于口底舌下，为最小的一对涎腺。是分泌浆液和黏液的混合腺，以黏液为主。腺体被覆筋膜，但不完整，舌下腺有较多的小导管口，开口于口底舌下黏膜皱襞，有的与颌下腺导管相通。

七、颞下颌关节

颞下颌关节

是颌面部唯一具有转运运动和滑动运动、左右协同统一的联动关节。具有咀嚼、吞咽、语言、表情等功能。由颞骨的下颌关节窝、下颌骨的髁状突、居于二者之间的关节盘、关节四周的关节囊和关节韧带所构成（图23-4）。

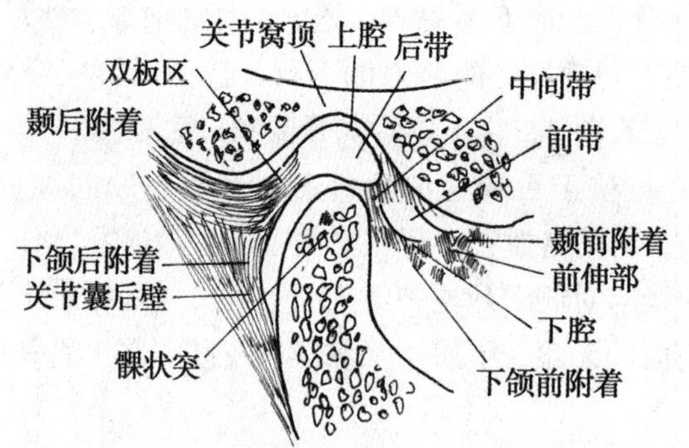

图23-4　颞下颌关节的组成

第二节　口腔解剖生理

口腔是消化道的开端，是由牙齿、颌骨、唇、颊、腭、舌、口底和涎腺等组织器官所组成。具有咀嚼、消化、感觉、吞咽、表情、语言及呼吸等多种生理功能。当闭口时，由上下牙列、牙龈及牙槽骨将口腔分为两部分，前外侧部称口腔前庭，后内侧部为固有口腔（图23-5）。

一、口腔前庭

口腔前庭位于唇、颊与牙列、牙龈及牙槽骨弓之间，当上下牙齿咬合，口唇

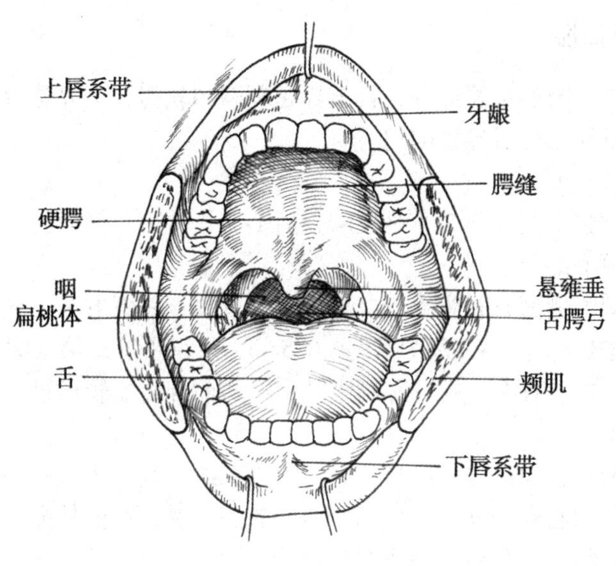

图 23－5　口腔

闭合时，此处所形成的潜在的蹄形腔隙，即为口腔前庭，其可借第三磨牙后方的间隙与固有口腔相通。牙关紧闭或颌间固定的病人可经此通道输入营养物质。由唇、颊移行至牙槽的黏膜穹隆部，统称为前庭沟，依其位置不同又称唇沟和颊沟。在唇沟的正中线上下中切牙间，由唇至牙龈的扇形呈带状的黏膜皱襞称唇系带。在颊沟两侧相当于尖牙和前磨牙间，从颊部至牙龈有一带状黏膜皱襞，称为颊系带。

1. 唇

分为上唇和下唇，其间为口裂。上下唇联合处为口角。上唇上方与鼻底相连，其中央有一纵形的浅沟称人中，两侧以鼻唇沟为界。唇部由皮肤、浅筋膜、肌层、黏膜下组织和黏膜五层构成。皮肤与黏膜之间的移行部称为唇红部；唇红部中央有一个正中突起称唇结节；唇红与皮肤交界处为唇红缘。

2. 颊

位于面部两侧，组成口腔外侧壁，主要由皮肤、皮下组织、颊筋膜、颊肌、黏膜下层和黏膜组成，组织疏松有弹性。因颊脂垫使颊部黏膜形成微凸的三角形，其尖端正对翼下颌皱襞（即翼下颌韧带）前缘，当口张大时，此颊脂垫尖略高于下颌孔水平，临床上常将此尖作为下牙槽神经麻醉进针的标志之一。两侧正对上颌第二磨牙的颊黏膜上，有一乳头状突起，是腮腺导管的开口处。

二、固有口腔

固有口腔是口腔的主要部分，其上界是硬腭和软腭，下界是舌和口底，前界和两侧界是上下牙弓，后界是咽门。

1. 腭

由硬腭和软腭组成，前2/3是硬腭，后1/3是软腭。腭形成口腔的顶部，将口腔和鼻腔、鼻咽部分隔开。

两中切牙间腭侧面有黏膜突起，称为切牙乳头，其下方为切牙孔，是鼻腭神经阻滞麻醉的进针标志。在硬腭后缘前0.5cm，从腭中缝至第二磨牙腭侧缘的外中1/3交界处，左右各有一孔，称腭大孔，有腭前神经血管通过，腭大孔是阻滞麻醉的常用部位。

软腭呈垂幔状，向前与硬腭连接，后为游离缘，其中央有一小舌样物体，称为悬雍垂。软腭两侧向下外方形成两个弓形黏膜皱襞，在前外方者称舌腭弓，在稍后内方者称咽腭弓，两弓之间容纳扁桃体。

2. 舌

是味觉的主要器官，并协助完成咀嚼、吞咽和语言等生理功能。舌附着于口底，以人字沟为界将舌分为舌体和舌根两部分。前2/3为舌体，上面拱起为舌背，下面为舌腹，两侧为舌缘，前端为舌尖。舌是由纵横、上下等不同方向的横纹肌纤维组成的肌性器官，故其运动十分灵活。后1/3为舌根，活动度较小。人字沟中央有一凹孔为舌盲孔。舌背黏膜有多种乳头分布：丝状乳头，分布在舌体上面，数目最多，体积最小，呈天鹅绒状，司一般感觉；菌状乳头，色红，稍大似蕈状，数目较少，分散在丝状乳头之间，有味蕾，司味觉；轮廓乳头，沿人字沟排列，一般为8～12个，体积最大，呈轮状，乳头周围有深沟环绕，沟内有味蕾，司味觉。正常时不明显，当有炎症时，充血、水肿、突起而疼痛，有时易误诊为癌。舌根部的黏膜没有乳头，但有丰富的淋巴组织，称舌扁桃体。舌腹面黏膜薄而光滑，在舌腹中线形成一条黏膜皱襞与口底黏膜相连，称舌系带。当舌系带过短时，可在1～2岁时行舌系带矫正术。正常时，舌质淡红，舌背面有白色薄苔，当机体发生病变时，舌质和舌苔均会发生变化，所以舌是观察全身某些疾病的重要窗口。

3. 口底

指舌体以下和两侧下颌骨体之间的口腔底部。表面有黏膜覆盖，在舌系带两旁有乳头状突起，称为舌下肉阜，其中有一小孔为颌下腺导管的开口。

第三节　牙体及牙周组织的解剖生理

一、牙齿的数目、名称、萌出及牙位记录法

人在一生中有两副牙齿，根据萌出的时间和形态，分为乳牙和恒牙。

乳牙共有20个，上下颌的左右两侧各5个，其名称从中线起向两侧，分别为乳中切牙、乳侧切牙、乳尖牙、第一乳磨牙、第二乳磨牙。乳牙萌出时间和顺序（表23-1）：从生后6~8个月开始萌出乳中切牙，然后依次萌出乳侧切片、第一乳磨牙、乳尖牙和第二乳磨牙，两岁左右乳牙全部萌出。

表23-1　乳牙萌出时间和顺序

牙齿名称与顺序	萌出时间（月）
乳中切牙	6~8
乳侧切牙	8~10
第一乳磨牙	12~16
乳尖牙	16~20
第二乳磨牙	24~30

恒牙共28~32个，上下颌的左右两侧各7~8个，少数人第三磨牙缺失。其名称从中线起向两侧，分别为中切牙、侧切牙、尖牙、第一前磨牙、第二前磨牙、第一磨牙、第二磨牙、第三磨牙。切牙和尖牙位于牙弓前部，统称为前牙。前磨牙和磨牙位于牙弓后部，统称为后牙。恒牙萌出时间和顺序（表23-2）：从6岁左右开始，在第二乳磨牙后方萌出第一恒磨牙（六龄牙），同时恒中切牙萌出，乳中切牙开始脱落，随后依次萌出侧切牙、尖牙、第一前磨牙、第二前磨牙、第二磨牙，有时第一前磨牙较尖牙更早萌出。在12~13岁时恒牙已长出28个，第三磨牙俗称智齿，萌出时间不一致，一般在18~26岁之间，但也有先天缺失者，因此牙齿数目有所增减。牙齿萌出有以下特点：一般左右同名牙多同时萌出，上下同名牙则下颌牙较早萌出。同名牙齿女性萌出的年龄早于男性。从2岁左右至6岁以前，为儿童乳牙列时期。6岁至12岁之间，乳牙逐渐脱落，恒牙相继萌出，恒牙和乳牙发生交替，此时口腔内可见乳、恒牙同时并存于同一牙列，故该时期称混合牙列时期。12岁至成年，口腔内均为恒牙，此时期称为恒牙列时期。

表 23-2 恒牙萌出时间与顺序

牙齿名称与顺序	萌出时间（月）	
	上颌	下颌
第一磨牙	5~7	5~7
中切牙	7~8	6~7
侧切牙	8~10	7~8
尖牙	11~13	10~12
第一前磨牙	10~12	10~12
第二前磨牙	11~13	11~13
第二磨牙	12~14	11~14
第三磨牙	17~26	17~26

临床上为了便于记录牙位，常用符号代表各类牙齿，面对病人，用“+”字将全口牙为上、下、左、右四区，横线上代表上颌，横线下代表下颌，纵线右侧代表病人左侧，线左侧代表病人右侧，或者用数字代表四区，乳牙用罗马数字代表；恒牙用阿拉伯数字代表。例如：左上乳尖牙用Ⅲ或ⅢB 表示，右上第一磨牙用 6 表示。

二、牙齿的解剖形态和功能

牙齿由牙冠、牙根、牙颈部三部分组成。显露在口腔被牙釉质覆盖的称牙冠；埋在牙槽窝内表面由牙骨质覆盖的称牙根；界于牙冠和牙根之间缩窄的部分称牙颈部。

（一）牙冠形态解剖

每个牙齿行使的功能不同，其形态也各异，切牙主要用于切割食物；尖牙用于撕裂食物；磨牙用于研磨食物。每个牙齿的牙冠有五个面（前牙为四个面，一个缘）其名称为：

1. 唇面和颊面

前牙靠近口唇的一面为唇面；后牙靠近面颊的一面为颊面。

2. 舌面

前后牙的牙冠，接近舌的一面，统称舌面。

3. 近中面和远中面

两个牙齿相邻接的面称为邻面（或邻接面）。每个牙齿都有两个邻面，靠近面部正中线的一面为近中面，远离正中线的一面为远中面。

4. 㕮面或切缘

上、下颌后牙咬合时发生接触的一面，称为㕮面。前牙有咬切功能的部分为切缘。后牙㕮面有许多隆起和凹陷部分：尖形隆起称牙尖；细长的膨隆称为嵴；不规则的凹陷部分称为窝；细长线形的凹陷称裂沟或发育沟；发育沟的末端或数条发育沟的汇合处常呈点状的小凹陷，称点隙。这些牙尖、嵴、窝、沟、点隙依其所在位置和形状命名，如：中央窝、舌面窝、边缘嵴等。

牙根的命名原则与牙冠部分原则基本相同。

（二）髓腔

是牙体中心容纳牙髓组织的空腔，与牙齿外形大致相似，相当于牙冠部的髓腔称髓室；相当于牙根部的髓腔称根管；根管的末端有一小孔，称根尖孔（图23 -6)。

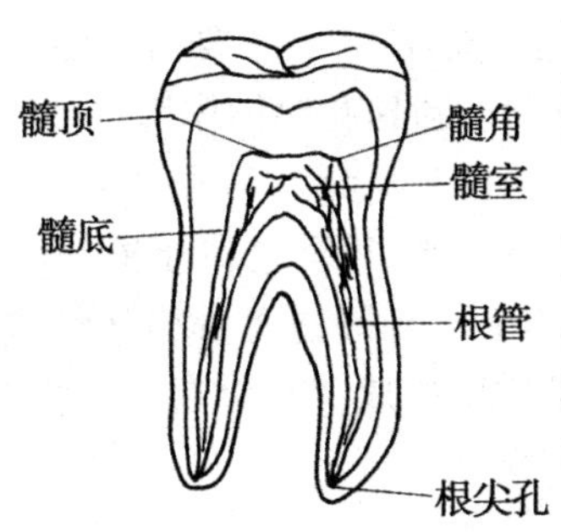

图23 -6　髓腔各部名称

（三）牙根

牙根的数目和形态因咀嚼力和功能的不同，其牙根的数目和大小也不相同。前牙和第一、第二前磨牙为单根牙，但上颌第二前磨牙多为双根，牙根多呈圆锥形或扁圆锥形。其余磨牙均为多根牙。下颌第一、第二磨牙为双根，即近中根或远中根，有时第一磨牙为三个根，即远中根再分为颊、舌根。上颌第一、第二磨牙为三个根，即近中颊侧根、远中颊侧根和腭侧根。上、下第三磨牙的牙根变异较多，常呈融合根，所有牙根近根尖部多弯向远中面。了解牙根的数目和形态，对牙髓病的治疗和拔牙手术具有重要的临床意义。

三、牙体组织结构

牙齿的本身称牙体。牙体包括牙釉质、牙本质、牙骨质三种钙化的硬组织和一种软组织即牙髓（图 23－7）。

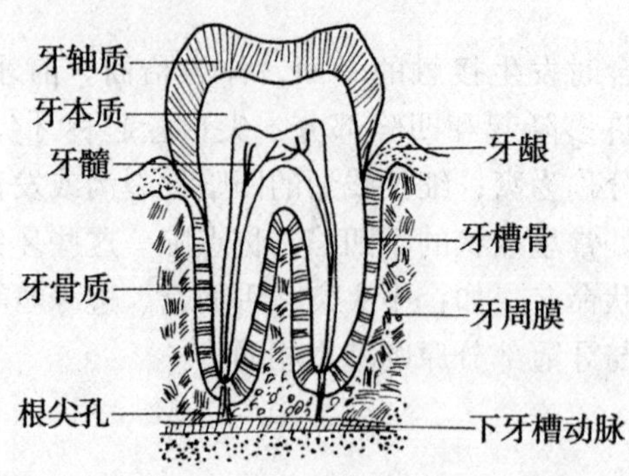

图 23－7　牙齿及其周围组织部面图

1．牙釉质

位于牙冠表面，覆盖在牙本质上，呈乳白色半透明有光泽的钙化组织。釉质为人体中最硬的组织。含无机盐 96%，主要为磷酸钙和碳酸钙，水分及有机物约占 4%，牙釉质对牙本质和牙髓具有保护作用。

2．牙本质

构成牙齿的主体，即贯穿于整个牙冠和牙根，呈淡黄色有光泽，含无机盐 70%，水分及有机物约占 30%，有机物含量比牙釉质多，故硬度比釉质低。主要由牙本质小管和牙本质基质所构成。在牙本质小管内有神经末梢分布，是痛觉感受器，当受到刺激时有酸痛感。

3．牙骨质

是覆盖在牙根表面的一层钙化结缔组织，色淡黄，含无机盐 55%，构成和硬度与骨组织相似，但无哈弗管。牙骨质具有如下功能：牙骨质借牙周膜将牙体固定在牙槽窝内；当牙根表面受到损伤时，牙骨质可新生具有修复功能。

4．牙髓

是位于髓腔内的疏松结缔组织，内含神经、血管、淋巴管、成纤维细胞和造牙本质细胞，其主要功能为营养牙本质，并形成继发性牙本质。牙髓神经属无髓鞘纤维，对外界刺激十分敏感，稍受刺激即可引起剧烈疼痛，且无定位能力。牙髓内的血管经狭窄的根尖孔出入，一旦发生炎症，髓腔内的压力不断增高，由于在骨性的髓腔内，容易造成血循环障碍，牙髓逐渐坏死，牙本质和牙釉质因得不到营养，牙齿变色、变脆、缺少光泽，容易折裂。

四、牙周组织

牙周组织包括牙槽骨、牙周膜及牙龈，是牙齿的支持组织。

1. 牙槽骨

是颌骨包围牙根的突起部分，又称为牙槽突。牙槽突骨质较疏松，富有弹性，是牙齿的重要支持组织。牙根与牙根之间的骨板，称为牙槽中隔。容纳牙根的骨性凹窝称牙槽窝。牙槽骨的游离缘称为牙槽嵴。当牙齿脱落后，牙槽骨逐渐萎缩。

2. 牙周膜

是介于牙根与牙槽骨之间的纤维结缔组织，主要为胶原纤维，呈束状排列，其纤维束一端埋于牙骨质，另一端埋于牙槽骨和牙颈部的牙龈内，将牙齿固定在牙槽窝内。牙周膜具有一定的生理动度，用以不断地调节牙齿所受的咀嚼压力。牙周膜内有丰富的神经、血管和淋巴，具有营养牙体组织的作用。

3. 牙龈

是口腔黏膜覆盖于牙颈部及牙槽骨的部分，呈粉红色，坚韧而富有弹性，紧密地附着在牙槽骨的部分称附着龈，其上有橘皮状之凹陷小点，称为点彩，当发炎水肿时，点彩即消失。牙龈与牙颈部紧密相连，其边缘未附着的部分，称为游离龈。它与牙齿间的间隙为龈沟，正常的龈沟深度不超过2mm，倘若超过2mm则为病理现象。两牙之间突起的牙龈为龈乳头，当炎症或食物嵌塞时，龈乳头则水肿或破坏消失。

第二十四章 口腔与脏腑经络的关系

口腔为五官之一，是人体重要组成部分，具有进水谷、辨五味、泌津液、磨谷物、助消化及出语音等功能，为胃系之所属。《世医得效方·卷十七》说："口为身之门，舌为心之官，主尝五味，以布五脏焉。"口腔，通过经络的运行，与脏腑密切联系。因此，口腔的功能活动有赖于脏腑经络的合作协调，才得以完成。

第一节 口腔与脏腑的关系

口腔的生理功能及病理变化，与五脏六腑有着密切的关系。脏腑的生理及病理变化，常反映于所主的口腔的不同部位。在临床上，口腔与脾、心、肾、肝、胃、大肠等脏腑关系尤其密切。

一、口腔与脾的关系

生理：口为脾之窍。《素问·阴阳应象大论》说："脾主口……在窍为口。"《素问·金匮真言论》说："中央色黄，入通于脾，开窍于口。"《灵枢·五阅五使》说："脾之合肉也，其荣唇也。"《灵枢·经脉》还说："脾足太阴之脉，连舌本，散舌下。"指出了脾与口腔在生理上的密切关系。脾主运化，脾的功能正常，精气上输于口腔，舌下金津、玉液二穴，得以泌津液，助脾胃消化水谷，润泽唇舌，口知五味。可见口腔与脾在生理功能上是相互配合，相互依赖的。故《灵枢·脉度》说："脾气通于口，脾和则口能知五谷矣。"

病理：脾气虚弱，水谷之精气无以上濡，则口唇、齿龈淡白而无光泽；脾气虚弱，无力统摄血液，则齿衄、舌衄；脾经风热血燥，可致唇、颊疾病。在临床上往往以口腔的不同病证的表现来候脾的病变。

二、口腔与心的关系

生理：主血脉，其华在面颊。面颊血脉丰富，有赖心之功能正常。《素问·六节藏象论》说："心者……其华在面，其充在血脉。"故面颊部的色泽变化是心和血脉活动的反映。心开窍于舌，心经的别络，上行与舌体相连，因而心的气血与舌相通，以保持舌的生理功能。《素问·阴阳应象大论》："心主舌……在窍为舌。"《灵枢·五阅五使》："舌者，心之官也。"《医学入门·胎色》："舌为心之苗。"指出了心与口舌的密切关系。心气通于舌，舌知五味，转动自如，有赖心气调和。《灵枢·脉度》说："心气通于舌，心和则舌能知五味矣。"

病理：血不足，则面颊㿠白，舌质淡白；心火亢盛，上炎于口，则舌质红绛或舌尖赤；火灼黏膜，则口舌糜烂生疮。心血瘀阻，则舌质紫暗或有瘀斑；痰阻心窍，则舌体强直，语言不利。因此，心的生理功能失常，可引起多种口腔病证。

三、口腔与肾的关系

生理：肾主骨，齿属骨，乃肾之标。肾气充沛，则牙齿发育正常而坚牢。《素问·上古天真论》："女子七岁，肾气盛，齿更发长……三七，肾气平均，故真牙生而长极……丈夫八岁，肾气实，发长齿更……三八，肾气平均，筋骨劲强，故真牙生而长极。"《仁斋直指方·齿论》："齿者，骨之所终，髓之所养，肾实主之。"《医学正传·卷五》亦说："夫齿者，为肾之标，骨之余也。"指出了肾与牙齿有极为密切的关系。因此，肾脏精气充沛，则口腔生理功能健旺。

病理：肾虚骨弱，则齿迟或齿不生；齿失濡养，则齿槁疏豁。在临床上，精气亏损，虚火上炎，还可灼烁龈肉及口腔黏膜，表现出牙龈和口腔黏膜溃烂生疮；劫灼津液，则致口舌干燥等症。

四、口腔与肝的关系

生理：肝藏血，口腔各部的生理功能有赖肝血的濡润。肝主疏泄，口腔各部的功能活动，全靠肝气调畅，升降有序；肝主筋，主司口腔各部的运动。《素问·痿论》："肝主一身之筋膜。"足厥阴肝经，其支者从目系下颊里，环唇内，其筋脉经肝胆而络于舌本。这些都表明肝与口腔在生理方面有较密切的关系。

病理：肝血不足，或肝病及肾，肾阴亦亏，致肝肾同损，口腔无以濡润，则唇口黏膜淡白；虚火上炎，则牙齿浮动，隐痛，唇口黏膜红赤。肝气郁结，致气血痰浊结聚而成口腔肿块。肝之主筋，功能失司，则牙关紧闭，舌卷卵缩。

五、口腔与胃的关系

生理：口腔与胃系之所属。《血证论》说："口者，胃之门户。"胃经食道、咽直通于口，口迎粮，舌辨味，胃纳食，脾运化，诸器官互相协作，共同完成纳饮食、化水谷以输精微的生理功能。又脾与胃互为表里，故口腔与胃有较密切的关系。

病理：胃的经脉连舌本而终于唇口。胃经风火湿热上蒸，可导致牙痛、龋齿、口舌糜烂生疮、唇肿裂及唇风等多种口腔疾病。又舌苔乃胃气所生，牙床归属于胃，如胃的功能失常，亦从舌苔、牙床反映出来。所以，胃发生病变时，可引起多种口腔病证。

六、口腔与大肠的关系

生理：《灵枢·经脉》："大肠手阳明之脉……其支者，从缺盆上颈，贯颊，入下齿中；还出夹口，交人中……"《明医杂著》亦说："齿虽属肾，而生于牙床。上下床属阳明大肠与胃……"说明了大肠与口腔的生理关系。

病理：大肠病变引起口腔的病证，主要表现在牙与牙龈，常见的如大肠湿热上蒸，则牙痛、齿龈红肿溃烂等。

此外，膀胱、小肠的病变也可反映于口腔。如《素问·气厥论》说："膀胱移热于小肠，膈肠不便，上为口糜。"

第二节　口腔与经络的关系

在正常生理情况下，经络有运行气血、感应传导的作用；在病理情况下，也可依此途径相互影响。脏腑病变可通过经络反映于口腔体表；经脉受损又可波及口腔各组织。另一方面，口腔体表的病变通过经络影响到所属脏腑，并且脏腑之间通过经络联系相互影响。循行于口腔的经脉较多，直接循行于口腔的有：

一、口腔与手阳明大肠经的关系

循行：起于食指桡侧商阳穴，沿上肢外侧前缘，从缺盆上颈，循行两颊，入下齿，还出挟口，左右交叉于人中，至对侧鼻旁。

本经口腔病证：牙痛、颌肿、口㖞、面部肿胀、口干。

常用穴位：二间、三间、合谷、阳溪、曲池、迎香等。

二、口腔与足阳明胃经的关系

循行：起于目眶下承泣穴，下循鼻外，入上齿，还出挟口环唇，从颊部下行，出大迎，循颊车进入锁骨，一支经胸膈属胃络脾，另一支经乳头沿腹部下行，二支会于腹股沟，沿下肢外侧下行，止于第二足趾外侧端厉兑穴。

本经口腔病证：口角㖞斜、流涎、口唇生疮、齿龈肿痛。

常用穴位：四白、地仓、颊车、下关、足三里、内庭等。

三、口腔与足太阴脾经的关系

循行：起于足大趾内侧隐白穴，循趾内侧上内踝，循胫骨后，交出肝经之前，上膝股内前方入腹部，属脾络胃上膈，挟食道两旁，连舌本散舌下，贯舌中。

本经口腔病证：舌痛、舌根强硬。

常用穴位：三阴交、商丘、血海等。

四、口腔与足厥阴肝经的关系

循行：起于足大趾毫毛处的大敦穴，循小腿内侧上行，环绕阴器，挟胃、属肝络胆，上贯膈布胁肋，循喉咙，上连目系，其分支从目系分出下行颊里，环唇内。

本经口腔病证：口咽干痛、口腔黏膜干燥、脱屑性疾患。

常用穴位：行间、太冲等。

五、口腔与足少阴肾经的关系

循行：起于足小趾之下，走足心，沿腿屈侧入腹，贯脊属肾络膀胱，上贯肝膈，入肺中循喉咙挟于舌根两侧。

本经口腔病证：口中热，口舌干痛，齿枯齿豁。

常用穴位：太溪、照海等。

六、口腔与手少阴心经的关系

循行：起于心中，通过横膈联络小肠，其支脉从心系上挟咽喉连于目系，系舌本。

本经口腔病证：咽干、口渴、舌强不语。

常用穴位：通里、神门、少府等。

七、口腔与手太阳小肠经的关系

循行：起于小指外侧少泽穴，沿上臂外侧后缘入肩，其支脉沿颈部入颊，至目外眦，转入耳中，其分支别颊上 ，沿鼻外侧至目内眦，斜络于颧部。

本经口腔病证：牙病、颌面肿胀。

常用穴位：颧髎穴。

八、口腔与手少阳三焦经的关系

循行：起于无名指末端关冲穴，沿上臂外侧上达肩部，入缺盆，其支脉循颈系耳后，上行额角，再屈则下行，至面颊部，达眶下部，另有分支，由颊入系舌本。

本经口腔病证：颊舌部肿痛，齿痛，牙关紧闭。

常用穴位：翳风、耳门、角孙等。

九、口腔与督脉的关系

循行：经后颈越过头顶部，沿颜面正中下行，止于上齿龈正中。

本经口腔病证：咽干、口㖞、齿龈肿痛。

常用穴位：水沟、兑端、龈交等。

十、口腔与任脉的关系

循行：经前正中线过胸，沿颈部至下唇中央，环绕口唇，经面部至眶下。

本经口腔病证：口㖞失语，牙病流涎。

常用穴位：廉泉、承浆等。

第二十五章　口腔病的病因病机

口腔居人体头面部位，外邪入侵或外力打击，则首当其冲。口腔又为脾胃之外窍，手足三阳经脉循经面颊，齿、龈与肾及手足阳明经关系密切，一旦这些脏腑、经络失调，则影响其生理功能，而发生疾病。所以，口腔病病因既有外在因素，又有内在脏腑、经络等的病理变化，其证候类型往往决定于内外因素相互作用的结果。

第一节　口腔病的主要病因

一、外因

（一）外邪侵袭

口腔居人体头面部位，外邪入侵，则首当其冲。临床所见，六淫中的风、寒、暑、湿、燥、火均侵袭口腔，引起牙周炎、冠周炎、根尖周炎、腮腺炎及颌面部疖痈等多种病证。

（二）外伤

1. 跌仆、刀刃伤

指高处坠堕，或受外力撞击，或为刀、枪、斧、剑的刺割砍伤，直接损伤口腔颌面部皮肉、血脉、筋骨以及牙齿，造成破皮、决脉、伤筋、断骨、牙折及牙脱位等损害。手足三阳经循经颌面，为多气多血之经脉，决脉甚者可致失血、亡血。若失血过多，亦使气随血失或气随血脱。也可因撞击、挤压而致血溢肌肤、经络阻滞而成瘀肿。伤之重者，后果严重。

2. 烧伤、雷击伤

口腔居高位处，易受高温（如烫水、热油、蒸汽、火焰）或化学物质（如强酸、强碱）损伤，或雷击和电灼伤。伤之轻者，仅烂皮损肉，或肌肤不仁；重者则伤津耗液，甚至热毒内陷，造成脏腑组织损害而死亡。

3. 虫蜇伤

虫蜇伤是指蜂、蝎及其他各种毒虫蜇伤。伤后轻者局部红肿疼痛、奇痒；严重时可引起寒战、高热等全身中毒症状，不应忽视。

二、内因

（一）脾胃湿热

脾主运化，输布精微；胃主受纳，腐熟水谷。脾胃互为表里，其病相互影响。若脾失健运，湿热上蒸口腔，则生牙痛、牙龈红肿、唇肿燥裂流水；湿热灼腐黏膜，则黏膜红肿溃烂，甚或化脓成痈；如火热与痰湿互结凝聚舌下，可成痰包；湿热困结口齿，牙体被蚀，而致龋齿。

（二）心火上炎

引起心火上炎于口腔的，多为七情内伤、病后耗损、过食炙煿等所致。心主舌，心气通于舌，故心的病变易引起舌与口腔黏膜病证。如舌体肿胀强硬，言语不利，口舌溃烂、疼痛、出血等。

（三）肾阴亏损

肾主骨，齿乃骨之余。肾阴不足，则齿脆不坚，疏豁松动。肾藏精，主液、主唾。肾精亏损，阴津无以上承，则口舌干燥；水不济火，虚火上炎，黏膜被灼，则口舌生疮。肾为先天之本，肾虚唇腭部位发育受阻，可致先天性唇、腭裂。

（四）肝郁化火

肝主疏泄，司口腔各部功能活动。若情志不舒，气机不畅，则关节不利；化火上攻，则头痛、面痛、口舌生疮、龈颊肿胀等。

（五）气滞血瘀

气血是人体生命活动的物质基础。气为血帅，血随气行，气血相互依存。如某种原因引起气机失调，气滞必致血瘀，气血瘀滞日久，积结成块，可化生成口腔肿瘤。

三、其他因素

（一）药物

指由药物的毒副作用而引起的口腔病证。常因误服、过服或久服含有毒性成分或毒性作用的药物所致，煎制方法不当亦可造成。常见者有：

1. 中药类

雷公藤、番木鳖、曼陀罗、天南星、乌头、附子、鸦胆子、生半夏、商陆、芦荟、七叶一枝花等植物药。中毒后，轻者出现口舌麻木、溃疡及灼热疼痛；重者可危及生命。斑蝥、蜈蚣、水蛭、蟾蜍等虫类药，重者影响心、肺等脏器功能而亦危及生命。矿物药最常见的是慢性汞中毒，可出现牙龈出血，口中有金属味，牙齿松动脱落。

2. 西药类

许多药物可导致口腔的症状和损害。如氯丙嗪类抗精神失常药，长期服用能引起口干，舌体僵硬、舌震颤及流涎；解热镇痛类药，能引起口腔溃疡；口服铁制剂，可使牙齿着色；口腔酸度增高，导致龋齿发病率增高；抗心律失常类药，可引起口腔黏膜及牙龈出血；长期服用抗生素，可致二重感染，发生真菌性口炎；其中的四环素使牙齿着色和阻止釉质发育；链霉素、卡那霉素等，可引起口周麻木、舌颤、言语障碍、口炎、口唇水肿及感觉异常；解磷定等解毒药，可导致腮腺肿大，口干、唇舌麻木；苯妥英钠等抗癫痫药，可引起牙龈增生，口腔卫生不良时症状尤为显著。总之，西药类的副作用多，在某些病人身上，常常成为重要致病因素，临床诊治时必须引起注意。

（二）饮食

某些食用动物或植物食品含有致病毒物，人误食之，即可引起口腔病证。常见有毒蕈、河豚及含毒瓜菜等，服食后可出现口舌麻木、溃疡等。

第二节　口腔病的主要病机

口腔疾病的发展和变化，与机体气血、脏腑功能有密切关系，且脏腑之间相互制约、相互传变，临床上两个脏腑合病的情况很多见。在五脏六腑中，口腔尤与心、肝、脾、肾关系密切。

一、心火上炎

思虑过度或热病之后，内伤心阴，心阴不足，心火循经上炎，口舌受灼则口舌糜烂生疮，口渴，心烦失眠，舌尖红，苔黄，脉数；心火移热于小肠则尿黄。

二、心脾积热

情志内伤或小儿胎中伏热致心脾积热，火热上攻于口舌，灼腐肌膜则口舌糜烂生疮，口痛不适，进食困难，舌尖红，苔黄腻，脉滑数；心火内炽，神明被扰则烦躁不安；心移热小肠，热灼津液则小便黄，大便干。

三、脾气虚弱

素体脾虚，失于运化，水湿内停，湿浊上泛则黏膜水肿色淡，充血不著；完谷不化，精微失于敷布则牙龈萎缩，纳差腹胀，大便溏泻，舌质淡，少苔，脉沉细而缓。

四、脾胃湿热

脾主运化，胃主受纳腐熟水谷，过食炙煿，脾胃蕴热，或因湿浊内停，蕴而化热，火热循经上炎则口舌糜烂生疮，唾液黏稠，纳差，甚则热伤血脉而舌衄、齿衄，火热与痰湿凝结于舌下可成痰核。

五、胃火上炎

饮食不节致胃肠蕴热，火热上攻，灼耗津液则见口渴喜冷饮，口臭口黏，消谷善饥，便秘，舌红，苔黄厚，脉滑数；火热灼伤脉络则牙龈出血或充血肿胀、溢脓。

六、肝火上炎

肝气不舒，久郁化火，火热循经上炎则头痛、面痛，口舌生疮，龈颊肿胀，咽干胁痛，烦躁易怒，面红目赤；肝火上扰清窍则头晕目眩，夜寐不实；舌质红、苔黄，脉弦数也为实热之征。

七、肝郁气滞

肝主疏泄，喜条达，若情志不舒，肝气郁结，气滞不畅则胸胁胀痛，心烦急躁；木郁土壅则纳呆，气郁日久则血为之瘀滞，痰凝血瘀积聚则唇、龈等处可见坚硬肿块，或口底囊肿样病变。

八、肾阴虚损

肾阴亏损，气化失司，则津无以上承，口腔失于濡养而见口干唇燥，黏膜萎缩色淡，牙齿松动，咀嚼无力；虚火内生则面颊潮红，牙龈充血糜烂，口舌生疮，牙齿隐痛，同时可伴失眠多梦，手足心热，腰膝酸软，舌质红，苔薄少津，脉细数。

第二十六章 口腔病的诊断概要

第一节 口腔科病的诊法

口腔颌面部检查的目的是收集与疾病有关的客观资料，为疾病的诊治提供依据。口腔颌面部检查的重点是颌面部、牙齿、牙周和口腔黏膜。在进行检查时要遵循一定的顺序，以免遗漏。

检查时，病人坐在治疗椅上，头枕部靠于头托，面对光源。检查上颌牙时，应使上颌牙的殆平面与地面约成45°角。其高度稍高于医生的肘关节；检查下颌牙时，使下颌牙的殆平面与地面平行，其高度与医生的肘部平行。医生多站或坐在病人的右侧。

一、常用检查器械

1. 口镜

为一带长柄的小圆镜，利用镜面的反光及映像作用，以增加局部照明和检查不能直视的部位；亦可用口镜牵拉口角，推压唇、颊、舌等软组织。此外，镜柄可用于叩诊牙齿。

2. 探针

常用来检查牙面的沟裂、点隙、龋洞及发现感觉过敏点，还可以用来探测牙周袋的深度。

3. 镊子

用来夹取敷料、异物等，检查牙齿的松动度，其柄还可作叩诊牙齿用。

二、一般检查方法

（一）问诊

通过问诊，了解疾病的发生、发展过程。问诊时医生应态度和蔼，语言通俗易懂，尽量避免使用医学术语。问诊主要针对患者的主诉、现病史、既往史和有关家族史。

1. 主诉

指病人最感痛苦，最迫切要求解决的问题。主诉应包括最主要的症状、部位及患病的时间。

2. 现病史

根据主诉询问何时开始发病、发病时情况及演变过程，是否为初发，是否曾接受检查和治疗，结果如何等。有时问诊的内容还包括全身健康状况，因为有些口腔疾病可伴有全身反应，也有些系统疾病早期仅表现为口腔损害。

3. 既往史

是否曾患过对全身健康有重要影响的疾病，其治疗效果如何，是否有易出血史、药物过敏史等。有些口腔疾病的发生与患者既往的生活习惯和健康状况密切相关。其内容一般包括家庭生活、饮食、嗜好、职业、劳动条件及月经、妊娠等。

4. 家族史

有些口腔疾病与遗传因素有关或具有家族性，所以对一些疾病的问诊可涉及其家庭成员的健康状况，是否有类似疾病发生等。

（二）望诊

应首先检查患者主诉部位。

1. 颌面部

左右是否对称，有无肿胀、畸形或创伤；关节和肌肉功能有无障碍；皮肤有无瘢痕、窦道或瘘管以及颜色改变等。

2. 牙齿

注意牙的数目、形态、质地、位置、排列和咬合关系等。

3. 牙周

牙龈的形态与颜色，点彩是否存在；是否有牙龈乳头肿胀、出血与增生；是否有牙周溢脓、牙龈窦道或牙松动等。

4. 口腔黏膜

对于唇、颊、腭、舌、口底应注意其对称性，黏膜有无颜色改变，完整性是否破坏；有无水肿、溃疡、瘢痕等；有无炎症、色素沉着、舌背表面舌乳头减少等。

（三）探诊

口腔科常用探针来进行探诊。探诊时动作应轻柔，切忌粗鲁，以免损伤牙周、黏膜及其他口腔软组织。

1. 运用尖头探针检查龋损，确定龋洞的位置、深浅、大小与牙本质软化程度、牙齿过敏点等。此外，对已充填的龋洞，可检查充填物与牙体组织间的密合程度，有无悬突等。

2. 钝头且带有毫米刻度的探针可探测牙周袋的深度及范围，亦可探查黏膜窦道的方向和深度。

（四）叩诊

用口镜或镊子柄对牙齿𬌗面或切端做力量适中的垂直叩击，以检查根尖周组织的反应，这对于根尖周疾病的诊断有较大的帮助；有时亦可做水平方向叩击，以检查牙周膜的反应。叩诊时，一般先叩可疑病牙的邻牙，然后再叩病牙以便对照。

（五）触诊

触诊是用手指直接触摸检查病损的性质、大小、深度等。触诊时应轻柔，不能给患者增加额外的痛苦。

1. 牙的触诊

检查牙齿是否有尖锐的牙尖和边缘嵴。

2. 牙周病及根尖周病的触诊

用手指触压相当于病牙根尖区的牙龈及黏膜转折处，以检查是否有波动、压痛等；触压牙龈，观察龈缘是否有脓液溢出以了解牙周炎症情况。

3. 肿胀部位的触诊

可检查肿胀的范围、质地、表面温度，周界是否清楚，是否有压痛等。

4. 黏膜溃疡、斑块的触诊

了解溃疡基底有无硬结、突起等。

5. 淋巴结的触诊

了解淋巴结大小、数目、硬度、有无粘连、压痛等，对于判断有无炎症、肿瘤是否转移有着重要的临床意义。

（六）嗅诊

有些疾病病灶具有特殊的气味，如牙髓坏死、坏死性龈炎等。嗅诊仅作为诊断的辅助手段。

（七）咬诊

由于牙周病或牙齿形态、排列、咬合关系的异常，可使个别牙呈早接触或咀嚼运动受阻。咬诊检查从正中殆开始，然后为前伸及侧向殆运动。注意各方向运动时是否存在障碍，重点注意在运动过程中个别牙或一组牙有无松动，以手指扪压患牙早接触点的位置及大小，此为临床上简便而常用的方法。

1. 咬合纸法

将蓝色咬合纸置于上下牙列之间，嘱病员做正中、前伸、侧向运动取得蓝印。这种通过咬合纸咬出的蓝印，即为咬合早接触的印记。

2. 蜡片法

将红蜡片烘软，置于殆面，嘱病员做正中咬合，待蜡片冷却硬化后取下，观察蜡片上最菲薄或穿破点为正中殆早接触的部位。

三、特殊检查法

（一）牙髓活力的检查

测定牙髓生活状况可用温度和电流的检查方法。在正常情况下，牙髓对20℃～50℃之间的温度不发生反应。当牙髓有炎症时，对温度的刺激反应敏感，而牙髓变性或坏死时，反应迟钝或消失。冷试法可用蘸有冷水、冷气、酒精、氯乙烷、乙醚等棉球测试受检牙。热试法可用50℃～60℃热水喷注患牙或用热牙胶置于受检牙上，注意先测正常的对侧同名牙或邻牙。电流检查可分直流电和感应电两种。直流电的工作端有单极和双极两种。检查时擦干牙面，严格隔离唾液，为增加电极与牙面的导电性能，可用小棉球浸生理盐水或清水放于牙面，再开启测验器，从“0”开始逐渐加大至有麻刺感为度，嘱患者举手示意，电流检查方法一定要取得患者的同意与合作，检查结果多作参考之用，最好与其他检查方法结合使用。

（二）X线检查

分口内牙片、口外摄片及造影等，主要用于牙体、牙周、关节、涎腺和颌骨等疾病，以了解其病变范围、部位及程度；还可用口腔科曲面断层全景摄影一次曝光可将全口牙列、上下颌骨、鼻腔、上颌窦和双侧髁状突显示在一张X线片上，获得全景图像；还有口腔颌面体层摄影、CT等方法。根据病变的部位、性质不同、检查目的不同，可采用不同的X线检查方法。但应注意X线检查不是唯一诊断依据，必须与临床检查相结合才能作出正确诊断。

（三）局部麻醉检查

可用2%普鲁卡因或2%利多卡因局部麻醉法协助确定疼痛部位，临床上常用此法确定三叉神经痛是那一支（普鲁卡因应作皮试）。

除以上检查法外，还有用于肿块内容物的穿刺检查、细胞学检查、活体组织检查、殆力测定、超声波等方法，根据病情可选择使用。

第二节　口腔病的常用辨证法

口腔病的辨证，与其他临床各科一样，以四诊合参、八纲与脏腑辨证结合。因限于篇幅兹将几个主要局部症状辨证要点分别辨析如下。

一、辨疼痛

1. 疼痛时间

朝轻暮重，属阴虚之证；朝重暮轻，属阳虚之证；疼痛夜晚剧烈，多是牙髓病变；疼痛持续，往往见于颌面部疖痈未溃前；张口时疼痛，多为冠周炎或颞下颌关节病。

2. 疼痛性质

疼痛得凉则减，为实热证；受热痛减，为虚寒证；痛不可触，为实热证；触按疼痛无增，为虚寒证；刺痛，是气滞血瘀或寒凝经脉的缘故；灼痛，病变位于浅表；钝痛，病变多在深部；跳痛，多属病证化脓阶段。

3. 痛势

疼痛剧烈，多属实热证；疼痛轻微或绵绵作痛，多属虚火证；咬物时疼痛者，病变位于牙根部位。

二、辨红肿

1. 红肿外型

患处红肿高突，呈局部性，多为实热证；红肿平坦，呈弥漫性，边界不清，多为虚寒证。一般来说，凡病在黏膜、浅表皮肉之间的，发病都较快，并有易脓、易溃、易敛之特点；病在颌面筋骨，并有难脓、难溃、难敛之差异。

2. 红肿色泽

红肿色鲜红，属实热证；红肿色淡红，属虚火证；只肿不红，属寒湿证。红肿色泽常因发病部位不同，亦有差异。部位浅表者，赤色为多；而病变在颌面筋骨者，开始皮色不变居多。

三、辨溃烂

1. 溃烂色泽

口腔溃烂呈黄浊色，周围黏膜色红，多为实热证；溃烂灰白或污浊，周围黏膜暗红，多为虚火证；糜烂面覆有白色斑点，状如凝乳，是鹅口疮的表现；糜烂并有线纹状、网状、环状白色病损者，为口腔扁平苔藓。

2. 溃点数目

数目较多或溃点大者，属实热证；数目较少或溃点小者，属虚热证；溃点多而分散者，是湿浊上泛的表现。

四、辨斑纹

斑纹色鲜红，伴轻微疼痛，为热毒炽盛证；斑纹色白，高出黏膜面，为痰浊困结口腔；斑纹暗灰色，扪及条索状，质地坚韧，为瘀血阻络所致。常见于多形性红斑、慢性盘状红斑狼疮、白斑及黏膜下纤维变性等口腔病变。

五、辨皲裂

皲裂为黏膜或皮肤发生的线状裂口，破坏深浅不同，可累及上皮层至黏膜下层。见于慢性唇炎、维生素 B_2 缺乏、口腔念珠菌病等。多由血虚、气虚、血瘀、血热等因素造成。

六、辨结节

结节为有实质内容的组织增生，凸起于黏膜表面。见于口腔结核、恶性肉芽肿等病。伴有其他疾病、红肿、发热为血瘀气滞、毒热蕴结。红肿疼痛不明显，色淡，质坚硬，病程长，多为虚寒。

七、辨脓血

脓多稠黄有臭味，属实热证；脓稀或污秽者，是正虚不能胜邪的表现。出血量多色鲜，属实热证；出血量少色淡，属虚寒证。

八、辨口臭

口臭即口腔发出的臭味。可因口腔疾病如龋齿、牙周炎、口腔炎等而发。也可因邻近器官或全身性疾病而引起。如闻腥臭味，口腔内多有化脓性疾病，是肺胃火热的见症；气味腐臭者，多属气血虚弱，邪毒凝聚，伤络败肉之见症，常见于口腔肿瘤溃后或走马牙疳者。

第二十七章 口腔病的治疗概要

第一节　内治法

一、疏风清热法

用于感受风热而致的口腔疾病。如牙周炎、冠周炎及颌面部疖痈等病证的初期阶段。有发热恶寒，脉浮数之风热表证者，治宜疏风清热。常用方如薄荷连翘方、银翘散。药物有牛蒡子、桑叶、菊花、连翘、金银花等。

二、清热解毒法

用于热毒壅盛，蒸灼口舌，或颌面部疖痈之中期阶段。症见红、肿、痛、发热、口渴、尿黄、便结、舌质红、苔黄、脉洪数等。治宜清热解毒。方如黄连解毒汤、普济消毒饮。药物有金银花、紫花地丁、蒲公英、黄连、黄芩、栀子等。

三、清利湿热法

用于脾不化湿，湿热上熏所致的口腔疾病。如口疮、鹅口疮、扁平苔藓及唇部等病证。症见口腔黏膜红肿或糜烂，唇部疼痒或破裂流水，口臭，小便黄赤，苔黄腻，脉濡数等。治宜清热利湿。常用方为加味导赤散。药物有黄芩、黄连、金银花、木通等。

四、清心凉血法

用于心火上炎，熏灼口舌，症见口舌溃烂，心中烦热，面色红，舌质红，苔黄等。治宜清心凉血降火。常用方是泻心汤、凉膈散。药物有黄连、栀子、生地、丹皮、大黄、淡竹叶等。

五、清化痰浊法

用于痰浊停聚而致的口腔疾病。如舌下腺囊肿，某些舌肿胀等。治宜祛痰化浊。常用方为加味二陈汤。药物有瓜蒌、贝母、竹茹、法夏、陈皮等。

六、行气活血法

用于气血凝滞，经脉阻塞而致的口腔病证。如肿瘤、颌面外伤、口腔手术后等。运用行气通络，活血化瘀之品，以祛瘀通络，消肿散结。常用方为桃红四物汤。药物有桃仁、红花、当归、赤芍、丹皮、泽兰、苏木等。

七、滋阴降火法

用于肾阴不足，虚火上炎而致的口腔疾病。如慢性牙周炎、复发性口疮、裂纹舌及齿迟、齿不生等病证。治宜滋阴补肾，清降虚火。常用方为知柏地黄汤。药物有知母、黄柏、熟地、女贞子、山萸肉、龟板等。

第二节 外治法

一、含漱

用药物漱涤口腔，起清洁患部和清热解毒的作用。临床常用有3%的双氧水，或用金银花、马勃、升麻各适量煎水含漱。

二、吹药

用药粉吹布于患部，以达清热解毒，消肿止痛，祛腐生肌的目的。常用有冰硼散、锡类散等。

三、敷药

用药物敷贴患部或某穴位，以达治疗的目的。如颌面部肿胀者，用如意金黄散外敷；虚火口疮者，用药膜敷贴患处或用吴茱萸捣烂外敷双足涌泉穴。

四、牙周洁治术

本法既是正常口腔卫生护理和美容的方法，也是各种牙周病的治疗方法。

五、切开排脓

用于颌面部疖痈脓成时，或牙周与齿槽脓肿患者。脓肿切开时，一要选择好脓熟时机，过早切开，可致毒邪走散，变生他证；反之，脓熟而不予切开，则腐烂加深，瘘口难敛。二要注意切口位置和方向，位置应选择在脓肿稍低的部位，这样脓流顺畅；反之，则脓流不畅。方向应避开较大的血管和沿颌面皮肤的自然纹理切开，这样既不会损伤血络，也不致影响面容。三要掌握好切口的深浅和大小，一般脓肿深者深切，浅者浅切；脓肿范围大者，切口宜长；脓肿范围小者，切口宜短。对于口唇周围之疖痈，切开后切忌用力挤压，以免邪毒走散，或内攻脏腑，变生走黄危证。

六、补牙

本法适用于龋齿、牙髓病及尖周病等。临床应用广泛，是治疗牙体病的一种行之有效的方法。常用方法有填充术、盖髓术、活髓切断术、拔髓术、干髓术、根管治疗术及牙髓塑化治疗等。

七、拔牙

对不能再保留的患牙如残根、残冠、异位牙、阻生牙以及牙周病所致牙齿极度松动者可以将其拔除。

八、手术

对外伤、肿瘤、畸形等病证应用本方法。

第三节　针灸疗法

一、针灸

多用于牙痛和口疮之类的疾病。一般取手、足阳明经的穴位，如合谷、曲池、足三里、地仓、颊车等。实证者用泻法；虚证者宜补法或平补平泻手法。

二、穴位注射

常用于治疗一些慢性口腔疾病。如复发性口疮，于颊车、足三里、合谷、曲池等穴，注入当归注射液或维生素 B_1 0.5ml，隔日 1 次，每次选 2 穴。

各　论

第二十八章　口腔科常见疾病

第一节　龋　齿

龋齿是因胃肠积热或肾精亏损以致牙体被腐蚀蛀空，渐至齿龋朽脱为主要表现的一种疾病。俗称“虫牙”。在公元前14世纪，我国河南安阳发掘出来的殷墟甲骨文就有关于龋病的记载，《黄帝内经》中记载了用针灸治疗龋病的方法。本病为口腔多发病和常见病，其发病率可达40%～70%，世界卫生组织将其列为重点防治的疾病之一。

龋病西医学亦为此名，是由细菌、食物和宿主、时间共同作用下而形成的。

【病因病机】

1. 过食肥甘，胃肠积热，湿热上攻而致本病。
2. 肾精亏损，骨髓不荣，又阴虚火旺，虚火上炎，灼蚀牙齿，则成龋齿。

【临床表现】

龋齿的临床表现可概括为牙体硬组织色、形、质的改变，即牙齿脱矿、变软、形成龋洞、颜色改变。临床上为便于诊断和治疗，常根据龋坏程度分为浅龋、中龋和深龋。

1. 浅龋

龋损只限于牙釉质或牙骨质，初期在牙表面呈白垩色点或斑，随着龋损继续发展，可变为黄褐色或褐色斑点，探诊有粗糙感或有浅层龋洞形成。

2．中龋

龋损已进展到牙本质浅层。此时龋病进展较快，形成龋洞，洞内可有变色的牙本质和食物残渣，同时患者出现主观症状。对冷、热、酸、甜刺激敏感，但外界刺激去除，症状即可消失。

3．深龋

龋病进展到牙本质深层时为深龋，临床上可见很深的龋洞，对温度变化及化学刺激较中龋更为敏感，食物嵌入洞中时压迫也可产生疼痛，但无自发痛。

【鉴别诊断】

本病应与氟斑牙、牙釉质发育不全相鉴别。

【治疗】

龋齿一旦发生则不可能依靠机体自身修复能力来恢复牙齿原有的形态和功能，只有依靠人工修复，一般均采用充填法治疗。中医药对龋齿的防治也有一定作用。

1．辨证论治

（1）胃肠湿热

症状　牙体被蚀，患牙遇冷热酸甜刺激疼痛，甚则痛不可忍；兼见烦热口渴，口有秽臭，小便短黄；舌苔黄腻，脉濡数。

辨证要点　胃腑蕴热，循经上蒸于口，故辨证以烦热口渴，口有秽臭及胃肠湿热证之舌脉为要点。

治法　清热燥湿杀虫。

方药　清胃汤加减。燥湿杀虫，加露蜂房、海桐皮；若热困胃腑，大便秘结，去当归，加大黄、芒硝、黄芩。

（2）肾精亏损

症状　牙体被蚀，患牙酸痛，遇冷热刺激痛增，齿根易于动摇。兼见头晕眼花，腰膝酸软；舌红，少苔，脉细数。

辨证要点　肾精亏损则虚火上炎，故辨证以其局部的齿根移动及肾精亏损的全身症状为要点。

治法　滋阴补肾，益髓坚齿。

方药　六味地黄汤加减。益髓固齿，加狗脊、骨碎补等；若牙松动甚者，加菟丝子、女贞子。

2．外治

（1）充填治疗：是采用手术切割、去净龋坏组织，并将洞制备成规定形状，在保护牙髓的情况下，用人工材料填充窝洞，以恢复牙齿的形态和功能。本方法是目前治疗龋齿的主要方法之一。常用的材料有银汞合金、复合树脂及玻璃离子等。

（2）药物疗法：当龋坏还没有形成显著的牙体缺损时，可通过药物局部涂擦治疗，以减慢或停止其发展过程。常用药物有75%氟化钠甘油、10%硝酸银或氨硝酸银等。

（3）磨除法：将龋坏组织磨除，以达到终止龋病进展的目的。适用于龋坏面广泛而不易制备洞形的浅龋、乳前牙浅龋等。

（4）含漱法：可用金银花、细辛、白芷、露蜂房煎水含漱，每日3～4次，以辛散辟邪，杀虫止痛。

【预防和调护】

1. 氟化物防龋

有使用氟化水源、含氟牙膏，口服氟化物药片，牙面涂氟等多种方法。

2. 窝沟封闭防龋

对龋病有易感倾向儿童的年轻恒磨牙，可对其深窄的窝沟早期用窝沟封闭剂封闭，隔绝外来致龋因素的侵入，预防龋病的发生。

3. 注意饮食和营养

食物应多样化，多食纤维性食物，如蔬菜、水果、肉类，少吃甜食，如饼干、糖类。补给孕妇及儿童足够的营养，如矿物盐类、维生素、蛋白质等。注意用一些含抗龋成分的食物饮品，如茶叶、大蒜、核桃等。

4. 开展口腔卫生宣教，定期检查，早期治疗

一般牙齿萌出后应接受定期检查，学龄前儿童每3个月一次，小学学生每半年一次，成人每年检查一次。倡导早晚刷牙，饭后漱口。选择标准保健牙刷，掌握正确的刷牙方法，开展对龋病的群防群治。

5. 龋病充填治疗后注意事项

24小时不可用该牙咬硬物，以免充填物折裂和脱落。

第二节 牙 痛

牙痛范畴较广，本节特指牙髓组织发生的疾病，包括牙髓充血、牙髓炎、牙髓坏死、牙髓变性等。本病为常见病多发病，临床上又以牙髓炎最为多见。

牙髓病由感染引起，牙髓的感染不仅引起牙齿剧烈疼痛，而且还可经根尖孔扩散到尖周组织，甚至继发颌骨炎症，或成为病灶影响全身健康。

【病因病机】

1. 风寒热邪外袭，侵犯机体，气血滞留，引起牙痛。
2. 阳明胃火上蒸，伤及牙体，损伤脉络，而致本病。

【临床表现】

主要以牙髓炎为例进行介绍。牙髓炎在临床上又分为急性牙髓炎和慢性牙髓炎。

1. 症状

急性牙髓炎主要表现为剧烈的疼痛，疼痛为自发性阵发性痛，呈间歇性发作；夜间疼痛加剧；温度刺激可使疾病加剧；疾病不能定位，呈放射性或牵涉性痛，常沿三叉神经分布区放射至同侧上牙、下牙及头、面部。

慢性牙髓炎常为深龋的继发病变，一般疾病较轻，为隐痛，钝痛或胀痛，疼痛呈间歇性发作，时常反复，温度刺激或食物嵌入龋洞中可产生较剧烈疼痛，病人常觉患牙咬合不适。

2. 专科检查

急性髓炎临床检查时常见患牙有深龋洞，探痛明显，慢性牙髓炎检查可见有深龋并查到穿髓孔，有时可见牙髓息肉，探之出血。

3. 实验室及特殊检查

由于病人不能正确指出患牙部位，对可疑牙可借助温度试验或电活力测验来确定患牙部位。

【诊断依据】

1. 患者牙齿疼痛。
2. 检查可见深龋洞或温度试验、电活力测验阳性。

【鉴别诊断】

本病应与深龋、上颌窦炎、三叉神经痛鉴别。

【治疗】

急性期开髓减压止痛，急性炎症缓解后，应根据患牙状态、部位、患者的年龄选择合适的治疗方法，如干髓治疗、塑化治疗、根管充填等，以尽量保存患牙，恢复牙齿的正常生理功能。

1. 辨证论治

(1) 风热犯齿

症状 牙齿疼痛，遇风发作，牙龈红肿；患处得冷则痛减，受热则痛增；舌红，苔薄黄，脉浮数。

辨证要点 风热之邪犯齿，风邪为甚，故辨证以牙齿疼痛，遇风发作，及风热证之舌脉为要点。

治法 疏风清热，解毒消肿。

方药 薄荷连翘方加减。疼痛甚者，加川芎、白芷；若口渴引饮，加石斛、天花粉；若大便秘结，腑气不通者，可加服黄连上清丸。

(2) 风寒犯齿

证候 牙齿疼痛，遇寒发作，牙龈淡红不肿；患处得热则痛减，受凉则痛增；舌苔薄白，脉浮紧。

辨证要点 风寒上犯口齿，故辨证以牙齿疼痛，遇寒发作证之舌脉为要点。

治法 疏风散寒止痛。

方药 苏叶散加减。若疼痛甚者，加细辛、白芷；痛连头顶者，加川芎、葛根。

(3) 胃火上蒸

证候 牙齿疼痛难忍，夜不能寐，牙龈红肿较甚；兼见头痛，口渴欲饮，口臭，大便秘结；舌红，苔黄厚，脉洪数。

辨证要点 胃火上蒸，故辨证以牙齿疼痛难忍，口臭，大便秘结及胃火上蒸证之舌脉为要点。

治法 清胃泻火。

方药 清胃散加减。若大便秘结者，加大黄、芒硝；若齿龈出血者，加鲜芦根、白茅根、牛膝；肿连腮颊者，加板蓝根、蒲公英、黄芩。

2. 外治

(1) 开髓减压：从龋洞距牙髓最近处，用牙钻钻开髓腔，尽可能敞开，使引流充分，髓腔压力降低，致疼痛减轻或消失。

(2) 药物止痛：将蘸有丁香油酚、樟脑酚或牙痛水的小棉球置于龋洞内，可暂时缓解疼痛。

(3) 急性炎症缓解后，可采用干髓治疗、塑化治疗，根管充填对患牙进行根治。

【预防和调护】

1. 避免不良刺激，以免加重疼痛。

2. 睡枕适当垫高，以减轻疼痛。

3. 及早治疗龋病。

4. 治疗过程中按时复诊。牙髓根治后酌情行全冠修复。

第三节　牙　痈

牙痈是指牙齿疼痛，咀嚼时甚痛，牙龈红肿，或有脓液溢出的痈病类疾病。又名牙蜞风、牙槽风。本病为常见多发病，各个年龄阶段均可发生。

牙痈相当于西医学的根尖周炎，是牙齿根尖部牙骨质及其周围的牙周膜和牙槽骨发生的疾病，绝大多数为牙髓病发展而来，病变可表现为根尖周急慢性炎症。

【病因病机】

1. 急性期多因阳明素有积热，复感外邪，火毒蕴热而上蒸于齿龈，气滞血瘀，日久化腐成痈。

2. 急性期失于治疗则转入慢性期，病久致虚，气虚血弱，疮口难敛，瘘口形成。

【临床表现】

1. 症状

急性根尖周炎患牙有浮起感，咀嚼时疼痛，当形成化脓性根尖周炎时有跳痛，可伴有牙龈红肿、面部肿胀、发热、全身不适等。

慢性根尖周炎多无明显自觉症状，偶有咀嚼疼痛，多有反复疼痛、肿胀的病史。

2. 专科检查

急性根尖周炎叩击患牙有明显叩痛，慢性根尖周炎患牙多变色，牙髓坏死，轻叩痛，有时可见根尖区牙龈有瘘管。

3. 实验室及特殊检查

X线检查可辅助诊断，急性根尖周炎晚期及慢性根尖周炎牙片可见根尖区显示透射影。

【诊断依据】

1. 患牙咀嚼疼痛，叩击痛；或叩诊不适感且有反复肿胀疼痛史。

2. X线检查显示根尖区透射影。

【鉴别诊断】

本病应与急性牙髓炎、成釉细胞瘤相鉴别。

【治疗】

急性期应去除病因，消除急性炎症和疼痛，急性炎症消退后，根据病情再行专科治疗。如患牙病变较大，破坏严重，已无法保存修复，则予以拔除。

1. 辨证论治

（1）胃火炽盛

症状　牙痛较剧，持续性跳痛，遇热痛增，遇冷痛减；继之牙龈脓肿形成，触之波动，甚至肿痛延及口唇腮颊等；兼见头痛食少，壮热口干，便秘尿赤；舌红，苔黄腻，脉数。

辨证要点　胃火炽盛，故辨证以牙痛遇热加重及胃火炽盛之全身症状为要点。

治法　清胃泻火，解毒消肿。

方药　清胃汤合五味消毒饮加减。若肿连腮颊者，加夏枯草、马勃、板蓝根；若大便秘结者，加生大黄（后下）、玄明粉。

（2）正虚邪实

症状　牙痛反复发作，牙龈形成瘘口，流清稀脓汁，久不收口，牙根酸软，隐隐作痛；兼见神疲乏力，声低气短，食少纳差；舌质淡白，脉细无力。

辨证要点　以牙痛反复发作，且全身表现为正虚邪实症状为辨证要点。

治法　补益气血，扶正托毒。

方药　托里消毒散加减。若牙龈久不收口，重用黄芪，加煅牡蛎、五味子。

2. 外治

（1）开髓引流：用于急性期，揭除髓顶，拔净牙髓，扩挫根管使之通畅，利于引流。

（2）切开排脓：当急性根尖周炎已形成骨膜下或黏膜下脓肿，应在局麻下切开排脓，使脓液排出。

（3）专科根治术：急性炎症消退后，根据病情进行专科治疗。其方法包括根管充填术，牙髓塑化治疗，根尖周刮治术及根尖切除加倒充填术等。

（4）拔牙：对于病变严重破坏牙槽骨，或牙冠破坏严重而难以修复者，则应拔除患牙。

【预防和调护】

1. 注意口腔卫生，养成早晚刷牙，饭后漱口的良好习惯。
2. 定期口腔检查，发现龋齿及早治疗。
3. 保护患牙，防止外力咬合创伤。
4. 调理饮食，忌粗糙干硬食物。

第四节 牙 宣

牙宣是指以龈肉退缩，牙根宣露，牙齿松动，经常渗出血液甚或脓液为特征的病证。早期常无明显症状，日久牙齿失去气血濡养，以致脱落。本病为常见多发病，患者以中老年人多见。

牙宣相当于西医学的牙周病，是由局部因素或全身因素所导致的牙周组织的病变。

【病因病机】

1. 胃内蕴热，挟外邪化火循经上攻所致。
2. 肾阴亏损，虚火上炎所致。
3. 气血不足，龈失所养所致。

【临床表现】

1. 症状

牙龈肿胀、充血，刷牙、咀嚼硬物时牙龈出血，口臭，牙齿松动，自觉咬物无力，钝痛。牙根暴露的牙齿，当温度刺激时，会引起疼痛。晚期，牙齿因为过度松动而脱落。

2. 专科检查

检查可见牙龈充血、红肿，轻探即出血；牙周袋形成，有时可形成牙周脓肿；牙齿松动，齿根外露。

3. 实验室及特殊检查

X线片可显示有不同程度牙槽吸收。

【诊断依据】

1. 牙龈肿胀、出血、口臭，牙周袋形成。
2. 牙齿松动，牙根外露，X片显示牙槽骨吸收。

【鉴别诊断】

应与全身性疾病导致的牙周病变相鉴别。

【治疗】

牙周病的治疗目的在于消除病因，恢复牙周组织的生理形态和功能。

1．辨证论治

（1）胃火上蒸

症状　牙龈红肿疼痛，溢血溢脓，牙齿松动；兼见口干喜饮，胃中嘈杂易饥，大便干结；舌红，苔黄厚，脉洪数。

辨证要点　胃火上蒸齿龈，故辨证以局部牙龈红肿疼痛及胃火上蒸的全身表现为要点。

治法　清胃泻火，消肿止痛。

方药　清胃汤加减。若牙龈红肿甚者，加蒲公英、牛蒡子、金银花；若渗血溢脓多者，加马勃、旱莲草、山栀炭、茜草炭。

（2）肾阴亏损

症状　牙齿疏豁松动，咀嚼无力，冷热酸痛，齿龈萎缩，齿根外露，牙龈微红微肿；兼见腰膝酸软，头晕目眩，耳鸣；舌微红，脉细数。

辨证要点　肾阴亏损，则骨、齿失却濡养，故辨证以牙齿疏豁松动、齿龈萎缩的局部表现及肾阴亏损的全身表现为要点。

治法　滋阴补肾，益髓坚齿。

方药　六味地黄汤加减。益髓坚齿加骨碎补、龟板、枸杞、杜仲；牙齿松动者，加黄精、何首乌、补骨脂、狗脊。

（3）气血不足

症状　牙龈萎缩色淡白，牙根宣露，牙齿松动，咀嚼无力，牙龈经常渗血，刷牙时易出血；兼见面色苍白无华，全身乏力；舌淡，苔薄白，脉沉细。

辨证要点　气血不足则齿龈失却濡养，故辨证以牙龈萎缩淡白、牙龈渗血等局部表现及气血不足之全身表现为要点。

治法　调补气血，养龈健齿。

方药　八珍汤加减。若牙龈渗血不止者，熟地易生地，加阿胶、血余炭、藕节炭；若牙齿松动者，加黄精、何首乌、补骨脂、狗脊。

2．外治

（1）去除局部刺激因素：包括龈上洁治、龈下刮治、咬合调整、去除不良修复体、拔除极度松动牙等。

（2）药物涂布：在局部洁治术后牙周袋内涂布消炎收敛药物。常用药物有碘甘油、复方碘液、碘酚、硫酸乙醚等。

（3）药物含漱：常用0.1%洗必泰液，或3%过氧化氢，或口泰进行含漱。中药可用黄芩15g，金银花15g，白鲜皮15g，煎汤含漱，适用牙龈红肿者；旱莲草15g，骨碎补15g，青盐15g，共研细末，以牙刷蘸药刷牙，适用于肾虚之牙龈萎缩者。

【预防和调护】

1. 定期进行牙周洁治。
2. 采用正确的刷牙方法，避免方式不当，损伤牙龈。
3. 注重牙龈保健，坚持叩齿，按摩牙龈。

第五节　牙齩痈

牙齩痈是指发生于上下牙龈咬合之处的牙痈。又名"合架风"、"尽牙痈"。《尤氏喉科秘书》曰："牙咬发生于牙尽咬中，齿不能开，牙关紧闭。"本病为常见多发病，多见于18～30岁青壮年。

牙齩痈相当于西医学的智齿冠周炎，是智齿萌出不全或阻生时，牙冠周围软组织发生的炎症。

【病因病机】

1. 饮食不节，过食辛辣、烟酒厚味，胃肠蕴热。
2. 兼感风热之邪，外邪引动内火，风火相煽，循经搏聚于尽牙咬合之处。

【临床表现】

1. 症状

初起牙龈疼痛红肿，进食、吞咽、开口活动时疼痛加重，病情继续发展，则面颊肿胀，吞咽疼痛，张口受限，颌下淋巴结肿大，可伴恶寒、发热、头痛等症。

2. 专科检查

智齿萌出不全，智齿周围的软组织及牙龈发红，伴不同程度肿胀。龈瓣边缘糜烂，有明显触痛，或可由龈袋内压出脓液。病情严重者，炎性肿胀可波及舌腭弓及咽侧壁，伴有明显的开口困难，患侧淋巴结肿胀、压痛。

3. 实验室及特殊检查

血常规检查可见白细胞总数及中性粒细胞增高。全景片检查可见阻生智齿，并帮助了解阻生牙的生长方向、位置、牙根形态。

【诊断依据】

1. 阻生齿冠周组织红肿疼痛，盲袋有脓液溢出，吞咽疼痛，开口受限。
2. X 线检查可见阻生智齿。

【鉴别诊断】

本病应与下颌第二磨牙牙髓炎、第三磨牙区牙龈恶性肿瘤、下颌第一、二磨牙根尖周炎相鉴别。

【治疗】

本病在急性期以消炎、镇痛、切开引流、增强全身抵抗力为主。当炎症转入慢性期后，若为不可能萌出的阻生牙则应尽早拔除，以防感染再发。

1. 辨证论治

(1) 风热犯表

症状 病初起智齿周围牙龈微红肿，咀嚼时碰及牙龈即感疼痛，轻微头痛，咽痛，口干欲饮；舌质微红，舌苔薄白，脉浮数。

辨证要点 风热之邪初犯齿龈，风邪为甚，故辨证以牙龈微红肿，疼痛及风热证之舌脉为要点。

治法 疏风清热。

方药 银翘散加减。盲袋溢脓者加天花粉、皂角刺；便干加大黄。

(2) 胃肠实热

症状 牙龈尽处红肿，盲袋溢脓，疼痛剧烈，肿胀累及腮颊，张口受限，颌下淋巴结肿大；全身伴恶寒发热，口干，渴喜冷饮，小便短赤，大便干结；舌红，苔黄，脉洪数。

辨证要点 阳明火壅，胃火上炎，热盛肉腐，故辨证以疼痛剧烈、牙龈红肿流脓，张口受限等局部表现及胃肠实热的全身症状为要点。

治法 清胃泻火，消肿止痛。

方药 五味消毒饮合仙方活命饮加减。大便秘结者加大黄、芒硝；咽喉肿痛加牛蒡子、桔梗；肿连腮颊加丝瓜络。

2. 外治

(1) 盲袋冲洗上药：以 3% 双氧水、生理盐水分别行冠周盲袋冲洗，然后将复合碘液或冰硼散置于盲袋内，每日 1 次，以消炎止痛。

（2）外敷药：如意金黄散醋调或茶调成糊状，外敷局部肿胀处，以凉血解毒消肿。

（3）含漱药：黄芩、金银花、白芷等量煎汤含漱。

（4）根治阻生牙：炎症消退后视情况行龈瓣切除术或阻生牙拔除术。

第六节　口　疮

口疮是指口腔黏膜上出现深浅不等的圆形、椭圆形溃疡性损害。因具有周期性反复发作的规律，又称为复发性口疮。本病病名最早见于《素问·气交变大论》："岁金不时，炎火乃行，民病口疮。"尚有"口破"、"口疡"之称。

口疮相当于西医的复发性口腔溃疡，病因错综复杂，具有明显的个体差异，近年来研究认为本病发生与患者局部和全身免疫状态有关。

【病因病机】

1. 心火上炎、胃肠积热、肝郁化火导致实证口疮。
2. 阴虚火旺、脾虚湿困、脾肾阳虚导致虚证口疮。

【临床表现】

1. 症状

口腔唇、颊、舌、口底、前庭沟等部位溃烂，有烧灼疼痛感，进食时加重，7～10 天自愈，反复发作或溃疡此起彼伏。

2. 专科检查

可见口腔黏膜角化较差区域出现散在的、圆形或椭圆形溃疡，边缘整齐，溃疡表面覆盖淡黄色假膜，周围绕以红晕，单发或多发，有明显触痛。

【诊断依据】

1. 口腔黏膜出现圆形、卵圆形损害。
2. 病损边界清晰，不融合成片。
3. 病情有明显的反复及自限性。

【鉴别诊断】

本病应与白塞病、创伤性溃疡、疱疹性口炎、口腔癌相鉴别。

【治疗】

内外兼治：内治以虚证、实证来分，在此基础上再判断寒热并进一步落实到脏腑而进行辨证论治，以达到促进愈合、延缓复发的效果。

1．辨证论治

（1）心火上炎

症状　溃疡多位于舌尖、舌前部或舌侧缘、数目较多，面积较小，局部红肿，疼痛明显；伴口干口渴，心中烦热，小便黄赤；舌尖红，苔薄黄，脉略数。

辨证要点　心火亢盛循经上攻于口，故辨证以溃疡位于舌尖部或舌前部、舌则缘及心火亢盛之全身表现为要点。

治法　清心导赤，解毒理疮。

方药　泻心导赤散加减。火毒甚者加金银花、连翘、青黛、紫花地丁等；若心热口渴，加栀子、麦冬、玄参；尿赤者，加白茅根、竹叶、大小蓟等。

（2）胃肠积热

症状　溃疡多位于唇、颊、口底部位，溃疡形状不规则，基底色深黄，周围充血范围较大；伴口干口臭，大便秘结，小便黄赤；舌红绛，苔黄腻，脉滑数。

辨证要点　胃肠蕴热，循经上攻于口，故辨证以溃疡基底色深黄、周围充血范围较大及胃肠积热的全身症状为要点。

治法　清热泻火，凉血解毒。

方药　清胃散合凉膈散加减。常去芒硝，加赤芍、丹参、天花粉等。

（3）肝郁化火

症状　溃疡数目大小不一，周围黏膜充血发红，常随情绪改变或月经周期前发作或加重；可伴有胸胁胀闷，心烦易怒，口苦咽干，失眠不寐；舌尖红或略红，舌苔薄黄，脉弦数。

辨证要点　肝火旺盛上灼口舌，故辨证以溃疡常随月经周期或情绪改变而发作或加重等局部症状及肝郁化火的全身症状为要点。

治法　疏肝理气，泻火解毒。

方药　丹栀逍遥散加减。若口苦咽干重者加龙胆草；尿赤热者加泽泻、车前草；大便燥结者加瓜蒌仁、大黄。

（4）阴虚火旺

症状　溃疡数目少，分散，边缘清楚，基底平坦，呈灰黄色，周围绕以狭窄红晕，有轻度灼痛；常伴有头晕目眩，五心烦热，口干咽燥，唇赤颧红；舌红，脉细数。

辨证要点　虚火上炎而发口疮，故辨证以溃疡数目少、轻度灼痛及阴虚火旺之全身症状为要点。

治法 滋补心肾，降火敛疮。

方药 知柏地黄汤加减。口渴明显加沙参、麦冬、天花粉。

（5）脾虚湿困

症状 溃疡数目少，面积较大，基底深凹，呈灰黄或灰白色，边缘水肿，红晕不明显；常伴头身困重，口黏不渴，食欲不振，胃脘胀满，时有便溏；舌质淡，有齿痕，苔白滑腻，脉沉缓。

辨证要点 脾气虚损，水湿不运，化生湿热上熏口腔，故辨证以溃疡大、边缘水肿等局部症状及脾虚湿困之全身症状为要点。

治法 参苓白术散合平胃散加减。常去原方桔梗、苍术、莲子肉。口疮疼痛明显、覆盖黄色假膜加黄连、车前草，口疮深在，经久不愈加黄芪、丹参。

（6）脾肾阳虚

症状 溃点量少分散，表面紫暗，四周苍白，疼痛轻微，或仅在进食时疼痛，遇劳即发；可伴有面色㿠白，形寒肢冷，下利清谷，少腹冷痛，小便多；舌质淡，苔白，脉沉弱无力。

辨证要点 脾肾阳虚，则阴寒内盛，寒湿上渍口腔，故辨证以溃疡少、表面紫暗、四周苍白等局部症状及脾肾阳虚之全身表现为要点。

治法 温补脾肾，引火归源。

方药 桂附八味丸加减。若溃疡边缘充血者去附片，加黄柏；口干者去附子、熟地，加生地、麦冬。

2. 外治

（1）外用散剂：用锡类散、冰硼散、珠黄散、西瓜霜等撒敷或吹敷患处。

（2）含漱：金银花、竹叶、白芷、薄荷等量煎煮含漱；黄柏、菊花、决明子、桑叶等量煎煮含漱。

3. 其他治法

（1）西药治疗：选用肾上腺皮质激素、免疫增强剂或免疫抑制剂治疗。

（2）针灸疗法：① 体针：选用廉泉、足三里、合谷、曲池、颊车、内关穴。上唇溃疡加人中，下唇溃疡加承浆，颊部溃疡加地仓，舌体溃疡选廉泉。针刺单侧或双侧，针法采用平补平泻，或强刺激，不留针。5～10 次为 1 疗程。穴位交替选用。② 耳针：常用穴位有口、舌、神门、胃、皮质下、内分泌、肾上腺、脾、心等。每次可选 3～4 穴，用王不留行子贴敷压于穴位，每日稍加压力按摩 3 次，每次 10 分钟。隔日或每 3 日治疗 1 次，双耳交替治疗。③ 穴位封闭：采用维生素 B_1，或维生素 B_{12}，当归注射液等行穴位封闭。取足三里、牵正、曲池、颊车。每日 1～2 穴，每次 0.2～0.5ml，隔日或 3 日 1 次。

（3）单方验方：① 吴茱萸粉末 12g，用醋调成糊剂，每晚睡前敷于两足涌泉穴处，次日晨取下，连敷 3 日，亦可换以附子粉 10g。② 细辛研末贴敷脐部，连敷 3 日。

【预防和调护】

1. 加强体育锻炼，提高机体对疾病的抗御能力。
2. 避免过食辛辣、肥甘厚腻等刺激之品，以免伤及脾胃。
3. 注意生活起居规律，避免过度劳累，保持心情舒畅。
4. 发作期应选流质及半流质饮食，避免过热、过咸及粗硬食物。
5. 保持口腔卫生，可用漱口液频频含漱。

附　录

附方汇编

二画

【二陈汤】(《太平惠民和剂局方》)：半夏　橘红　白茯苓　甘草

【七厘散】(《良方集腋》)：血竭　冰片　红花　麝香　乳香　没药　儿茶　朱砂

【人参白虎汤】(《伤寒论》)：人参　石膏　知母　甘草　粳米

【八珍汤】(《正体类要》)：人参　白术　茯苓　甘草　熟地黄　当归　川芎　白芍药

【九一丹】(《药蔹启秘》)：熟石膏　红升丹　两药比例为9:1

三画

【三仁汤】(《温病条辨》)：杏仁　生薏苡仁　白蔻仁　半夏　竹叶　飞滑石　白通草　厚朴

【三拗汤】(《太平惠民和剂局方》)：甘草　麻黄　杏仁　生姜

【川芎茶调散】(《太平惠民和剂局方》)：川芎　荆芥　防风　细辛　白芷　薄荷　甘草　羌活

四画

【天麻钩藤饮】(《杂病证治新义》)：天麻　钩藤　石决明　山栀子　川牛膝　黄芩　杜仲　桑寄生　益母草　夜交藤　朱茯神

【止泪补肝散】(《银海精微》)：蒺藜　当归　熟地黄　白芍　木贼　防风　夏枯草

【五苓散】(《伤寒论》)：桂枝　茯苓　白术　猪苓　泽泻

【五味消毒饮】(《医宗金鉴》)：金银花　野菊花　蒲公英　紫花地丁　紫背天葵子

【六君子汤】(《太平惠民和剂局方》)：人参　白术　茯苓　甘草　半夏

陈皮

【六味汤】(《喉科秘旨》)：荆芥 防风 僵蚕 薄荷 甘草

【六味地黄丸】(《小儿药证直诀》)：山萸肉 干山药 泽泻 牡丹皮 茯苓 熟地黄

【六神丸】(《雷氏方》)：中成药，处方略

【化坚二陈汤】(《医宗金鉴》)：陈皮 制半夏 茯苓 生甘草 白僵蚕 川连

【丹栀逍遥散】(《内科摘要》)：牡丹皮 栀子 柴胡 当归 白芍 茯苓 白术 薄荷 生姜 甘草

五画

【玉屏风散】(《丹溪心法》)：黄芪 白术 防风

【玉泉丸】(《中国中成药优选》)：葛根 天花粉 生地黄 麦门冬 五味子 糯米 甘草

【正容汤】(《审视瑶函》)：羌活 贝母 防风 秦艽 胆星 半夏 白僵蚕 木瓜 甘草 黄松节 生姜

【正骨紫金丹】(《医宗金鉴》)：丁香 木香 血竭 儿茶 熟大黄 红花 当归 莲肉 茯苓 丹皮 白芍 甘草

【石决明散】(《普济方》)：石决明 草决明 赤芍 青葙子 麦门冬 羌活 木贼草 山栀子 荆芥 大黄

【龙胆泻肝汤】(《医方集解》)：龙胆草 栀子 黄芩 泽泻 木通 车前子 当归 柴胡 生地 甘草

【左归饮】(《景岳全书》)：熟地 山药 枸杞 山茱萸 茯苓 炙甘草

【右归饮】(《景岳全书》)：熟地 山药 山萸肉 枸杞子 炙甘草 杜仲 肉桂 制附子

【右归丸】(《景岳全书》)：熟地 山茱萸 当归 肉桂 山药 枸杞 菟丝子 附片 杜仲 甘草 鹿角胶

【平胃散】(《太平惠民和剂局方》)：苍术 厚朴 陈皮 炒甘草

【甘露消毒丹】(《温热经纬》)：白豆蔻 藿香 绵茵陈 滑石 木通 石菖蒲 黄芩 川贝母 射干 薄荷 连翘

【四君子汤】(《太平惠民和剂局方》)：人参 茯苓 白术 炙甘草

【四物汤】(《太平惠民和剂局方》)：当归 熟地 白芍 川芎

【四物消风散】(《外科证治》)：当归 生地 赤芍 川芎 荆芥 薄荷 柴胡 黄芩 甘草

【四黄散】(《证治准绳》)：黄芩　黄连　黄柏　大黄　滑石　五倍子　研细末

【四苓散】(《奇效良方》)：猪苓　茯苓　白术　泽泻

【四物五苓汤】(经验方)：生地　当归　赤芍　川芎　茯苓　白术　猪苓　泽泻　桂枝

【生脉散】(《内外伤辨惑论》)：人参　麦冬　五味子

【白薇丸】(《审视瑶函》)：白薇　石榴皮　白蒺藜　羌活　防风

【半夏白术天麻汤】(《医学心悟》)：半夏　白术　天麻　茯苓　橘红　甘草　生姜　大枣

【归脾汤】(《济生方》)：白术　茯神　黄芪　龙眼肉　酸枣仁　人参　木香　当归　远志　炙甘草

【归芍红花散】(《审视瑶函》)：当归　大黄　栀子仁　黄芩　红花　赤芍药　甘草　白芷　防风　生地黄　连翘

【加味肾气丸】(《济生方》)：熟地　炒山药　山茱萸　泽泻　茯苓　牡丹皮　官桂　炮附子

【加减驻景丸】(《银海精微》)：车前子　当归（去尾）　熟地（洗）　五味子　枸杞子　楮实子（无翳不用）　川椒　菟丝子（酒煮焙）

【宁血汤】(《中医眼科学》上海科技出版社，1975 年)：仙鹤草　旱莲草　生地　栀子炭　白芍　白及　侧柏叶　阿胶　白茅根

【仙方活命饮】(《校注妇人良方》)：穿山甲　天花粉　甘草　乳香　白芷　赤芍　贝母　防风　没药　炒皂角刺　当归尾　陈皮　金银花

【瓜蒂散】(《圣济总录》)：瓜蒂　藜芦

六画

【百合固金汤】(《医方集解》引赵蕺庵方)：百合　生地　熟地　麦冬　贝母　白芍　当归　玄参　桔梗　甘草

【地黄饮】(《医宗金鉴》)：生地　熟地　何首乌　当归　丹皮　玄参　白蒺藜　僵蚕　红花　甘草

【芎归补血汤】(《审视瑶函》)：生地　天门冬　川芎　牛膝　白芍药　炙甘草　白术　防风　熟地　当归身

【耳聋左慈丸】(《重订广温热论》)：熟地　淮山药　山萸肉　牡丹皮　泽泻　茯苓　五味子　磁石　石菖蒲

【如意金黄散】(《外科正宗》)：大黄　黄柏　姜黄　白芷　生南星　陈皮　苍术　厚朴　甘草　天花粉

【至宝丹】(《太平惠民和剂局方》)：生乌犀屑　朱砂　雄黄　生玳瑁　琥珀　麝香　龙脑　金箔　银箔　牛黄　安息香

【安宫牛黄丸】(《温病条辨》)：牛黄　郁金　黄连　朱砂　山栀　雄黄　黄芩　水牛角　冰片　麝香　珍珠　金箔衣

【竹叶泻经汤】(《原机启微》)：柴胡　栀子　羌活　升麻　炙甘草　黄芩　黄连　大黄　茯苓　泽泻　赤芍　草决明　车前子　青竹叶

【血府逐瘀汤】(《医林改错》)：桃仁　红花　当归　川芎　生地黄　赤芍　牛膝　桔梗　柴胡　枳壳　甘草

【导赤散】(《小儿药证直决》)：生地　木通　生甘草　竹叶

【托里消毒散】(《医宗金鉴》)：生黄芪　皂角刺　金银花　甘草　桔梗　白芷　川芎　当归　白芍　白术　茯苓　人参

【防风通圣散】(《宣明论方》)：防风　荆芥　连翘　麻黄　薄荷　川芎　当归　白芍　白术　山栀子　大黄　芒硝　黄芩　石膏　桔梗　甘草　滑石

【会厌逐瘀汤】(《医林改错》)：桃仁　红花　甘草　桔梗　生地　当归　玄参　柴胡　枳壳　赤芍

七画

【苍耳子散】(《济生方》)：苍耳子　白芷　薄荷　辛夷花

【苏叶散】(《冰玉堂验方》)：紫苏叶　防风　桂枝　生姜　甘草

【杞菊地黄丸】(《医级》)：枸杞子　菊花　熟地　山茱萸　山药　泽泻　牡丹皮　茯苓

【连翘散】(《太平圣惠方》)：连翘　射干　升麻　独活　桑寄生　丁香　木香　沉香　大黄

【补中益气汤】(《脾胃论》)：黄芪　人参　白术　炙甘草　当归　橘皮　升麻　柴胡

【补阳还五汤】(《医林改错》)：黄芪　当归尾　赤芍　川芎　桃仁　红花　地龙

【辛夷散】(《三因极一病证方论》)：辛夷花　细辛　川椒　干姜　川芎　吴茱萸　附子　皂角刺　肉桂

【辛夷清肺饮】(《医宗金鉴》)：辛夷花　生甘草　石膏　知母　栀子　黄芩　枇杷叶　升麻　百合　麦冬

【抑阳酒连散】(《原机启微》)：黄连　白芷　羌活　栀子　黄芩　防风　寒水石　前胡　蔓荆子　防己　知母　独活　生地黄　黄柏　甘草

【驱风散热饮子】(《审视瑶函》)：连翘　牛蒡子　羌活　苏薄荷　大黄

赤芍　防风　当归尾　甘草　山栀仁　川芎

八画

【青蛤散】(《医宗金鉴》)：青黛　蛤粉　石膏　轻粉　黄柏　共研细末

【青黛散】(《赵炳南临床经验集》)：青黛粉　黄柏　滑石粉

【泻心汤】(《银海精微》)：黄芩　黄连　大黄　连翘　荆芥穗　赤芍　车前子　菊花　薄荷

【泻心导赤散】(《小儿药证直诀》)：木通　生地　黄连　灯心草　甘草

【泻白散】(《小儿药证直诀》)：地骨皮　桑白皮　粳米　炙甘草

【泻肺饮】(《眼科纂要》)：石膏　赤芍　黄芩　桑白皮　枳壳　木通　连翘　荆芥　防风　栀子　白芷　羌活　甘草

【泻肺汤】(《审视瑶函》)：黄芩　桑白皮　地骨皮　知母　麦门冬　桔梗

【定志丸】(《审视瑶函》)：远志　菖蒲　党参　茯神

【和营散坚丸】(《医宗金鉴》)：川芎　白芍　当归　茯苓　熟地　陈皮　桔梗　香附　白术　人参　炙甘草　海粉　昆布　贝母　升麻　红花　夏枯草

【知柏地黄丸】(《医宗金鉴》)：山萸肉　淮山药　泽泻　牡丹皮　茯苓　熟地黄　知母　黄柏

【金匮肾气丸】(《金匮要略》又名肾气丸)：干地黄　山药　山萸肉　泽泻　茯苓　牡丹皮　桂枝　炮附子

【参苓白术散】(《太平惠民和剂局方》)：炒扁豆　人参　白术　茯苓　淮山药　莲子肉　薏苡仁　砂仁　桔梗　炙甘草

【参附汤】(《正体类要》)：人参　附子

【明目地黄丸】(《审视瑶函》)：熟地　生地　山萸肉　淮山药　泽泻　茯神　牡丹皮　柴胡　当归　五味子

【奇授藿香丸】(《医宗金鉴》)：藿香连枝叶研细末，雄猪胆汁和丸如梧桐子大。

【鱼脑石散】(《中医耳鼻喉科学》四版教材)：鱼脑石粉　冰片　细辛　辛夷

【泽泻汤】(《金匮要略》)：泽泻　白术

九画

【荆防败毒散】(《摄生众妙方》)：荆芥　防风　柴胡　前胡　川芎　枳壳　羌活　独活　茯苓　桔梗　甘草

【养阴清肺汤】(《重楼玉钥》)：赤芍　生地　玄参　麦门冬　薄荷　牡丹

皮 贝母 甘草

【活血止痛汤】(《外科大成》)：当归 苏木 落得打 川芎 红花 三七 赤芍 陈皮 地鳖虫 紫金藤

【独参汤】(《伤寒大全》)：人参

【除风清脾饮】(《审视瑶函》)：广陈皮 连翘 防风 知母 元明粉 黄芩 玄参 黄连 荆芥穗 大黄 桔梗 生地黄

【除湿汤】(《眼科纂要》)：连翘 滑石 车前子 枳壳 黄芩 黄连 木通 甘草 陈皮 荆芥 防风 茯苓

【栀子胜奇散】(《原机启微》)：蝉蜕 蒺藜 谷精草 木贼草 草决明 菊花 山栀子 羌活 川芎 荆芥穗 防风 蔓荆子 黄芩 密蒙花 炙甘草

【将军定痛丸】(《审视瑶函》)：黄芩 白僵蚕 陈皮 天麻 桔梗 青礞石 白芷 大黄 半夏 薄荷

十画

【真武汤】(《伤寒论》)：茯苓 白术 白芍 生姜 附片

【桂附八味丸】(《金匮要略》)：附片 肉桂 熟地 山药 山茱萸 泽泻 茯苓 丹皮

【桃红四物汤】(《医宗金鉴》)：桃仁 红花 当归 川芎 白芍 熟地

【柴胡清肝汤】(《医宗金鉴》)：生地 当归 赤芍 川芎 柴胡 黄芩 山栀 天花粉 防风 牛蒡子 连翘 甘草

【涤痰汤】(《济生方》)：半夏 胆南星 橘红 枳实 茯苓 人参 菖蒲 竹茹 甘草

【消风散】(《外科正宗》)：当归 生地 防风 蝉蜕 知母 苦参 胡麻 荆芥 苍术 牛蒡子 石膏 木通 甘草

【消风散】(《太平惠民和剂局方》)：荆芥穗 羌活 防风 川芎 白僵蚕 蝉蜕 茯苓 陈皮 厚朴 人参 炒甘草 藿香叶

【消翳汤】(《眼科纂要》)：密蒙花 柴胡 川芎 当归尾 甘草 生地黄 荆芥穗 防风 木贼 蔓荆子 枳壳

【益气聪明汤】(《证治准绳》)：黄芪 人参 升麻 葛根 蔓荆子 白芍 黄柏 甘草

【逍遥散】(《太平惠民和剂局方》)：柴胡 当归 白芍 白术 茯苓 薄荷 煨姜

【通气散】(《医林改错》)：柴胡 香附 川芎

【通窍汤】(《古今医鉴》)：麻黄 白芷 防风 羌活 藁本 细辛 川芎

升麻　葛根　苍术　川椒　甘草

【通窍活血汤】(《医林改错》)：桃仁　红花　赤芍　川芎　麝香　老葱　红枣　黄酒

【桑白皮汤】(《审视瑶函》)：桑白皮　泽泻　黑玄参　甘草　麦门冬　黄芩　菊花　旋覆花　地骨皮　白茯苓　桔梗

【桑菊饮】(《温病条辨》)：桑叶　菊花　桔梗　连翘　杏仁　薄荷　芦根　甘草

【凉膈散】(《太平惠民和剂局方》)：大黄　芒硝　甘草　栀子　薄荷　黄芩　连翘　竹叶

十一画

【黄连膏】(《医宗金鉴》)：黄连　当归尾　黄柏　生地　姜黄　麻油　黄蜡　上药除黄蜡外，浸入麻油内，一天后，用文火熬煎至药枯，去渣滤清，加入黄蜡，文火徐徐收膏

【黄连解毒汤】(《外台秘要》)：黄连　黄芩　黄柏　栀子

【黄芩汤】(《医宗金鉴》)：黄芩　栀子　桑白皮　连翘　麦冬　赤芍　桔梗　薄荷　荆芥穗　甘草

【羚角钩藤汤】(《通俗伤寒论》)：羚羊角　霜桑叶　贝母　鲜生地　双钩藤　滁菊花　茯神木　生白芍　生甘草　淡竹茹

【清气化痰丸】(《医方考》)：陈皮　杏仁　枳壳　黄芩　瓜蒌仁　茯苓　胆南星　半夏

【清宫汤】(《温病条辨》)：玄参心　莲子心　竹叶卷心　麦冬　连翘　犀角尖

【清咽利膈汤】(《外科正宗》)：连翘　栀子　黄芩　薄荷　牛蒡子　防风　荆芥　玄明粉　金银花　玄参　大黄　桔梗　黄连　甘草

【清咽双和饮】(《喉症全科紫珍集》)：桔梗　金银花　当归　赤芍　生地　玄参　赤茯苓　荆芥　丹皮　川贝母　甘草　葛根　前胡　灯心

【清胃汤】(《审视瑶函》)：黄芩　黄连　栀子　石膏　防风　荆芥穗　连翘　陈皮　当归尾　苏子　枳壳　甘草

【清营汤】(《温病条辨》)：犀牛角　生地黄　玄参　竹叶心　麦冬　丹参　黄连　金银花　连翘

【清燥救肺汤】(《医门法律》)：人参　冬桑叶　石膏　胡麻仁　麦冬　阿胶　杏仁　枇杷叶　甘草

【清瘟败毒饮】(《疫诊一得》)：生石膏　生地黄　水牛角　黄连　栀子

桔梗　黄芩　知母　赤芍　玄参　连翘　牡丹皮　甘草　淡竹叶

【银翘散】(《温病条辨》)：金银花　连翘　薄荷　淡豆豉　荆芥穗　牛蒡子　桔梗　甘草　淡竹叶　芦根

【萆薢渗湿汤】(《疡科心得集》)：萆薢　薏苡仁　黄柏　赤茯苓　牡丹皮　泽泻　滑石　通草

【绿风羚羊饮】(《医宗金鉴》)：黑参　防风　茯苓　知母　黄芩　细辛　桔梗　羚羊角　车前子　大黄

十二画

【雄黄解毒丸】(《三因极一病证方论》)：雄黄　郁金　巴豆霜　共研细末，醋糊为丸，如绿豆大，每服1.5g

【紫雪丹】(《太平惠民和剂局方》)：石膏　寒水石　滑石　磁石　犀角屑　羚羊角屑　青木香　沉香　玄参　升麻　甘草　丁香　朴硝　硝石　麝香　朱砂　黄金

【紫金锭】(《百一选方》)：山慈菇　五倍子　千金子仁　红芽大戟　麝香

【温胆汤】(《三因极一病证方论》)：陈皮　法夏　白茯苓　甘草　枳实　竹茹

【温肺止流丹】(《疡医大全》)：人参　荆芥　细辛　诃子　甘草　桔梗　鱼脑骨

【犀角地黄汤】(《备急千金要方》)：犀牛角　生地　赤芍　牡丹皮

【疏风清热汤】(《中医喉科讲义》)：荆芥　防风　牛蒡子　甘草　金银花　连翘　桑白皮　赤芍　桔梗　黄芩　天花粉　玄参　浙贝母

【普济消毒饮】(《东垣试效方》)：玄参　人参　马勃　板蓝根　黄连　黄芩　薄荷　僵蚕　牛蒡子　陈皮　升麻　柴胡　连翘　桔梗　甘草

【散风除湿活血汤】(《中医眼科临床实践》)：羌活　独活　防风　当归　川芎　赤芍　鸡血藤　前胡　苍术　白术　忍冬藤　枳壳　红花　甘草

【舒肝解郁益阴汤】(《中医眼科临床实践》)：当归　白芍　白术　丹参　赤芍　银柴胡　熟地　山药　生地　茯苓　枸杞子　焦曲　磁石　五味子　生栀子　升麻　甘草

十三画

【新制柴连汤】(《眼科纂要》)：柴胡　川黄连　黄芩　赤芍　蔓荆子　山栀子　木通　荆芥　防风　龙胆草　甘草

十四画

【蔓荆子散】(《东垣十书》)：蔓荆子　生地　赤芍　甘菊　桑白皮　木通　麦冬　升麻　前胡　炙甘草　赤茯苓

【碧云散】(《医宗金鉴》)：鹅不食草　川芎　细辛　辛夷　青黛　共为细末

十五画

【镇肝熄风汤】(《医学衷中参西录》)：淮牛膝　生杭芍　生牡蛎　生龟板　玄参　天门冬　生赭石　生龙骨　生麦芽　绵茵陈　甘草

【薄荷连翘方】(《冰玉堂验方》)：薄荷　连翘　银花　绿豆衣　牛蒡子　竹叶　知母　生地

主要参考文献

1. 曾庆华主编. 中医眼科学. 北京：中国中医药出版社. 2003 年
2. 王士贞主编. 中医耳鼻咽喉科学. 北京：中国中医药出版社. 2003 年
3. 葛坚主编. 眼科学. 北京：人民卫生出版社. 2002 年